임상 한의사를 위한
기본 한약처방 강의

2nd Edition

임상 한의사를 위한 기본 한약처방 강의

발 행 일	2024년 7월 5일 개정판 2쇄
지 은 이	주성완
발 행 처	가온해미디어
주 소	(10550) 경기도 고양시 덕양구 삼원로51
등록번호	제2014-000219호
팩 스	031.965.0709
전 화	031.969.0710
I S B N	9791188488087
가 격	85,000원

임상 한의사를 위한 기본 한약처방 강의

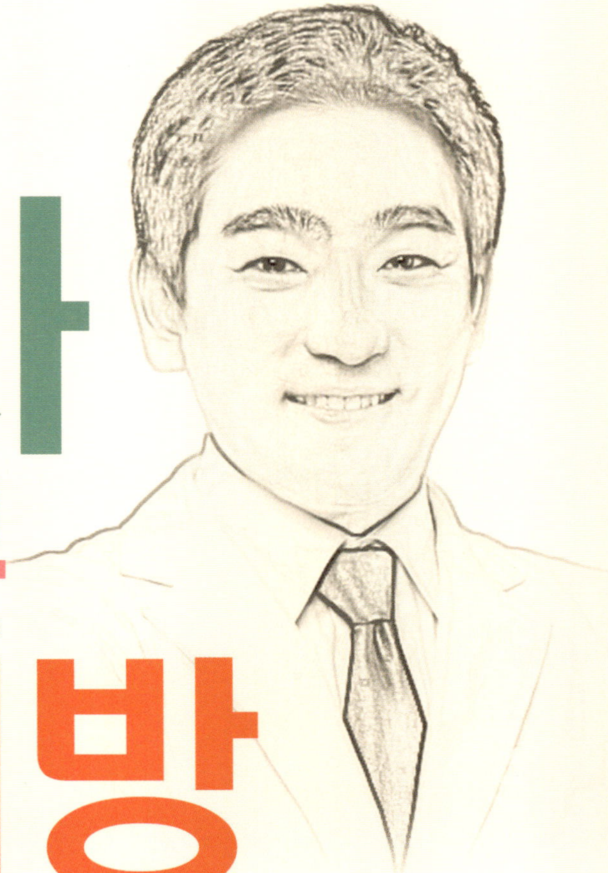

저자 약력

주성완

대구 능인고등학교 졸업
대구한의대학교 한의학과 졸업
경희대학교 한의과대학원 박사과정 재학

강남구 한의사회 기획이사
강남문화원 이사
국제구호기관 W–재단 이사
창조경영인물 대상 〈한방신경정신과〉 부문 수상

저서

〈임상 한의사를 위한 주성완 원장 강의록〉 (가온해미디어)
〈임상 한의사를 위한 기본 한약 처방 강의〉 (가온해미디어)
〈행복해지는 연습〉(가온해미디어)
〈내가 지금 한의원에 가야하는 이유〉 공저(매일경제신문사)
〈괜찮아, 공황장애〉 (매일경제신문사)

現 해아림한의원 강남점 원장

CONTENTS

1 역사

2 역대 주요 서적 처방 해설

CONTENTS

3 임상

4 내경잡설

5 부록

PART

01

역사

임상 초보를 위한
한의학사 간단 정리

일단 〈黃帝內經〉은 할 이야기가 너무 많고 본 글과 직접적인 연관이 있지 않으므로 차치하고, 장중경의 〈상한론〉에 대해서 먼저 이야기를 할까 합니다. 〈상한론〉도 서적과 관련된 설이 굉장히 많으나, 김용옥 선생이 문헌비평적 관점에서 〈상한론〉을 접근해야한다는 주장 이후, 굉장히 많은 교수님과 원장님들이 판본학에 몰두를 했고 그 이후 송판본, 강평본, 계림고본 등에 대해 많은 논의들이 생겼습니다. 판본학에 관해서는 〈상한론〉파트에서 따로 조금 언급을 하겠습니다.

송대 이전에는 경험을 집대성한 처방 형태가 주류를 이루었고, 한의학적 이론에 관한 담론이 그다지 많지 않았기 때문에 〈상한론〉이 직접적인 주목은 받지 못합니다. 송대에 이르러 교정의서국에 의해 송판본 〈상한론〉이 나오고 성무기가 〈주해상한론〉 〈상한명리론〉을 쓴 이후에야 비로소 화려하게 부활을 하게 됩니다.

여기서 짚고 넘어갈 부분. 한의학의 이론에 관한 논의들 대부분이 성무기의 영향권 안에 있다고 볼 수 있습니다. 현존 〈상한론〉 교과서에 언급된 용어들에 관한 정의도 거의 성무기의 이론에서 파생되었거나 직접 인용되었거나 하는 것들입니다. 성무기가 〈상한론〉을 현학적인 텍스트로 탈바꿈하는데 크게 일조를 했다는 비판의 목소리가 있는데 제 생각은 조금 다릅니다. 저는 개인적으로 교정의서국의 교정과 성무기의 주해가 〈상한론〉이 한의학사의 주인공으로 올라오는데 크게 일조를 했다고 생각합니다. 성무기처럼 천재적인 학자의 기본적인 연구가 없었더라면 아마 〈상한론〉은 그저그런 경험적인 텍스트로 의사학의 한 페이지를 차지하고 있었을 것입니다. 그의 수고 덕분에 많은 논의가 활발히 진행되게 되었고, 그 덕에 상한에 관한 연구가 온병까지 이어져 한의학의 치료법들을 더욱 풍부하게 만들어주었습니다.

이후 금원의 이론가들을 거치면서 잠시 〈상한론〉 자체에 대한 연구가 잠시 둔화되는 듯 하였으나 명청대 의가들이 〈상한론〉과 〈금궤요략〉에 주해를 많이들 하면서 〈상한론〉의 해석에 관한 굉장히 다양한 논의가 형성되게 됩니다. 태양(太陽)을 경락으로 볼거냐 병위로 볼거냐 부터 모 처방을 무슨 병 처방으로 볼거냐 등등 우리가 익히 알고 있는 〈상한론〉의 어려움에 관한 논의들... 찾아보면 이미 역대 의가들이 다 벌려놓았습니다. 경희대학교 안영민 교수님이 상한론 주석가들의 책을 굉장히 많이 번역 해놓으셨기 때문에 그걸 참고하시면 될 것 같습니다.

여튼 상한론과 관련하여 굉장히 많은 논의들이 있지만, 그 많은 텍스트들을 보면서 내릴수 있는 단 하나의 결론은 〈상한론〉의 해석에 정답은 없다, 입니다. 장중경이 환생하여 이건 이런 의미이고 역대 의가들 가운데 이 분은 이걸 잘못 이해했고 저 분은 이런 부분을 잘못 이해했어, 라고 저자 직강을 하지 않는 한 모든 걸 이해하기란 불가능한 일이죠. 많은 문헌 연구가들이 증언하고 있듯이 〈상한론〉 자체가 장중경 1인의 저작인가가 의심이 되고 있는데 하물며 말입니다.

우리는 그러한 〈상한론〉의 텍스트 가운데 몇몇 가지 장점들을 취하고, 그것을 통계적으로, 의학적으로 증명해내는 노력을 하면 됩니다. 현재 현대 한의학이 지향하고 있는 바이기도 하고, 최신 트렌드이기도 합니다. 따라서 텍스트를 모두 다 이해를 하지 못했다고 해서 자조하지 말 것.

한대(漢代)의 〈황제내경〉과 〈상한잡병론〉을 지나 수당 시기로 오면 이론이 부재한 경험주의적인 한의학이 완성됩니다. 국가에서 명령하여 효과적인 처방들을 취합한 전서류들이 융성하던 시대였죠. 경험적인 민간방 채집 수준의 학술 수준이라고 비난을 받기도 합니다만, 이 때가 의미가 없냐하면 또 그건 아닙니다. 우리가 아는 많은 명방들이 만들어진 시기입니다. 경험적인 것도 의미가 있고, 이론적인 것도 의미가 있죠. 결국 한의학사 자체가 RCT(경험)냐 텍스트(이론)냐의 역사였던 것 같습니다.

송대에는 학자들이 연구를 본격적으로 이야기하고 앞서 이야기한 교정의서국에 의해 제대로 된 '텍스트'가 만들어지면서 본격적인 이론적 논의를 할 토대가 만들어집니다. 이를 기반으로 금원대에는 정권에 진출하여 입신양명하지 못하는 한족 출신의 석학들이 대거 의학에 투신하면서, 당대 최고 브레인들에 의해 이론적인 논의가 폭발적으로 이루어지죠. 대표적인 의가들이 금원사대가입니다.

사화파 유완소는 지금으로 이야기하면 급성 전염병 혹은 급성 염증에 대한 연구를 주로 한 의가입니다. 그러다보니 만병이 화열(火熱)로 보였겠죠. 마침 〈소문〉의 19병기도 火와 熱을 다루는 조문이 대부분인지라 그것에서 영감을 얻고 병의 근원을 화열로 인식을 하였습니다. 모든 병은 염증이다! 본인이 직접 만든 처방들 역시 전염병이나 염증에 관한 약들입니다. 대표적인 것들이 방풍통성산, 양격산 등. 이는 〈상한론〉의 대황황련사심탕 같은 처방에서 발전된 처방들입니다. 이러한 청열사화의 치법(治法)은 명청대 온병의가들에게 큰 영감을 주게 됩니다.

공하파 장종정은 정신병을 주로 연구한 의가입니다. 이 분은 〈황제내경〉에 기록된 목울달지(木鬱達之)를 주된 병리와 치법으로 생각합니다. 목울(木鬱), 즉 혈액 순환의 저하가 생기면 병이 생기며 그것을 해소하면 치료가 된다! 목울을 해소하는 방법으로 그는 과체산 등의 토제를 선택합니다. 실증의 정신병은 토하를 시키고 난 다음 오령산 같은 이수지제를 쓰면 해결된다고 이야기하고 있습니다. 〈유문사친〉을 보면 그런 임상 기록들이 주류를 이룹니다. 토 – 하 – 토 – 하 – 이수 – 토 – 하...

보토파 이동원은 소화기와 대사에 대해서 연구한 의가입니다. 보중익기탕과 평위산. 두 처방만 들어도 뭘 하려고 했는지 알 것 같은 의가죠. 보중익기탕은 비허(脾虛), 즉 대사의 저하를 치료하기 위한 처방입니다. 평위산은 위실(胃實)을 치료하기 위한 처방이죠. 이동원의 업적으로 말미암아 한의학사에 비위(脾胃)의 중요성이 대단히 부각이 됩니다.

이동원의 경우 실제로 의학을 업으로 삼은 임상가는 아니었다고 하고 전국 떠돌면서 효과 좋은 처방을 수집하는 부유한 의가였다는 기록이 있습니다. 장원소에게 주된 이론을 사사받았고, 후세에 큰 자산이 되는 여러 가지 서적 〈비위론〉 〈내외상변혹론〉 등을 남기게 됩니다.

자음파 주단계는 앞의 세 명 의가를 집대성한 사람입니다. 그리고 개인적으로는 앞의 세 의가들에 비해서 훨씬 더 깊이가 있다고 보고 있습니다. 일단, 주단계는 두 가지를 크게 고민을 했다고 생각합니다.

첫 번째는 인간은 왜 죽는가

두 번째는 죽음에 이르기까지 인간은 왜 늙는가

주단계는 그 두 가지에 대한 결론을 자신만의 이론으로 남겼습니다. 왜 죽는가, 하는 것은 음(陰)이 점차 부족해져서 그렇다는 것이고, 왜 늙는가 즉 왜 음이 줄어드는가 하는 것은 기울(氣鬱) 때문에 음이 소모가 되어서 그렇다는 것입니다. 따라서 음을 보존하기 위해 정(精)을 아끼려고 노력을 해야 하며, 음을 보존하기 위해 기가 울체(鬱滯)되는 상황을 만들지 않아야 한다는 것입니다. 때문에 일상생활에서 양생을 중요시하고 마음 수양을 해야 한다는 언급들을 많이 하였습니다.

그가 이야기한 '양상유여 음상부족陽常有餘 陰常不足'라는 문장은 음(陰)에 대한 그의 의학관을 잘 보여줍니다. 이 문장은 온병학파의 학자들에게는 음에 대해 큰 영감을 주게 되고, 반면에 양(陽)을 강조했던 온보학파들에게는 비판의 꺼리를 제공하게 됩니다.

체액이 소모가 심해지면 줄어든 혈류량을 보상하기 위해 국소적인 혈액 순환량이 늘어나는 경향이 있습니다. 이에 따라 체온이 실제로 올라가지 않았음에도 불구하고 국소의 발열감이 느껴지는 현상을 대처하기 위해 자음청열의 치법을 만들게 됩니다. 그것이 잘 반영된 처방이 바로 유명한 자음강화탕입니다. 이는 노채(癆瘵, 폐결핵) 말기에 생기는 음허발열 증상을 개선하기 위해 만든 처방으로 알려져 있습니다.

더불어 앞서 말했듯이 그는 스트레스(鬱)에 대해 집중적으로 연구한 의가입니다. 울을 치료하기 위한 처방으로 그가 만들어낸 것이 바로 월국환과 육울탕입니다. 이는 후세 스트레스 치료 처방에 큰 영감을 주는 계기가 됩니다. 이러한 주단계의 거대한 의론은 〈의학입문〉으로 이어지며 결국 〈동의보감〉의 저술에도 가장 큰 영향력을 줍니다.

주단계에서 일단락된 금원사대가의 논의들은 한동안 이주(李朱)의학의 형태로 중국에 유행을 하며 특히 주단계의 음(陰)에 관한 이론은 자음에만 너무 치중을 하는 유행을 만들게 됩니다. 이에 따라 명대로 넘어가면 주단계에 반박을 하는 학자들이 등장을 합니다.

대표적인 학자들이 온보학파입니다. 손일규, 설기, 조헌가, 장경악 등. 온보학파는 그 당시 유행하던 철학을 공부한 유학자들이 위주가 되는데 우주에 태극이 있는 것처럼 그들은 인간 몸의 궁극적 '태극'이 무엇인지 찾고 싶어 했습니다. 그걸 온보학파들은 명문이라고 본 것이죠. 그리고 그 명문은 신간동기(腎間動氣)라고 했다가 좌신(左腎)이라고 했다가 오락가락하게 됩니다.

온보학파 특히 장경악이 금원사대가와 달리하는 것은 크게 두 가지 부분이었는데, 하나는 이동원의 설에 보충적인 의미로 비(脾)도 중요하지만 신(腎)이 더 중요하다는 설을 제창한 것이고 다른 하나는 주단계의 설에 반대하여 '음비상부족 양비상유여'론을 제창한 것입니다. 저는 개인적으로 좌신 우명문(左腎 右命門)의 신장과 명문을 부신과 체온조절중추 등의 논의라고 생각하고 있습니다. 장경악의 주단계에 대한 비판은 쉽게 이야기하면 '사람이 늙고 죽음에는 체액만 중요한 것이 아니라 체온도 그만큼 중요하다!'라고 정리할 수 있겠습니다. 장경악의 '음비상부족 양비상유여'론에서 더 진행이 된 것이 조선말의 석곡 이규준 선생의 〈부양론〉인데 이는 간단히 '사람은 체온과 혈액순환이 절대적으로 중요하다'라고 이야기했다는 것으로 이야기할 수 있습니다.

아무튼 온보학파들이 음과 양의 개념을 구체적으로 만들고 그것을 각기 신과 명문에 배속을 하면서 기존의 기혈 개념이 조금 더 구체적으로 세분화가 이루어지게 됩니다. 기존의 음양이나 기혈 개념은 뭉뚱그려져 있었는데 인체의 근본이 되는 음(영양)과 양(체온)을 따로 분류를 하면서, 기존의 포괄적 의미의 기혈(氣血)이 기(신진대사)와 혈(혈액순환)으로 좀 더 명확한 의미를 가지게 됩니다. 이에 따라 약재들이 여러 가지 카테고리로 나누어지는 계기를 만듭니다. 음을 보충하는 약재들은 질(質)이 윤(潤)한 영양 성분이 풍부한 약재들로 분류가 되면서 혈액순환을 도모하는 보혈약들과 구별이 되고, 보양을 하는 약들은 체온을 올리는 약재들과 성 에너지를 증진시키는 약들로 나뉘어져 쓰이게 됩니다. 전자는 건강, 촉초, 고량강, 소회향 등의 온리제이고, 후자는 파고지, 음양곽 등의 장양제입니다. 보음과 보혈을 구별을 하면서 보혈(혈액 순환 강화)를 하는 약들이 세분화되고 이는 혈액순환을 저해하는 어혈(瘀血)에 관한 논의를 만드는데 도움을 줍니다.

온보학파와 비슷한 시기에 연구를 한 학자들로 온병학파가 있습니다. 대표적인 의가들이 오우가, 섭천사, 오국통 등입니다. 이 분들은 유완소, 주단계의 이론에서 영향을 받아 급성 전염병 및 염증의 치료에 관해서 심도있는 연구를 하게 됩니다.

온병의가들이 온병(溫病)이라고 불렀던 질환은 상한(傷寒)과 유형을 조금 달리하는 것들입니다. 상한은 이름에서 느껴지듯이 한(寒)을 위주로 한 질환이며 따라서 혈액 순환 개선 및 발한을 주된 치법으로 하는 감염성 질환을 일컫습니다. 반면 온병은 상한의 태양병처럼 오한을 위주로 한 상황이 전혀 발생하지 않고 급격히 염증 반응과 고열 및 탈수로 진행이 되는 급성 감염성 질환을 이야기합니다. 따라서 기존의 〈상한론〉의 태양병 처방들처럼 발한을 위주로 하는 방법들로는 대처가 쉽지 않습니다.

때문에,

1) 염증을 빠르게 제거하고

2) 해열을 빠르게 하며

3) 탈수를 방지하는

세 가지를 목적으로 온병의 치료 및 약재에 대한 연구가 이루어지게 됩니다.

온병의가들이 염증을 빠르게 제거하기 위해서 찾아낸 약재들이 바로 금은화, 연교, 마발과 같은 청열해독제들입니다. 해열을 빠르게 하기 위해서는 기분(氣分)의 열일 때는 석고를 대량으로 쓰는 백호탕의 법을 따르며, 영혈분(營血分)으로 진행이 된 경우에는 급격히 해열을 하고 안정을 시키는 서각, 수우각 등의 동물성 약재들과 생지황, 목단피 등의 혈관을 줄이는 약재들을 병행하는 서각지황탕의 법을 따르게 됩니다. 탈수에 대해서는 언급을 하자면, 고열 상황이 유지되고 있을 때 발생한 탈수는 증액탕(현삼 생지황 맥문동)과 같은 약들을 활용하고, 이미 병사가 지나간 뒤의 체액 보충은 사삼맥동탕(사삼 옥죽 감초 상엽 맥문동 백편두 천화분) 등을 통해서 하는 등 보음제의 활용폭을 넓히게 됩니다.

온병의가들에 이르면 약재의 활용이 훨씬 세련되어 지고 약재 각각에 대한 연구가 상당히 많이 이루어지고 있는 것을 볼 수 있습니다. 다른 분들과 시각 차이가 있을 수 있겠지만 저는 이런 것이 한의학의 발전이라고 생각합니다. 그리고 이러한 청대의 온병의가들의 논의는 안타깝게도 한국의 한의학에는 흡수가 되지 못했기 때문에 한국 땅의 한의학 발전을 저해하게 되는 요소가 되기도 했습니다. 지금이라도 많은 연구가 이루어져야 하지 않을까 그런 생각이 듭니다.

이후 청말로 넘어가는 과정 중에 고증학의 영향을 받은 상한학파들이 〈상한론〉을 연구를 많이 하며 주석을 많이 달게 됩니다. 대표적인 의가들이 서영태, 진수원 등입니다. 이러한 의가들은 근본으로 돌아가자며 텍스트의 고증에 굉장한 심혈을 기울입니다. 이에 따라 다시 〈상한론〉의 텍스트가 그 자체로 상당히 주목을 받게 됩니다.

19세기 중순에는 왕청임이 직접 사람 사체를 파헤치며 연구를 했고 이를 정리하여 〈의림개착〉을 쓰면서 한의학사에 어혈에 관한 담론을 크게 형성하게 됩니다. 이에 따라 많은 사람들이 혈(血)에 대해 더 고민을 하게 되는 계기가 되었습니다.

19세기 말의 논의들은 서양의학 특히 해부학이 전파된 이후 과연 한의학이란 무엇인가? 라는 한의학의 정체성에 관한 논의가 주류를 이룹니다. 서양의학 이후의 한의학을 대하는 태도는 크게 두 가지로 나뉩니다.

첫째는 한의학은 서양의학과 다르다

둘째는 서양 의학의 기술적인 부분은 참고해야한다(동도서기)

한 쪽은 한의학과 서양의학이 서로 다름을 증명하려고 했고(당종해 황원어 등) 다른 한 쪽은 동도서기의 입장으로 서양의학의 치료법을 가져오려는 시도를 하기도 했습니다(장석순 등). 이러한 논의들은 명쾌한 해답이 나오지 않은 채 지금까지도 계속 이어지고 있습니다.

〈상한론〉의 역사

〈상한론〉의 역사에 대해서 짧게 이야기하기 전에 더 짧게 슬픈 한국사에 대해서 이야기하고 지나가겠습니다. 17세기 후반 이후 조선의 정치계는 지금의 충청도, 경기도를 기반으로 한 노론의 세상이 됩니다. 그에 따라 경상도 북부를 기반으로 한 남인은 정치권력에서 밀려나서 성공의 길을 잃게 되죠. 조선조 마지막 200여년의 시간 동안 경상도는 권력의 중심에서 밀려 커다란 컴플렉스를 가지게 됩니다.

90년대 초반 당시 걸출한 신예 작가였던 이인화(본명 류철균)는 안동 류씨 가문에서 내려오는 정조에 대한 역사적 견해를 토대로 움베르토 에코의 〈장미의 이름〉을 패러디 해서 〈영원한 제국〉을 씁니다. 정조의 탕평책이 사실 상 노론에 대한 반발로 이루어진 남인의 복권 정치 운동이고, 그 때문에 정조를 노론에서 시해했다고 보는 것이죠. 어쨌건 탕평으로 능력 위주의 선진 정치를 표방했던 영-정조의 정치 개혁은 다소 실패로 돌아가고, 그러한 역사의 실패들은 경상도에 더 큰 컴플렉스를 가져다 줍니다.

이는 제국주의 열강들의 침입에 맞선 경상도에서 다발적으로 일어난 무력 투쟁들에서 나타나기도 합니다. 즉, 국권의 수호 투쟁 이면에는 남인의 정치적인 복권 투쟁적인 성격이 있다는 것입니다. 아무튼 그러한 투쟁마저도 권력이 일본에 넘어감으로 인해 실패로 돌아가게 되고 누적된 300년 가까운 시간 경상도에 거대한 컴플렉스를 안겨다 줍니다.

그러한 경상도의 컴플렉스를 일부 극복하게 만든 인물이 박정희 전 대통령입니다. 경상도에서 드디어 정권을 교체했거든요. 박정희는 대통령이 된 이후 그러한 경상도 특히 경북의 컴플렉스

멘털리티를 적극적으로 활용했습니다. 이데올로기로서 말이죠. 얕게 존재하던 반공주의, 지역감정들이 박정희를 중심으로 해서 본격적인 이데올로기가 됩니다. 그 대척점에는 DJ가 있었구요. 어쨌건 조선조의 정치적인 폐쇄성은 지금까지도 계속 이어져 오고 있고, 최근의 대선에 까지 대단히 큰 영향을 미쳤죠.

이 이야기를 왜 장황하게 하느냐 하면, 학문의 역사는 정치사를 배제하고서 이야기될 수가 없기 때문입니다. 많은 학자들이 임란 이후 300년 동안 조선의 정치가 노론vs남인의 정치 권력 쟁탈사로 변질되어 가는 동안, 그리고 그 기저에서 고루한 성리학적 정치 이데올로기를 고착화 시키는 주기론 – 주리론 논쟁을 펼치는 동안 중국과 일본에서는 대단히 자기 반성적인 학문들이 성장을 하게 됩니다. 예컨대 고증학과 같은 것들 말이죠.

한국의 실학(實學)을 고증학과 비슷한 실증적인 학문으로 이해하려는 경향이 있는데, 도올 김용옥 선생은 한국에 엄밀한 의미의 실증주의 실학은 없다고 지적했습니다. 이익, 박제가, 정약용, 최한기 등 실학자로 거론되는 학자들마저도 근본적인 멘털리티가 조선조의 폐쇄적인 성리학을 벗어나지 못했다는 것이죠. 그러한 조선의 학문 경향은 조선 후기의 의학자인 동무 이제마(동의수세보원)와 석곡 이규준(의감중마), 혜암 황도연(방약합편) 같은 학자들에게도 그대로 영향을 미칩니다.

조선 땅에 실증주의, 실용주의적인 학문 풍토가 크게 이루어지지 않았다는 것을 보여주는 대표적인 서적이 〈상한론〉입니다. 중국 의학사에 〈상한론〉에 대한 담론이 가장 많이 이루어진 시기가 언제일까요? 말할 것도 없이 청대죠. 우리가 참고로 하는 〈상한론〉 주석서 절대 다수가 청대의 작품입니다. 왜 그 때 연구가 많이 이루어졌을까요?

일본에서 〈상한론〉에 대해서 연구가 가장 많이 이루어진 시기는요? 17세기 이후죠. 일본의 이주의학(금원사대가)에 대한 안티테제로서 지대한 영향을 끼친 요시마스 토도는(길익동동)은 어느날 하늘에서 뚝하고 떨어진 〈상한론〉 연구가일까요? 아닙니다. 요시마스 토도의 학문적 배경에는 실증주의적인 유학자들의 멘털리티가 있습니다. 오규 소라이(荻生徂徠) 같은 학자들요. 그러한 철학적 고뇌 없이 실증주의적인 학문은 나오지 않습니다.

중국에서 다소 사변적인 의학의 거의 정점을 보여주는 학파가 '온보학파'입니다. 손일규, 설립재, 조헌가 그리고 장경악. 이들의 학문적 배경이 되는 철학은 '태극론'입니다. 인체의 근본적인 태극, 인체를 살아있다고 규정할 수 있는 근본적인 에너지는 인체 내에서 대체 어디있느냐 하는 것이죠. 그것을 그들은 명문이라고 규정했고, 그러한 명문이 어디 있냐는 논의는 〈난경〉에서 잠자고 있던 좌신 우명문론의 부활을 이루어내게 됩니다. 조헌가와 같은 학자는 이러한 논의를 극단적으로 끌고 가서, 음이 부족하면 육미, 양이 부족하면 팔미만 장복하면 모든 병이 다 치유된다는 이야기까지 〈의관〉에서 펼치게 됩니다. 이는 후일 상한학파의 서영태에게 〈의관폄〉에서 육두문자만 안 썼다 뿐이지 엄청난 비난을 받게 되죠.

쓸데없는 이야기를 길게 하게 된 이유는 특정한 한의학 서적에 대한 연구는 역사적인 사실들을 기반으로 해야 된다는 것이고 그 역사적인 사실의 제 1순위는 정치사/철학사라는 것을 이야기하고 싶었기 때문입니다.

17세기 한반도에 〈상한론〉에 대한 연구가 거의 이루어지지 않던 사이, 명-청대 고증학의 영향을 받은 〈상한론〉 주가들의 서적이 일본에서는 출간이 되었습니다. 그 서적들을 길익동동은 보았고, 실증적인 유학자들의 영향을 받았던 그는 〈상한론〉에 몰두를 하게 됩니다. 그리고는 〈방극〉과 〈약징〉이라는 걸출한 서적을 쓰게 되죠.

이 두 서적이 왜 의미가 있느냐 하면 〈상한론〉 연구 방법론에 새로운 지평을 열었기 때문입니다. 명-청대 고증학 이전의 〈상한론〉 연구는 한 마디로 정의하면 '〈상한론〉 안에서 모든 것을 다 해결한다'라고 할 수 있습니다. '조문 간의 유기적인 관계를 완벽하게 해석'하려는 노력들이었죠. 그러려면 육경부터 정의를 명확하게 해야했고, 이 육경의 전변이라는 것이 〈소문 열론〉으로부터 비롯된 것인지 아니면 장중경이 가탁을 한 것인지부터 논의를 해야했습니다. 그러다보면 육경이 경락인지, 어떠한 질병 상의 스테이지의 문제인지, 혹은 병위의 문제인지 이게 절대적인 난제로 떠오르는게 되는것이죠. 육경을 어떻게 정의할 것이냐에 따라 〈상한론〉 조문 전체에 대한 해석이 다소 달라지게 되어버립니다. 만약 어떤 의가의 〈상한론〉 관련 책을 본다면 가장 먼저 그것을 유념해서 보는 것이 좋습니다. 첫 조문 첫 단어 '태양병'을 표라고 정의하는지, 족태양방광경으로 정의하는지, 혹은 다른 개념으로 정의하는지?

암튼 이러한 논의들이 청대까지 계속되는데, 길익동동은 쿨하게 육경 자체가 헛소리라고 결론을 내려버립니다. 장중경은 처방에 대한 나이브한 경험만을 기록했는데 왕숙화나 이후의 의가들이 〈내경〉스러운 내용을 끼워넣었다는 것이죠. 그러니까 육경이니 뭐니 조문 상의 '흐름'을 일관되게 정리하려는 것은 삽질이다ㅡ 〈상한론〉은 '처방'을 중심으로 연구되어야한다! 그렇게 해서 처방증을 중심으로 하는 이른바 '일본식 탕증논치'의 신호탄을 쏘아올리게 됩니다.

길익동동의 인물사에 관한 책들을 보면 자기가 옳다고 믿는 건 절대 고집을 꺾지 않는 성격에 관한 일화들이 많습니다. 그러한 학문 자세는 혁명의 기초가 되기도 하고 때로는 지나친 아집이 되기도 하죠. 특정 일본인들 특유의 성격이기도 한 것 같은데, 여튼 개인적으로는 지나치게 완고하지 않나 이런 생각을 합니다.

길익동동과 같은 스탠스의 중국 학자들 가운데 대표적인 인물이 서영태입니다. 서영태 책들을 보면 그 역시 굉장히 깐깐한 성품의 소유자인 것을 알 수 있습니다. 앞서 말한 것처럼 〈의관폄〉에서 관념적인 의론을 폈던 조헌가를 엄청나게 조롱하고 비난하는 것을 보면 알 수 있습니다. 그리고 서영태 전집을 보면, 거의 모든 과거 연구가들의 업적들에 대해서 냉정한 평을 하고 있습니다. 그런 맥락에서 서영태 역시 과거 〈상한론〉 해석의 많은 부분들을 부정하고, 길익동동처럼 탕증을 중시하는 경향을 가지게 되죠. 서영태의 〈상한론〉 유방은 탕에 따라서 사람을 분류하는 지금의 방식의 시초가 되는 중요한 서적입니다. 다만, 길익동동과 다른 점은 서영태는 〈상한론〉 탕증과 관계없는 조문들을 완벽하게 부정하지는 않았습니다. 중국식 〈상한론〉 해석의 틀에서 완전히 벗어나지는 않았던 셈입니다.

요시마스 난가이(길익남애)는 길익동동의 아들로 그가 아주 늦은 나이에 낳은 늦둥이 아들이라 길익동동의 직접적인 사사는 거의 받지 않은 것으로 알려져 있습니다. 아버지의 성품을 받았지만 아버지로부터 다이렉트 영향을 받지 않은 까닭에 조금 더 발전적인 모습을 보여줄 수 있었습니다. 길익남애는 길익동동처럼 〈상한론〉 조문들을 부정하지 않았고 그 때문에 연구 방법론은 명청대 이전의 〈상한론〉 연구방법과 비슷한 스탠스를 가지게 됩니다. 그러나 아버지의 탕증논치 역시 기혈수론(氣血水論)의 틀에서 엄밀하게 흡수를 해서, 중국의 장점과 일본의 장점을 적절히 통합하는, 유니크하고도 세련된 〈상한론〉 해석을 합니다. 제게 역대 〈상한론〉 주석가들의 해석 가운데 가장 세련된 서적을 꼽으라면 단연 길익남애의 〈상한론 정의〉를 꼽을 것 같습니다. 우리나라에는 최병권 원장님이 〈장중경코드〉라는 책에서 소개를 했습니다.

17세기부터 서양 의학이 중국으로 유입됩니다. 중국의 강희제나 이후 여러 정치인들은 서양의 문물이 중국인들의 멘털리티에 혼란을 야기한다고 생각하여 문물이 퍼지는 것을 인위적으로 막았습니다. 그 때문에 해부학, 생리학이 세간에 알려지는데 시간이 걸리게 되었죠. 17세기-18세기 초중반의 학자들은 서양 의학의 직접적인 영향을 받지 않은 학자들이 대부분이라 〈상한론〉 연구도 고증학적인 연구의 차원에서 계속 이루어지게 됩니다. 가금, 우재경, 서영태, 진수원 등의 학자들이 그러하죠.

18세기 말이 되면서 그러한 서양 의학의 전파를 막지 못했기 때문에 한의학에 본격적으로 서양의학과의 관계에 대한 고뇌들이 싹트게 됩니다. 해부학은 이미 그 때 상당한 수준으로 올라있었거든요. 해부학과의 만남은 다소 추상적인 개념의 기와 혈을 고뇌하던 학자들 입장에서는 가히 컬쳐 쇼크라고 부를 수 있을 수준의 만남이었습니다. 해부학 및 서양의학의 생리학을 어떻게 받아들여야 하나. 그게 19세기 학자들의 고뇌였고, 지금까지도 그대로 이어지고 있습니다.

19세기 들어오면 많은 학자들이 서양 의학과 대비된 한의학의 정체성을 찾기위해서 고민합니다. 누구든 서양 의학에 컴플렉스를 가지고 있었을 겁니다. 그 컴플렉스에 대한 해소방안으로 중국의 연구가들은 두 가지 길을 걷습니다.

1) 한의학은 서양 의학과 완전히 다르다.
2) 서양의 기술은 가져와야 한다. 동도서기를 해야한다.

전자의 견해를 따랐던 대표적인 의가들이 추주, 당종해, 황원어, 주학해 이러한 분들입니다. 추주의 〈본경소증〉은 기존에 막연하게 사용되던 본초의 주치증을 형색기미질의 차원에서 세련되게 재해석하려고 합니다. 〈신농본초경〉과 〈상한론〉을 기본으로 해서요. 한의학 연구 방법론 가운데 하나를 제시한 셈입니다. 이러한 연구 방법은 19세기 하나의 흐름이 되었고, 19세기 말 당종해의 〈본초문답〉 역시 그러한 경향을 이어 받습니다. 당종해는 주역과 한의학의 관계, 형색기미질에 의한 본초의 해석, 기혈의 문제(혈증론) 등 서양 의학과 대별되는 한의학의 정체성을 형성하기 위해 고심을 합니다. 그러한 과정에서 나온 서적이 진수원의 〈상한론천주〉에 주를 달아서 새롭게 해석한 〈상한론천주보정〉입니다. 이러한 당종해의 고전적인 인체관을 그대로 들고 와서 새롭게 인체를 해석해보려고 시도했던 사람이 〈경방의학〉을 저술한 에베 요이치로이고요.

후자의 견해를 가졌던 학자들은 왕청임, 장석순 등이 있습니다. 왕청임은 직접 '해부'를 하게 되고, 모든 질병의 기저에 혈액 순환의 문제가 있다고 보고 혈액 순환 제제 개념에 준하는 보양제, 활혈거어제 사용을 치료의 대법으로 삼게 됩니다. 19세기 말의 장석순은 서양 의학을 인정하고 서양의학에서 당시 미약한 치료법들에 대해 연구를 해서 좀 더 개발을 하게 됩니다. 고혈압, 당뇨 등. 이로 인해 고혈압을 치료하는, 간양상항을 잠재우는 평간약들이 대거 연구가 되며, 당뇨 즉 기음부족을 개선하는 보음제들의 활용 범위도 넓어집니다.

19세기 초는 일본 연구가들의 연구 수준이 아주 발달했던 시기인데 다키 가문 같은 경우 아주 수준 높은 고증학적 연구를 보여줍니다. 그러나 메이지 유신에 따라 전통적 의미의 한의학은 역사의 뒤안길로 잠시 사라지게 됩니다. 아사다 소하쿠(천전종백) 같은 걸출한 연구가들이 '한방 존속 운동'을 거대하게 펼쳤지만 끝내 그렇게 되죠. 아사다 소하쿠는 1894년 임종 때 '내가 죽고 나서 50년 뒤에 황한의학이 부활을 할 것이다'라고 예언을 하고 떠났는데, 탕본구진-대총경절-시수도명 등의 걸출한 한방 연구 의사들의 등장으로 실제로 오래되지 않아 다시 한방의 부활이 일어납니다.

허준이 〈동의보감〉을 완성하기 까지

영화 〈광해〉를 보셨나요. 광해군의 야누스적인 모습이 극적으로 잘 표현 되어있는 아주 멋진 영화죠. 그리고 두 얼굴 가운데 한 가지 얼굴, 즉 폭군이 될 수 밖에 없었던 상황적인 이유도 아주 자연스럽게 묘사가 되어 있죠. 바로 비정상적인 붕당 정치가 바로 왕을 미쳐버리게 만든 이유였죠. 그리고 광해군을 둘러싼 이야기가 저에게 좀 더 재미있는 것은, 바로 그 문제의 광해군이 없었더라면 〈동의보감〉이 세상에 존재하지 않았을 것이기 때문입니다.

허준은 서자 출신입니다. 영화 〈광해〉에도 나오지만 그 당시 정치적 현실은 굉장히 경직되어 있었고, 유교 통치 이념이 다소 변질되어 굉장히 기형적인 지배 이데올로기화 되어있었죠. 그러한 시대에 허준은 서자로 정1품의 관직까지 가는, 그야말로 인생역전의 '드라마틱'한 인생을 삽니다. 그 덕분에 주변 정치인들의 엄청난 시기에 시달리게 되죠. 선조의 명령을 받고 〈동의보감〉을 양예수, 정작 등과 함께 집필하게 되는데 절반 정도 밖에 쓰지 못한 상황에 임진왜란으로 피난길에 오릅니다. 이 때 선조의 옆을 따르는 사대부들이 17명 밖에 되지 않았습니다. 의료인은 두 명 밖에 되지 않았구요. 그 가운데 한 명이 허준이었죠.

임란이 끝나고 선조가 다시 돌아오면서 허준은 선조의 굉장히 큰 총애를 받게 됩니다. 수의(首醫)가 된 것이죠. 그와 동시에 극심한 시기에 시달립니다. 그리고 선조가 승하하자, 수의인 허준의 책임을 물어 사대부들은 허준의 사형을 요구하지만 광해군이 이례적으로 허준을 귀양을 보내는 것으로 그치게 합니다. 그것도 머나먼 곳이 아니라 의주로 말이죠. 그리고 2년 뒤에 다시 복권을 시킵니다. 그 2년 사이에 절반 밖에 완성되지 않았던 〈동의보감〉의 집필이 완료가 됩니다. 광해군이 허준을 보살피지 않았더라면 우리는 〈동의보감〉을 영영 만날 수 없었을 것입니다.

광해군이 허준을 좋게 생각했던 이유는 광해군이 어린 시절 허준이 두 번이나 그를 치료해주었기 때문입니다. 한 번은 두창으로 생사의 갈림길에서 그를 구해줬고, 다른 한 번은 중병에 시달리던 것을 허준이 또 치료를 해주었죠. 생명의 은인에 대한 보답으로 광해군은 허준을 살려준 것입니다. 허준이 치료자로서의 능력이 부족했더라면 그런 드라마와 같은 삶을 살 수도 없었을 것이고, 〈동의보감〉과 같은 대저작도 나오지 못했을 것입니다.

〈동의보감〉의 초기 저술 부분인 [내경편] 등에는 그 당시 집필을 같이 했던 정작 등의 견해가 상당히 반영이 많이 되어 도교적인 색채가 굉장히 많습니다. 정작 자신도 유명한 단학가였지만 그의 형이었던 정렴은 〈용호비결〉을 썼던 당대 최고의 수련가였죠. 물론 그들뿐만이 아니고 전라도를 기반으로 하는 당시의 지식인들이 도교적인 수련을 심신수양의 방식으로 많이 활용했다는 것은 익히 알려져 있는 사실입니다. 비단 전라도만이 아니라 다른 이데올로기가 모두 사문난적으로 취급을 받던 시절에도 동시대에 퇴계 이황은 〈활인심방〉이라는 도교적인 양생 수련책을 쓰기도 했습니다. 실제로는 표절서이기는 하지만, 아무튼요. 이러한 도교적 색채에 구미가 잘 맞는 이론은 정(精)론이고 그 덕분에 정을 중시하는 주단계의 〈단계심법〉 인용 횟수가 세 번째로 많은 문헌이 되게 됩니다.

아무튼 〈동의보감〉은 허준의 그러한 우여곡절 많은 드라마 같은 인생의 끝에 만들어진 저작입니다. 선조의 총애와 광해군의 보은 덕에 책을 쓸 수 있었고, 도가적인 학풍의 영향을 받아서 정기신(精氣神)에서 정(精)을 가장 중시했으며, 양생과 수양을 중요한 테마로 삼게 되었다는– 이런 이야기를 좀 알고나니 익숙한 〈동의보감〉이 조금 새로워 보이지 않나요?

일본 의학사 간단 정리

1 후세파

1) 의의

이전 시대에는 일본 민간 의학만 존재하다가, 다시로산키(田代三喜)가 명나라에 유학하여 이동원과 주단계의 학설, 이른바 이주의학(李朱醫學)을 가져오면서 일본에 한의학이 전래가 됩니다.

2) 주요 인물

다시로산키(田代三喜, 1465-1537)

마나세도산(曲直賴道三, 1507-1594) - 한방의학의 중흥지조

2 고방파

1) 의의

에도시대에 이르러 일본 학술계에 복고사조가 출현하게 됩니다.

오규 소라이(荻生徂徠, 1666-1728)라는 철학자가 옛글을 익히는데 단계를 두어 성인의 학문을 부흥시키는데 노력을 기울이게 되는데, 그의 학문이 일본에서 대단한 영향력을 가지게 됩니다. 이에 영향을 받은 의학자들이 근본으로 돌아가자, 라고 외치며 〈상한론〉에 대한 연구를 몰두하게 됩니다. 이에 이른바 '복고의학'이 도쿠가와 시대에 일대 학파가 되어 18세기 상반기에 최전성기를 누립니다. 대표적인 학자가 요시마스 토도(吉益東洞).

2) 주요 인물

나고야 겐이/고토 곤잔/야마와키 토요

요시마스 토도(吉益東洞, 1702-1773) - 만병일독설을 제창, 〈古醫道〉를 개업

오규소라이의 철학적인 영향을 많이 받았다.

하타코잔이 〈척의단〉이라는 글을 통해 비판.

요시마스 난가이(吉益南涯) - 기혈수론을 펼침.

3 절충파

1) 의의 메이지 시대의 시대 상을 반영함

앞 선 두 파의 장점을 채용하고 단점을 보완하여 치료에 있어 완벽함을 추구합니다. 경험적으로 의미가 있는 것들을 다 받아들이자는 입장의 학파인 셈이죠. 다만 실증성과 독특성이 뛰어나지는 않았기 때문에 일본 의학사에서 큰 주목을 받지는 못했습니다. 하나오카 세이슈(華岡青洲)는 그를 주제로 한 영화가 만들어졌을 정도로 영향력 있는 인물이었죠.

2) 주요 인물

와다 토카쿠/나카가미 킨케이/나이토 키테츠

하나오카 세이슈(華岡青洲, 1760-1835) - 최초의 유암절제 수술, 마약 연구, 자운고의 발명

4 고증파

1) 의의

절충파에서 발원한 것으로 청대 유학에서 새로운 학풍의 영향을 받아서 형성된 학파입니다. 의학적인 내용에서 임상 분야는 단순히 경험에 근거한 절충파의 울타리를 벗어나지 못하고, 학과 술이 다소 격리 되어 있는 경향을 나타냅니다. 절충파는 경험에만 입각해서 진료를 한 경험주의적인 학파였으므로, 고서를 떠나서 자유롭게 자기의 견해를 나타내고 학설체계를 구축할 수 없었기 때문에 고증파를 잉태하는 온상이 되었습니다.

2) 주요 인물

메구로 도타쿠/야마다 세이친/야마다 쿄코/모리 릿시/키타무라 쵸칸

다키켄칸(多紀元簡, 1755-1810) - '약값을 알면 치료하는 사람을 생각하지 않게 된다' 일본

상한론 주석가 가운데 대표적인 인물.

5 18세기의 거장

아사다 소하쿠(淺田宗伯, 1815-1894) - 〈물오약실방함구결〉, 하루에 환자 500명 이상 진료, 절충파

6 한방의 부활

유모도 큐신(湯本求眞, 1876-1941) - 〈황한의학〉 저술, 한방의 암흑기를 구원함

오츠카 게이세츠(大塚敬節, 1900-1980) - 강평본 발굴, 일본 한방의 중흥을 이끔

야카쥬 도메이(矢數道明)

기타사토 동양의학 연구소

기본적인 한의학 용어의
역사에 관한 정리

기울(氣鬱)에 관한 이야기

한의학에서 흔히 쓰는 기(氣)에 관한 표현은 크게 두 가지로 나눌 수 있습니다.

첫째는 기운이 없다고 할 때의 기운 즉 대사와 관련된 표현.
둘째는 기가 막힌다고 할 때처럼 감정과 관련된 표현.

전자는 기허(氣虛)와 관련이 있고, 후자는 기울(氣鬱)과 관련이 있습니다. 개인적으로 기울은 자율신경과 관련이 많은 표현이라고 생각을 하고 있습니다.

기울에 관한 연구를 처음 진행한 사람은 원대의 주단계인데, 그는 울(鬱), 즉 스트레스에 관한 많은 연구를 통해 기울이라는 병증을 한의학에 본격적으로 끌어들이게 됩니다. 초기 스트레스 반응을 진정시키는데 사용되는 처방인 월국환(향부자 창출 천궁 신곡 치자)이나, 스트레스가 조금 진행되어 나타나는 염증 반응을 해소하기 위해 만든 처방인 육울탕(향부자 천궁 창출 반하 귤홍 치자 적복령 사인 감초) 모두 주단계의 작품입니다. 주단계는 흔히 음(陰)에 관한 연구를 통해 '양상유여 음상부족(陽常有餘 陰常不足)'론을 펼쳤고 그에 따라 자음파라는 별명을 얻었지만 그것만 연구를 한 것이 아니라 울(鬱)에 관한 기본적인 아이디어도 제공을 하였습니다.

기울의 전변(傳變)은 크게 기울화습(氣鬱化濕), 구울화화(久鬱化火) 등의 표현으로 나타납니다. 기울화습은 개인적으로 스트레스로 자율신경의 흥분 상태가 나타나면 부종이 생긴다는 뜻으로 생각하고 있습니다. 구울화화는 스트레스로 자율신경 흥분 상태가 오래 지속되면 염증이 나타난다는 뜻으로 이해하고 있습니다. 이처럼 주단계의 논의들은 현대 스트레스 연구에서 크게 멀리 떨어져있지 않습니다.

기울을 치료하는 대표적인 약재에는 향부자, 진피, 청피, 시호 등의 소간리기(疎肝理氣) 하는 약들이 대표적입니다. 이후 약재의 연구들에 의해 이기약 계통은

1) 통증을 억제하는 단향, 오약, 천련자, 여지핵

2) 위장관의 운동능을 개선하는 지각, 목향, 대복피 등으로 분화되어 발전됩니다.

화열(火熱)에 관한 이야기

한의학 서적에서 화열이라고 부르는 것은 크게 세 가지를 나타냅니다.

첫 번째는 발열.
두 번째는 흥분 상태.
세 번째는 염증.

따라서 화열을 제거한다는 의미의 청열(淸熱)은 이 세 가지 상태를 개선한다는 의미입니다. 첫 번째는 해열을 한다는 것이고, 두 번째는 흥분 상태를 가라앉힌다는 것이며, 세 번째는 염증을 제거한다는 뜻입니다.

해열을 하는데 초점이 맞추어진 약재는 대표적으로 석고가 있고, 흥분 상태를 가라앉히는데 주안점을 두는 약재에는 황련, 치자 등이 있습니다. 반대로 같은 청열제로 분류되어도 황금, 황백은 염증을 가라앉히는데 조금 더 초점이 있습니다.

1) 해열을 하는 약재들은 온병에 대한 연구가 이루어진 이후 서각과 수우각 등의 약재들로 분화되어 발전을 해나갑니다.

2) 흥분을 가라앉히는 약재들은 이후 안신약(安神藥) 쪽으로 발전을 해나갑니다. 산조인, 백자인, 주사, 용골, 원지, 합환피, 야교등 등이 그러한 것들입니다.

3) 염증을 제거하는 약재들은 이후 온병의가들에 의해 염증을 빠르게 제거하기 위한 청열해독약(淸熱解毒藥), 즉 금은화, 연교, 포공영, 자화지정, 어성초, 마발, 백화사설초 등으로 발전을 해나갑니다.

청대의 온병 의가들이 연구했던 온병은 전염성 질환 감염을 이야기하는데, 이는 극심한 염증과 더불어 고열과 탈수가 급속히 진행되는 질환입니다. 따라서 기존의 청열지제만으로 극복이 쉽지 않았기 때문에, 염증을 급격히 줄이고 해열을 빨리하는 방법들을 도모해야 했습니다. 이 때 많은 연구가 이루어진 것들이 금은화, 연교와 같은 청열해독제 계열입니다. 추정컨대 이러한 약재들은 일종의 면역억제제처럼 작용하여 염증이 생기는 것을 막거나 심화되는 것을 차단하는 매커니즘으로 작용하는 것으로 보입니다. 이후 현대 중의학에서는 염증 치료에 청열해독약으로 분류되어있는 약들이 상투적으로 투약되고 있습니다.

청열제로 분류되는 약들은 해열을 하거나, 흥분 상태를 개선하거나 현재의 염증 상태를 개선하여 완화 및 제거를 해주는 소염제라고 생각하면 이해하기가 쉽고, 청열해독제로 분류되는 약들은 염증 반응이 일어나는 것을 억제하여 주는 면역 균형 개선제 혹은 면역 억제제라고 생각하면 이해하기가 쉽습니다. 둘은 상호 보완적인 관계이므로 후기의 많은 처방들에서는 염증 상황 개선을 위해 같이 쓰이는 경우가 많습니다.

혈허(血虛)에 관한 이야기

금원사대가의 책들을 보면 현대 한의학에서 이야기하는 것처럼 혈허와 음허가 뚜렷히 구별되지 않고 혼용되어 나타납니다. 금원대 이전의 책들에서 혈허라고 표현한 많은 것들이 현대 한의학에서 이야기하는 음허를 지칭하고 있는 경우도 많습니다. 서로 밀접한 연관을 가지는 내용이지만 서로 분리가 되어야할 필요가 있었기 때문에 명청대로 넘어오면서 혈허와 음허에 대해서 세분화하게 됩니다.

혈허는 혈액 순환능의 저하.
음허는 체액의 부족 및 영양의 부족.

음과 양에 대한 논의가 명대의 온보학파들에 의해 진행되면서 음양이 좌신과 우명문에 배속되게 되면서 음허라는 개념이 본격적으로 나타나게 됩니다. 음허는 영양 및 체액의 부족을 나타내는 용어입니다. 음(陰)이 신장(腎臟)과 관련된 개념으로 들어가게 되면서 혈허의 개념은 자연스레 간(肝)과 관련된 용어로 기술이 됩니다. 음혈(陰血)의 다소 두리뭉슬한 표현에서 비교적 뚜렷하게 분화가 되는 것이죠. 명청대 이후의 책들에서는 혈허는 곧 혈액순환의 저하와 비슷한 개념으로 논의가 되며 어혈은 곧 이러한 혈액순환 저하를 야기하는 물질이거나 혹은 말초 혈액 순환 저하 그 자체를 의미하는 용어로 발전해나가게 됩니다.

혈허는 혈액 순환의 저하를 이야기하며 이를 보상하는 가장 대표적인 약대는 당귀, 천궁, 적작약입니다. 명청대 의가들은 당귀, 천궁, 적작약 이외에도 많은 완만한 혈액순환 제재들을 발견하게 됩니다. 단삼, 계혈등, 익모초, 택란 등이 그러한 것들이죠. 그리고 말초 혈액 순환을 더 적극적으로 개선하는 약재들 혹은 혈전을 제거하는 여러 가지 약재들을 발견하게 되는데 이것들이 바로 산사, 도인, 홍화, 유향 몰약, 수질 맹충, 자충 등입니다. 이처럼 어혈은 혈허라는 개념으로부터 떨어져서 생각할 수 없으며 혈액 순환의 저하, 라는 개념으로부터 분리해서 생각할 수 없는 것이 되었습니다.

음허(陰虛)에 관한 이야기

음(陰)은 크게 두 가지 의미의 단어로 쓰입니다.

첫 번째는 영양.
두 번째는 체액.

따라서 음이 허(虛)하다고 할 때는 영양의 실조 상태와 체액량이 줄어든 상태로 나누어서 생각해보아야 할 필요가 있습니다. 아시다시피 영양의 실조 상태는 살집이 적고 피부가 거칠어지며 소화기능이 저하되는 등의 양상을 나타낼 수 있습니다. 체액의 부족 상태에는 체액 부족을 보상하기 위한 여러 가지 증상들이 나타날 수 있는데 이에 대해서 많은 의서들에서 다루고 있습니다.

음허(陰虛)와 관련된 처방을 가장 먼저 소개하고 있는 곳은 〈상한론〉의 치자시탕, 자감초탕과 황련아교탕인데, 이러한 처방들은 극심한 체액 소모 후 몸의 변화들을 보여주고 있습니다. 자감초탕과 황련아교탕은 체액 소모에 관한 직접적인 언급은 없지만, 후대에 온병의 연구와 특히 자음제의 연구에 큰 영향을 미치게 됩니다. 치자시탕은 한토하(汗吐下)를 지나치게 한 뒤 나타나는 보상적인 빈맥, 열감, 가슴답답함 등을 나타냅니다. 후세의가들은 이러한 조문들에서 유추하여 우리 몸이 만성적으로 체액이 소모된 후에 나타나는 여러 가지 증상들을 음허로 분류를 하게 되는 것입니다.

음허는 몸의 체액이 부족한 상태이므로 혈압이 낮고 반대로 보상적인 맥박수의 증가를 나타내는 경우가 많습니다. 그리고 체액량 감소를 보상하기 위해 국소 혈액 순환량의 증가되어 몸의 특정 부위 순환량이 증가하는 경우가 많아지게 됩니다. 이러한 음허증의 양상은 각종 책들에 자세히 기술이 되어있습니다. 대표적인 증상으로 입안이 마르고, 미열이 나며, 뺨이 붉어지고, 손발바닥이 화끈거리며, 가슴이 답답하고, 야간에 식은땀이 나는 등의 증상이 바로 그것입니다.

치료의 초점은 체액을 보충하는 형태로 진행이 되며 스트레스로 인한 만성적인 체액 소모에는 숙지황 맥문동의 약재가 주로 선방이 되었고, 급성적인 탈수 및 출혈에 의한 체액 소모 후의 보상에는 온병 의가들의 처방들이 주로 활용되는 것을 볼 수 있습니다. 온병의가들의 연구 이후 사삼, 석곡, 옥죽, 산약, 구판, 별갑 등의 약재가 보음제로서 활용이 점차 늘어나게 됩니다.

허열(虛熱)에 관한 이야기

허열에 관한 논의를 가장 언급한 문헌은 〈상한론〉의 치자시탕으로 보입니다. 치자시탕의 조문은 발한토하후(發汗吐下後) 생기는 허번(虛煩)을 묘사하고 있습니다. 이 허번은 발한토하후 발생한 체액의 소모를 보상하기 위한 기전으로 국소부위 혈액 순환량의 증가를 나타냅니다. 실제로 전신적인 체온이 올라간 것은 아니지만 특정 부위들의 순환량 증가로 열이 발생하는 것처럼 보이는 상태가 되는 것이죠. 손발바닥, 관자놀이, 등, 가슴 등의 부위가 그러한 것입니다.

이후 주단계가 음(陰)을 중시하여 연구를 하게 되면서 조금 더 보충이 되어서 만성적인 체액 소모가 나타난 다음 생기게 되는 허열의 증상이 비교적 명확해지게 되었습니다. 주단계는 체액을 보충하기 위한 약재들로 숙지황과 생지황, 맥문동, 천문동 등의 약재로 선택을 하였고, 허열을 치료하는 약재로는 지모, 황백을 택했습니다. 이러한 약대로 이루어진 명방이 자음강화탕(백작약 당귀 숙지황 맥문동 백출 생지황 진피 지모 황백 감초 생강 대조)입니다. 자음강화탕은 노채(癆瘵, 폐결핵)의 투병 회복기 말미에 극심한 체액 소모 이후에 발생한 허열 상태를 치료하기 위해 만들어졌다고 알려져 있습니다.

허열을 치료하는 약재들이 더욱 풍부해진 것은 온병의가들을 연구를 거치면서입니다. 온병을 극심한 발열을 동반하며 염증이 심하고, 아울러 체액의 소모가 극심한 전염성 질환을 의미합니다. 따라서 장기간의 온병 투병 이후에는 전체적인 체액량이 줄어들기 때문에 극렬한 허열 상태를 나타내는 환자가 많았을 것으로 추정됩니다. 이에 온병의가들은 청호, 별갑, 지골피, 은시호 등의 청허열 효과가 강력한 약들을 사용하여 이에 대한 대처를 합니다. 대표적인 처방으로 청호별갑탕(청호 별갑 생지황 지모 목단피)이 있습니다.

이처럼 허열(虛熱)은 혈액순환을 중시하는 한의학 특유의 관점으로 부절적한 국소부위 순환량 증가로 나타나는 여러 가지 병리적인 상태를 의미하는 말입니다. 대략적으로 치자 ⇒ (지모, 황백) ⇒ 청호 지골피 등의 형태로 약재의 발전이 이루어져 왔다고 볼 수 있겠습니다. 이른바 청허열약만 단독으로 투약된 경우는 많지 않고, 대개 陰을 보충하는 약재들에 보조적으로 가미되는 형태로 활용이 됩니다. 대개 생지황 맥문동 별갑 구판 등의 약재들이 청허열약과 함께 사용되는 대표적인 약들입니다.

기허(氣虛)에 관한 이야기

기허(氣虛)는 이동원이 발표를 한 이후, 큰 변함없이 활용되어 온 용어입니다. 기허라는 표현은 크게 두 가지 상태로 나눌 수 있습니다.

첫째는 신진 대사의 저하.

둘째는 심근수축력의 약화.

신진 대사의 저하에 대처하는 대표적인 약은 인삼입니다. 심근수축력의 약화를 보완하는 대표적인 약은 황기입니다. 대사의 저하와 심근수축력의 약화는 대체적으로 같이 나타나기 때문에 인삼과 황기의 약대는 같이 쓰이는 경우 많습니다.

기허의 양상이 뚜렷해지면 식욕부진과 맥세약 등의 증상이 나타납니다. 대사의 저하로 인해 체온 역시 떨어지기 때문에 진행이 되어갈수록 얼굴에 혈색이 없어지게 됩니다. 실제로 환자들의 Vital sign을 체크해보면 혈압과 맥박수가 모두 떨어져있는 경향이 심하고, 체온 역시 떨어져 있는 경우를 많이 목격할 수 있습니다.

음혈허를 혈액 순환 불량 및 영양 부족으로 볼 때, 기허와 뚜렷하게 다른 점은 '식욕'일 것입니다. 영양이 부족한 상태에서는 영양을 보충하기 위해 식욕이 늘어날 수 있습니다. 반면 대사가 저하된 상태는 비유적으로 공장이 휴업을 하고 있는 상태이기 때문에 영양이 당장 굳이 필요없는 상태가 되는 것이죠.

○ 傷胃陽虛則口中無味 傷腎陰虛則口中有味(入門)

〈동의보감〉에서는 음허와 양허 상태의 구분을 구중유미(口中有味) 구중무미(口中無味)라고 하여 입맛이 있나 없나, 로 구별을 하였습니다. 어떤 사람이 허증으로 진단이 된다고 할 때, 단순히 영양 상태가 불량한가, 아니면 대사가 저하되어 식욕중추 기능 자체가 떨어진 것인가 등으로 분류를 해보아야 합니다. 물론 임상에서 만나는 환자의 대부분은 두 가지가 겹쳐있는 경우가 많기 때문에 한 쪽에만 치중된 처방보다는 경중을 따져서 양쪽을 보완하는 형태의 처방들이 많습니다.

보혈(補血) 즉 국소 부위 혈액 순환을 도모하는 당귀, 천궁과 같은 약들은 사물탕과 같이 단독으로 쓰이는 경우도 많지만 굉장히 많은 처방들에서 황기, 인삼과 같이 심근수축력을 강화하는 약들이나 대사를 항진시키는 약들을 함께 사용합니다. 대표적인 처방이 당귀와 황기만으로 이루어진 당귀보혈탕입니다. 당귀와 황기를 같이 활용하는 약대는 보중익기탕, 귀비탕 뿐만 아니라 왕청임 〈의림개착〉에서 소개된 보양환오탕에 이르기까지 혈액 순환의 기본적인 약대로 활용이 되고 있습니다.

양허(陽虛)에 관한 이야기

양허는 일반적으로는 기허가 더 진행된 상태를 이야기합니다. 다만 음(陰)과 양(陽)에 관한 논의가 명대 이후에 굉장히 풍성해져서 기존의 양허에서 좀 더 세분화됩니다. 양허라는 표현이 가지는 의미는 크게 두 가지입니다.

첫째는 체온의 저하.
둘째는 성 에너지의 감퇴.

〈상한론〉 이후 양허에 관한 이야기들은 주로 체온의 저하를 다루었습니다. 따라서 한증(寒證)과 관련된 증상들에 관한 언급이 주류를 이룹니다. 한증의 특징은 외부온도가 떨어지는 환경을 접하면 빈번하게 발생을 한다는 점과, 주된 증상 가운데 하나가 통증이라는 점입니다. 전자의 예가 체온이 저하되는 새벽에 증상이 심해지는 오경설(五更泄), 신설(辰泄) 등이 그것입니다. 통증에 관한 내용은 태음병 파트의 복통 자리에서 잘 드라나고 있습니다.

명청대에는 양(陽)을 좌신 우명문설에 의거하여 명문의 문제로 귀속을 하였고, 이는 체온과 더불어 성적(性的)인 에너지와 관련된 논의로 확대가 됩니다. 따라서 혈액 순환을 개선하고 체온을 상승시키는 효과가 있는 약재들과, 성호르몬 등에 관여하여 리비도를 향상시키는 약재들에 대한 사용상의 구별이 나타나게 됩니다.

전자는 호초, 필발, 고량강, 소회향 등의 온리제(溫裏劑) 계통이고, 후자는 녹용, 파극천, 음양곽, 선모, 쇄양 등의 장양제(奬陽劑) 계통의 약이 됩니다. 보신양(補腎陽)을 대표하는 부자(附子)가 사실 이 둘을 모두 아우르는 약재였는데 세분화되어 정교하게 활용이 되기 시작한 것입니다.

습담음(濕痰飮)에 관한 이야기

습과 담음에 관해서 가장 먼저 분류 및 언급을 하고 있는 문헌은 〈금궤요략〉입니다. 〈금궤요략〉에는 담음을 여러 가지로 분류하여 표현을 하고 있습니다. 담음, 현음, 지음, 일음 등이 바로 그러한 표현들입니다. 이 때는 담음을 다소 나이브하게 몸의 특정한 부위에 비정상적인 체액이 고여 있는 것으로 본 것 같습니다. 〈금궤요략〉의 고민은 특정 부위의 비정상적인 체액을 어떻게 제거를 할 것인가 하는 문제였던 셈이죠.

후세 의가들이 많은 연구를 하면서 이러한 비정상적인 체액 즉 습과 담음이 생각보다 생리와 병리에 꽤 많은 영향을 주고 있음을 발견했습니다. 특히 소화관의 문제에서 습과 담음이 매우 큰 영향을 미친다는 사실을 발견했죠. 이동원은 이러한 습과 담음의 제거에 평위산을 사용하면서 창출을 습을 제거하는 대표약으로 발전시키는데 크게 일조를 하였으며 평위산을 습을 제거하는 대표적인 처방으로 인식하게 만들었습니다. 이동원 이후 〈동의보감〉의 시기로 넘어오는 동안에 '10병 9담'이라는 말이 생겼을 정도로 한의학사에서 담음의 비중이 커지게 됩니다. 따라서 담음을 치료하는 이진탕(二陣湯)이 한의학 전반에 대거 활용되는 중요 처방으로 부상하게 되었습니다.

습담음에 관한 연구는 기울(氣鬱) 즉 스트레스에 대한 연구가 이루어지면서 더욱 풍성해지게 되는데, 많은 의가들이 기울화습(氣鬱化濕)이라 하여 '스트레스가 진행되면 부종이 생긴다'고 표현하였습니다. 때문에 〈동의보감〉과 같은 서적에는 습담음을 치료할 때는 먼저 순기(順氣)를 하여야한다는 표현을 쓰기도 했습니다. 부종을 치료하기 위해서는 자율 신경의 안정이 먼저 필요하다는 뜻이죠. 습담음을 제거하는 처방들에 향부자나 진피와 같은 약들이 다용되는 이유가 바로 그러한 것 때문입니다. 처방으로는 대표적으로 분심기음이나 분기음 등이 있겠습니다.

어혈(瘀血)에 관한 이야기

지금은 비교적 어혈에 관한 논의가 많이 되어있기 때문에 돌팔이들도 흔히 가져다 쓰는 용어지만, 한의학사에 어혈이라는 용어가 본격적으로 논의가 이루어진 건 그리 오래된 일이 아닙니다. 이는 제 판단으로 앞서 혈허와 음허 파트에서 이야기했듯이 기존에 음허와 혈허가 동일한 의미에 가깝게 표현이 되던 것이 명대에 좌신 우명문론이 등장을 하면서 음허를 신장과 관련된 병리로 해석을 하였고, 이후 혈허를 간과 관련된 병리로 해석을 하게 되면서 음과 혈의 구별이 구체적으로 생기게 되었기 때문에 일어날 수 있었던 일입니다.

앞서 설명에서 음허는 체액의 부족과 영양결핍을 의미하는 용어이며, 혈허는 혈액순환 불량을 뜻하는 경우가 많다고 이야기를 하였습니다. 어혈은 혈액순환 저하의 의미로 혈허라는 용어가 자리 잡은 이후 이러한 혈액순환 저하를 야기하는 물질이거나 혹은 말초 혈액 순환 저하 그 자체를 의미하는 용어로 발전하였습니다. 이는 비교적 최근의 이야기로 19세기 중반 왕청임이 사체를 직접 해부하여 연구한 뒤 어혈에 관한 담론을 내어 놓은 〈의림개착〉 이후의 일입니다. 정리를 하면 어혈에는 다음과 같은 두 가지 의미가 있다고 할 수 있겠습니다.

첫째는 혈액순환을 방해하는 물질, 즉 혈전 혹은 노폐물.
둘째는 말초 혈액 순환 장애 그 자체.

따라서 많은 어혈지제들이 혈전을 용해하거나 콜레스테롤 수치를 떨어트리는 효과가 있는 약들입니다. 그리고 말초 혈액 순환을 개선하여 당귀, 천궁의 완만한 혈액순환 효과를 돕는 약들입니다. 어혈지제는 병의 경중에 따라 단삼, 산사, 우슬, 목단피, 적작약, 익모초, 택란 등의 가벼운 혈액순환제제, 도인, 홍화, 삼릉, 아출, 유향, 몰약 등 이른바 파어작용이 강한 강력한 혈액순환제제, 수질, 맹충, 자충 등의 동물성 파어혈제에 이르러 강력한 항혈전 효과를 가지는 약재들로 나누어 투약을 할 수 있습니다.

기본 한의학 변증에 관한 정리

이 파트에서는, 한의학 기본 변증을 氣鬱에서 시작하여 瘀血에 이르기까지의 과정에 따라 시간 순으로 용어 정리를 합니다.

간기울결(肝氣鬱結)

氣鬱 ⇒ 火熱, 濕熱, 濕痰 ⇒ 氣血陰陽虛

저의 병리관을 한 마디로 요약하라면 '스트레스가 만병의 시작' 이라고 할 것 같습니다. 그래서 스트레스와 관련된 자료들을 찾아서 읽고 정리하고를 많이 했는데, 정리를 하고 보니 한의학의 병리관과 굉장히 큰 부분이 겹치더군요. 당연한 이야기이겠지요. 둘 다 관찰한 인체는 똑같았을 거니까요. 때문에 스트레스를 어떻게 관리하느냐가 질병의 예방과 치료에 절대적인 요소가 된다, 그리고 스트레스를 받아서 인체가 어떻게 바뀌어 가느냐가 병리적 과정의 중요한 요소가 된다... 그렇게 말할 수 있습니다.

자, 어떤 사람이 스트레스를 받고 있다고 가정을 해봅시다. 우리는 스트레스 상황에 대해 대처를 하고 다시 안정된 상태로 돌아올 수 있습니다. 그러나 만성적으로 스트레스를 계속 받고 있다면 인체에서 어떤 일이 일어날까요?

일단 혈관이 수축되고 긴장됩니다. 교감신경의 지배를 받기 때문에. 때문에 손발이 점차 차가워지거나, 진맥 시 맥관이 긴장된 현맥이나 긴맥 양상이 쉽게 나타날 수 있죠. 다음으로, 감각이 예민해집니다. 문헌에서는 깜짝깜짝 놀란다, 라는 표현이 자주 나오죠. 이처럼 소리에 특히 예민해지고요. 통증에도 예민해져서 온 몸이 돌아다니면서 이 곳 저 곳 아플 수 있습니다. 통처가 불분명하게 돌아다니는 통증 양상을 기통(氣痛)이라고 하죠. 이 기통은 간기울결 시 감각이 과민해져서 나타나는 반응으로 볼 수 있습니다. 아울러 감정도 업앤다운이 심해질 것입니다. 사소한 것에도 짜증이나 분노가 일거나, 별 것 아닌 일에도 눈물이 나거나 심해지면 장조증 양상으로 나타나게 됩니다.

또, 긴장을 하니까 몸에 힘이 들어가겠죠. 특히 상부의 근육이 긴장이 심해질 것입니다. 승모근 긴장이 심해진 경우를 보통 견정통이라고 표현 하지요. 어깨가 짓누르는 것 같다... 고 하는 경우죠. 스트레스를 많이 받고 있는데 호흡 역시 편하게 할리가 없겠죠. 횡격막을 거의 쓰지 않게 되어 횡격막 자체가 긴장되거나(흉협고만), 호흡보조근으로 쓰는 승모근, 흉쇄유돌근, 사각근, 소흉근 등의 긴장과 더불어 복부의 긴장도 심해져서 복직근 복횡근 긴장이 같이 나타날 수 있습니다. 그리고 장관의 움직임도 떨어집니다. 때문에 가스가 쉽게 차게 되고요. 본초학 분류 상 이기제로 분류된 약들이 대부분 장관 운동을 강화하여 행기도체 하는 효능을 가지고 있지요.

그래서 초기에 이 사람이 지속적인 스트레스를 받고 있냐를 알아보기 위한 한 방법으로, 최근에 소리나 통증에 예민하지 않나요? 물어보거나, 장운동이 저하되어 가스가 자주 심하게 차지 않는지 물어보거나, 승모근, 사각근, 횡격막(흉협고만), 복직근련급 등을 촉진해서 확인을 해보거나, 맥진 상 현맥이 나타나는가, 아닌가 확인을 해보면 좋겠지요.

이렇게 일반적으로 간기울결이라고 변증되는 상태는, 스트레스 반응 초기를 나타내는 변증명으로, 아래의 세 가지 증상을 특징으로 하는 경우에 해당합니다.

1) 감각의 예민
2) 감정의 동정
3) 신체적 긴장 – 근육, 위장관

이 상태가 지나, 스트레스를 장기간 받게 되면 어떻게 될까요? 점차 흥분이 심해지면서 여러 증상들이 나타나게 됩니다. 화가 날 때를 생각해보시면 됩니다. 얼굴이 붉어지고 심장이 뛰고, 호흡이 거칠어지며, 몸이 떨리고 경련이 일고, 분노의 감정이 통제가 전혀 안 되지요. 이 때 우리 몸은 대사가 항진되어 **1)혈압 2)혈당 3)체온** 등의 상승이 일어나게 됩니다. 이게 간기울결의 상태가 점차 악화되며 진행이 되어가는 것을 한의학 문헌에서 간기울결 – 간화상염 – 열극생풍 이라고 표현합니다. 이것이 질병이 시작되는 초기의 가장 큰 병리적 축이 됩니다.

간의 주된 기능을 아시다시피 '간주소설'과 '간장혈'로 나눕니다. 간주소설은 편안한 각성 상태와 일정한 컨디션을 유지하게 하는 것을 의미하는데 이것은 주로 기분(氣分)의 문제죠. 간장혈은 반대로 혈액순환이 정상적으로 유지되는 것을 의미하는데, 혈분(血分)의 문제고요. 위에 언급한 것들은 전부 간주소설이 잘 안될 때를 이야기하는 것입니다. 스트레스를 받아서 신경(즉 氣分)이 흥분하여 나타나는 증상들의 기본이 간기울결이라는 뜻입니다.

기울화습(氣鬱化濕)

간기울결과 관련된 병리 가운데 하나가, 기울이 계속 되면 습이나 담음이 생긴다는 것입니다. 스트레스로 신경이 흥분하면 잘 붓는다는 뜻입니다. 때문에 습사(濕邪)나 담음을 치료할 때 먼저 순기(順氣) 시키라는 내용의 이야기가 문헌에 많이 나옵니다. 거담하는 유명한 처방인 이진탕만 하더라도, 담음을 제거하기 위해 반하만 써도 될 것을 진피를 같이 쓰죠. 소시호탕도 시호와 반하를 함께 쓰고요. 단, 이것은 실증의 이야기입니다. 허증의 습담 치료는 아시다시피 폐-비-신 세 장을 다뤄야 합니다. 그렇다면 지속된 간기울결은 어떤 기전으로 습담을 만들어내는가? 삼초의 기기불리로 인해 일어나게 됩니다. 그렇게 언급을 하고 있는 문헌들이 많습니다.

담음증은 전신에 붓는 양상으로 나타나고, 특히 흉강 위주로 호소하는 경우가 많습니다. 그래서 주로 숨쉬기가 불편하고, 가슴이 막힌 것 같고, 흉격 이상의 부위가 잘 붓는 증상 등을 호소하는 거죠. 아울러 어지럼증, 두통, 구역감 등도 동반되기가 쉽고요.

때문에 스트레스가 지속되어 있다고 판단될 때 담음증을 가리기 위해 물어봐야 하는 질문은,

가슴이 답답하거나 숨쉬기가 불편하지는 않습니까?
얼굴이나 목이 잘 붓지 않습니까?
멀미를 자주 하거나 어지럼증을 자주 느끼지는 않습니까?
헛구역질을 자주 하거나, 신물이 자주 올라오거나 하지는 않습니까?

기울로 유발된 담음을 치료할 때 가장 많이 활용되는 약재는 반하입니다. 소시호탕의 경우 시호증(기울)이 지속되어 반하증(담음)이 겹쳐져서 나타나는 것으로 이해를 하는 것이 쉽습니다. 가미온담탕의 경우 향부자증(기울)이 지속되어 반하증(담음)으로 넘어간 경우에 해당합니다.

만성적인 담음 양상은 폐-비-신 삼장(三臟)의 문제로 나눌 수 있습니다.

만성적인 습담과 관련된 가장 중요한 장부는 비(脾)입니다. 결국 비장의 기기불리가 있는지 없는지가 가장 중요합니다. 청양(淸陽)이 정상적으로 상승하고 있는지(食少, 頭重, 眩暈 등), 하함(下陷)이 심하지 않은지(下利, 탈항, 치질 등), 판단을 해보아야겠지요. 비양(脾陽)이 허하여 운화가 제대로 되지 않을 경우 습이 생기는 것입니다. 때문에 습의 치료는 어떤 양상을 막론하고 비기(脾氣)를 회복하여 습을 말려주는 것(燥濕)이 가장 큰 축이 됩니다.

습의 치료는 일반적으로 삼초를 구별해 접근을 합니다. 상초는 주로 폐(肺)의 문제로, 이 때는 선폐(宣肺)를 하는 것이 좋습니다. 이를 보통 개선(開宣)이라고 합니다. 마황이나 길경 대표적입니다. 중초는 비(脾)의 문제로, 쓴 맛과 따뜻한 성질의 약물이 주로 쓰입니다. 고온조습(苦溫燥濕) 한다고 하죠. 백출과 창출이 대표적이고요. 중초의 경우는 이 외에도 방향성 약물로 습을 제거해줍니다. 이를 방향화습(芳香化濕)이라고 합니다. 곽향 백두구 목향 사인 등입니다. 하초의 문제는 신(腎)의 문제로 이 때는 담담한 성질의 약으로 수분을 내보내어 치료합니다. 담삼리수(淡滲利水)라고 합니다. 복령 차전자 택사 등이 대표적입니다.

습이 오래되어 뭉치게 되면 담(痰)이 됩니다. 〈경악전서〉에서는 괴병다담(怪病多痰)이라고 했죠. 때문에 모든 병리 과정에 항상 고려를 해야 합니다. 담은 크게 유형의 담과 무형의 담으로 구별을 할 수 있습니다. 유형의 담은 쉽게 말해 가래입니다. 가래 양상이 어떤가에 따라 치료가 달라집니다.

일반적으로 가래는 맑은 양상의 한담(寒痰)에서 화화(化火)하여 열담(熱痰)이 되었다가, 진액이 마르면서 조담(燥痰)이 되는 방향으로 진행됩니다. 이렇게 담음(痰飮)이 진행되어 가는 과정에 어혈과 호결(互結)하게 되면 징가(癥瘕), 적취(積聚)가 되는 것입니다. 무형의 담은 두통, 현훈, 전간, 광증 등에 영향을 주는 풍담(風痰)이 대표적입니다.

담은 습에서 유래했기 때문에 어쨌건 조습화담(燥濕化痰) 하는 것이 큰 원칙입니다. 이후 온화한담(溫化寒痰) – 청열화담(淸熱化痰) – 윤조화담(潤燥化痰)으로 나누어서 치법이 진행될 수 있습니다. 풍담의 경우는 식풍화담(息風化痰)이 원칙입니다. 이 때 쓰는 대표적인 약물이 남성과 천축황입니다. 대표적인 처방은 도담탕, 척담탕, 반하백출천마탕이고요.

정리를 해봅니다.

1) 肝氣鬱結로 담음이 생길 수 있습니다. 비교적 가벼운 부종, 흉민, 호흡곤란 등입니다. 이 때는 順氣化痰 합니다. 대표적인 처방이 이진탕입니다.

2) 폐비신에 의해 濕의 정체가 생길 수 있습니다. 이 때 가장 중요한 건 脾입니다. 삼초로 나누어 開宣, 苦溫燥濕, 芳香化濕, 淡滲利水 할 수 있습니다.

3) 濕이 오래되어 뭉치면 痰이 됩니다. 유형의 寒痰-熱痰-燥痰 으로 나눌 수 있고, 무형의 風痰도 생길 수 있습니다. 溫化寒痰 – 淸熱化痰 – 潤燥化痰 하거나 息風化痰 할 수 있습니다.

외풍(外風)과 내풍(內風)

風은 크게 外風과 內風으로 나뉩니다.

외풍은 일반적으로 감각 신경 이상이 유발되는 것을 이야기합니다. 계지탕의 中風(傷風)이 대표적이죠. 바람을 맞으면 오싹하다. 천궁다조산의 경우처럼 두통이 나타나는 것도 그렇고요. 소풍산의 경우처럼 가려움이 심한 것도 그렇고, 대진교탕이나 견정산처럼 안면마비가 와서 마비감이 생기는 것도 그렇습니다.

통증과 관련해서는 강활 방풍 백지 세신 천궁 등의 발산지제들이 주로 사용되고, 때로 천오 초오 오수유 등 아코니틴을 활용한 온리지제들도 활용이 됩니다. 가려움과 관련해서는 선태 우방자 백선피 등 소풍지양(消風止痒) 하는 약재들이 활용되고, 감각마비와 관련해서는 진교 백부자 등의 약재들이 활용되죠.

반대로 내풍의 경우는 운동신경과 관련된 경우가 더 많습니다. 그래서 주로 떨림과 운동마비가 발생을 하는 경우를 말하죠. 주로 열극생풍과 간풍내동으로 표현이 됩니다.

간기울결 ⇒ 간화상염 ⇒ 열극생풍

간기울결 ⇒ 간혈허 ⇒ 간풍내동

이렇게 생기는 경우에 몸이 떨림이 잘 나타나고, 좀 심해되면 말이 어둔해지거나 동작이 안 되거나 하는 형태로 나타나죠. 일반적으로 떨림이나 경련이 나타나는 경우에는 처방 상 영양각 전갈 백강잠 등이 주로 활용되고, 조구등 천마 석결명 우슬 상기생 용골 모려 구판 별갑 등 하기(下氣) 시키고 잠양(潛陽)하는 약재들이 같이 쓰이죠.

정리를 해보면,

외부의 요인에 의해 감각 이상이 생긴 경우를 외풍이라고 하고,

내부의 요인에 의해 감각/운동 상 이상이 생긴 경우를 내풍이라고 한다.

대개 내부의 요인은 간과 관련이 많기 때문에 풍을 간과 연관해 생각하는 경우가 많다.

비증(痺證)

〈황제내경〉에 비증(痺證)에 대한 언급이 제일 먼저 나옵니다. 통증에 대한 이야기입니다. 풍한습(風寒濕) 삼기(三氣)에 의해서 행비(行痺), 통비(痛痺), 착비(着痺)가 생긴다고 했죠.

풍(風)은 앞서 감각의 이상과 관련이 있다고 했습니다. 그래서 행비의 경우 병소를 정확하게 확정할 수 없고, 이곳저곳 옮겨 다니면서 통증이 나타나는 양상이고요. 이기거풍(理氣祛風)하는 약들과 행혈하는 약들 위주로 처방이 되겠죠.

한(寒)은 일반적으로 병소가 비교적 확정적이고, 통증이 심한 경우를 이야기합니다. 따라서 통비의 경우 육계, 부자, 초오 등 온경산한하는 약들을 위주로 치료해야 하는 경우에 해당합니다.

습(濕)은 병소가 붓는 것을 의미합니다. 그래서 착비는 거습리수 하는 약들이 위주가 되어야 하는 경우입니다. 창출 의이인 복령 등이 주로 처방에 활용 됩니다.

후대에 여기에 열비(熱痺)와 허비(虛痺)가 추가가 됩니다. 열(熱)은 말 그대로 염증에 의해 국소 부위가 발열과 충혈, 부종이 일어난 경우죠. 창출과 황백을 쓰는 이묘산을 여타의 처방에 합방하는 경우가 많습니다. 허(虛)는 말 그대로 전신의 신진대사나 면역 상태가 좋지 않아서 쉽게 회복이 되지 않는 경우라고 봐야할 것 같고요.

자오슈더(초수덕)라는 노중의는 류머티스 관절염만 전문적으로 진료를 했는데, 그는 류머티스의 병태가 기존의 행비, 통비, 착비와 다른 점이 있다고 하여 이를 왕비(尫痺)라고 이름을 붙입니다. 류머티스의 경우 신허한성(腎虛寒盛)하거나 그것을 기본으로 하여 풍, 한, 습, 담, 어가 호결하더라는 것이죠. 따라서 면역 계통에 영향을 주는 보신양(補腎陽)하는 약들 즉 보골지 음양곽 골쇄보 속단 등과 부자 천오 등을 기본으로 깔고, 거풍습지비통 약들을 같이 배오하여 류머티스 치료를 접근합니다.

이러한 비증의 발전 과정만 보더라도, 한의학의 진단 과정이 병인론 보다는 일종의 병태론 위주인 것을 알 수 있습니다. 풍한습 이라는 사기를 미리 설정을 해놓고 병을 확정한 것이 아니라, 관찰되는 증상들을 토대로 이것이 왜 생겼을까 유추해서 병인을 만들어냈다는 것이죠. 부은 환자를 보고, 습사가 침범해서 그렇다, 라고 유추했다는 것입니다.

내풍(內風)의 분류

내풍(內風)은 스트레스를 장기간 받아서 뇌가 통제하는 능력이 떨어져서 나타나는 운동신경/감각신경 계통의 흥분 상태입니다. 어지러움, 두통, 떨림, 말의 어눌함, 움직임의 둔화 등이 동반되고, 주로 혈압 및 심박수 상승이 심한 경우에 해당합니다. 이 과정은 크게 네 가지입니다.

간기울결 ⇒ 간화상염 ⇒ 열극생풍(熱極生風)
간혈허 ⇒ 간양상항 ⇒ 간풍내동(肝風內動)
기허습담 ⇒ 담기상역 ⇒ 풍담상요(風痰上搖)
간혈허 ⇒ 진음부족 ⇒ 음허동풍(陰虛動風)

1) 열극생풍

열극생풍은 스트레스를 심하게 받고 신체의 대응이 격렬하게 일어나면서 나타나는 흥분 상태에 해당합니다. 보통 의서에서는 영양각을 가장 적극적으로 활용하는 증에 해당을 합니다. 일반적으로 영각구등탕 같은 처방이 많이 언급이 되지만, 대시호탕과 같은 시호제 + 사하제 처방에 가미를 해야 하는 경우가 더 많은 것 같습니다. 일본에는 전간증에 대시호탕 가 영양각 조구등 치험례가 매우 많습니다.

영각구등탕 : 영양각 조구등 상엽 국화 백작약 생지황 패모 죽여 복신 감초

2) 간풍내동

마르고 진액이 부족한 타입의 환자에게 나타나는 고혈압, 중풍 전조증에 해당합니다. 섭천사가 수불함목(水不涵木)이라고 했죠. 진액이 부족해서 간음을 충족해주지 못하기 때문에 상기가 일어난다고요. 이를 간양상항이라고 합니다. 간양상항이 지나쳐서 나타나는 것이 간풍내동증에 해당하고요. 대표적인 처방으로는 진간식풍탕과 천마구등음이 있습니다. 한국에서는 많이 알려진 처방군은 아니지만, 중국에서는 고혈압 및 중풍의 기본방이라고 할 수 있을 정도로 다용되는 처방들입니다.

진간식풍탕 : 우슬 대자석 용골 모려 구판 작약 현삼 천문동 천련자 생맥아 인진호 감초
천마구등음 : 천마 조구등 석결명 치자 황금 우슬 두충 익모초 상기생 야교등 복신

3) 풍담상요

풍담상요는 평소 비습한 체질의 사람이 습담이 잘 생기고, 습담 체질의 경우 스트레스를 받으면 풍담이 조성되어 두통, 어지러움, 떨림 등이 나타나는 것입니다. 쉽게 말해 수액대사가 정상적이지 못해서 일어나는 신경 계통 증상에 해당합니다. 풍을 치료하기 위해서는 천마가 잘 활용되고, 담을 치료하기 위해서는 택사, 백출, 복령 등 오령산지제가 잘 쓰입니다.

택사탕 : 택사 백출
반하백출천마탕 : 반하 천마 복령 귤홍 백출 감초

4) 음허동풍

땀이나 설사를 굉장히 많이 흘려서 탈수 상태가 나타날 때 발생하는 근육경직 떨림에 해당합니다. 〈온병조변〉에 실려있습니다. 물론 로컬 진료에서 쉽게 볼 수는 없겠죠. 이 경우는 탈수와 진액부족이 초점이기 때문에 자음제를 급하게 투약하고, 잠양하는 약들을 병행하는 식입니다.

대정풍주 : 백작약 아교 구판 건지황 마자인 오미자 모려 맥문동 자감초 계자황 별갑

위열(胃熱)

위열(胃熱)에 대해서 이야기 해 봅니다. 위는 승강(升降)에서, 강이 되어야 하는 장기죠. 이것이 안 되고 역상하는 증후군을 보통 위열이라고 부릅니다. 〈상한론〉의 양명병편이 다 이에 대한 이야기입니다. **그리고 이러한 위열은 현대적으로는 대사 항진으로 인해 혈압, 혈당, 체온이 상승한 양상 전반을 가리킨다고 볼 수 있습니다**. 고혈압, 당뇨, 갑상선기능항진증 등으로 대표되는 대사증후군 질환들이 전반적으로 한의학 변증 상 위열에 속합니다.

양명병 가운데 양명경병(陽明經病)은 체표, 특히 두면부에 역상한 양상을 이야기합니다. 때문에 두통, 항강, 목적, 비건, 인건, 액두통 등의 증상들이 나타나게 됩니다. 두개강의 혈압이 상승하여 나타나는 증상들로 봐도 무방합니다. 주로 갈근제들이 주로 작용하죠. 많은 명방들이 갈근을 승마와 함께 배오하여 처리하고 있습니다. 갈근탕, 승마갈근탕, 갈근해기탕 등. 이 영역을 치료하는 유명한 처방이 태음인 시갈해기탕과 태음인 열다한소탕입니다. 이러한 탕증은 혈압이 상승하고, 머리가 아프고, 목이 뻣뻣한 양상의 각종 양명경병 증상을 다룹니다. 저는 보통 혈압 강하를 목표로 할 때 이러한 태음인 처방에 강압시키는 조구등, 천마, 상지 등을 가미해서 씁니다.

위열은 좀 더 포괄적으로 쓰인 용어이긴 합니다만, 양명병 양상 가운데 위열이라고 부르는 경우는, 석고증 혹은 백호탕증을 가장 대표적으로 이야기합니다. 상열, 구갈, 다한, 맥홍대, 맥삭 등의 증상이죠. 증상을 적어놓고 보면, 대부분이 체온이 상승해서 나타나는 증상에 가깝고, 그래서 더위를 먹었을 때의 증상과 유사합니다. 백호탕은 대사가 항진된 것을 줄이고, 체온을 하강하는 처방이다, 그렇게 생각해도 좋겠습니다. 다만 정확한 변증으로는 리열이 치성하고 상역하는 경향이 있을 때 백호탕을 쓸 수 있는 것이죠. 백호탕이나 양격산 등을 일반적으로 위열의 대표 처방으로 봅니다.

이제마 선생은 이렇게 체온이 상승한 양명병 양상이 결국 진액부족증으로 빠지기 쉽기 때문에 소양인 병리로 뺐습니다.

때문에 〈상한론〉 양명병편은 갈근탕 ⇒ 백호탕 ⇒ 대승기탕으로 흘러갑니다만,
체온 상승을 주로 다루는 소양인 병리는 백호탕 ⇒ 육미지황탕으로 흘러갑니다.
반면, 혈압을 주로 다루는 태음인 리열자의 병리는 갈근해기탕 ⇒ 대승기탕으로 갑니다.

위열이 가장 진행된 상태는 승기탕류가 다룹니다. 열이 치성하고, 장운동이 떨어지고, 변폐가 심한 양상에 해당하죠. 조시까지 만들어지면 사하(瀉下)가 절실히 필요한 양상이 되죠. 사하법(瀉下法)은 앞서 언급한 것처럼 **1)혈압 2)혈당 3)체온**이 급격히 상승했을 때 그것을 단시간에 떨어트려주는 방법에 해당합니다.

온병(溫病)

온병은 염증이 급격히 진행되는 고열 양상의 감염병을 지칭합니다. 때문에 염증이 파급되고, 고열이 치성하는 형태로 진행이 되겠죠. 그래서 소염시키는 약들(주로 청열해독약)과 해열시키는 약들(석고, 대황, 서각 등)을 적절히 배오하는 것이 주요 치료입니다. 그리고 이러한 온병의 핵심적인 과정은 백호탕증(기분증)이 지속되었을 때 인체가 어떻게 변해가는가? 입니다. 온병 의가들이 관찰하고 정리한 것은 고열로 발한이 계속 되면 장관이 말라 들어가서 대승기탕증으로 빠지거나, 전신의 진액부족증이 심해져가서 다른 병리가 진행되거나(영혈분증) 한다는 것이죠.

이 대목에서, 이제마 선생은 대승기탕으로 빠지는 타입들은 애초에 체질이 다르다고 본 것입니다.

갈근해기탕처럼 체표의 발열, 혈압 상승이 있다가 대승기탕으로 빠지는 타입이 태음인.
고열의 백호탕증으로 진행이 되어 진액부족으로 진행되어 가는 과정으로 가는 게 소양인.

개인적으로 체질의 구별은 변증만 되면 큰 의미가 없다고 생각을 합니다. 어차피 변증 자체에 체질이 녹아있으니까요.

암튼, 리열 혹은 위열이 치성한 상태가 되면 승기탕증이 되거나, 진액부족 상태가 된다, 열이 치성한 상태에서 계속 땀을 흘려서 진액 소진이 심해져 영혈분의 문제로 파급된 경우에는 뇌-신경 병변이 생길 수 있습니다. 이를 온병에서는 '열입심포(熱入心包)증'이라고 합니다. 불안 초조 등의 신경증 양상이 나타나거나 광증 등의 정신병, 더 나아가 치매나 코마 의증까지 나타나는 상태를 말합니다. 이 때는 청심제번, 중진안신, 성뇌개규 하는 약들이 대거 쓰이게 됩니다. 아직까지 열이 치성한 상태에 뇌-신경 병변이 생긴 상황인 것입니다.

열이 지속되어 계속 땀을 흘리다가 열이 꺼지면 입마름과 피부건조가 심해지겠죠. 이 정도 레벨의 탈수를 변증명으로 폐음허(肺陰虛)증이라고 합니다. 땀을 계속 흘려 진액 소진이 더 심해지면 마르고, 소화기능도 떨어지게 되는데 이를 위음허(胃陰虛)증이라고 하고요. 두 가지는 한 세트로 움직이고, 온병학에서는 실제로 거의 같은 처방을 씁니다. 사삼, 맥문동, 천화분, 옥죽, 황정, 산약 등의 약재를 배오한 처방군이지요 (사삼맥문동탕, 위음전 등).

그리고 온병학에서는 소염을 시키기 위해서 기존의 황련 황금 황백 치자 등 청열조습약에서 조금 더 발전을 해서 금은화 연교 자화지정 포공영 우방자 등 청열해독약이 개발이 됩니다. 양약의 진통소염제와 개념이 유사한 본초군에 해당합니다. 단시간에 소염 즉 청열 해독을 하기 위해서 활용이 된 것입니다.

이게 간기울결에서도 이어지는 이야기이기도 합니다. 옛 의가들은 간기울결에서 진행되어 간울화화(肝鬱化火) 되어 간화상염이 오래되면, 진액소진이 심해져서 점차 간혈허로 진행된다고 생각을 했습니다. 여기까지가 시호+황금+작약 혹은 시호+황금+당귀를 배오하는 처방들의 전변과정이죠.

간혈허가 오래되는 경우, 간음허로 진행이 되고, 간양이 안정이 안 되어 상승을 하는 경우들이 생깁니다. 이것을 청말의 의가들이 간양상항(肝陽上亢)이라고 했습니다. 간양상항은 섭천사의 의론 '수불함목(水不涵木)' 에 근간을 두고 있습니다. 신허가 간허를 유발하고 이 때문에 간양을 붙잡지 못해 상승한다는 것이죠. 때문에 간신음허(肝腎陰虛)한 환자들에게서는 간양상항증과 더 진행된 간풍내동증이 잘 생긴다, 라는 것입니다. 마르고, 영양 상태가 좋지 않고, 병약한 타입의 환자들에게서 생긴 고혈압, 두통, 어지러움, 떨림 등의 증상군을 이야기하는 것입니다. 쉽게 이야기하면 마른 사람의 고혈압이나 중풍, 신경계통 질환인거죠. 그래서 청대에 와서 온병 의가들에 의해 평간약과 자음약을 함께 쓰는 방식들이 보편적인 치법의 하나로 자리 잡게 됩니다. 간기울결 파트에서 이야기 한 간기울결-간화상염-열극생풍이 실증의 스트레스 상태라면 수불함목-간혈허-간양상항-간풍내동은 허증의 스트레스 대응인 셈입니다.

열독(熱毒)과 습열(濕熱)

외감 질환은 바이러스나 세균에 의해서 염증이 진행되지만, 만성적인 내상 질환은 스트레스에 의해 염증이 일어나게 됩니다. 이러한 급만성기의 동적인 염증 반응을 화열, 열독, 습열이라고 이야기 합니다. 대체적으로 간기울결(肝氣鬱結) ⇒ 실열화독(實熱火毒) ⇒ 습열내성(濕熱內盛) 이렇게 진행이 되어가는 것이죠. 시호와 황금이 붙어 다니는 이유는 간기울결이 지속되면 화열도 진행하기 때문입니다. 스트레스를 받으면 쉽게 염증이 생긴다는 뜻입니다.

실열화독으로 진행된 상태를 다루는 대표적인 처방은 황련해독탕과 양격산입니다. 황련해독탕은 아시다시피 황련 황금 치자 황백으로 되어있습니다. 청열조습지제들을 한 번에 써야하는 급성기의 초기 염증 상태인 것입니다. 다만 청열해독지제 위주가 아니라 청열조습지제 위주라 전신의 흥분 상태에 초점이 맞추어져 있습니다. 양격산은 연교 박하 죽엽 황금 치자 대황 망초 감초로 이루어져 있습니다. 양격산의 군약은 연교입니다. 열이 뭉쳐 이루어진 열독을 치료하기 위해 쓰인 청열해독약이죠. 양격산에서 박하 죽엽 황금 치자는 황련해독탕의 의미로 청열조습, 청심제번 하는 의미입니다. 대황 망초 감초는 조위승기탕의 의미로 열을 탕척하기 위해서 사용이 된 것입니다. 표부의 연교, 흉격의 박하 죽엽 황금 치자, 복부의 대황 망초 감초를 활용하여 삼초의 열을 내려주는 의미입니다. 양격산의 방의를 확장한 처방이 방풍통성산이죠. 열독이 치성하게 되어 발열, 발적, 종창, 통증 등의 염증 반응이 심해지면 청열해독지제를 대량으로 쓰는 단계로 넘어갑니다. 대표적으로 이동원이 대두온 치료를 위해 만든 보제소독음이 있습니다.

황련해독탕 : 황련 황금 황백 치자
양격산 : 박하 연교 죽엽 황금 치자 대황 망초 감초
보제소독음 : 황금 황련 승마 시호 박하 연교 우방자 현삼 길경 판람근 마발 백강잠 진피 감초

아울러 〈의종금감〉의 오미소독음 같은 처방들도 청열해독제를 대표하는 처방입니다. 단시간에 염증의 파급을 막는 소염제의 개념이라고 이해하면 좋겠습니다.

오미소독음 : 금은화 포공영 자화지정 자배천규자 야국화

이렇게 발열과 통증인 단계를 조금 지나면 발적과 충혈이 지속되고 농이 차겠죠. 이러한 단계를 치료하는 대표적인 처방이 선방활명음이죠.

선방활명음 : 금은화 방풍 백지 당귀미 적작약 유향 몰약 패모 천화분 천산갑 조각자 감초

선방활명음은 금은화가 군약으로 쓰이긴 했으나 위의 처방들과 달리 당귀미, 적작약, 유향, 몰약의 혈분 약들이 같이 쓰이죠. 아울러 천산갑 조각자 등 연견산결(軟堅散結)하고 배농과 관련된

약재들이 같이 쓰입니다. 이미 염증의 파급이 어느 정도 꺾이기 시작한 상태라는 것입니다. 이보다 더 진행이 된, 조직 손상의 회복이 쉬이 되지 않는 허증의 염증 상태를 다루는 약이 그 유명한 탁리소독음이죠.

탁리소독음 : 금은화 방풍 백지 진피 황기 천화분 당귀 천궁 길경 후박 천산갑 조각자

선방활명음과 구조가 유사하지만 황기 천화분과 천산갑 조각자 등 탁창생기를 하는 약재들로 무게 중심이 옮겨가고 있음을 볼 수 있습니다. 더 허증으로 가면 잘 아물지 않는 염증 질환 양상이고, 십전대보탕 가미방들의 주 무대가 되죠.

이상이 열독의 진행 과정이라고 생각을 하면 되고, 열사가 치성할 때 열독으로 빠지는 루트와 달리 습사와 결합하여 진행되는 습열을 보겠습니다. '습열(濕熱)'이라고 할 때 가장 먼저 떠올릴 수 있는 처방이 인진호탕이죠. 인진호와 더불어 치자 대황 을 같이 써서 습열사기를 대소변으로 내보는 역할을 합니다. 습열이 더 치성해져서 나타나는 상태를 다루는 감로소독음 같은 처방이 있습니다.

인진호탕 : 인진호 치자 대황
감로소독음 : 인진호 황금 연교 사간 박하 패모 활석 목통 석창포 곽향 백두구

인진호와 황금은 습열을 치료하는 역할을 하고, 연교 사간 박하 패모 등은 청열해독하는 역할을 합니다. 활석 목통은 열을 소변으로 내려보내는 역할, 석창포 곽향 백두구는 중초의 습사를 처리하는 역할이죠. 습열의 경우 위의 두 처방은 습사보다 열사가 더 치성한 경우에 해당하고 습사가 더 심각한 경우도 있습니다. 대표적인 처방이 〈온병조변〉의 삼인탕이죠.

삼인탕 : 행인 백두인 의이인 활석 통초 죽엽 반하 후박

행인은 상초, 백두구인은 중초, 의이인은 하초에서 습을 제거해주는 역할을 합니다. 반하와 후박은 반하후박탕처럼 호흡불리를 개선하여 습이 제거되는데 보조적인 역할을 하고, 활석 통초 죽엽이 청열리수하여 열을 빼내죠.

정리를 하면,

열이 치성해질 때 열이 뭉쳐서 발열 발적 통증 위주로 가면 열독이 됩니다. 반면 열이 치성해질 때 습사와 결합을 하여 부종 및 기기불리 양상으로 가면 습열이 되고요. 열독은 청열조습약과 청열해독약 위주로 처방이 구성이 되고, 습열은 청습열약과 거습지제 위주로 처방이 됩니다. 어쨌건 두 방향 다 염증이 심한 양상으로 진행되는 모습을 그리고 있습니다.

기(氣)의 승강(升降)

氣의 승강을 다루는 중요한 장기가 두 개 있습니다. 간과 폐입니다.

간에 대해서는 이미 일부 이야기를 했습니다. 간의 상승지기는 主疏泄(소설), 主升(승), 主動(동)합니다. 어렵지 않죠. 간이 정상적으로 기능해야 각성이 되고 움직임이 일어날 수 있다는 뜻입니다. 간은 또 主藏血(장혈)합니다. 야간에 잠을 잘 수 있도록 적당한 이완 및 하기(下氣)를 유도하는 것도 간의 역할입니다. 혈분에 크게 관여를 하므로 간에 문제가 생기면 장혈이 되지 않아 혈액 순환과 관련된 문제가 생깁니다. 간의 상승은 각성, 간의 하강은 이완 및 수면, 회복을 주관하는 것이라고 정리할 수 있습니다. 다만 간은 상승지기가 심해져서 병이 생기는 경우가 많기 때문에 많은 의가들이 간 치료의 핵심은 청간(淸肝)이라고 보기도 했습니다.(간기울결, 간울화화) 스트레스를 받아서 지나친 각성이 일어나는 것이 주된 문제라는 것으로 해석할 수 있습니다.

폐의 경우 승강을 두 가지로 해석을 할 수 있습니다.

하나는 선발과 숙강입니다. 이는 어렵게 생각을 할 필요 없이, 호흡을 관찰하면 됩니다. 숨을 들이쉬면 교감신경이 흥분하여 긴장이 올라갑니다. 각성이 더 되고요. 이걸 의도적으로 심하게 흥분을 시키면 땀이 나겠죠. 반대로 숙강은 숨을 내쉬는 것입니다. 그러면 부교감신경이 활성화되어 복부의 혈관이 이완되어 혈류가 소화기, 비뇨생식기로 내려갑니다. 호흡이 편안해지도록 하는 많은 약재들이 숙강을 위주로 한다, 그렇게 생각을 해볼 수 있습니다.

다른 하나는 병리적인 상태에서의 승강입니다. 이 때, 승을 주관하는 약물은 주로 가래를 뱉어내게 하여 호흡을 편안하게 만들어주는 경우를 이야기합니다. 대표적인 약재가 길경입니다. 반대로 강을 주관하는 약물은 실제로 기침이나 천식이 멎게 하는 약재들을 이야기합니다. 지각이나 후박, 행인 등을 이야기하죠. 그래서 폐와 관련된 처방을 할 때, 여러 중국의가들은 길경과 지각, 우방자와 행인 이런 약를 통해 폐의 승강을 모두 고려한다는 식으로 표현을 합니다.

간은 승강을 모두 주관하지만, 주로 소설을 하는 승 위주가 됩니다. 반면, 폐는 승강을 모두 주관하지만 강 위주가 됩니다.

선발(宣發)과 숙강(肅降)

폐는 교장(嬌臟)이라고 불리죠. 예민하다는 뜻입니다. 그만큼 각종 사기에 노출이 되어 각종 병증이 나타날 수 있습니다. 그렇지만 큰 그림으로는 한열(寒熱), 조습(燥濕), 허실(虛實)을 나눠서 접근을 해볼 수 있습니다.

폐는 선발과 숙강을 합니다. 이를 약의 작용으로는 선폐(宣肺)와 평천(平喘)이라고 하죠. 선폐는 폐 기운을 펼치는, 즉 땀을 내고, 기관지를 확장시키고, 가래를 내보내게 하는 역할을 이야기합니다. 보통 마황, 길경 등의 약재들이 하는 역할입니다. 반대로, 평천은 강기(降氣)시키는 역할이고 대부분의 지해평천약들이 속합니다. 다른 치료에 보조적으로 호흡기를 개선할 때 승기(升氣)하는 길경과 하기(下氣)하는 지각을 함께 써서 보폐를 하는 경우가 많습니다 이를 길경지각탕 혹은 쾌기탕이라고 합니다. 폐기의 승강을 유도하는 대표적인 약대입니다.

길경지각탕 : 길경 지각
지수산 : 길경 형개 자완 백부 백전 감초 진피

1) 열증(熱證)

폐질환에서 먼저 한열에서 열증부터 보겠습니다. 외감병이 진행되는 경우 고열이 나고, 땀이 나며, 갈증이 심해지고, 심박수가 상승할 경우 석고가 가미가 됩니다. 이를 기분(氣分)의 열이라고 하고, 대표적으로 마행감석탕이 있죠.

호흡기에 염증이 파급 되고 있고, 혀에 황태가 일며, 누런 가래가 나오는 경우는 황금이 일차로 가미가 됩니다. 이를 청폐열(清肺熱)한다고 합니다. 이 상태에서 더 염증이 진행되어 화농된 누런 가래가 나올 경우 폐옹(肺癰)이라고 이야기를 하며 청습열(清濕熱)하는 약재로 넘어갑니다. 대표적으로 어성초, 삼백초, 동과자, 의이인 등이 있죠.

호흡이 잘 안 되는 천식 경향의 경우 하기(下氣) 시키는 약들이 많이 가미가 됩니다. 열증에는 보통 행인과 상백피 등이 많이 가미가 되죠.

마행감석탕 : 마황 행인 석고 감초

사백산 : 지골피 상백피 감초

정천탕 : 마황 황금 상백피 행인 백과 소자 반하 관동화 감초

청기화담환 : 황금 반하 과루인 진피 행인 지실 복령 남성

위경탕 : 위경 의이인 동과자 도인

2) 조증(燥證)

열증 양상이 오래 지속될 경우 점차 조증으로 진행이 됩니다. 설진 상 태가 없고, 붉으며, 가래가 전혀 없는 양상으로 가면 보폐음(補肺陰)을 해줘야 합니다. 대표적으로 맥문동 사삼 천화분 백합 현삼 생지황 등이 있죠. 만약 마른 가래가 반복적으로 생기거나 잘 뱉어지지 않을 경우에는 조담(燥痰)을 치료하는 약재들이 필요합니다. 패모와 리피(배껍질) 같은 것이 그러한 역할을 합니다.

상국음 : 상엽 국화 행인 연교 박하 길경 감초 위근

상행탕 : 상엽 행인 사삼 패모 리피 향시 치자피

청조구폐탕 상엽 : 석고 감초 인삼 호마인 아교 맥문동 행인 비파엽

맥문동탕 : 맥문동 반하 인삼 감초 갱미 대추

양음청폐탕 : 생지황 맥문동 생감초 현삼 패모 목단피 박하 백작약

백합고금탕 : 숙지황 생지황 당귀신 백작약 감초 길경 현삼 패모 맥문동 백합

패모과루산 : 패모 과루 천화분 복령 귤홍 길경

3) 한습증(寒濕證)

한증의 경우는 마황 반하가 일단 대표적이고, 보통 건강-세신-오미자가 중요한 약대로 활용이 됩니다. 외한(外寒)을 치료하는 것과 더불어서 내부의 담음이나 한증을 같이 치료하는 것입니다. 묽은 가래와 기침이 동반되는 경우 일반적으로 반하와 평천지해약들을 함께 가미하는 형태로 처방이 됩니다. 대표적인 처방이 삼소음이나 소자강기탕 같은 약이죠.

소청룡탕 : 마황 작약 세신 건강 감초 계지 반하 오미자

사간마황탕 : 마황 사간 반하 생강 세신 자완 관동화 대추

영감오미강신탕 : 복령 감초 오미자 건강 세신

소자강기탕 : 반하 소자 전호 후박 당귀 육계 감초

삼소음 : 인삼 자소엽 갈근 반하 전호 복령 지각 길경 목향 진피 감초

행소산 : 소엽 반하 복령 전호 길경 지각 감초 생강 대추 행인 귤피

폐기허(肺氣虛)

폐기허를 이야기하기 위해서는 폐실(肺實)과 폐허(肺虛)를 일단 알아야 합니다.

폐실은 호다흡소(呼多吸少, 내쉬는 숨이 많고, 들이쉬는 숨이 적은 상태), 기식촉급(氣息促急, 숨쉬는 게 빠르고 급한) 상태에 해당합니다. 마행감석탕, 사백산, 정천탕, 소자강기탕 등 선폐평천지제들이 주로 활용되는 증상입니다. 반면 폐허는 소기나언(少氣懶言, 말수가 적고 말하기 싫어함), 어성저미(語聲低微, 목소리 크기가 미약함) 상태를 이릅니다. 이는 폐기(肺氣)가 부족하기 때문에 일어나는 일입니다. 즉 폐활량이 적고, 신진대사가 떨어진 상태입니다.

앞서 기의 승강을 다룬 글에서 폐가 기의 승강의 주체라고 이야기를 했습니다. 따라서 폐실은 상기(上氣), 폐허는 대기하함(大氣下陷)이라고 부르는 경우가 있습니다. 대기하함은 청말 장석순이 정의한 병리 모델로 기흉에 가깝다고 보통 해석을 합니다만, 어쨌건 호흡 특히 호기(呼氣)가 정상적으로 되지 않는 병리적 상태를 총칭해서 이야기 합니다. 이러한 폐허의 상태 혹은 대기하함의 상태를 개선하는 대표적인 약재가 황기입니다.

황기를 쓴 대표적인 처방이 이동원의 보중익기탕이죠. 보중익기탕은 중기하함(中氣下陷) 양상을 개선하기 위해 비양(脾陽)을 상승하는 백출, 인삼과 폐기를 보하는 황기를 함께 쓴 처방입니다. 참고로, 우리 뇌는 산소와 포도당만으로 기능이 돌아갑니다. 때문에 백출, 인삼을 통해 비영(脾營)의 흡수를 돕고, 황기를 통해 호흡의 상태를 개선하여 뇌의 상태를 좋아지게 하는데 이것을 청양(淸陽)이 상승한다고 표현을 하는 것입니다. 머리가 맑아지고, 집중도와 기억력이 좋아지는 상태를 이르는 말입니다.

반면 장석순의 승함탕은 황기, 길경, 지모, 시호, 승마로만 이루어져 있습니다. 황기는 보폐기(補肺氣)하고, 길경은 폐기를 상승(上昇)하게 하여 호흡기를 개선합니다. 소량의 시호와 승마는 비양을 승거(昇擧)하는데 도움을 줘서 호흡기를 개선하는데 보조적인 역할을 합니다. 아마 시호와 승마는 횡격막의 긴장을 완화하고, 복부의 혈행을 개선하여 주는 것으로 추정이 되고, 승거는 그러한 신체적 변화를 일컫는 것으로 보입니다.

암튼 정리를 하면,

> 폐실은 상기 양상, 폐허는 대기하함 양상과 밀접하다.
> 폐기허는 중기하함을 기초로 하는 경우가 많고, 호흡을 하는 힘이 떨어져 있는 경우다, 그렇게 정리를 할 수 있습니다.

심주혈맥(心主血脈)과 심주신명(心主神明)

심장이 실제 heart냐, 뇌의 인지기능을 이야기하는 것이냐 논란이 많습니다만, 저는 둘 다라고 생각을 합니다. 후대에 심주혈맥(心主血脈)과 심주신명(心主神明)으로 나눠서 이야기하고 있죠. 심주혈맥은 실체 장기로서의 심장에 조금 가깝다고 생각을 합니다. 심주혈맥의 문제는 대체로 경계정충이나 흉통 등과 관계가 됩니다. 반면 심주신명은 뇌의 인지기능과 관련된 것이라고 보고요. 보통은 불안, 불면, 건망 등과 관계가 됩니다. 이 두 가지는 자율신경으로 어느 정도 연결이 되죠.

심장은 자율적으로 움직이는 장기이고, 원래 고립로핵(NTS)에서 내려가는 미주신경 계통의 억제로 안정을 유지를 하고 있습니다. 그러나 아미그달라(편도체)에서 유발된 신호에 의해서 미주신경에 의한 안정이 줄어들고 교감신경이 흥분해서 심장의 변화가 생기게 됩니다. 이 때 고립로핵에 명령을 내리는 주체가 편도체라는 점이지요.

그리고 이 편도체는 대뇌피질 전전두엽에 의한 통제를 가장 크게 받습니다. 우리가 어쩌면 불안해할 수도 있는 상황들에 늘 불안해하지 않잖아요? 가령 지나가는 사람이 나를 때릴 수 있다고 어떻게 장담하지 않을 수 있겠어요? 길가다가 건물이 무너질지, 차가 나를 치게 될지 어떻게 자신하겠습니까? 그럼에도 불구하고 우리가 항상 그것을 불안해하지는 않죠. 이는 대뇌피질에서 불필요한 불안함을 필터링해서 편도체에 정보를 내려 보내기 때문에 가능한 일입니다.

만약 대뇌피질이 기능이 저하가 된다면? 편도체에 대한 억제가 제대로 일어나지 않아서 불안불면이 일어나게 되겠죠. 또한 이 대뇌피질의 큰 역할 가운데 하나가 주의력/기억력을 유지하는 일입니다. 때문에 이 능력이 떨어지게 되면 주의력/기억력이 떨이지게 되겠죠. 대표적인 증상이 건망입니다.

정리를 하면 심주신명이라고 할 때의 심(心)은 우리 뇌에서 정서적인 안정 상태를 유지하게 해주거나, 일정한 주의력/기억력을 유지하게 만들어준다, 라는 것이죠. 대뇌피질의 기능이 어느 날 하루아침에 갑자기 떨어지지는 않습니다. **1) 스트레스를 받아서 불안함이 생기게 되면(간기울결), 대뇌피질이 그것을 어느 정도 통제를 하는데 그게 장기화되면 대뇌피질도 지치고 통제가 안되겠죠(심허). 2) 또 식사를 정상적으로 못하거나 해서 혈당이 불안정하거나 영양 상태가 고르지 않으면 대뇌피질의 기능이 떨어질 수도 있습니다**.

전자 1)이 심담허겁(心膽虛怯)증이라는 변증명에 가장 가까운 상태입니다. 심담허겁증의 처방을 보통 온담탕을 이야기하지만 온담탕은 오히려 간기울결에 가깝다고 생각을 합니다. 이러한 심담허겁증은 제 생각에 인숙산이나 총명탕, 정지환 같은 처방증이 더 맞다고 생각을 합니다. 주로 원지 석창포 등 성뇌약이나 숙지황 오미자 등 보익제들이 같이 쓰이는 경우죠. 〈동의보감〉 神門을 보면 정지환, 개심산, 성심산 등 '생맥산 합 총명탕' 구조의 처방들이 많이 쓰이고 있습니다.

반면 후자인 2)는 심비양허(心脾兩虛)증은 보비위를 겸하고, 당분을 보충해주는 대추, 용안육 등을 쓰는 경우를 이야기합니다. 두뇌는 혈당의 변화에 상당히 민감하고, 혈당이 저하되면 기능이 떨어지게 됩니다. 이게 만성화되면 식욕이 떨어져서 섭취량 자체가 떨어질뿐더러 대뇌 기능 자체도 만성적으로 저하가 되겠지요. 이러한 증상을 개선하기 위해 당분 제공을 직접적으로 하면서, 보비위, 성뇌개규하는 약을 같이 쓰는 치료법을 쓰는 것입니다. 대표적인 처방이 감맥대조탕, 귀비탕 등이죠.

정리를 하면,

간기울결증 ⇒ 심화항염증 ⇒ 심담허겁증
간기울결증 ⇒ 심화항염증 ⇒ 심비양허증

이렇게 진행될 수 있다, 라는 것입니다.

반대로 이 대뇌피질이 지나치게 흥분이 되면 어떤 일이 일어날까요? 이것과 가장 유사한 증상이 강박증이나 조현병 양상이죠. 이유를 알 수 없이 계속 웃게 되거나, 생각이 통제가 안 되어 비약을 하게 되거나, 아니면 특정한 생각을 지나치게 집요하게 파고들어 반복을 하게 되거나 합니다. 이것을 심실(心實)증이라고 부르고요. 간화상염 ⇒ 심화항염증 을 거쳐서 심실증에 이르게 됩니다.

간화상염증 ⇒ 심화항염증 ⇒ 심실증

심주혈맥과 흉비(胸痞)

가슴이 답답하고, 숨을 몰아쉬며, 심장이 빨리 뛰고, 심할 때는 흉통이 나타나는 증상을 흉비증이라고 합니다. 〈금궤요략〉에 처음 언급이 되었습니다. 초기에는 기체 양상에서 후반부로 가면 양허나 혈어로 가는 병리적인 양상을 보입니다.

스트레스를 받아서 답답함이나 가벼운 흉통을 느끼는 정도는 일반적으로 간기울결증에도 많이 나타납니다. 〈금궤요략〉에는 이기제 위주의 귤지강탕(귤피, 지실, 생강)이 쓰였죠.

통증이 심해지는 양상으로 넘어가면 보통 해백과 과루의 주 무대가 됩니다. 담기호결(痰氣互結)증의 상태입니다. 해백은 행기도체 하는 역할을 하고, 과루는 행기지통이 위주가 됩니다. 기체로 인한 통증만 있는 경우는 과루해백백주탕, 간기울결이 오래되어 담음이 만들어지는 상황에는 과루해백반하탕. 보통은 이기지통을 위해 향부자, 자단향, 강향, 울금 등이 배오되는 경우가 많습니다. 통증이 더 심해진 양상은 실소산(오령지, 포황)이 합방되는 경우도 많습니다.

기체가 오래되는 경우 흉양(胸陽), 심양(心陽)이 부진하여 문제가 되기도 합니다. 흉양, 심양은 정상적인 심박동을 의미합니다. 정상 상태가 문제가 되면 빈맥이나 부정맥 등이 생기게 되겠지요. 이렇게 흉양, 심양이 부진한 양상을 심맥비조(心脈痺阻)증 이라고 합니다. 가볍게는 이중탕이나 생맥산이 쓰기도 하고, 심하면 지실해백계지탕, 오두적석지환 등이 고래로 쓰여 왔습니다.

반대로 기울기체가 오래되어 화가 되면, 담음과 결합하여 또 문제가 됩니다. 이를 담열호결(痰熱互結)증이라고 하죠. 극심한 흉통이 위주가 됩니다. 청열화담하기 위해 소함흉탕 같은 처방이 쓰입니다. 온병 의가들은 온병 진행 과정 중에 흉통이 나타날 때 소함흉탕에 지실을 가해서 썼습니다.

담열이 오래 되면 점차 혈이 조해져서 어혈이 됩니다. 이를 담어호결(痰瘀互結)증이라고 합니다. 협심증, 심근경색 증상에 해당되는 통증이 호발하는 상태를 말합니다. 혈부축어탕 등 어혈지제와 과루해백반하탕, 소함흉가지실탕 등이 합방되어 많이 쓰일 수 있습니다. 어혈에는 단삼, 삼칠근, 도인, 홍화 등이 많이 쓰이죠.

정리를 하면 대략 두 가지 방향으로 흉비증은 진행이 됩니다.

간기울결 ⇒ 담기호결 ⇒ 심맥비조
간기울결 ⇒ 담열호결 ⇒ 담어호결

심주신명과 성뇌개규(醒腦開竅)

성뇌개규(醒腦開竅)를 이야기하기 전에 전전두엽의 기능을 먼저 보고 갑니다. 대뇌피질 전전두엽은 크게 3가지 역할을 합니다.

1) 충동을 억제하여 감정과 행동이 일어나지 않게 한다.
2) 주의와 집중을 유지하게 만들고, 기억을 인출한다.
3) 의욕을 가지고 행동을 유지하게 만든다.

때문에 전전두엽이 여러 가지 이유로 기능일 떨어지게 되면 다음과 같은 증상들이 나타납니다.

1) 감정기복이 심해지고, 불안, 슬픔이 통제가 안 된다(경계정충 혹은 장조증).
2) 집중을 못하고, 돌아서면 까먹거나, 쉬운 정보가 기억이 잘 나지 않는다(건망).
3) 의욕이 떨어져서, 식욕과 성욕이 줄어들고, 심해지면 삶에 회의가 든다(울증).

이렇게 병리적으로 진행되어 가는 과정을 한의학에서 심규(心竅)가 막혔다고 합니다. 이게 고열에 의해 일어날 때는 사열옹폐(邪熱壅肺) 혹은 담열옹폐(痰熱壅肺)라고 하고, 만성적인 스트레스에 의해 기능이 저하될 때는 한폐(寒閉)라고 합니다. 물론 기절처럼 갑자기 혼절하는 경우도 있습니다. 전자인 담열옹폐를 개선하는 것을 량개(凉開)라고 하고, 후자인 한폐를 개선하는 것을 온개(溫開)라고 하죠. 결국 목적은 전전두엽의 기능을 회복하도록 개선해주는 것입니다. 주로 방향성 약재를 써서요.

량개에는 유명한 처방이 세 가지가 있습니다. 이를 량개삼보(凉開三寶)라고 합니다.

〈외대비요〉의 자설
〈온병조변〉의 안궁우황환
〈영원방〉의 지보단

a) 자설 : 영양각 수우각 한수석 석고 활석 주사 자석 황금 박초 초석 현삼 승마 사향 침향 정향 청목향 감초

b) 안궁우황환 : 우황 수우각 황련 황금 치자 주사 진주 사향 울금 빙편 웅황

c) 지보단 : 우황 서각 대모 호박 주사 사향 안식향 빙편 웅황 용뇌

자설은 고열이 치성해서 흥분이 높고 이로 인해 풍(風)이 일어난 상태를 다룹니다. 온병에서는 기분(氣分)의 병이라고 합니다. 따라서 풍을 진정시키는 약들(영양각 수우각)과 열을 내리는 약들(석고 한수석 활석 박초 초석) 안신하는 약들(주사 자석)과 혈열을 끄는 약들(현삼 승마 황금) 등과 더불어서 개규약(사향 침향 정향 청목향)이 보조적으로 쓰이고 있습니다.

안궁우황환은 열이 심포로 들어간 상태를 다룹니다(熱陷心包). 이는 불안해서 안절부절 못하며, 정신이 혼미하고 헛소리를 하는 상태를 이야기 합니다. 이 때는 앞선 자설의 증에 비해 혈분(血分)과 관련된 약재들을 더 많이 쓰게 됩니다. 대표적인 약재가 우황이죠. 안궁우황환에서 우황은 황련 황금 치자 주사 진주와 더불어서 혈열을 내리고 안신을 시키는 역할을 합니다. 거기에 사향 울금 빙편 웅황 등 성뇌개규하는 약들이 함께 하고 있는 것이지요. 자설이 고열과 풍을 안정시켜주는 역할이라면, 안궁우황환은 불안을 진정시키는 역할이 주라고 볼 수 있습니다.

지보단은 안신약과 개규약이 주로 쓰이는 약입니다. 안궁우황환의 연장선에 있고요. 따라서 안궁우황환보다는 발열과 불안함이 조금 줄고, 정신이 산만하고 횡설수설하는 양상이 좀 더 두드러진 상태입니다. 우황과 서각이 혈열을 치료하고, 대모 호박 주사가 안신하는 역할, 사향 안식향 빙편 웅황 용뇌가 개규하는 역할입니다. 안궁우황환에 비해 청열지제의 비중이 줄어들고 개규약의 비율이 늘어난 것을 볼 수 있지요.

온개로 넘어갑니다. 온개는 방향성 약재의 천국입니다. 그래서 갑자기 기절해서 급하게 깨워야 하는 양상이거나, 만성적인 스트레스가 장기화 되어 대뇌피질 전전두엽의 기능이 떨어진 양상이다, 그렇게 생각하시면 됩니다. 이를 치료하는 대표적인 처방이 소합향원이죠.

d) 소합향원 : 백출 사향 향부자 침향 청목향 정자향 안식향 백단향 서각 훈륙향 소합향 용뇌향

향(香)이라고 이름 붙은 약재들의 모음 처방입니다. 처방 조성만 봐도 강력한 향제죠. 향으로 각성시키는 것을 목표로 하는 약이다, 그렇게 생각을 하면 됩니다. 탕약보다 환약이나 단으로 더 많이 쓰이겠지요. 소합향원, 우황청심원 등. 만성적인 문제에는 이렇게 향제가 쓰이는 경우도 있지만, 원지 석창포 울금 등이 더 많이 쓰입니다. 대표적인 처방이 총명탕입니다. 불안 건망 등은 〈동의보감〉에서 거의 대부분 총명탕 가미방이 활용됩니다.

e) 상표초산 : 상표초 원지 석창포 용골 인삼 복신 귀갑

위는 유정과 조루에 중국에서 주로 쓰는 유명한 처방인 상표초산입니다. 원지 석창포 복신 등의 총명탕지제와 더불어 수삽하는 상표초와 용골 등이 함께 쓰인 것입니다. 이제까지 이야기 한 것을 이해하셨다면 약의 목표가 쉽게 보이실 것입니다.

간기범위(肝氣犯胃)와 간비불화(肝脾不和)

'胃主降, 脾主升'

위(胃)는 소화를 시켜서 내려주는 역할을 합니다. 비(脾)는 소화된 음식물을 흡수시켜 올려주는 역할을 하죠. 그래서 위장에 문제가 생기면 역행하는 증상들이 나타납니다. 대표적으로 트름, 신물, 구역, 변비 등이죠. 반대로 비에 문제가 생기면 하행하는 증상들이 나타나죠. 대표적인 증상이 창만, 식욕부진, 설사 등이죠.

이러한 비위의 문제는 자체적으로도 문제가 생길 수 있지만 보통의 경우 만성적인 질환에서는 간기의 영향을 받습니다. 즉 스트레스를 받아서 문제가 잘 생긴다는 것이죠. 그래서 만성적으로 비위의 문제가 있을 때는 간기울결증 즉 시호나 향부자 천련자증이 있는지 꼭 확인을 먼저 해보는 것이 좋습니다. 역류성식도염, 만성위염, 치질, 변비, 과민성대장증후군, 만성설사 등을 할 것 없이 그러하죠.

아울러 소화기 자체의 문제는 대부분 한증입니다. 열증이라고 진단을 할 때는 위열로 인한 신물, 쓰림, 구역감이 있을 때가 대부분이고 이런 경우에는 일반적으로 담음과 화가 뭉친 경우로, 반하와 더불어서 황련과 황금을 소량 가미한 처방들이 다용됩니다(ex. 반하사심탕, 정전가미이진탕, 가미육울탕 등) 또한 이 경우, 신물이 올라오는 게 심할 때는 대증 처방이기는 하나, 직접적인 제산효과가 있는 오적골, 모려, 패모 등을 가루로 겸복하면 좋습니다.

나머지 만성적인 복통, 설사 등은 대부분 한증이기 때문에 이중탕 계열을 기본적으로 고려를 해보시는 것이 좋습니다. 간혹 소화기가 너무 예민해서 어떤 것도 받아들이기 힘든 경우가 있는데, 이러한 경우는 경험 상 단 맛이나 신 맛의 약재들 위주로 처방을 하는 것이 좋습니다. 감맥대조탕이나 태양인 미후등식장탕 등이 대표적이지요. 일단 환자가 한약 복용을 어느 정도 할 수 있게 되면, 그 뒤에 후속 조치로 처방을 조정해나가면 됩니다.

어쨌건, 정리를 하자면,

> 간기울결이 타장기에 영향을 주면, 간기범위, 간비불화가 생길 수 있다.
> 위의 문제는 역상하는 양상, 비의 문제는 하함하는 양상으로 나타난다.

위양(胃陽), 비양(脾陽), 위음(胃陰)

말씀드린 것처럼, 비주승 위주강 합니다. 위는 음식물을 소화시켜서 탁음(濁陰)을 내려보내고, 비는 소화시킨 영양인 청양(淸陽)을 위로 올려 보내는 역할을 합니다. 따라서 위는 하기를 잘 시켜야하는 장기이고, 비는 승양을 잘 시켜야 하는 장기죠. 그것에 문제가 생겼을 때 위는 역상을 하게 되고, 비는 하함을 하게 되고요. 하기 시키는 소화관의 운동능을 위양(胃陽)이라고 하고, 영양을 소화해서 흡수해서 대사하는 능력을 비양(脾陽)이라고 부릅니다. 이런 위양과 비양을 다루는 것이, 이동원의 고전적인 비위에 관한 이론이었죠.

온병의 시대를 거치면서 관찰된 내용이 추가가 됩니다. 즉 온병의 진행기에 땀을 과다하게 흘리니까 진액 손상으로 소화기능의 문제가 생기더라는 것이죠. 이것을 섭천사가 위음론(胃陰論)으로 발전을 시킵니다. 땀을 흘려서 일어나는 폐음(肺陰)의 손상이 위음(胃陰)의 손상으로 파급이 되는 것이죠. 이 폐음과 위음은 항상 같이 다니기 때문에, 맥문동 사삼 천화분 옥죽 황정 산약 등의 약재는 양쪽을 다 보하는 쪽으로 활용이 됩니다. 피부, 구강, 호흡기(폐) 및 소화관(위)의 분비에 관여하는 부교감신경의 기능이 떨어져서 정상적인 분비가 잘되지 않을 때 보폐음약들은 그것을 개선해주는 약들인 셈입니다.

청말에 〈혈증론〉을 쓴 당종해는 여기에 비음(脾陰) 이론을 덧붙입니다. 위에 음양이 있듯이 비에도 음양이 있어야 한다는 것이죠. 기존에는 비음(脾陰)을 비영(脾營)이라고 불렀습니다. 소화가 이루어져 흡수되어 혈액 중에 떠다니는 영양을 의미하죠. 그런데 이것을 당종해는 기능의 하나로 해석을 한 것이죠. 비음이 부족하면(脾陰虛) 살이 빠지고 초췌해진다는 것이죠.

개인적으로는 사족이 아닐까 생각을 합니다. 당종해의 비음론을 초기 변증논치를 정리하던 학자들이 받아들이면서, 사실은 모든 장기에 음양이 있어야 하는 것처럼 착각하게 만드는 역효과를 낳게 되었기 때문입니다. 도식적인 접근이 되어버린 거죠. 저는 앞선 글에도 이야기 했듯이 한의학의 발달사가 병태론이라고 생각을 합니다. 진리에 가깝던 것을 찾아내는 역사가 아니라, 관찰한 것에 이름을 붙이는 역사라고요. 때문에 비에 음양이 꼭 있어야 하는 것은 아니죠. 세상의 모든 일이 그러하듯이.

어쨌건 정리를 해봅니다.

1) 胃陽은 탁음을 내려보내는 위장관의 운동 능력을 이야기합니다. 그리고 이것을 개선시키는 약재들이 下氣를 위주로 하는 방향성의 이기제들이죠. 목향 빈랑 후박 사인 백두구 등.

2) 脾陽은 소화를 시켜서 흡수하고 대사를 하게 하는 능력을 이야기합니다. 보기제들 상당수가 비양을 개선하는 약들이죠. 그리고 일부의 승양지제도 그러하고요. 백출 인삼 건강 승마 등.

3) 胃陰은 피부, 구강, 호흡기, 소화기에 진액을 분비하는 능력을 이야기합니다. 맥문동을 위시하여 사삼, 천화분, 옥죽, 황정, 산약 등이 그런 역할을 하죠.

진음부족(眞陰不足)과 혈육유정지품(血肉有情之品)

장부에 음양(陰陽)이라는 단어를 붙이기 시작한 건(ex. 胃陽) 대부분 명대 이후입니다. 온보학파들이 태극과 음양에 천착을 하면서 좌신 우명문설을 세련되게 정리를 하게 되고, 신(腎)에 좌우가 있다는 것이 보편적인 인식이 되면서 다른 장기에도 음양이라는 단어를 많이 가져다 쓰게 됩니다. 앞선 글에서 말한 위양, 비양만 하더라도 명대 이후 뚜렷한 정리 없이 이야기가 되다가, 섭천사가 위음을 이야기하면서 용어를 최종적으로 정리를 한 것이죠.

다시 돌아와서 좌신 우명문을 가장 정리를 잘한 의가는 온보학파의 거장 장경악입니다. 장경악은 유완소-주단계가 화(火)를 적으로 규정하고 치료를 한 것을 엄청 비판하죠. 그래서 그는 주단계의 '양상유여 음상부족' 론을 비판하고 '양비상유여 음비상부족' 론을 만듭니다. 음만 중요한 것이 아니라 사실은 양이 더 중요할 수 있다는 것이죠. 아 정확하게는 장경악은 양기(陽氣)를 더 중요하게 여긴 학자입니다. 음은 양을 만들기 위한 초석에 가까운 것으로 보았죠. 어쨌건 장경악은 진음(眞陰)이 부족해지면 양기를 만들 힘이 없어지기 때문에 양기의 생성을 위해서 음의 보충이 필요하다고 생각을 했습니다. 따라서 숙지황과 같은 질윤한 약재들을 대량으로 쓰게 된 거죠. '장숙지'라고 별명이 불릴 만큼. 이 때 진음이 뭘 의미하는가 하면, 저는 영양 물질이라고 생각을 합니다. 질윤한 약재들은 대부분 영양 성분이 풍부한 약재들이죠. 영양 상태가 좋지 않으면, 몸의 여러 가지 기능에 이상이 온다, 라는게 진음부족의 핵심이라고 볼 수 있습니다. 그리고 그러한 영양 상태가 뒷받침된 상태에서 보양을 시키는 약들이 기능을 정상적으로 할 수 있겠죠.

온병의가로 오면 고열에 발한을 과다하게 한 환자들을 관찰을 합니다. 앞선 글에서 섭천사가 그러한 환자들이 피부, 구강, 호흡기, 소화기에 분비가 저하된 것을 폐음부족이라고 한다고 하였죠. 섭천사는 이러한 폐음부족과 다르게, 진음부족이 심해지면 골수의 문제가 생긴다고 보았고 이것을 보충하기 위해 혈육유정지품(血肉有情之品)을 써야한다는 이론을 내놓습니다. 즉 식물성 약재만으로 안되는 부분을 동물성 약재를 가미해서 더 보충을 해줘야 한다는 것이죠. 동물 약재로 더 보충할 수 있는 게 뭘까요? 일단 저척수, 구판, 별갑 등 껍질이나 뼈를 많이 쓰죠. 이는 무기질의 보충에 해당한다고 생각할 수 있겠습니다. 그리고 지방이나 단백질 계통도 중요한 포인트라고 생각을 합니다.

특히 아교, 녹각교 등 '교' 계통을 많이 쓰는데 이는 콜라겐이라 생각을 하고요. 지방, 단백질이나 특히 콜라겐 보충원으로 혈육유정지품을 쓴다, 그렇게 이해를 할 수 있겠습니다. (콜라겐을 복용하면 체내에 콜라겐 합성량이 늘어나느냐 하는 논란이 있는데, 그 문제는 논외로 합니다.)

정리를 해보겠습니다.

이동원이나 당종해가 비영(脾營), 비음(脾陰)이라고 이야기 했던 것은 탄수화물이나 그것에 의해 이루어지는 대사 상태에 조금 더 가깝습니다. 반대로 진음(眞陰)이나 혈육유정지품(血肉有情之品)은 지방, 단백질, 무기질 혹은 그것에 의해 이루어지는 각종 대사를 이야기할 확률이 높고요.

허열(虛熱)과 혈열(血熱)

허열(虛熱)의 경우 비정상적인 발열을 특징으로 하죠. 대표적인 증상으로는 관홍, 오심번열, 도한, 안면홍조 등. 이러한 상태가 대개 영양 상태의 불량을 깔고 가기 때문에 자음제를 깔고 가는 경우가 많습니다. 대표적인 처방으로 지백지황탕 자음강화탕 청호별갑탕 등이 있죠.

지백지황탕 : 지모 황백 숙지황 산수유 산약 목단피 복령 택사
자음강화탕 : 지모 황백 작약 당귀 숙지황 천문동 맥문동 백출 생지황 진피 감초 생강 대조
청호별갑탕 : 청호 별갑 생지황 지모 목단피

야간에 일어나는 갑작스런 혈관 확장이나 발한은 부교감신경의 불안정으로 야기되기 때문에 아마도 자음제나 청허열제 등이 부교감신경 계통에 어떠한 식으로건 작용할 확률이 높습니다. (정확한 기전은 제가 잘 모르거나, 잘 알려져 있지 않습니다.)

그래서 처방의 구성이 일반적으로 보음(補陰)+양혈(凉血)+청허열(淸虛熱)+동물성 약재 이런 식으로 되어 있습니다. 모려 별갑 구판 석결명 등은 무기질 공급원으로, 아마 부교감신경 계통에 직접 작용하는 것으로 추정이 되고요, 청허열약들인 청호, 지모, 지골피, 황백 등은 대체로 만성 염증, 발열 쪽에 영향을 주는 것 같습니다. 적작약, 목단피 등 양혈(凉血)지제들은 어떠한 기전으로 건, 혈행을 개선하거나 확장된 혈관을 수축시켜 주는 역할을 하고요.

온병에서는 영혈분으로 진행이 되었을 때 흥분 불안 반응이 나타나거나 혹은 피하 출혈이 일어난다고 보고, 이 때 혈열(血熱)을 치료하는 약들을 썼습니다. 대표적인 약이 서각지황탕이죠.

서각지황탕 : 서각 생지황 적작약 목단피

서각이나 생지황은 해열을 하고, 중추신경의 흥분을 줄여주며, 적작약이나 목단피는 확장된 혈관을 줄여 충혈을 완화시킵니다. 이게 청열안신(淸熱安神), 양혈지혈(凉血止血) 이죠.

정리를 하면,

1) 비정상적인 혈관의 확장 및 충혈 등은 양혈(凉血) 하는 약들을 고려할 것
2) 만성적인 소모성 상태로 인한 발열에는 청허열(淸虛熱) 하는 약들을 고려할 것
3) 기저에 영양 상태의 불량이 있으므로 보음(補陰) 하는 약들을 고려할 것

출혈(出血)과 어혈(瘀血)

앞선 글에서 허열(虛熱)과 혈열(血熱)의 일부를 이야기했습니다. 모두 氣分과 血分에서 혈분(血分)에 관한 이야기입니다. 이어서 이야기 할 출혈과 어혈도 血分의 이야기입니다.

출혈은 일반적으로 급성 출혈을 열입혈분(熱入血分)이라고 합니다. 만성적으로 반복되는 출혈 양상은 보통 肝氣鬱結 ⇒ 肝鬱化火 ⇒ 熱入血分 양상을 거칩니다. 때문에 시호 천련자 같은 이기제나 황금 황련 같은 청열제들이 같이 활용이 됩니다. 어쨌건 최종적으로 출혈을 멎게 하는건 양혈지혈(凉血止血) 하는 약재들이거나 수삽지혈(收澁止血) 하는 약재들입니다. 양혈지혈 하는 약들은 대계 소계 측백엽 백모근 우절 포황 괴화 가 있고, 수삽지혈 하는 약들은 종려피(탄), 지유(초), 형개(초), 복룡간, 적석지 등이 있습니다.

만성 출혈 가운데 일부는 한증(寒證)으로, 비통혈(脾統血)이 안 되어서 나타납니다. 그래서 백출 인삼 등의 약들과 건강 부자의 약들을 함께 쓰면서 수삽지혈 하는 약을 같이 쓰는 경우 많습니다. 대표적인 처방이 황토탕과 같은 약입니다.

황토탕 : 감초 건지황 백출 부자 아교 황금 복룡간

어혈로 이야기가 넘어갑니다. 청대 온병 의가들의 보고에 따르면 일반적으로 어혈은 열입혈분(熱入血分)이 오래되어 열이 식어서 나타나는 증상입니다. 초기 징후를 열어호결(熱瘀互結)이라고 하고, 이후를 어혈이라고 하는 것입니다. 다른 루트의 어혈 양상은 혈허(血虛) 양상에 한사(寒邪)가 오래되어 한응혈체(寒凝血滯) 하여 어혈이 만들어집니다. 어쨌건 둘 다 血이 막히는 것이 중하거나, 血이 차가워진 징후이므로 활혈거어(活血祛瘀)를 위주로 치료를 하게 됩니다.

血熱 ⇒ 熱瘀互結 ⇒ 瘀血

血虛 ⇒ 寒凝血滯 ⇒ 瘀血

대표적인 처방으로는 아래와 같은 것들이 있습니다.

저당탕 : 수질 맹충 대황 감초

도인승기탕 : 도인 대황 망초 계지 감초

복원활혈탕 : 시호 대황 천산갑 도인 홍화 감초 과루근 당귀

혈부축어탕 : 시호 지각 도인 홍화 당귀 생지황 천궁 적작약 우슬 길경 감초

생화탕 : 당귀 천궁 도인 건강 감초

계지복령환 : 계지 복령 도인 목단피 작약

어혈이 오래되면 낙혈(絡血)을 막기 때문에 전갈 천산갑 지룡 전충 등 낙맥(絡脈)을 소통하는 약재들을 씁니다. 어혈은 이렇듯 병리의 가장 마지막 산물에 가깝습니다. 때문에 아무 상황에나 어혈이라고 이야기를 하는 것이 아닙니다. 야간에 증상이 심하고, 발열-발적 등 혈분 징후를 명확하게 호소를 하며 고정된 일점 '통증'이 심하다는 것이 명확하게 확인이 될 때 어혈로 변증을 할 수 있는 것입니다.

간혈허(肝血虛)와 간음허(肝陰虛)

肝은 가장 먼저 소설(疎泄)과 장혈(藏血)을 위주로 한다고 이야기를 했습니다. 소설이 안되는 것이 간기울결이죠. 앞서 간기울결이 오래되면 火가 발생하고 이것이 진액을 소진하여 진음부족(眞陰不足)으로 간다고 말씀을 드렸습니다.

진음부족(眞陰不足)이 심한 환자들은 앞서 영양 상태가 고르지 못한 환자들이라고 말씀드렸습니다. 이렇게 진음부족 양상이 심하면 수불함목(水不涵木) 하여 간음(肝陰)에도 영향을 줍니다. 간음(肝陰)은 청대의 의가들이 간양상항(肝陽上亢)을 병리를 정리하기 위하여 정리한 개념입니다. **쉽게 이야기하면 간계(肝系)에 해당하는 눈, 근육, 모발 등에 영양을 개선해주는 것들을 총칭하는 개념입니다. 때문에 눈의 건조감을 개선시켜주거나(補肝明目), 근육을 편안하게 만들어주거나(柔肝止痛), 모발을 건강하게 해주는 약들을 보간음(補肝陰) 하는 약들이라고 이야기합니다.** 대표적으로 구기자, 산수유, 백작약, 여정자, 한련초 등이 그렇죠.

이와 별개로 간기울결이 지속되면 행혈(行血)에 문제가 발생하여 혈허로 빠지게 됩니다. 혈허가 어느 날 갑자기 생기는 것이 아니죠. 스트레스를 받고, 긴장이 과도해져서, 혈액순환이 문제가 생겨서 발생을 하는 것입니다. 이와 관련된 대표적인 처방이 사역산이죠. 시호-작약-지실-감초. 사역산이 수족궐에 쓰이는 이유가 바로 이렇듯 스트레스로 긴장을 해서 수족의 혈관이 수축했기 때문입니다. 주로 스트레스를 받아서 긴장할 때 손발이 차가워지는 경우에 해당한다고 볼 수 있습니다.

이 단계가 진행되어 간장혈(肝藏血)에 본격적인 문제가 생기면 혈허로 빠지게 됩니다. 이 때도 역시 수족냉증이 점차 더 심해지고, 혈관이 많은 하복부나 간, 근육, 뇌 등의 혈액순환이 저하가 되는 것입니다. 이 상황을 개선하는 대표적인 본초가 당귀입니다. 때문에 고방의 당귀사역탕 같은 약들은 만성적인 수족궐냉의 상태를 치료하는 처방이 됩니다. 만약 수족궐냉과 하복냉이 더 심한 양상이고, 더 오래되었다면 오수유, 소회향 등을 쓸 수 있습니다. 그래서 당귀사역탕에 오수유와 생강을 가미를 하는 것입니다. 이렇듯 혈허는 혈액 순환이 불량한 상태를 의미합니다.

이것이 더 심해져서 한응혈체(寒凝血滯) 하게 되면 어혈이 됩니다. 활혈거어가 필요한 상황이 되는 것이죠. 이를 개선하는 대표적인 약재들이 목단피 도인 홍화 소목 등입니다. 이 단계로 가면 당귀 천궁을 쓸 때에 비해 한상(寒狀)과 통증이 훨씬 더 뚜렷한 상태가 되는 것입니다. 그래서 생리통이나 복통 등이 동반될 때는 어혈을 항상 고려하는 것이 좋습니다. 그리고 이 단계를 개선하는 기본방이 도홍사물탕인 것도 참고로 하면 좋을 것 같고요.

정리를 해보겠습니다.

肝氣鬱結 ⇒ 肝火上炎 ⇒ 眞陰不足 ⇒ 肝陰不足 ⇒ 肝陽上亢

肝氣鬱結 ⇒ 肝血虛 ⇒ 寒凝血滯 ⇒ 瘀血

후자의 병리 과정의 경우 가미소요산 같은 처방에 그대로 녹아 들어가 있습니다. (시호－치자－작약－당귀－목단피)

신양허(腎陽虛)와 진양부족(眞陽不足)

신양(腎陽)은 한의학에서 크게 두 가지를 의미합니다. 신진대사－체온 혹은 내분비 계통.

신진대사, 체온과 관련된 腎陽의 문제는 비양허(脾陽虛)와 폐기허(肺氣虛)가 선행된 이후에 발생을 합니다. 따라서 기허가 심해지면 양허로 진행된다는 표현들을 흔히 하는 것입니다. 이러한 양상의 신양허(腎陽虛)는 외한지냉(畏寒肢冷, 추위를 느끼고 사지가 차가운 증상)을 가장 두드러지게 호소합니다. 때문에 기허와 관련된 징후를 묻고, 이후 추위에 대한 것들을 물어서 확인을 할 수 있습니다. 이 단계의 신양허를 개선하는 치법을 회양구역(回陽求逆)이라고 합니다. 인삼, 건강, 부자 등의 제제를 써서 신진대사와 체온을 급격히 상승시켜 치료를 하는 것입니다.

신양허가 심해지면 신허수범(腎虛水汎)증이 나타나기도 합니다. 수습이 범람하여 부종이 일어나는 것을 이야기합니다. 이는 腎陽이 수액대사와 관련이 크기 때문입니다. 이처럼 양허로 발생한 배뇨 이상, 부종 등을 기화불리(氣化不利)라고 표현합니다. 이 때는 비습(脾濕)을 제거하는 백출, 복령 등의 약들과 육계, 부자 등 기화(氣化)하는 약들을 같이 씁니다. 대표적인 처방이 진무탕이죠. 가벼운 경우에 대처할 때는 오령산이나 복령계지제도 가능하고요.

두 번째는 내분비 계통의 저하가 나타나는 경우입니다.

1) 각성이나 근력 등 활력의 저하
2) 성욕이나 식욕 등 욕구의 저하
3) 면역 계통의 손상 회복 능력 저하 등을 나타날 때

이를 신양허 혹은 진양부족(眞陽不足)이라고 부릅니다. 이 경우는 영양 상태가 뒷받침 되어야 하기 때문에 질중(質重)한 보음제들을 깔고, 보신양(補腎陽)하는 약재들을 가미합니다. 이를 음중구양(陰中求陽) 이라고 하죠. 보음(補陰)이 기본이 되어야 보양(補陽)이 이루어질 수 있습니다. 따라서 숙지황 산수유 황정 별갑 구판 등 보음제와 음양곽 파고지 선모 육종용 부자 등의 보양제를 함께 배오하는 경우가 많죠. 특히 회복력이 떨어지거나 반복적으로 나타나는 만성적인 면역 질환의 경우 補腎陽 하는 약들이 주 무대입니다.

이러한 진양부족(眞陽不足)은 하복부의 함몰로 드러나는 경우가 많습니다. 제하함몰이라고 하죠. 코어 머슬의 힘이 떨어져서 전신의 활력이 떨어진 경우에 해당한다고 볼 수 있습니다. 코어 머슬의 힘은 복압을 상승시키고 호흡의 안정성을 유지하는데도 도움을 주기 때문에 腎을 肺와 연관지어 생각하는 경우가 많습니다. 신주납기(腎主納氣)라고 하고요. 폐위기지주(肺爲氣之主), 신위기지근(腎爲氣之根)이라고 부르는 건 하복부의 안정된 힘이 유지되어야 호흡이 정상적으로 이루어진다는 뜻과 가깝습니다. 진양부족이 심해질 경우, 전신의 근육 힘이 떨어져서 인체의 전체 근육의 힘이 다 떨어지게 됩니다.

징가(癥瘕), 적취(積聚), 현벽(痃癖), 비괴(痞塊)

징가, 적취, 현벽, 비괴 등은 질환의 경과 상 가장 마지막에 형성되는 것에 가깝습니다. 이에 대해서는 〈동의보감〉 잡병편 적취문이 비교적 상세하므로 참고를 하시면 됩니다. 주단계는 六鬱이 이러한 것들의 근본이 된다고 했죠. 사실은 氣鬱이 가장 시초가 된다는 뜻입니다.

氣血冲和, 百病不生, 一有怫鬱, 諸病生焉. 鬱者, 病結不散也

鬱者, 結聚而不得發越也. 當升者不得升, 當降者不得降, 當變化者不得變化也. 此爲傳化失常, 六鬱之病見矣〈단심〉

기혈이 조화되면 모든 병이 생기지 않고, 하나라도 울체되면 여러 병이 생긴다. 울이란 병이 뭉쳐 흩어지지 않는 것이다.

울이란 뭉쳐서 발산되지 않는 것으로, 올라가야 하는데 오르지 못하고, 내려가야 하는데 내려가지 못하며, 변화해야 하는데 변화하지 못하는 것이다. 이는 전화(傳化)가 정상적이지 못한 것으로 육울병이 생긴다〈단심〉.

주단계는 이어서 병의 위치에 따라서 비괴와 적취를 분류를 합니다.

痞塊積聚在中, 爲痰飮. 在右爲食積. 在左爲血積. 夫左爲血塊, 右爲食積, 中爲痰飮, 此言誠然. 夫左關肝膽之位, 主藏血液. 右關脾胃之位, 主藏飮食. 中間則爲水穀出入之道路. 所以左爲血塊, 右爲食積, 中爲痰飮, 其理昭然.〈단심〉

비괴나 적취가 가운데에 있는 것은 담음이다. 우측에 있는 것은 식적이다. 좌측에 있는 것은 혈적이다. 비괴나 적취가 좌측에 있는 것은 혈괴이고, 우측에 있는 것은 식적이며, 가운데 있는 것은 담음이라고 한 말은 참으로 옳다. 좌관맥은 간담의 위치인데 주로 혈액을 저장하고, 우관맥은 비위의 위치인데 주로 음식을 저장하며, 가운데는 수곡이 출입하는 도로이다. 그러므로 좌측은 혈괴고 우측은 식적이고 중간은 담음이라는 이치는 명확한 것이다〈단심〉.

주단계의 이러한 좌우의 기초적인 분류는 〈의학정전〉이나 〈의학입문〉으로 가면서 약간 달라집니다.

大抵痞與痃癖, 乃胸膈間之病, 積與聚, 爲肚腹內之疾. 其爲上中二焦之病, 多見于男子. 其癥與瘕, 獨見于臍下, 是爲下焦之疾, 故常得于婦人也〈정전〉.

대개 비괴와 현벽은 흉격의 병이고, 적취는 뱃속의 병이다. 이것들은 상초, 중초의 병으로 대부분 남자에게 나타난다. 징가는 유독 배꼽 아래에 나타나는데, 하초의 질병이기 때문에 늘 부인에게 나타난다〈정전〉.

癥者, 堅而不移, 瘕者, 堅而能\移. 皆因痰飮, 食積, 死血而成塊, 積聚, 癥瘕, 痃癖, 其實一也.〈입문〉

징(癥)이란 단단하고 움직이지 않는 것이고, 가(瘕)란 단단하나 움직이는 것이다. 모두 담음, 식적, 어혈로 덩어리가 된 것인데, 적취, 징가, 현벽이 실은 같은 것이다〈입문〉.

정리를 하면, 징가 적취 현벽 비괴는 대체로 같은 종류로 볼 수 있고, 기울이 심하고 오랫동안 유지되면 담음과 어혈 및 식적(食積)이 형성되는데 이것이 뭉쳐져서 만들어진 것이라는 것입니다. 일반적으로 식적은 별도로 소화와 관련된 약들을 쓰고, 나머지는 담어호결(痰瘀互結) 이라고 해서 담음과 어혈의 문제로 봅니다.

肝氣鬱結 ⇒ 肝鬱化火 ⇒ 痰飮, 瘀血 ⇒ 痰瘀互結

따라서 이러한 덩어리들의 치료는 이기제 + 거담약 + 연견산결약 + 활혈거어약 의 형태로 조합이 됩니다.

징가, 적취, 현벽, 비괴가 현대적인 질환에서는 양성 종양이나 암과 가장 가깝습니다. 현재 연구되고 있는 암 치료를 위한 처방들은 대부분 이 범위를 벗어나지 않습니다. 아울러 암 자체의 면역 반응을 개선하기 위해서 청열해독약이 같이 쓰이는 경우가 많은데 이는 일종의 의학적 발전이고요. 이처럼 관찰에 따라 한의학은 의론을 수정하면서 계속 발전해왔고, 발전해가고 있습니다.

마무리 이야기

이제까지 장황하게 이야기 했던 것을 정리해서 이야기 해봅니다. 저는 한글로 번역되어 있는 의서는 대부분 몇 회 이상 읽어 봤습니다. 모자란 부분은 의사학 관련 논문들 참고해서 정리하곤 했습니다. 한의학 공부가 너무 재밌더라고요. 그래서 주변 분들에게 이야기를 하면 잘 이해를 못하는 눈치였습니다. 그게 오랫동안 의문이었습니다. 그런데 어느 정도 정리를 하고 나니 왜 그런지 조금은 알겠더군요.

한의학은 서양의학과 출발점이 다릅니다. 서양의학은 육안해부학, 생리학을 기초로 병리학을 만들고, 그에 따른 치료법을 개발을 합니다. 그래서 해부생리학을 공부를 하고, 병리학을 공부한 뒤, 치료를 배우게 되는 거죠.

반면 한의학의 역사는 모든 시작이 병리학입니다. 아픈 증상에 대해서 상세히 기록을 하고, 그것이 왜 그랬는지 유추를 해서 생리학적으로 보완을 해왔습니다. 즉 환자가 호소하는 증상이 제일 먼저 우리가 집중해야하는 정보라는 것입니다. 나머지 언어들은 그것을 표현하는 일종의 방편일 따름입니다. 한의학이 어렵다고 느끼는 이유는 언어에 집중한 나머지 그것이 정확하게 어떤 상태를 의미하는지를 잃어서 그렇습니다. 저는 개인적으로 옛 사람들의 수준이 그렇게 높다고 생각을 하지 않습니다. 그냥 관찰한 바를 그 이전 선배들의 의론에 맞춰서 기록하고, 거기에 본인 설을 추가한 것입니다. 이 사람들이 어떤 증상의 사람을 봤을까, 이 단어는 어떤 상태를 기록한 것일까를 생각하면 어려운 일이 아니더라고요. 이게 제가 많은 글들에서 계속 이야기한 "한의학은 병태론이다"라는 이야기를 다시 하는 것입니다.

두 번째, 모든 병리적인 과정은 시간의 흐름을 따릅니다. 한의학의 발달사는 결국 그 시간의 흐름에 따른 몸의 상태를 정리하는 과정이었습니다. 반면 서양의학은 현재의 상태 자체에 초점을 맞추죠. 우리는 변증논치나 팔강변증의 진단법이 무심결에 현재의 어떤 고정된 상태일 거라고 생각하는 경향이 있습니다. 진단과 치료가 어떤 고정된 상태를 개선하는 '마법의 탄환'을 찾는 일이라고 말이죠. 저의 장황한 이야기는 잃어버린 '시간'을 찾아오는 것을 목표로 했습니다. 병이 시간의 경과에 어떻게 진행되는가를 한의학에서 어떻게 봐왔는가를 정리한 작업이라는 뜻입니다. 그렇게 정리하다보니 상당수의 의가(ex. 〈단계심법〉 주단계, 〈의학정전〉 우단, 〈변증기문〉 진사탁 등)가 만성질환의 시작을 肝으로 보더군요. 氣鬱 로부터 병이 시작되더라는 것이죠. 저도 거기에 착안하여 시간에 따른 흐름을 肝氣鬱結 시작되어 진행되는 과정으로 정리를 했습니다. 기존의 설들을 정리하기도 했고, 일부는 제가 관찰해 온 사실들을 첨언해서 정리를 한 것입니다.

어쨌건 마무리 정리를 이제 하겠습니다.

1) 한의학의 언어들은 병의 '상태'를 기술한 것이다. 따라서 그 상태를 이해하면 언어는 흘러가게 두어야한다.

2) 한의학의 병리적 모델은 '시간'의 흐름을 따른다. 시간을 생략하면 상태를 파악하는데 어려움이 따른다.

PART

02

역대 주요 서적 처방해설

〈상한론〉과 〈금궤요략〉의 類方들에 대한 개괄적인 이해

개인적으로 〈상한론〉과 〈금궤요략〉을 다루는 많은 서적들이, 너무 조문의 글자 하나하나에 얽매여있지 않나 그런 생각을 합니다. 물론 조문이 중요하다고 생각합니다. 그렇지만 임상은 조문 안에서만 꼭 해결되지는 않으며 후세에 누적된 많은 경험들은 그 조문을 뛰어넘고도 남음이 있습니다. 게다가 우리가 〈상한론〉과 〈금궤요략〉 내에서 장중경의 본의(本意)를 아무리 궁구해보려고 한들, 많은 연구들이 이야기해주듯 〈상한론〉과 〈금궤요략〉이 1人의 저작이 아닐 가능성이 높으며, 여러 가지 판본들의 관계들이 명확히 규명되지 않은 상태에서 저자의 완벽한 기술 의도를 파악하는 건 불가능한 일입니다. 따라서 기본적인 처방의 방의(方意)를 이해하고 그러한 처방들이 후세방에서 어떠한 식으로 반영이 되었나를 파악하면 〈상한론〉과 〈금궤요략〉은 그 자체로 충분한 가치가 있지 않을까 생각이 됩니다. 본 파트에서는 〈상한론〉과 〈금궤요략〉에 활용되는 주요 약물들(계지, 마황, 시호, 황금, 황련, 치자, 석고, 택사, 복령, 건강, 부자, 감수, 대황, 반하, 당귀, 방기, 감초, 길경, 귤피)과 처방들을 중심으로 분류를 해서 어떠한 의의를 가지는지 개괄적으로 파악을 해볼까 합니다.

1 계지탕 類(계지)

〈상한론〉을 대표하는 계지탕 류방에 대한 설명입니다. 계지탕은 크게 계지감초탕과 작약감초탕의 방의가 합쳐진 처방입니다. 결론부터 이야기하면 계지감초탕은 혈액순환제, 작약감초탕은 대사개선제, 근육이완제 라고 할 수 있습니다. 두 방의가 합쳐진 것이므로 계지탕은 완만한 혈액순환을 도모하면서, 신진대사를 개선하고, 근육의 긴장을 완화하는 역할을 합니다.

계지감초탕은 심양(心陽)의 허탈을 치료하는 약인데 말초 혈액 순환을 개선하여 심장의 부담을 줄여주어 심장 쇠약 증상을 완화하는데 사용할 수 있습니다. 작약감초탕은 간의 에너지 대사 효율을 향상시키고 신경의 흥분을 떨어트려 근육의 긴장을 풀어주는 역할을 합니다. 계지와 작약의 비율에 따라 계지의 량이 많아지면 혈액 순환을 촉진하는 처방군으로 바뀌고, 작약의 량이 많아지면 대사를 향상시키고 긴장을 이완하는 처방 형태로 바뀌게 됩니다. 계지감초탕과 계지탕 정도의 완만한 혈액 순환 개선제에서 상태가 더 진행되면 부자가 가미되어 사역탕 류로 넘어가게 됩니다. 부자가 활용되는 처방은 강심제의 역할을 합니다.

계지감초탕 계지 8 감초 4

계지거작약탕 계지 생강 대조 6 감초 4

계지거작약가조협탕 계지 생강 대조 6 감초 4 조협 2

계지거작약가촉칠모려용골 계지 생강 대조 촉칠 6 모려 5 감초 용골 4

계지감초용골모려탕 계지 2 감초 용골 모려 4

자감초탕 자감초 마자인 8 생강 계지 6 맥문동 대조 10 인삼 아교 4 생지황32(건지황 8)

심장 쇠약의 징후가 나타나면 1차적으로 완만한 혈액 순환 개선제인 계지감초탕 정도로 대처를 하다가 맥박수가 지나치게 올라가면 용골 모려를 가미하고, 체액 소모가 심해진 상태에서 생기는 심장 쇠약의 경우 자음제를 가미하는 형태의 처방으로 변화되어 갑니다. 오국통의 〈온병조변〉에서는 자감초탕에 조성 변화를 줘서 복맥탕(復脈湯)이라고 부르는 처방군을 만들어 활용하고 있습니다.

계지탕 계지 작약 생강 대조 6 감초 4

계지가계탕 계지 12 작약 생강 대조 6 감초 4

계지가갈근탕 계지 작약 생강 대조 6 감초 4 갈근 8

계지가황기탕 계지 작약 생강 대조 6 감초 황기 4

과루계지탕 계지 작약 생강 대조 6 과루근 감초 4

계지가후박행자탕 계지 작약 생강 대조 행인 6 감초 후박 4

계지가용골모려탕 계지 작약 생강 대조 용골 모려 6 감초 4

계지탕은 혈액 순환 개선제의 대표적인 처방이며 이는 일차적으로 그리 증상이 심하지 않은 외감병들을 대처하는데 활용이 됩니다. 혈액 순환 저하를 주요 증상으로 할 때 갈근, 황기, 과루근, 후박, 행인, 용골, 모려 등을 가미하여 대증적인 대처를 하고 있음을 볼 수 있습니다.

당귀사역탕 당귀 계지 작약 세신 6 감초 목통 4 대조 12
당귀사역가오수유생강탕 당귀 계지 작약 세신 6 감초 목통 4 대조 12 오수유 4 생강 16
황기작약계지고주탕 황기 10 작약 계지 6 식주병 80

계지탕이 완만한 혈액 순환제임으로 보여주는 처방군들입니다. 세신, 오수유, 생강, 황기, 고주 등을 가미하여 혈액 순환을 도와 순환 불량으로 생기는 여러 가지 증상들을 대처하도록 합니다.

작약감초탕 작약 감초 12
작약감초부자탕 작약 감초 6 포부자 2
계지거계가복령백출탕 작약 생강 대조 복령 백출 6 감초 4
계지가작약탕 계지 생강 대조 6 감초 4 작약 12
계지가작약생강인삼신가탕 계지 대조 인삼 6 작약 생강 8 감초 4
소건중탕 계지 감초 생강 대조 6 작약 12 교이 40
황기건중탕 계지 감초 생강 대조 6 황기 4 작약 12 교이 40
당귀건중탕 당귀 8 계지 생강 대조 6 작약 12 감초 4

작약감초탕은 후세의 별명이 거장탕(去杖湯)이라고 하는데, 이는 심한 근육통 환자가 지팡이를 던지고 일어선다는 의미입니다. 근육 이완제의 대표격인 처방이라고 할 수 있습니다. 작약감초탕은 작약감초부자탕, 계지거계가복령백출탕으로 변화가 되며 이는 부자탕과 진무탕으로 진행되어 대표적인 대사개선제로 바뀌어가게 됩니다. 계지탕에 작약량을 늘인 계지가작약탕은 각종 보익제들이 가미되면서 점차 후세의 보약(補藥) 방의들을 형성해나가게 됩니다.

계지가부자탕 계지 작약 생강 대조 감초 6 포부자 2

계지부자탕 계지 8 포부자 2 생강 대조 6 감초 4

백출부자탕 백출 8 포부자 2 생강 대조 6 감초 4

감초부자탕 계지 8 포부자 2 감초 백출 4

계지작약지모탕 계지 지모 방풍 8 작약 6 감초 마황 4 백출 생강 10 포부자 2

오두계지탕 계지 작약 생강 대조 6 감초 오두 4 봉밀 60

계지탕증 정도의 경미한 순환 장애에서 진행되어 심장 쇠약의 징후가 심해진 경우 1차적으로 발한이 과도한 양상(遂漏不止)을 나타내게 되는데 이를 대처하는 처방이 바로 계지가부자탕입니다. 부자는 〈상한론〉과 〈금궤요략〉에서 크게 두 가지 효과로 활용이 되는데 첫 번째가 계지가부자탕, 사역탕류 들에서 활용되는 것처럼 심근수축력을 강화시키고 심장의 허탈을 회복하도록 돕는 효과이고, 두 번째는 빠른 진통 효과입니다. 계지가부자탕은 심장쇠약을 회복하도록 하는 처방이고, 계지부자탕 이하의 처방군은 부자를 진통에 적극적으로 활용한 처방들입니다.

2 마황탕 類(마황)

〈상한론〉은 제목에서 드러나있다시피 결국 한(寒)에 상(傷)한 질환을 치료하는 것이기 때문에 어떻게 한사(寒邪)를 발산시킬 것인가가 가장 중요한 서적이라고 할 수 있습니다. 따라서 마황탕–대청룡탕–갈근탕 등의 초기 발한의 명방들이 저는 개인적으로 '〈상한론〉의 꽃'이라고 생각하고 있습니다.

마황탕 마황 6 계지 4 감초 2 행인 6

계지마황각반탕 계지 6 작약 감초 생강 마황 대조 행인 4

계지이마황일탕 계지 대조 7 작약 생강 5 마황 행인 3 감초 4

계지이월비일탕 계지 작약 마황 감초 4 생강 7 대조 5 석고 4

갈근탕 갈근 12 마황 생강 대조 6 계지 작약 감초 4

대청룡탕 마황 12 계지 감초 대조 4 행인 10 생강 6 석고 24

마황탕 이하의 처방들은 모두 발한(發汗)이 제1의 목적이 되는 처방들입니다. 태양병 제강의 가장 중요한 구절은 '오한(惡寒)'인데 이 오한이 바로 상한병의 본태임을 제1조문이 보여줍니다. **오한이 있을 때는 발한을 하라**. 마황탕은 그것을 충실히 이행하는 처방이고 마황탕을 쓸 때 갈근을 가미할 것인가, 석고를 가미할 것인가 정도의 차이가 있다고 하겠습니다. 두 약물은 후세 의가들에게 양명(陽明)의 열을 치료하는 약재로 분류되는 것들이라는 공통점이 있지만, 작용의 벡터가 조금 다릅니다. 갈근은 복부가 주 타겟인 해열제이므로 설사와 같은 증상을 가지는 반면, 석고는 흉(胸)이 주요 병위이므로 번조와 같은 증상을 나타낼 수 있습니다. 처방 특성 상 갈근탕은 심박수가 그리 올라가지 않는 반면, 석고를 가미해야 하는 경우는 심박수가 많이 올라갈 수 있습니다.

소청룡탕 마황 작약 세신 건강 감초 계지 오미자 4 반하 10
소청룡가석고탕 마황 작약 세신 건강 감초 계지 오미자 6 반하 10 석고 8
후박마황탕 후박 반하 10 마황 행인 8 석고 20 건강 세신 4 소맥 28 오미자 6
사간마황탕 사간 세신 자완 관동화 오미자 6 마황 생강 8 대조 3 반하 10

소청룡탕은 대략 이중탕과 마황탕을 합방한 방의로 표리를 모두 강력하게 혈액 순환 시키겠다는 의도가 돋보이는 처방이라고 할 수 있습니다. 후세방으로 치면 오적산과 비슷한 의미의 처방입니다. 알러지성 비염의 명방으로 인식되고 활용되는 경우가 많지만 수기(水氣)가 많고 혈액순환이 저하된 환자의 증상 어떤 것에나 활용할 수 있습니다. 후박마황탕과 사간마황탕은 그러한 소청룡탕의 방의에 특정한 약재들을 가미하여 특정한 부위의 처방으로 방의를 좁혀놓았다는 차이점이 있겠습니다.

환혼탕 마황 행인 6 감초 2
속명탕 마황 계지 당귀 인삼 석고 건강 감초 천궁 6 행인 5
마행감석탕 마황 8 행인 감초 4 석고 16
마행의감탕 마황 8 행인 4 감초 6 의이인 12

마황탕에서 계지가 빠지면 발한으로서의 기능이 현격히 줄어드는 대신 호흡기 계통의 약으로 바뀌게 됩니다. 환혼탕(還魂湯)의 환혼은 코마가 일어난 환자에게 복용을 시키면 기관지 확장 효과를 통해 각성이 일어나서 깨어난다는 의미를 가지고 있습니다. 석고를 가미한 마행감석탕은 기침이나 천식 등 호흡기 증상이 심하고, 심박수가 올라가 있는 환자의 심박수를 줄여주면서 편안하게 만들어주는 처방입니다. 마행의감탕은 호흡량이 적어서 부종이 생긴 환자에게 호흡기를 개선하면서 부종을 회복하도록 만드는 처방입니다. 마행의감탕은 이후 이제마 선생에 의해 태음인 한증(寒證)의 기본 처방이 됩니다.

월비탕 마황 12 석고 16 생강 6 감초 4 대조 8
월비가출탕 마황 12 석고 16 생강 6 감초 4 대조 8 백출 8
월비가반하탕 마황 12 석고 16 생강 6 감초 4 대조 8 반하 16

월비탕은 대청룡탕에서 계지와 행인이 빠진 처방으로 발한과 호흡기 치료 방향을 줄이고 부종 위주로 선회를 한 처방군입니다. 같이 부종을 치료하더라도 마행의감탕과의 차이는 석고와 의이인의 차이로 주로 심박수에서 차이가 납니다. 석고는 흉(胸)을 위주로 하며, 의이인은 복(腹)을 위주로 하기 때문에 병위에도 차이가 있습니다.

마황부자세신탕 마황 세신 4 포부자 2
마황부자감초탕 마황 감초 4 포부자 2
계강조초황신부탕 계지 생강 대조 6 감초 마황 세신 4 포부자 2

마황부자세신탕은 마황, 세신, 부자로 강력한 혈액 순환을 도모합니다. 소음병에 활용하는 강력한 강심제인 셈입니다. 마황으로 심박수를 올리고, 부자로 심근수축력을 향상시키며, 세신으로 말초 혈액 순환을 도모하고 있습니다. 계강조초황신부탕은 마황부자세신탕에 계지탕을 가미하여 체표 혈액 순환을 더욱 강화하고 있습니다.

3 소시호탕 類(시호)

소시호탕 류방들은 소양병을 치료하는데 알려져 있는 4대 증상으로 요약할 수 있습니다. '흉협고만 한열왕래 심번희구 묵묵불욕음식' 만성적인 질환 치료에 〈상한론〉에서 가장 많이 활용되는 처방군을 뽑으라고 한다면 단연 소시호탕 류방일 것입니다.

소시호탕 시호 반하 12 황금 인삼 대조 감초 생강 6
시호거반하가과루탕 시호 12 과루근 8 황금 인삼 대조 감초 생강 6
대시호탕 시호 반하 12 황금 작약 지실 대조 6 생강 8 대황 4

소시호탕과 대시호탕 모두 간담의 문제를 위주로 다루며 후세 의가들 모두 그렇게 활용을 해왔습니다. 현대에는 급성담낭염, 급성간염 등의 치료제로 활용된다는 많은 연구 결과가 있습니다. 특히 대시호탕은 담즙과 관련된 문제를 직접적으로 해결해 대사증후군과 관련된 여러 증상들 치료에 주약으로 활용을 할 수 있습니다. 명방입니다.

시호계지탕 시호 반하 8 계지 황금 인삼 대조 작약 생강 4 감초 2
시호계지건강탕 시호 12 계지 황금 모려 6 건강 감초 4 과루근 8

시호계지탕과 시호계지건강탕은 소시호탕처럼 간담 문제를 가지면서 전신 혈액 순환에 장애가 있는 상태를 치료하는데 활용됩니다.

시호가용골모려탕 시호 반하 8 용골 황금 생강 인삼 계지 모려 복령 대조 4 대황 2-4
사역산 시호 작약 지실 감초 각 등분

시호가용골모려탕과 사역산은 시호를 신경증에 적극 활용한 처방들로 이는 후세 의가들에 의해 가미소요산, 억간산 등으로 발전해나가며 간기울결(肝氣鬱結)의 병리를 형성하는데 큰 영향을 미치게 됩니다.

인진호탕 인진호 12 산치자 3 대황 4
인진오령산 인진호 2 오령산말

인진은 시호와 비슷하게 활용되는데 철저하게 간담의 문제에만 사용됩니다. 주로 담낭질환, 담관폐색 등 이담효과가 강해서 황달을 치료하는 주약으로 사용되고 있습니다.

4 사심탕 類(황금, 황련)

사심탕 류방은 후세의가들에게 화열(火熱)에 대한 개념과 그 치료법에 대한 영감을 준 처방군입니다. 화열에 대한 개념은 본 서적의 화열(火熱) 파트에서 대략적으로 이해할 수 있는데, 요지는 화열이란 표현은 1) 발열 2) 흥분 3) 염증의 세 가지 뜻으로 사용이 되며 〈상한론〉에서 흥분은 황련에 의해, 염증은 황금에 의해 처리되는 경향이 있습니다.

대황황련사심탕 대황 4 황련 2
사심탕 대황 황련 황금 6

두 처방 모두 황련을 활용하고 있는 처방으로 흥분을 가라앉히는 효과가 있습니다. 대황황련사심탕에 비해 사심탕은 상대적으로 화열이 심한 경우라고 볼 수 있겠습니다. 사심탕은 후세의가들에 의해 황련해독탕으로 발전하여 급성 염증을 치료하는 주된 처방으로 발전을 하게 됩니다.

반하사심탕 반하 12 황금 건강 인삼 감초 대조 6 황련 2
생강사심탕 생강 8 감초 인삼 황금 대조 6 건강 황련 2 반하 12
감초사심탕 감초 8 반하 12 황금 건강 인삼 대조 6 황련 2
황련탕 황련 감초 건강 계지 대조 4 인삼 3 반하 10
건강황금황련인삼탕 건강 황금 황련 인삼 6
오매환 오매 30개 세신 포부자 계지 인삼 황백 6 황련 16 당귀 촉초 4 건강 10
육물황금탕 황금 인삼 건강 대조 6 계지 4 반하 10
선복대자탕 선복화 감초 대조 6 인삼 4 생강 10 대자석 2 반하 10

반하사심탕 류방들은 사심탕의 방의와 이중탕의 방의가 합쳐진 처방들입니다. 즉 흥분 상태와 위장관의 혈액순환 저하가 같이 있는 상태를 치료하는 처방군이라는 뜻입니다. 증상에 따라 조금씩 가미되는 약재가 달라지며 반하사심탕에서 황련탕으로 가면 흥분(心熱)이 조금 더 심한 상태가 되고, 이는 건강황금황련인삼탕이나 오매환으로 가면 조금 더 심해진 상태로 발전을 합니다. 반면 육물황금탕은 황련이 없어서 심열이 심하지 않고, 선복대자탕은 대략 반하사심탕의 방의에서 황련

황금의 흥분과 염증 상태가 없는, 단순 위장관 문제를 다루는 처방이라고 볼 수 있습니다.

황금탕 황금 대조 6 작약 감초 4
갈근황금황련탕 갈근 15 황금 황련 감초 6
백두옹탕 백두옹 6 황백 황련 진피 9

앞서 말씀드린 바와 같이 황금은 주로 염증을 처리하는 소염제 개념으로 활용됩니다. 황금탕은 위장관, 특히 급성 위염(心下痞)으로 인한 설사를 다루는 처방입니다. 갈근금련탕은 갈근이라는 지사제가 가미되어 설사가 굉장히 심하고, 황련이 대량으로 들어가 맥촉이 심한 형태의 급성 장염을 치료하는 처방입니다. 백두옹탕은 이례적으로 백두옹과 황백의 조합으로 위장관의 화농을 처리하여 이질을 치료하는데 주안점을 둔 처방이 됩니다.

황련아교탕 황련 8 황금 작약 4 아교 3 계자황 1개
삼물황금탕 황금 3 고삼 6 건지황 12

황련아교탕과 삼물황금탕 모두 체액 소모가 있는 상태를 치료하는 처방으로 황련아교탕은 아교로 체액을 보충하고, 삼물황금탕은 건지황으로 보충한다는 차이가 있습니다. 고삼은 대략 황련과 방의가 겹치므로 두 처방은 결국 아교를 쓰느냐 건지황을 쓰느냐의 차이가 있다고 볼 수 있습니다.

5 치자시탕 類(치자)

치자시탕 산치자 4 향시 20
지실치자탕 지실 6 치자 4 향시 20
지실치자대황시탕 산치자 3 대황 2 지실 7 향시 20
치자벽피탕 산치자 4.5 감초 3 황백 6

치자건강탕 산치자 4 건강 3

치자후박탕 산치자 4 후박 12 지실 8

치자시탕류들은 조문 상에서도 나타나듯이 주로 발한토하후(發汗吐下後) 체액 소모가 심해진 뒤 나타나는 번(煩)과 열(熱)을 다룹니다. 따라서 진단 상 혈압이 낮고, 맥박수가 올라가 있는 경향이 있습니다. 대체적으로 신경증 특히 불안증이 있는 여성 환자들에게 주로 나타납니다. 치자시탕 이후는 치자를 위주로 다루며 증상에 따라 지실, 황백, 건강, 후박 등을 대증적으로 가미한 처방군입니다.

6 백호탕 類(석고)

백호탕은 결국 석고를 어떠한 의미로 쓰느냐 하는 문제를 다룹니다. 사실 제 생각에는 지모도 상당히 큰 역할을 하는 약재인데 백호탕에서 석고에 가려서 보조적인 역할을 하는데 머물러 있다가 원대에 이르러 주단계에 의해 허열을 치료하는 약재로 주목을 받게 됩니다.

백호탕 지모 12 석고 32 감초 4 갱미 18

백호가계지탕 지모 12 석고 32 감초 4 갱미 18 계지 6

백호가인삼탕 지모 12 석고 32 감초 4 갱미 18 인삼 6

죽엽석고탕 죽엽 인삼 감초 4 석고 32 맥문동 20 갱미 14 반하 10

백호탕은 양명열(陽明熱) 즉 발열 상태를 다루는 약으로, 여타의 열을 치료하는 처방들에 비해 체징이 뚜렷하지 않으므로 기열(氣熱)을 치료하는 약이라고 이야기가 됩니다. 스트레스 관련 내용들에서 기술을 하였지만 저는 이 양명열과 기열이라는 것이 근육의 열과 관련이 되며 이것이 갑상선과 연관이 크지 않을까 생각하고 있습니다. 갑상선을 연구한 경희대학교 안세영 교수님의 갑상선 기능항진증 처방 안전백호탕(갈근20 황금8 석고 백지 승마 고본 길경 감초4g) 역시 태음인 갈근해기탕에 석고를 가미한 형태죠, 아무튼 백호탕을 소양인 처방처럼 만성적인 형태로 활용을 할 때는 평소 높은 체열 및 심박수 등을 타겟으로 활용하면 좋지 않을까 생각이 됩니다. 체열이 높고 심박수가 올라가 있기 때문에 갈증이 쉽게 생기고 땀이 많은 경향이 있다, 라고 유추할 수 있겠습니다.

다만, 〈상한론〉 조문 상에서 직접적인 갈(渴)에 대한 언급은 백호탕 조에서는 나타나지 않고 모두 백호가인삼탕 조문에서 나타납니다. 때문에 번갈을 석고의 주치증으로 잡은 〈약징〉이 절대적이지는 않을 수 있습니다.

7 오령산 類(택사, 복령)

오령산의 경우 〈상한론〉에서 리수(利水)를 어떻게 하는가를 보여주는 대표적인 처방입니다. 크게 택사를 위주로 한 처방과, 복령을 위주로 한 처방으로 나눌 수 있습니다. 여기서 주목을 해야 하는 건 복령인데, 복령의 경우 양이 적을 때는 리수효과 위주로 활용이 되고, 양이 많아지면 동계를 진정시키는 안정 효과 형태로 활용이 됩니다. 따라서 오령산이나 저령탕처럼 리수에 초점이 맞추어진 경우에는 용량이 비교적 적으며, 동계가 심해질수록 투약 용량이 늘어나는 것을 볼 수 있습니다. 복령의 동계를 진정시키는 효과는 아마 칼슘제제이기 때문인 것으로 생각됩니다.

택사탕 택사 15 백출 6
오령산 택사 10 저령 복령 백출 6 계지 4
저령탕 저령 복령 택사 아교 활석 6
팔미환 건지황 16 산약 산수유 8 택사 복령 목단피 6 계지 포부자 2

택사를 중심으로 하는 처방들입니다. 택사탕은 리수를 적극적으로 하여 현훈을 치료하는 처방입니다. 오령산은 택사탕에 계지를 가미하여 심장이 약한 사람의 혈액 순환을 돕고, 복령을 가미하여 안정을 시키면서 리수를 하는 처방 조합입니다. 저령탕은 오령산보다 실증(實證)으로 활석을 가미하여 방광염 등을 대처하도록 만들었습니다. 팔미환은 자음과 리수를 겸하는 형태를 취하고 있는데 조문 상(少腹拘急, 小便不利)으로는 리수에 조금 더 초점이 맞춰져 만들어진 처방으로 보입니다.

영계출감탕 복령 8 계지 6 백출 감초 4

영계미감탕 복령 계지 8 감초 오미자 6

영계감조탕 복령 16 계지 대조 8 감초 4

복령택사탕 복령 16 택사 생강 8 감초 2 계지 4 백출 6

복령감초탕 복령 계지 4 감초 2 생강 6

영계출감탕 류방들은 복령의 량을 늘여서 안정 효과를 꽤하고 있는 약들로 동계를 위주로 치료하는 약들입니다. 다만 계지감초탕을 위주로 하기 때문에 심장쇠약과 혈액 순환 불량의 징후가 있는 환자를 대상으로 합니다. 복령의 양이 늘어날수록 좀 더 극심한 자율 신경 양상을 호소하게 됩니다.

복령행인감초탕 복령 6 행인 4 감초 2

영감강미신탕 복령 8 감초 건강 세신 오미자 6

영감강미신하탕 복령 8 감초 오미자 세신 건강 6 반하 10

영감강미신하인탕 복령 8 감초 오미자 건강 세신 행인 6 반하 10

영감강미신하인황탕 복령 8 감초 오미자 건강 세신 행인 대황 6 반하 10

복령을 호흡기 처방에 배오를 한 형태의 처방군입니다. 동계를 진정시켜 심장을 안정시키기 때문에 호흡기를 편안하게 만들어주는데 보조적인 역할을 하는 것으로 보입니다. 마행감석탕에 석고를 쓰는 것과 비슷한 의미이지만 석고처럼 해열 기능이 없어서 발열에는 대처를 하지 못합니다.

8 이중환 類(건강)

이중환 인삼 백출 감초 건강 6

계지인삼탕 계지 감초 8 백출 인삼 건강 6

대건중탕 촉초 2 건강 8 인삼 4 교이 20

감초건강탕 감초 12 건강 6

영강출감탕 복령 건강 8 감초 백출 4

복령음 복령 인삼 백출 6 지실 4 귤피 5 생강 8

생강감초탕 감초 8 생강 10 인삼 6 대조 6

태음병 복통 하리를 치료하기 위한 처방군입니다. 위장관의 혈액 순환을 촉진하여 주는 처방 조합들로 이루어져 있습니다. 한증(寒證)이 심해지면 촉초 등과 배오하여 대건중탕 형태로 온리(溫裏)를 급격히 하게 됩니다. 조문에 따르면 위장관의 혈액 순환이 개선되면서 호흡기도 개선이 되고(인삼탕, 감초건강탕), 허리 쪽의 순환도 개선이 될 수 있습니다(영강출감탕).

9 사역탕 類(부자)

사역탕 류방은 소음병이나 궐음병으로 진행되면서 나타나는 심장 쇠약을 회복시키도록 하는 일종의 강심제입니다. 주로 부자가 위주가 되며 건강이 보조적인 역할을 합니다.

사역탕 감초 6 건강 4.5 포부자 2

통맥사역탕 감초 6 건강 9 포부자 3

사역가인삼탕 감초 6 건강 4.5 포부자 2 인삼 3

백통탕 총백 2개 건강 2 포부자 2

백통가저담즙탕 총백 2개 건강 2 포부자 2 인뇨 40 저담즙 8

건강부자탕 건강 6 포부자 2

복령사역탕 감초 6 건강 4.5 포부자 2 인삼 3 복령 12

사역탕 이하의 처방들은 모두 부자를 강심제로 어떻게 쓰는 것인가를 보여줍니다. 복령사역탕은 복령이 12g으로 대량 가미되어 동계가 심한 심장쇠약증에 활용되고 있음을 보여주고 있습니다.

진무탕 복령 작약 생강 6 백출 4 포부자 2
부자탕 복령 작약 6 인삼 4 백출 8 포부자 2

진무탕과 부자탕은 작약감초탕으로부터 기원하여 대사를 개선하고 복령으로 동계를 진정하면서 부자로 강력하게 혈액순환을 시키는 형태의 처방입니다. 두 처방 모두 강력한 신진대사 개선제입니다.

의이부자산 의이인 3 포부자 2
의이부자패장산 의이인 16 포부자 2 패장 8

부자를 의이인과 함께 쓴 두 처방 모두 복부의 혈액 순환을 촉진시켜 줍니다. 1차 진료에서 이러한 환자군 볼 일이 많지 않기에 크게 의미가 있는 처방인 것 같지는 않지만, 장옹(腸癰)에 쓰는 패장의 활용은 눈여겨볼만 합니다.

대오두전 포오두 6 봉밀 40
오두탕 마황 작약 황기 자감초 6 오두 2 봉밀 80
오두적석지환 촉초 건강 적석지 4 포부자 2 오두 0.3

오두를 쓴 처방들은 모두 통증을 위주로 합니다. 천오 초오 부자 모두 통증을 강력하게 억제하는 효과가 있는 약들임을 시사합니다.

10 함흉탕 類(감수)

결흉(結胸)을 치료하는 〈상한론〉의 처방군입니다. 결흉이란 결국 흉강의 극심한 부종 상태를 이야기하며, 치료는 강력하게 축수(逐水)를 시키는 약을 위주로 합니다. 증상은 가슴의 극렬한 통증과 답답함을 주로 호소합니다. 흉(胸)을 병위로 하기 때문에 이제마는 소양인의 병리로 보았고, 감수를 소양인 대표약으로 활용하였습니다.

대함흉탕 대황 12 망초 24 감수말 2
대함흉환 대황 16 정력자 10 망초 12 행인 10 감수말 2
십조탕 감수 원화 대극 각 등분
감수반하탕 감수 0.6 반하 작약 2 감초 1.4 꿀 20
소함흉탕 황련 3 반하 15 과루실 12

감수를 위주로 한 약들은 모두 통증을 심하게 호소하는 경우가 많습니다. 소함흉탕의 경우 엄밀히 말해서 사심탕 류방에 더 가깝습지만, 사심탕 류방들처럼 번(煩)보다는 통(痛)을 위주로 하는 경향이 있기 때문에 함흉탕이라는 이름이 붙은 것 같습니다. 소함흉탕은 대함흉탕증에 비해 통증의 정도가 경미한 환자이며, 〈상한론〉 조문 상 정재심하(正在心下)라고 하여 심하부위를 눌렀을 때 통증이 심한 스트레스 환자를 치료하는 처방입니다.

11 승기탕 類(대황)

승기탕 류방은 결국 대황을 어떻게 활용하느냐 하는 문제입니다. 대황이 어떠한 약인가 하는 것은 많은 논란이 있지만, 결국 사하제(瀉下制)의 틀을 벗어날 수는 없습니다. 장관의 연동 운동을 강화하여 배변을 촉진하고 설사를 일으킨다, 그 틀에서 해석해서 투약을 하면 됩니다. 다만 우리 몸에서 체액량의 변화를 하루 동안 가장 많이 일으키는 곳이 대장입니다. 설사를 시킨다는 것은 체내에 불필요하게 저류된 체액을 배설한다는 의미이며 그러한 저류된 체액 즉 한의학에서 이야기하는 습과 담음을 제거하기 위한 가장 강력한 방편이기도 한 것입니다. 습과 담음에 의해 나타나는 여러 가지 병증에 승기탕 류방들은 상당히 뛰어난 효과를 나타냅니다. 공하파인 장종정의 경우 이러한 원리에 착안하여 굉장히 많은 질환에 축수제와 사하제를 활용하고 있는 것을 볼 수 있습니다.

대승기탕 대황 12 후박 24 지실 8 망초 12
도인승기탕 도인 6 계지 감초 망초 4 대황 8
대황목단피탕 대황 8 목단피 6 도인 8 동과자 12 망초 8
저당탕 수질 3.6 맹충 4 도인 2 대황 6

저당환 수질 4.8 맹충 5.2 도인 4 대황 12

대황자충환 대황 20 황금 12 감초 24 도인 행인 65 작약 32 지황 80 건칠 8 맹충 제조 107 수질 166 자충 71

승기탕 류의 대표적인 처방은 대승기탕이며 이 처방은 한의학에서 대장(大腸)을 어떻게 다루고 있는가를 잘 보여주고 있는 처방입니다. 망초는 역삼투압으로 장관 내 수분의 량을 늘여주는 역할을 합니다. 도인은 하복강의 혈액 순환을 적극적으로 개선하는 활혈거어제입니다. 이처럼 승기탕 류방들은 사하(瀉下)를 적극적으로 하면서 위장관과 하복강의 혈액 순환을 적극적으로 개선하도록 하는 처방들이 주류가 됩니다. 도인승기탕과 저당탕처럼 하복부의 압력을 적극적으로 해소하는 처방들은 후세방에서 당귀승기탕으로 발전하여 광증(狂症)을 다루는 중요한 처방이 됩니다.

소승기탕 대황 12 후박 6 지실 12

후박칠물탕 후박 16 감초 대황 6 대조 5 지실 7 계지 4 생강 10

조위승기탕 대황 8 망초 16 감초 4

소승기탕과 조위승기탕은 서로 조금 성격이 다르지만 어쨌건 대장에 초점을 맞춘 처방들입니다. 후박칠물탕은 소승기탕의 변방으로 사하(瀉下)보다 장관 연동 운동의 강화에 초점이 맞추어진 처방이라고 생각이 됩니다. 소승기탕과 후박칠물탕은 복만(腹滿)을 위주로 합니다.

대황감초탕 대황 8 감초 2

대황부자탕 대황 6 포부자 2 세신 4

단순히 대황만 쓰는 경우는 처방이 극적이지 않으므로 심각한 질환에는 활용되지 않는 것 같습니다. 대황부자탕은 대변비결이 심한데 오한(惡寒) 등 혈액 순환 저하 양상이 있는 환자에게 활용해볼 수 있겠습니다. 마황부자세신탕이 마황이 들어가서 심박수가 떨어져있고 감각이 둔화된 환자에게 투약된다면, 대황부자탕은 대변비결이 뚜렷한 환자에게 사용하는 혈액 순환제라고 생각하면 이해가 쉬울 것 같습니다.

12 소반하탕 類(반하)

반하를 위주로 한 처방군들입니다. 반하는 〈상한론〉 내에서 구토를 위주로 언급이 되고 있습니다. 길익동동은 〈약징〉에서 담음구토를 주치증으로 잡았습니다. 소화기에 한정되어있던 반하의 주치증은 소반하가복령탕을 이진탕으로 바꾸어 담음의 주방(主方)으로 발전이 됩니다.

소반하탕 반하 20 생강 16

소반하가복령탕 반하 20 생강 16 복령 6

생강반하탕 반하 12 생강즙 80cc

반하건강산 반하말 건강말 4

건강반하인삼환 건강 2 인삼 2 반하 4

소반하탕 이하의 처방들은 생강이나 건강과 같은 약들과 배오되어 소화기의 질환을 치료하는 약들로 활용이 됩니다. 대체로 구토증, 헛구역질을 치료하는 약들입니다.

반하산급탕 반하 10 계지 감초 5

반하고주탕 반하 4 계란 1개 고주

반하후박탕 반하 20 후박 6 복령 8 생강 10 소엽 4

맥문동탕 맥문동 15 반하 10 인삼 감초 4 대조 6 갱미 9

반하가 단순히 소화기의 구토를 치료하는 것 이외에도 호흡기 계통의 염증에도 활용이 된다는 것을 보여주는 처방들입니다. 인통(咽痛), 매핵기 등 주로 인후(咽喉)의 문제를 다룹니다. 완만한 소염제 계통으로 생각할 수 있습니다.

13 당귀작약산 類(당귀)

당귀작약산 류방은 〈상한론〉과 〈금궤요략〉이 하복강(여성의 경우 자궁, 난소, 질 등의 생식기)의 문제들을 어떤 식으로 다루는지를 잘 보여줍니다. 당귀가 가장 중요한 약물이 되며 천궁, 도인 등과 배오되어 적극적인 치료를 하는 약들로 바뀌게 됩니다.

당귀작약산 당귀 3 작약 16 택사 천궁 8 복령 백출 4
계지복령환 계지 복령 작약 도인 목단피 각 등분

후세에 고방을 연구한 의가들에 의해 이른바 구어혈제로 불렸던 두 가지 처방들입니다. 계지복령환은 엄밀히 말해 영계출감탕의 변방이라고 할 수 있는데 복령-계지의 조합으로 예민한 여성분들이 가진 하복부의 혈액 순환 불량을 주치증으로 합니다. 당귀작약산은 택사를 위주로 하는 택사탕의 변방이라고 봐야하는데 당귀, 천궁의 약대와 같이 쓰여서 혈액 순환을 도모하면서 부종을 제거하는 처방이라고 할 수 있습니다.

궁귀교애탕 천궁 교애 감초 4 애엽 당귀 6 작약 건지황 8
온경탕 오수유 3 당귀 천궁 작약 인삼 계지 아교 목단피 생강 감초 4 반하 8
당귀산 당귀 황금 작약 천궁 8 백출 4

당귀와 천궁의 약대로 하복부의 혈액 순환을 늘여주는 월경/임신과 관련된 처방들입니다. 궁귀교애탕은 교애와 애엽이 제거되어 사물탕이 되면서 후세 보혈(補血)을 대표하는 처방이 됩니다. 온경탕은 보혈, 온리 등의 방의를 가지며 후세 자궁 질환을 다루는 처방들의 모방(母方)으로 자리 잡습니다. 당귀산은 후세 안태음으로 변화가 이루어집니다.

당귀생강양육탕 당귀 6 생강 10 양육 32
당귀패모고삼환 당귀 패모 고삼 8

당귀생강양육탕은 당귀와 양육을 배오해서 영양 보충을 하면서 혈액순환을 하는 처방입니다. 당귀패모고삼환은 고삼으로 흥분을 가라앉히고, 당귀로 하복부의 혈액순환을 개선해서 임신 시 소변이 힘든 증상을 개선하는 처방입니다.

14 방기탕 類(방기)

목방기탕 목방기 6 석고 24 계지 4 인삼 8
방기초목정력대황환 방기 초목 정력 대황 각 등분
방기황기탕 방기 8 감초 4 백출 6 황기 9 생강 대조 6
방기복령탕 방기 황기 계지 6 복령 12 감초 4

방기를 위주로 한 약들은 부종을 호소하며 어떠한 약재를 배오하느냐에 따라 부종을 제거하는 부위가 조금씩 달라진다는 특징이 있습니다. 목방기탕은 흉(胸), 특히 심장에 작용하는 석고, 계지, 인삼을 배오하여 맥박이 빠르지만(석고), 심장이 쇠약한 징후를 보이는(계지, 인삼) 환자의 부종 및 천식을 다루는 처방이 됩니다. 기초력황환은 소화기에 주로 작용하는 약들로 구성되어 위장관내 부종을 주로 다룹니다. 방기황기탕은 황기, 백출과 배오되어 주로 체표의 부종을 다루고, 방기복령탕은 복령-계지의 예민한 환자가 부종과 신경증을 함께 겸하고 있는 경우를 다룹니다. 방기는 후세 의가들에 의해 창출과 이수지제의 배오로 대체되어 잘 활용되지 않는 경향이 있습니다.

15 감초탕 類(감초, 길경)

〈상한론〉과 〈금궤요략〉에서 감초가 두드러진 처방을 보면 감초의 약성이 청열제에 가깝지 않나 하는 생각이 드는데 후세에 그런 논의가 두드러지지 않은 것은 비교적 완만한 청열 효과 때문이 아닐까 생각합니다.

감초탕 감초 6
길경탕 길경 3 감초 6
배농탕 감초 6 길경 9 생강 3 대조 8
배농산 지실 10 작약 6 길경 2
지실작약산 지실 작약 각 등분

감초탕의 변방들은 염증을 어떻게 대처하는가를 간략히 보여줍니다. 감초는 초기 염증을 가라앉히는 역할을 하며 이는 감초 단미를 쓰는 감초탕의 조문에 잘 나타나있습니다. 감초를 대량으로 쓰는 처방인 국로고(國老膏)는 옹저(癰疽)를 치료하는 것으로 〈동의보감〉에 기재 되어있습니다. 염증이 진행되면 화농이 되기도 하는데 농이 배출이 되기 시작하는 시점에 활용하는 약재가 길경입니다. 길경탕과 배농탕, 배농산은 각각 상황에 따라 농을 어떻게 처리해야하는지를 보여줍니다. 즉 길경탕은 단순히 배농만 하면 되는 상황이고, 배농탕은 체력적인 저하가 두드러지는 환자의 경우이며, 배농산은 농이 통증과 함께 있는 경우 지통을 하는 조합입니다. 배농산의 지통 효과는 길경을 제외한 지실, 작약의 약대를 활용한 지실작약산 조문에 잘 나타나있습니다.

감초분밀탕 감초 6 미분 3 봉밀 12

감맥대조탕 감초 6 소맥 28 대조 5

감초분밀탕과 감맥대조탕은 감초가 완만한 신경 안정의 효과가 있음을 보여줍니다. 감초분밀탕은 심장 부위 통증을 제어하며, 감맥대조탕은 정서적인 안정감을 유도하도록 해줍니다.

16 귤피탕 類(귤피)

귤피탕 귤피 8 생강 18

귤피죽여탕 귤피 16 죽여 4 대조 14 생강 16 감초 10 인삼 2

귤피지실생강탕 귤피 16 지실 3 생강 8

귤피는 진피, 청피와 같은 후세의 이기제(理氣制)로 교감 신경의 흥분을 안정시키는 완만한 신경안정제입니다. 주로 흉비증을 다루며, 대단히 주목받는 처방군은 아니지만 후세방의 이기제 역할을 하는 처방의 모방(母方)으로 생각되어 따로 분류를 해두었습니다.

〈상한론〉 병위(病位)에 따른 처방의 분류

흉(胸)

흉이라는 말은 흉곽을 의미하는 것으로 대체적으로 심장과 폐를 둘러싼 흉강의 전반적인 문제를 나타냅니다. 소시호탕의 예처럼 간의 문제가 호흡을 불편하게 만들어서 가슴을 답답하게 만드는 경우도 있습니다. 양상은 답답한 증상으로 나타나는 경우가 많으며, 두근거림, 통증으로 나타나는 경우도 있습니다.

23. 太陽病 下之後 脈促胸滿者 **桂枝去芍藥湯主之**

37. 太陽與陽明合病 喘而胸滿者 不可下 宜**麻黃湯**

38. 太陽病 十日以去 脈浮細而嗜臥者 外已解也 設胸滿脇痛者 與**小柴胡湯** 脈但浮者 與**麻黃湯**

68. 傷寒 若吐若下後 心下逆滿 氣上衝胸 走卽頭眩 脈沈緊 發汗卽動經 身振搖者 **茯苓桂枝白朮甘草湯**主之

80. 發汗 若下之而煩熱 胸中窒者 **梔子豉湯**主之

99. 傷寒 五六日 中風 往來寒熱 胸脇苦滿 黙黙不欲飮食 心煩喜嘔 或胸中煩而不嘔 或渴 或腹中痛 或脇下痞鞕 或心下悸 小便不利 或不渴 身有微熱 或咳者 **小柴胡湯**主之

112. 傷寒八九日下之 胸滿煩驚 小便不利 譫語 一身盡重 不可轉側者 **柴胡加龍骨牡蠣湯**主之

130. 太陽病 過經十餘日 心中溫溫欲吐 而胸中痛 大便反當 腹微滿 鬱鬱微煩 先此時 自極吐下者 與**調胃承氣湯** 若不微者 不可與 但欲嘔 胸中痛 微當者 此非柴胡證 以嘔故知極吐下也

135. 問曰 病有結胸 有藏結 其狀何如 答曰 按之痛 寸脈浮 關脈沈 名曰結胸也 何謂藏結 答曰 如結胸狀 飮食如故 時時下利 寸脈浮 關脈小細沈緊 名曰藏結 舌上白苔滑者 難治

137. 病發於陽 而反下之 熱入因作結胸 病發於陰而反下之 因作痞 所以成結胸者 以下之太早故也

138. 結胸者 項亦强 如柔治狀 下之卽和 宜**大陷胸丸**

139. 結胸證 其脈 浮大者 不可下 下之卽死

140. 結胸證悉具 煩躁者 亦死

141. 太陽病 脈浮而動數 浮卽爲風 數卽爲熱 動卽爲痛 數卽爲虛 頭痛發熱 微盜汗出而反惡寒者 表未解也 醫反下之 動數變遲 膈內拒痛 胃中空虛 客氣動膈 短氣躁煩 心中懊憹 陽氣內陷 心下因鞕卽爲結胸 **大陷胸湯**主之 若不結胸 但頭汗出 餘無汗 齊頸而環 小便不利 身必發黃也

142. 傷寒六七日 結胸熱實 脈沈而緊 心下痛 按之石鞕者 **大陷胸湯**主之

143. 傷寒十餘日 熱結在裡 復往來寒熱者 與**大柴胡湯** 但結胸無大熱者 此爲水結在胸脇也 但頭微汗出者 **大陷胸湯**主之

144. 太陽病 重發汗而復下之 不大便 五六日 舌上燥而渴 日晡所小有潮熱 從心下至少腹 鞕滿而痛 不可近者 **大陷胸湯**主之

145. 小結胸病 正在心下 按之卽痛 脈浮滑者 **小陷胸湯**主之

146. 太陽病二三日 不能臥 但欲起 心下必結 脈微弱者 此本有寒分也 反下之 若利止 必作結胸 未止者 四日復下之 此作協熱利也

147. 太陽病下之 其脈促不結胸者 此爲欲解也 脈浮者 必結胸 脈緊者 必咽痛 脈弦者 必兩脇拘急 脈細數者 頭痛未止 脈沈緊者 必欲嘔 脈沈滑者 協熱利 脈浮滑者 必下血

149. 寒實結胸 無熱證者 與**三物小陷胸湯** 白散亦可服

150. 太陽與少陽 併病 頭項强痛 或眩冒 時如結胸 心下痞鞕者 當者大椎第一間 肺俞 肝俞 愼不可發汗 發汗卽 譫語 脈弦 五六日 譫語不止 當刺期門

158. 太陽少陽併病 而反下之 成結胸 心下鞕 下利不止 水漿不入 其人心煩

161. 太陽病 宜發汗 遂發熱惡寒 因復下之 心下痞 表裡俱虛 陰陽氣併竭 無陽卽陰獨 復加燒針 因胸煩 面色靑黃 膚瞤者 難治 今色微黃 手足溫者 易癒

174. 病如桂枝證 頭不痛 項不强 寸脈微浮 胸中痞鞕 氣上衝咽喉 不得食者 此爲胸有寒也 當吐之 宜瓜체散

181. 傷寒 胸中有熱 胃中有邪氣 腹中痛 欲嘔吐者 **黃連湯**主之

238. 陽明病 下之 其外有熱 手足溫 不結胸 心中懊憹 飢不能食 但頭汗出者 **梔子豉湯**主之

272. 少陽中風 兩耳無所聞 目赤 胸中滿而煩者 不可吐下 吐下卽悸而驚

280. 太陰之爲病 腹滿而吐 食不下 自利益甚 時腹自痛 若下之 必胸下結鞕

317. 少陰病 下利 咽痛 胸滿 心煩者 **猪膚湯**主之

331. 少陰病 飮食入口卽吐 心中溫溫欲吐 復不能吐 始得之 手足寒 脈弦遲者 此胸中實 不可下也 當吐之 若膈上 有寒飮乾嘔者 不可吐也 當溫之 宜**四逆湯**

347. 病者 手足厥冷 言我不結胸 少腹滿 按之痛者 此冷結在肪胱關元也

362. 病人 手足厥冷 脈乍緊者 邪結在胸中 心下滿而煩 飢不能食者 病在胸中 當須吐之 宜瓜체散

400. 傷寒陰陽易之爲病 其人身體中 少氣 少腹裡急 或引陰中拘攣 熱上衝胸 頭重不欲擧 眼中生花 膝脛拘急者 燒곤散主之

흉협(胸脇)

흉협은 대체로 간이나 횡격막의 문제를 다루고 있습니다. 호흡과 관련된 언급이 많은 편이고, 시호제가 주로 다루는 영역입니다.

99. 傷寒 五六日 中風 往來寒熱 胸脇苦滿 黙黙不欲飮食 心煩喜嘔 或胸中煩而不嘔 或渴 或腹中痛 或脇下痞鞕 或心下悸 小便不利 或不渴 身有微熱 或咳者 **小柴胡湯主之**

109. 傷寒十三日不解 胸脇滿而嘔 日포所發潮熱 已而微利 此本柴胡證 下之已不得利 今反利者 知醫以丸藥下之 非其治也 潮熱者實也 先宜小柴胡湯 而解外 後以 **柴胡加芒硝湯**主之

143. 傷寒十餘日 熱結在裡 復往來寒熱者 與大柴胡湯 但結胸無大熱者 此爲水結在胸脇也 但頭微汗出者 **大陷胸湯**主之

151. 婦人中風 發熱惡寒 經水適來 得之 七八日 熱除而脈遲身凉 胸脇下滿 如結胸狀 譫語者 此爲熱入血室也 當刺期門 隨其實而瀉之

155. 太陽五六日 以發汗而復下之 胸脇滿微結 小便不利 渴而不嘔 但頭汗出 往來寒熱 心煩者 此爲欲解也 **柴胡桂枝乾姜湯**主之

239. 陽明病 發潮熱 大便當 小便自可 胸脇滿 不去者 與**小柴胡湯**

346. 傷寒 熱少厥微 指頭汗 黙黙不欲食 煩躁數日 小便利 色白者 此熱除也 欲得食 其病爲癒 若厥而嘔 胸脇煩滿者 其後 必便血

심(心)

〈상한론〉에서 심(心)은 실제로 심장을 지칭하고 있는 경우가 많습니다. **두근거림의 형태로 주로 나타나며, 답답합 등의 양상으로도 나타납니다.**

30. 傷寒 脈浮 自汗出 小便數 心煩 微惡寒 脚攣急 反與**桂枝湯** 欲攻其表 此誤也 得之便厥 咽中乾 煩燥 吐逆者 作**甘草乾姜湯**與之 以復其陽 若厥愈足溫者 更作**芍葯甘草湯**與之 其脚卽伸 若胃氣不和 譫語者 少與**調胃承氣湯** 若重發汗 復加燒針者 **四逆湯**主之

50. 脈浮數者 法當汗出而愈 若下之 身重 心悸者 不可發汗 當自汗出乃解 所以然者 尺中脈微 此裡虛 須表裡實 津液自和 便自汗出愈

65. 發汗過多 其人叉手自冒心 心下悸 欲得安者 **桂枝甘草湯**主之

76. 未持脈時 病人 叉手自冒心 師因教試令咳而不亥者 此必兩耳無所聞也 所以然者 以重發汗 兩耳無所聞也

79. 發汗吐下後 虛煩不得眠 若劇者 必反覆顚倒 心中悟憹 **梔子豉湯**主之

81. 傷寒 五六日 大下之後 身熱不去 心中結痛者 未欲解也 **梔子豉湯**主之

82. 傷寒下後 心煩腹滿 臥起不安者 **梔子厚朴湯**主之

91. 汗家 重發汗 必恍惚心亂 小便已 陰疼 與**禹餘粮丸**

99. 傷寒 五六日 中風 往來寒熱 胸脇苦滿 黙黙不欲飮食 心煩喜嘔 或胸中煩而不嘔 或渴 或腹中痛 或脇下痞鞭 或心下悸 小便不利 或不渴 身有微熱 或咳者 **小柴胡湯**主之

107. 傷寒二三日 心中悸而煩者 **小建中湯**主之

115. 太陽病二日 反躁 反爲其背而大汗出 火熱入胃 胃中水竭 躁煩 必發譫語 十餘日 振慄自下利者 此爲欲解也 故其汗 從腰以下 不得汗 欲小便不得 反嘔 欲失雖 足下惡風 大便鞭 小便當數 而反不數及不多 大便已頭乇然而痛 其人足心必熱 穀氣下流故也

124. 燒針令其汗 針處被寒 核起赤者 必發奔豚 氣從小腹 上衝心者 灸其核上 各一壯 與**桂枝加桂湯** 更加桂三兩

130. 太陽病 過經十餘日 心中溫溫欲吐 而胸中痛 大便反當 腹微滿 鬱鬱微煩 先此時 自極吐下者 與**調胃承氣湯** 若不微者 不可與 但欲嘔 胸中痛 微當者 此非柴胡證 以嘔故知極吐下也

141. 太陽病 脈浮而動數 浮卽爲風 數卽爲熱 動卽爲痛 數卽爲虛 頭痛發熱 微盜汗出而反惡寒者 表未解也 醫反下之 動數變遲 膈內拒痛 胃中空虛 客氣動膈 短氣躁煩 心中懊憹 陽氣內陷 心下因鞕卽爲結胸 **大陷胸湯**主之 若不結胸 但頭汗出 餘無汗 齊頸而還 小便不利 身必發黃也

158. 太陽少陽併病 而反下之 成結胸 心下鞕 下利不止 水漿不入 其人心煩

177. 傷寒 無大熱 口燥渴 心煩 背微惡寒者 **白虎加人蔘湯**主之

185. 傷寒 脈結代 心動悸 **炙甘草湯**主之

208. 陽明病 無汗 小便不利 心中懊憹者 身必發黃

216. 陽明病 不吐不下 心煩者 可與**調胃承氣湯**

231. 陽明病 脈浮而緊 咽燥 嘔苦 腹滿而喘 發熱汗出不惡寒 反惡熱 身重 若發汗卽躁 心憒憒及譫語 若加燒針 必충尺 煩躁不得眠 若下之卽胃中空虛 客氣動膈 心中懊憹 舌上胎者 **梔子豉湯**主之

238. 陽明病 下之 其外有熱 手足溫 不結胸 心中懊憹 飢不能食 但頭汗出者 **梔子豉湯**主之

241. 陽明中風 脈弦浮大而短氣 腹都滿 脇下及心痛 久按之 氣不通 鼻乾 不得汗 嗜臥 一身及面目 悉黃 小便難 有潮熱 時時얼 耳前後腫 刺之少差 外不解 病過十日 脈續浮者 與小柴胡湯 脈但浮 無餘證者 與麻黃湯 若不尿 腹滿 加얼者 不治

247. 陽明病 下之 心中懊憹而煩 胃中有燥屎者 可攻 腹微滿 初頭鞕 後必當 不可攻之 若有燥屎者 宜**大承氣湯**

289. 少陰病 欲吐不吐 心煩 但欲寐 五六日 自利而渴者 屬少陰也 虛故引水自救 若小便色白者 少陰病形悉具 小便白者 以下焦虛有寒 不能制水 故令色白也

310. 少陰病 得之 二三日以上 心中煩 不得臥者 **黃連阿膠湯**主之

317. 少陰病 下利 咽痛 胸滿 心煩者 **猪膚湯**主之

326. 少陰病 下利 六七日 咳而嘔渴 心煩不得眠者 **猪苓湯**主之

331. 少陰病 飮食入口卽吐 心中溫溫欲吐 復不能吐 始得之 手足寒 脈弦遲者 此胸中實 不可下也 當吐之 若膈上 有寒飮乾嘔者 不可吐也 當溫之 宜**四逆湯**

333. 厥陰之爲病 消渴 氣上撞心 心中疼熱 飢而不欲食 食卽吐蛔 下之 利不止

심하(心下)

심하는 거궐 구미혈이 있는 넓은 부위를 지칭하며 이는 스트레스 상황을 반영하는 부위입니다. 간 문제의 여파로 심하 부위가 문제가 생기기도 하고, 심장 문제의 여파로 심하 부위에 문제가 생기기도 합니다. 혹은 다른 문제를 심하를 통해서 판단할 수도 있습니다. 가령 복령제들의 경우 계(悸)가 심하에 잘 나타나는데 이는 복부 대동맥의 항진을 보여주는 것으로 육체적, 정신적 긴장과 더불어 맥박수의 상승을 동반하는 경우가 많습니다.

29. 服桂枝湯 或下之 仍頭項强痛 翕翕發熱 無汗 心下滿 微痛 小便不利者 **桂枝湯去桂加茯苓白朮湯**主之

41. 傷寒表不解 心下有水氣 乾嘔發熱而解 或渴或利或熱或小便不利 小腹滿 或喘者 **小靑龍湯**主之

42. 傷寒 心下有水氣 解而微喘 發熱不渴 服湯已 渴者 此寒去欲解也 **小靑龍湯**主之

65. 發汗過多 其人叉手自冒心 心下悸 欲得安者 **桂枝甘草湯**主之

68. 傷寒 若吐若下後 心下逆滿 氣上衝胸 走卽頭眩 脈沈緊 發汗卽動經 身振搖者 **茯苓桂枝白朮甘草湯**主之

85. 太陽病 發汗 汗出不解 其人仍發熱 心下悸 頭眩 身瞤動 振振欲僻地者 **眞武湯**主之

99. 傷寒 五六日 中風 往來寒熱 胸脇苦滿 黙黙不欲飮食 心煩喜嘔 或胸中煩而不嘔 或渴 或腹中痛 或脇下痞鞭 或心下悸 小便不利 或不渴 身有微熱 或咳者 **小柴胡湯**主之

108. 太陽病 過經十餘日 反二三下之 後四五日 柴胡證仍在者 先與小柴胡湯 嘔不止 心下急 鬱鬱微煩者 爲未解也 與**大柴胡湯** 下之卽愈

134. 太陽病 小便利者 以飮水多 必心下悸 小便少者 必苦裡急也

141. 太陽病 脈浮而動數 浮卽爲風 數卽爲熱 動卽爲痛 數卽爲虛 頭痛發熱 微盜汗出而反惡寒者 表未解也 醫反下之 動數變遲 膈內拒痛 胃中空虛 客氣動膈 短氣躁煩 心中悟憹 陽氣內陷 心下因鞭卽爲結胸 **大陷胸湯**主之 若不結胸 但頭汗出 餘無汗 齊頸而環 小便不利 身必發黃也

142. 傷寒六七日 結胸熱實 脈沈而緊 心下痛 按之石鞭者 **大陷胸湯**主之

144. 太陽病 重發汗而復下之 不大便 五六日 舌上燥而渴 日晡所小有潮熱 從心下至少腹 鞭滿而痛 不可近者 **大陷胸湯**主之

145. 小結胸病 正在心下 按之卽痛 脈浮滑者 **小陷胸湯**主之

146. 太陽病二三日 不能臥 但欲起 心下必結 脈微弱者 此本有寒分也 反下之 若利止 必作結胸 未止者 四日復下之 此作協熱利也

150. 太陽與少陽 併病 頭項强痛 或眩冒 時如結胸 心下痞鞕者 當者大椎第一間 肺俞 肝俞 愼不可發汗 發汗卽 譫語 脈弦 五六日 譫語不止 當刺期門

154. 傷寒六七日 發熱 微棃寒 肢節煩疼 微嘔 心下支結 外證未去者 **柴胡加桂枝湯**主之

156. 傷寒五六日 頭汗出 微惡寒 手足冷 心下滿 嘔不欲食 大便鞕 脈細者 此爲陽微結 必有表 復有裡也 脈沈亦在裡也 汗出衛陽微 假令 純陰結 不得復有外證 悉入在裡 此爲半在裡半在外也 脈雖沈緊 不得爲少陰病 所以然者 陰不得有汗 今頭汗出 故知非少陰也 可與**小柴胡湯** 設不了了者 得屎而解

157. 傷寒五六日 嘔而發熱者 柴胡證具 而以他葯下之 柴胡證仍在者 復與柴胡湯 此雖已下之 不爲逆 必蒸蒸而振 却發熱汗出而解 <u>若心下滿而更痛者 此爲結胸也</u> **大陷胸湯**主之 <u>但滿而不痛者 此爲痞</u> 柴胡復中與之 宜**半夏瀉心湯**

158. 太陽少陽併病 而反下之 成結胸 心下鞕 下利不止 水漿不入 其人心煩

160. 太陽中風 下利嘔逆 表解者 內可攻之 其人 <u>漐漐</u>汗出 發作有時 頭痛 心下<u>痞</u>鞕滿 因脇下痛 乾嘔短氣 汗出不惡汗者 此表解裡未和也 **十棗湯**主之

161. 太陽病 宜發汗 遂發熱惡寒 因復下之 心下<u>痞</u> 表裡俱虛 陰陽氣併竭 無陽卽陰獨 復加燒針 因胸煩 面色靑黃 膚瞤者 難治 今色微黃 手足溫者 易癒

162. 心下<u>痞</u> 按之濡 其脈關上浮者 **大黃黃連瀉心湯**主之

163. 心下<u>痞</u>而復惡寒汗出者 **附子瀉心湯**主之

164. 本以下之 故心下<u>痞</u> 與瀉心湯 <u>痞</u>不解 其人渴而口燥煩 小便不利者 **五笭散**主之

165. 傷寒 汗出解之後 胃中不和 心下<u>痞</u>鞕 乾噫食臭 脇下有水氣 腹中雷鳴下利者 **生姜瀉心湯**主之

166. 傷寒中風 醫反下之 其人下利 日數十行 穀不化 腹中雷鳴 心下<u>痞</u>鞕而滿 乾嘔 心煩不得安 醫見心下<u>痞</u> 謂病不盡 復下之 其<u>痞</u>益甚 此非結熱 但以胃中虛 客氣上逆 故使鞕也 **甘草瀉心湯**主之

167. 傷寒服蕩藥 下利不止 心下<u>痞</u>鞕 服瀉心湯已 復以他藥下之 利不止 醫以理中與之 利益甚 理中者 理中焦 此利在下焦 **赤石脂禹餘粮湯**主之 復利不止者 當利其小便

168. 傷寒吐下後 發汗 虛煩 脈甚微 八九日 心下<u>痞</u>鞕 脇下痛 氣上衝咽喉 眩冒 頸脈動尺者 久而成爲

169. 傷寒發寒 若吐若下 解後 心下<u>痞</u>鞕 噫氣不除者 **旋覆花代者石湯**主之

171. 太陽病 外證未除而數下之 遂協熱而利 利下不止 心下<u>痞</u>鞕 表裡不解者 **桂枝人蔘湯**主之

172. 傷寒大下後 復發汗 心下痞 惡寒者 表未解也 不可攻痞 當先解表 表害乃可攻痞 解表宜**桂枝湯** 攻痞宜**大黃黃連瀉心湯**

179. 太陽少陽併病 心下鞕 頸項强而眩者 當刺大椎 肺俞 愼勿下之

214. 陽明病 必心下鞕滿者 不可攻之 攻之 利遂不止者死 利止自癒

253. 太陽病 寸緩關浮尺弱 其人發熱汗出 復惡寒不嘔 但心下痞者 此以醫下之也 如其不下者 病人不惡寒而渴者 此轉屬陽明也 小便數者 大便必鞕 不更衣十日 無所故也 渴欲飮水 少少與之 但以法救之 渴者 宜**五苓散**

260. 得病二三日 脈弱 無太陽柴胡證 煩燥 心下鞕 至四五日 雖能食 以**小承氣湯**少少與 微和之 令少安 至五六日 與承氣湯一升 若不大便 六七日 小便少者 雖不能食 但初頭鞕 後必當 未定成鞕 攻之必當 雖小便利 屎定鞕 乃可攻之 宜**大承氣湯**

328. 少陰病 自利清水 色純靑 心下必痛 嘔乾燥者 急下之 宜**大承氣湯**

362. 病人 手足厥冷 脈乍緊者 邪結在胸中 心下滿而煩 飢不能食者 病在胸中 當須吐之 宜**瓜체散**

363. 傷寒 厥而心下悸者 宜先治水 當服茯苓甘草湯 却治其厥 不미 水漬入胃 必作利也

383. 下利後更煩 按之 心下濡者 爲虛煩也 宜**梔子豉湯**

제하(臍下)

제하는 말 그대로 배꼽 아래를 지칭합니다. 복부대동맥 항진이 상승하여 배꼽 아래까지 영향을 주고 있는 경우로, 긴장과 불안이 상당히 심하다는 것을 보여줍니다.

66. 發汗後 其人臍下悸者 欲作奔豚 **茯苓桂枝甘草大棗湯**主之

소복(小腹)

소복은 아랫배를 지칭하는 부위로 소변과 관련이 되면 방광 등 비뇨기계, 소변과 관련이 되지 않으면 자궁, 난소 등 여성 생식기계와 관련이 있는 부위입니다.

41. 傷寒表不解 心下有水氣 乾嘔發熱而解 或渴 或利 或熱 或小便不利 小腹滿 或喘者 **小靑龍湯**主之

111. 太陽病不解 熱結膀胱 其人如狂 血子下 下者愈 其外不解者 尙未可攻 當先解外 外解已 但小腹急結者 乃可攻之 宜**桃仁承氣湯**

124. 燒針令其汗 針處被寒 核起赤者 必發奔豚 氣從小腹 上衝心者 灸其核上 各一壯 與**桂枝加桂湯**更加桂三兩

131. 太陽病 六七日 表證仍在 脈微而沈 反不結胸 其人發狂者 以熱在下焦 少腹當硬滿 小便自利者 下血乃癒 所以然者 以太陽隨經瘀熱在裡故也 **抵當湯**主之

132. 太陽病 身黃 脈沈結 少腹鞕 小便不利者 爲無血也 小便自利 其人如狂者 血證諦也 **抵當湯**主之

133. 傷寒有熱 少腹滿 應小便不利 今反利者 爲有血也 當下之 不可餘藥 宜**抵當丸**

144. 太陽病 重發汗而復下之 不大便 五六日 舌上燥而渴 日晡所小有潮熱 從心下至少腹 鞕滿而痛 不可近者 **大陷胸湯**主之

175. 病脇下 素有痞 連在臍傍 痛引少腹 入陰筋者 此名藏結 死

347. 病者 手足厥冷 言我不結胸 少腹滿 按之痛者 此冷結在肪胱關元也

365. 傷寒 四五日 腹中痛 若轉氣下趣少腹者 此欲自利也

400. 傷寒陰陽易之爲病 其人身體中 少氣 少腹裡急 或引陰中拘攣 熱上衝胸 頭重不欲擧 眼中生花 膝脛拘急者 燒裩散主之

〈상한론〉〈금궤요략〉 처방의 후세로의 변화

고방의 치법은 결국 한토하화온청소보(汗吐下和 溫淸疎補)의 팔법(八法)을 벗어나지 않습니다. 이러한 팔법이 어떠한 식으로 후세방에 적용이 되고 발전이 되는지를 간략하게 언급하고 지나갈까 합니다.

1. 마황탕 → 구미강활탕

마황탕
마황 6 계지 4 감초 2 행인 6

구미강활탕
강활 6 방풍 6 천궁 5 백지 5 창출 5 황금 5 생지황 5 세신 2 감초 2

마황탕은 有汗할 때 쓰지 못하고, 계지탕은 無汗일 때 쓰지 못하기 때문에 무난하게 쓰는 해표약을 장원소인가가 만들었다고 합니다. 장원소에게 사사받은 이동원이 주로 썼고, 이동원의 제자인 왕호고가 기록한 책 〈차사난지(此事難知)〉에 언급이 처음 되었다고 알려져 있습니다.(왕호고가 실제 이동원 제자인지는 논란이 있습니다)

마황탕에서 구미강활탕으로의 이러한 처방의 변화로 말미암아 마황, 계지의 발한제에서 강활, 방풍 이후 형개 독활까지 형개, 방풍, 강활, 독활이 후세방 발한제의 기본 약재로 발전을 할 수 있게 됩니다.

개인적으로 방풍의 경우 발한 제제 보다 혈액 순환 제제라고 생각을 합니다. 형개와 강활이 피부의 순환을 개선하고 발한을 유도를 한다면, 방풍은 혈액 순환으로 그것을 돕는 효과입니다. 마황의 역할을 형개와 강활이 대신하고, 계지의 역할을 방풍이 대신하는 것입니다. 단순히 풍(風)을 제거한다는 의미로 해석을 하면 옥병풍산(백출 황기 방풍)이나 통사요방(백출 작약 진피 방풍)의 방풍이 상당히 뜬금없게 보일 수 있습니다. 반면 혈액 순환을 개선하는 약으로 해석을 하면 쉽게 이해를 할 수 있습니다.

2. 계지탕 → 계지가작약탕 → 소건중탕 → 쌍화탕 → 십전대보탕

계지탕
계지 작약 생강 대조 6 감초 4

계지가작약탕
계지 생강 대조 6 감초 4 작약 12

소건중탕
계지 감초 생강 대조 6 작약 12 교이 40

쌍화탕
백작약 10 숙지황 황기 당귀 천궁 4 계피 감초 2 생강 3 대조 2

십전대보탕
인삼 5 백출 5 백복령 5 감초 5 숙지황 5 백작약 5 천궁 5 당귀 5 황기 4 육계 4

유명한 도식입니다. 계지탕이 완만한 혈액순환 제제이므로 대사를 개선하는 기능을 강화하여 우리에게 익숙한 보약 형태로 진행되어가는 모습을 보여줍니다. 우리가 통상적으로 보약이라고 생각하는 대사 개선제들은 대부분 〈혈액순환 + 소화능 개선 + 영양을 공급〉하는데 주력을 하고 있습니다. 어떻게 소화기를 개선하고, 어떻게 혈액순환을 잘 시키며, 어떻게 영양을 잘 공급할 것인가?

그 모티브가 혈액순환 개선(계지), 소화능 개선(작약, 감초, 생강), 영양 공급(대조)의 계지탕에서 시작됐다고 볼 수 있습니다.

십전대보탕은 결국 혈액순환 개선(사물탕, 황기, 계지), 소화능 개선(사군자탕), 영양공급(숙지황, 대조) 등을 함께 하는 처방이라고 할 수 있습니다. 영양공급을 위주로 할 것인가(소건중탕), 순환능 개선을 위주로 할 것인가(쌍화탕), 소화기능 개선을 같이 할 것인가(십전대보탕)에 따라서 처방이 조금씩 변화하는 정도입니다.

3. 팔미환 → 육미지황탕

팔미환
건지황 16 산약 산수유 8 택사 복령 목단피 6 계지 포부자 2

육미지황탕
숙지황 16 산약 8 산수유 8 백복령 6 목단피 6 택사 6

〈금궤요략〉에서 팔미환의 주치증은 제하불인, 소변불리를 위주로 하고 있습니다. 전을은 〈소아약증직결〉에서 소아는 순양지체라고 하여 소아의 보신에는 육계, 부자가 필요 없다며 육미지황탕을 만들었습니다. 육미지황탕과 팔미환의 기본적인 아이디어 차이는 강력한 혈액순환을 필요로 하는가, 하지 않는가의 차이입니다.

육미지황탕의 구성을 보면 흔히 三補三瀉 라고 하는데, 구체적으로 나누어보면,

1) 보익을 위한 약들 세 가지(숙지황, 산수유, 산약)
2) 소변불리를 개선하기 위한 약(복령, 택사)
3) 말초혈관 상태 개선을 위한 어혈약(목단피)로 구성이 되어 있습니다.

주된 증상은 팔미환의 주치증에서 언급되었다시피 **소변불리**를 호소하는 경우이고, 이는 신장의 혈액 순환의 저하를 반영합니다. 따라서 팔미환이나 육미지황탕이 가장 잘 반응을 하는 적응증의 경우 소변색이 노랗다, 소변량이 적다 라고 할 수 있습니다.

여기에 하복부의 강력한 혈액순환을 목표로 하는 팔미환의 경우 혈액순환 저하에 해당하는 증상들 즉 소변빈삭, 잔뇨감, 배뇨통, 하복통 등을 나타낼 수 있게 됩니다. 팔미환의 아이디어들은 이후 후세방에서 당귀사역탕, 난간전 등 하복부의 혈행을 개선하는 처방 형태로 발전을 해왔다고 볼 수 있습니다. 그리고 부자가 가지는 성호르몬 관련 효과들은 이후 補腎陽 이라는 이름으로 파극, 파고지, 음양곽, 육종용 등의 약재들로 확장되어 갑니다.

당귀사역탕(당귀 부자 육계 소회향 백작약 시호 현호색 천련자 복령 택사)
난간전(구기자 당귀 백복령 오약 소회향 육계 침향)

육미지황탕은 補腎을 하는 기본적인 처방으로 분류되어 후세에 腎의 중요성이 부각되어 감에 따라 절대적인 효과를 가진 처방처럼 인식이 되어갑니다. 저는 육미지황탕의 적응증을 앞서 말씀드린 바와 같이 '소변의 문제가 있는 영양 결핍 상태'라고 생각하고 있습니다.

4. 소반하탕, 소반하가복령탕 → 이진탕

소반하탕
반하 20 생강 16 (복령 6)

이진탕
반하 8 귤피 4 적복령 4 감초 2

소반하탕, 소반하가복령탕은 〈금궤요략〉에서 구토를 위주로 하는 처방입니다. 여기에 진피를 가미하여 후세방에서는 이진탕을 담음 치료의 신방(神方)으로 잡습니다. 제가 생각하는 '담음'의 가장 단순한 이해는 '부종'입니다. 몸의 전신적인 부종을 제거하여 여러 가지 대사의 안정을 도모하는 것.

이진탕과 그 변화방의 용례를 정리한 자료들을 보면 이진탕이 가장 적극적으로 활용되는 병위는 호흡기입니다. 따라서 이진탕에 거담제, 진해제를 가미해서 사용하는 례가 가장 많겠죠. 아래 례는 〈방약합편〉에 이진탕을 호흡기에 쓰는 처방 예시입니다.

中統 49 육안전(六安煎) 治風寒 咳嗽 痰滯 氣逆

半夏8 白茯苓8 陳皮4 杏仁4 甘草4 白芥子3

中統 50 행소탕(杏蘇湯) 治傷風寒 咳嗽 痰盛

杏仁4 蘇葉4 桑白皮4 陳皮4 半夏4 貝母4 白朮4 五味子4 甘草2

中統 26 삼소음(蔘蘇飮) 治感傷風寒 頭痛 發熱 咳嗽 及內因七情 痰盛 潮熱

人蔘4 蘇葉4 前胡4 半夏4 乾葛4 赤茯苓4 陳皮2 桔梗2 枳殼2 甘草2

中統 87 소자강기탕(蘇子降氣湯) 治上氣喘促

半夏麯4 蘇子4 官桂3 陳皮3 當歸2 前胡2 厚朴2 甘草2

下統 37 소자도담강기탕(蘇子導痰降氣湯) 治痰喘 上氣

蘇子8 半夏6 當歸6 南星4 陳皮4 前胡3 厚朴3 赤茯苓3 枳實3 甘草2

中統 55 정천탕(定喘湯) 治哮喘神方

麻黃12 杏仁6 片芩4 半夏4 桑白皮4 蘇子4 款冬花4 甘草4

中統 56 해표이진탕(解表二陳湯) 治吼喘

二陳湯 加 蘇葉2 麻黃2 杏仁2 桑白皮2 紫菀2 貝母2 桔梗2

5. 반하사심탕 → 육울탕

반하사심탕

반하 12 황금 건강 인삼 감초 대조 6 황련 2

육울탕

향부자 창출 신곡 치자 연교 진피 천궁 적복령 패모 지각 소엽 4 감초 2

반하사심탕은 처방 구조가 〈淸熱+去痰+溫裏〉의 구조로 되어있습니다. 쉽게 해석을 하면 염증이 있고 부종이 있으면서 상부 소화기 혈액 순환이 문제가 있는 경우, 라고 해석할 수 있겠습니다.

후세 의가들은 이러한 반하사심탕의 기본 방의에서 확장하여 향부자, 지실 등의 항스트레스 약재들을 가미하거나, 연교 등의 해독지제를 가미하여 만성적인 기능성 소화불량에 대처를 하려는 노력들을 많이 합니다. 점점 만성적인 질환들에 대처를 할 수 있도록 처방의 형태가 세련이 되가는 것이죠. 대표적인 례가 〈이기 + 거담 + 청열〉을 목표로 만들어진 육울탕입니다.

육울탕은 주단계가 만든 처방으로 여섯가지의 울증을 대처하기 위해서 만든 처방입니다. 여섯가지 울증이라고 하면 거창하지만 淸熱 去痰의 반하하심탕증에 理氣의 방법을 가미한 형태의 처방이라고 생각하면 이해가 쉽습니다. 이러한 처방의 조합은 현대 한의학에 이르기까지 기능성 소화불량의 가장 기본적인 모델이 됩니다.

6. 치자시탕, 황련아교탕, 자감초탕 → 자음강화탕, 천왕보심단, 청호별갑탕

치자시탕
산치자 4 향시 20

황련아교탕
황련 8 황금 작약 4 아교 3 계자황 1개

자감초탕
자감초 마자인 8 생강 계지 6 맥문동 대조 10 인삼 아교 4 생지황 32(건지황 8)

자음강화탕
백작약 6 당귀 5 숙지황 맥문동 백출 4 생지황 진피 3 지모 황백 감초 2

천왕보심단
생건지황 주세 4냥 황련 주초 2냥 석창포 1냥 인삼 당귀주세 오미자 천문동 맥문동 백자인 산조인초 현삼 백복신 단삼 길경 원지 5돈 등심초 죽엽

청호별갑탕
청호 2 별갑 5 세생지 4 지모 2 목단피 3

치자시탕은 발한토하후에 생긴 허번을 치료하는 처방입니다.
황련아교탕은 소음병 심번 부득와를 치료하는 처방입니다.
자감초탕은 맥결대 심동계를 치료하는 처방입니다.

세 가지 처방의 공통점은 음허(陰虛)한 환자들을 치료하는 처방이라는 점입니다. 여러 가지 이유로 체액량이 줄어듦에 따라 가슴이 답답한 번(煩)이 나타나기도 하고, 동계(動悸)가 나타나기도 합니다. 치법은 단순히 청허열을 하거나, 체액 손상의 정도에 따라서 자음제를 가미하거나 하는 양상을 띄고 있습니다.

후세방 역시 열증이 허열인가 실열인가에 따라서 여러 가지 처방들로 나누어서 활용이 되고 있습니다.

천왕보심단은 〈황련+생지황〉의 형태로
자음강화탕은 〈지모, 황백+생지황, 맥문동〉의 형태로
청호별갑탕은 〈청호+별갑〉의 형태로

7. 이중환 → 사군자탕

이중환
인삼 백출 감초 건강 6

사군자탕
인삼 백출 백복령 감초 5

이중환은 〈상한론〉에서는 태음병의 처방으로 태음복통자리를 주로 치료하는 처방으로 활용되었는데 제 개인적인 판단으로는 이중환의 경우 복통이 위주인 것 같습니다. 寒證은 통증을 위주로 하는 경우가 많습니다.

이중환에서 건강을 복령으로 바꾸면서 사군자탕으로 바뀌게 되는데 이는 완만한 대사촉진제로 바뀌게 됩니다. 후세방 가운데 대부분의 사군자탕 변화방들은 '식욕부진'을 위주로 하며 식욕부진은 대사 저하의 상징적인 증상입니다. 아래는 〈방약합편〉에서 식욕부진을 위주로 언급된 처방들의 례입니다.

上統 64 사군자탕(四君子湯) 補眞氣虛弱 治氣短氣少
人蔘5 白朮5 白茯苓5 甘草5

上統 19 전씨이공산(錢氏異功散) 治脾胃虛弱 飮食不進 心胸痞悶
白朮4 白茯苓4 人蔘4 橘皮4 木香4 甘草4

中統 43 향사양위탕(香砂養胃湯) 治不思食 痞悶 此胃寒
白朮4 砂仁3 蒼朮3 厚朴3 陳皮3 白茯苓3 白豆蔲3 人蔘1 木香1 甘草1

上統 20 향사육군자탕(香砂六君子湯) 治不思飮食 食後倒飽者脾虛也
香附子4 白朮4 白茯苓4 半夏4 陳皮4 白豆蔲4 厚朴4 砂仁2 人蔘2 木香2 益智仁2 甘草2

上統 26 태화환(太和丸) 治脾胃虛損 不思飮食 體瘦面黃 開胸 快膈 淸鬱 化痰
白朮160 白茯苓100 白芍藥100 神麯100 麥芽100 便香附80 當歸80 枳實80 龍眼肉52 白豆蔲52 半夏48 陳皮40 黃連40 山査肉40 甘草28 人蔘20 木香20

8. 궁귀교애탕, 당귀작약산 → 사물탕

궁귀교애탕
천궁 교애 감초 4 애엽 당귀 6 작약 건지황 8

당귀작약산
당귀 3 작약 16 택사 천궁 8 복령 백출 4

사물탕
숙지황 백작약 천궁 당귀 5

궁귀교애탕과 당귀작약산과 같이 부인의 하복부 문제를 다루는 두 가지 처방에서 사물탕이 유래가 되었다고 추정가능합니다. 사물탕의 후세방 용례는 결국 궁귀교애탕과 당귀작약산 주치증을 크게 벗어나지는 않고, 증상에 따라서 대증 처치를 하는 약물들을 가미하는 형태로 발전을 해왔다고 볼 수 있습니다.

저는 개인적으로 당귀+천궁의 약대는 한의학 처방을 대표하는 무난한 혈액순환제라고 생각하고 있습니다. '김사물' 같은 분들의 처방 용례가 무난한 혈액순환제를 사용하기 때문에 가능하다고 보고 있구요.

9. 소시호탕, 사역산 → 가미소요산, 억간산

소시호탕
시호 반하 12 황금 인삼 대조 감초 생강 6

사역산
시호 작약 지실 감초 각 등분

가미소요산
시호 당귀 백작약 백복신 백출 감초 각 등분 목단피 생강 치자 3

억간산
당귀 백출 복령 조구등 4 천궁 3 시호 감초 2

소시호탕 계열방인 사역산의 경우 신경증을 위주로 처방이 됩니다. 소시호탕의 경우 시호제가 비교적 간담계통 및 소화기 질환을 목표로 하여 투약되는 용례가 많은 반면, 사역산의 경우 시호가

신경증의 치료약으로 적극 활용되는데 크게 일조를 하게 한 처방입니다. 〈변증기문〉등에서 진사탁은 이러한 사역산의 방의를 확장하여 이 약대를 굉장히 다용하고 있는 것을 볼 수 있습니다.

사역산에서 시호의 신경증 계통 치료를 가장 잘 활용하고 있는 두 처방이 가미소요산과 억간산입니다. 가미소요산에서 가장 중요한 약대는 〈시호+복령〉, 억간산은 〈시호+복령+조구등〉 가 됩니다. 가미소요산은 시호의 신경 흥분 안정, 복령의 동계 진정, 억간산은 가미소요산에 조구등이 가미된 양상이라 뇌압을 떨어트리는 효과가 추가됩니다.

10. 대황황련사심탕, 사심탕 → 황련해독탕

대황황련사심탕
대황 4 황련 2

사심탕
대황 황련 황금 6

황련해독탕
황련 황금 황백 치자 5

대황황련사심탕이나 사심탕의 경우 청열을 하면서 사하(瀉下)를 통해 열을 처리한다는 의미로 황련과 대황이 함께 쓰이고 있습니다.

후세방으로 넘어오면서는 사하가 필요없는 환자에 대해서는 굳이 사하를 시키지 않고 청열에만 집중하는 형태로 처방이 구성됩니다. 대표적인 경우가 황련해독탕.

이후 황련해독탕은 청열(淸熱)을 상징하는 가장 기본적인 처방이 됩니다. 이 때의 청열의 개념은 본 서적의 화열(火熱) 파트를 참고하시면 됩니다.

방약합편 유방 해설 - 1. 평위산편

평위산은 다 아시다시피 식체 및 습울에 쓰는 처방이죠. 때문에 창출이 군약입니다. 잘 붓는 사람이 중완압통을 호소하는 소화불량일 때 사용하는 처방이라고 보시면 됩니다. 다만 만성의 소화기 질환은 痰을 같이 끼고 있는 경우가 많으므로 대개 평진탕 류방으로 투약됩니다.

1. 스트레스 때문에 신경이 흥분된 사람들은 이기지제(향부자 지실)가 가미되고,
2. 위장관 연동 운동이 눈에 띄게 저하된 분들은 (곽향 목향 빈랑) 등이 가미되며,
3. 가스가 잘 차고 더부룩함을 호소할 때는 소도지제(사인 산사 신곡 맥아 계내금)가 가미됩니다.
4. 만성적이니 소화불량에는 (건강 호초 부자) 등의 온리지제가 보조적으로 가미되는 경우가 있습니다.
5. 부종을 적극 치료하는 경우 이수지제(대복피, 오령산) 등을 가미하게 됩니다.

비교적 쓰기 쉬운 처방 군입니다. 때에 따라 맞추어 쓰면 됩니다.

下統 22 평위산(平胃散) 和脾 健胃 胃和 氣平則止 不可常服
蒼朮8 陳皮6 厚朴4 甘草2

오래 복용하지는 말라고 주치에 나와 있습니다.

下統 163 이비탕(理脾湯) 治産後傷食 胸膈飽悶 寒熱不思食
厚朴6 蒼朮4 陳皮4 神麯4 麥芽4 山查肉4 乾薑3 砂仁2 甘草2

평위산+소도지제의 구조를 가지고 있습니다.

下統 29 도씨평위산(陶氏平胃散) 治食積 類傷寒
蒼朮6 厚朴4 陳皮4 白朮4 黃連3 枳實3 草果2 神麯2 山查肉2 乾薑2 木香2 甘草2

평위산+소도지제+지실 목향의 구조를 가지고 있습니다.

下統 24 향사평위산(香砂平胃散) 治傷食
蒼朮8 陳皮4 香附子4 枳實3 藿香3 厚朴3 砂仁3 木香2 甘草2

향부자 지실+평위산+곽향 목향의 구조를 가지고 있습니다.

下統 96 조중이기탕(調中理氣湯) 治虛痢氣弱
白朮4 枳殼4 白芍藥4 檳榔4 蒼朮3 陳皮3 厚朴3 木香2

평위산+목향 빈랑 지각+백작약 입니다. 만성설사 때문에 작약을 가미하였습니다.

下統 31 입효제중단(立效濟衆丹) 治寒食傷 霍亂 及關格
紫檀香800 檳榔800 乾薑800 蒼朮600 厚朴600 便香附600 神麯400 陳皮400 半夏400 胡椒400 青皮200 木香200

향부자+평위산+목향 빈랑+건강 호초의 구조를 가지고 있습니다.

下統 49 가감위령탕(加減胃苓湯) 治黃疸 飮食無味 脈濇而濡
胃苓湯 去 官桂 加 藿香2 半夏2 大腹皮2 山査子2 蘿葍子2 三棱2 蓬朮2 靑皮2

평위산+이수지제의 구조를 가지고 있습니다.
후세방에서 대개 인진 등을 가미하여 만성 간염을 치료하는 처방으로 활용됩니다.

中統 58 실비산(實脾散) 陰水浮腫 先實脾土
厚朴4 白朮4 木瓜4 草果4 大腹子4 附子4 白茯苓4 木香2 乾薑2 甘草2

평위산+건강 부자+목향의 구조를 가지고 있습니다.
한증으로 치우쳐진 부종을 치료하는 처방입니다.

下統 43 사령오피산(四苓五皮散) 治浮腫

桑白皮4 陳皮4 地骨皮4 茯苓皮4 生薑皮4 大腹皮4 蒼朮4 白朮4 澤瀉4 猪苓4 青皮4 車前子4

엄밀히 말해서는 평위산만의 계열로 보기는 힘들지만 부종의 같은 카테고리에 넣을 수 있어서 두었습니다. 급성 신염 시 부종을 주증으로 호소하는 환자들에게 적합한 처방입니다.

下統 25 대화중음(大和中飮) 治食滯積聚

山査肉8 麥芽8 陳皮6 厚朴6 澤瀉6 枳實4 砂仁2

이 처방에는 창출이 빠져있으므로 이 또한 엄밀히 말해 평위산의 변방으로 보기 힘들 수도 있습니다. 다만, 창출 대신 택사를 쓰고 있는 평위산이라고 해석할 수 있습니다.

中統 77 시평탕(柴平湯) 治諸瘧

柴胡8 蒼朮8 厚朴4 陳皮4 半夏4 黃芩4 人蔘2 甘草2

中統 72 청비음(淸脾飮) 治食瘧

柴胡4 半夏4 黃芩4 白朮4 草果4 赤茯苓4 厚朴4 青皮4 甘草2

습+열을 치료하는 경우 시호제와 자주 합방됩니다.

방약합편 유방 해설 – 2. 이진탕편

이진탕은 〈금궤요략〉의 소반하가복령탕에 진피를 가한 형태로, 구토에 썼던 해당 처방의 의미를 확장한 처방입니다.

후세방에서는 구토 등 소화기 질환의 경우에는 이진탕 단독으로 사용되는 빈도보다 평위산이나 사군자탕 등의 다른 소화기 처방의 보조적인 처방으로 합방되는 경우가 많고,

이진탕을 군 처방으로 활용할 경우에는 대개 호흡기 문제를 치료하는 용도로 활용이 됩니다. 이차적으로 호흡기의 상태를 개선하여 신경정신과적 질환에도 응용 활용되고 있습니다.

中統 99 이진탕(二陳湯) 通治痰飮
半夏8 橘皮4 赤茯苓4 甘草2

이진탕 단독으로 쓴 처방례를 많이 보지는 못했습니다.

中統 100 궁하탕(芎夏湯) 蓄水 利飮 通用
川芎4 半夏4 赤茯苓4 陳皮2 靑皮2 枳殼2 白朮1 甘草1

담음을 제거한다는 이진탕 본연의 방의를 가장 잘 활용한 처방이 아닐까 합니다.
삼출성 늑막염 등에 자주 활용되었습니다.

下統 26 내소산(內消散) 治傷食 生冷硬勿 痞滿脹痛 大驗
陳皮4 半夏4 白茯苓4 枳實4 山査肉4 神麯4 砂仁4 香附子4 三棱4 蓬朮4 乾薑4

향부자, 지실+이진탕+소도지제+삼릉, 봉출+건강의 구조입니다.

下統 44 대이향산(大異香散) 治穀脹 亦治氣脹
三棱4 蓬朮4 青皮4 陳皮4 藿香4 半夏麴4 桔梗4 益智仁4 香附子4 枳殼4 甘草1

향부자, 지각+이진탕+삼릉, 봉출을 기본구조로 하고 있습니다.

中統 98 화위이진전(和胃二陳煎) 治胃寒生痰 惡心 嘔吐 噯氣
乾薑8 陳皮6 半夏6 白茯苓6 甘草3 砂仁2

이진탕+건강의 구조입니다.

여기까지가 이진탕을 소화기에 활용한 처방이 되겠습니다.
다음부터는 호흡기 계통으로 이진탕이 활용된 처방들입니다.

평천을 위주로 하는가,
지해를 위주로 하는가,
거담을 위주로 하는가,
해열을 위주로 하는가에 따라
각기 처방 조합이 조금씩 달라지고 있는 모습을 볼 수 있습니다.
어쨌건 이진탕을 주처방으로 하기 때문에 담음의 치료에 초점이 맞추어져 있습니다.

中統 49 육안전(六安煎) 治風寒 咳嗽 痰滯 氣逆
半夏8 白茯苓8 陳皮4 杏仁4 甘草4 白芥子3

中統 50 행소탕(杏蘇湯) 治傷風寒 咳嗽 痰盛
杏仁4 蘇葉4 桑白皮4 陳皮4 半夏4 貝母4 白朮4 五味子4 甘草2

中統 26 삼소음(蔘蘇飮) 治感傷風寒 頭痛 發熱 咳嗽 及內因七情 痰盛 潮熱
人蔘4 蘇葉4 前胡4 半夏4 乾葛4 赤茯苓4 陳皮2 桔梗2 枳殼2 甘草2

中統 21 궁소산(芎蘇散) 治孕婦傷寒 頭痛 寒熱 咳嗽
黃芩4 前胡4 麥門冬4 川芎3 陳皮3 白芍藥3 白朮3 蘇葉2 乾葛2 甘草1

위의 4가지 처방이 해수를 위주로 치료를 하는 것이고
아래의 5가지 처방이 천식을 위주로 치료를 하는 처방입니다.
처방 구성 약물들의 조합을 잘 보면 해수와 천식 치료의 구별이 조금 보이겠죠.

中統 87 소자강기탕(蘇子降氣湯) 治上氣喘促
半夏麯4 蘇子4 官桂3 陳皮3 當歸2 前胡2 厚朴2 甘草2

下統 37 소자도담강기탕(蘇子導痰降氣湯) 治痰喘 上氣
蘇子8 半夏6 當歸6 南星4 陳皮4 前胡3 厚朴3 赤茯苓3 枳實3 甘草2

中統 55 정천탕(定喘湯) 治哮喘神方
麻黃12 杏仁6 片芩4 半夏4 桑白皮4 蘇子4 款冬花4 甘草4

中統 56 해표이진탕(解表二陳湯) 治吼喘
二陳湯 加 蘇葉2 麻黃2 杏仁2 桑白皮2 紫菀2 貝母2 桔梗2

下統 36 정천화담탕(定喘化痰湯) 治咳嗽痰喘
陳皮8 半夏6 南星6 杏仁4 五味子3 甘草3 款冬花3 人蔘3

아래는 이진탕을 토대로 호흡기 상황을 개선하여
2차적으로 신경과/신경정신과적 질환을 치료하기 위한 처방들입니다.

中統 94 온담탕(溫膽湯) 治心膽虛怯 夢寐不祥 虛煩不眠
半夏8 陳皮8 白茯苓8 枳實8 竹茹4 甘草2

中統 91 가미온담탕(加味溫膽湯) 治心膽虛怯 觸事易驚
香附子9 橘紅5 半夏3 枳實3 竹茹3 人蔘2 白茯苓2 柴胡2 麥門冬2 桔梗2 甘草1

향부자, 지실+이진탕+죽여를 기본으로 합니다.

아래는 반하+남성의 조합으로 담음을 더욱 적극적으로 제거하려는 처방들입니다. 이진탕에 비해 심한 현훈, 통증, 구토 등을 호소하는 처방군이라고 생각하면 되겠습니다.

下統 3 도담탕(導痰湯) 治中風 痰盛 語澁 眩暈
半夏8 南星4 橘皮4 枳殼4 赤茯苓4 甘草4

下統 105 궁신도담탕(芎辛導痰湯) 治痰厥頭痛 每發時 兩頰靑黃 眩暈 目不欲開 兀兀欲吐
半夏8 川芎4 細辛4 南星4 陳皮4 赤茯苓4 枳殼2 甘草2

中統 114 청훈화담탕(淸暈化痰湯) 治風火痰 眩暈
陳皮4 半夏4 白茯苓4 枳實3 白朮3 川芎2 黃芩2 白芷2 羌活2 人蔘2 南星2 防風2 細辛1 黃連1 甘草1

下統 70 가미사칠탕(加味四七湯) 治痰氣鬱結 窒碍咽喉之間 喀之不出 嚥之不下 謂之梅核氣
半夏4 陳皮4 赤茯苓4 神麯3 枳實3 南星3 靑皮2 厚朴2 蘇葉2 檳榔2 縮砂2 白豆蔻1 益智仁1

방약합편 유방 해설 - 3. 평진탕편

평위산과 이진탕을 합방한 평진탕은 대체로 평위산의 방의를 넓힌 것으로 보면 됩니다. 급만성의 소화불량에 평위산증을 이진탕이 보조적으로 도와주고 있는 형태입니다.

中統 71 평진탕(平陳湯) 治食瘧
蒼朮8 半夏8 厚朴5 陳皮5 赤茯苓5 甘草3

〈방약합편〉에서는 특이하게 식학에 쓰고 있습니다.
濕에 의한 학질을 위주로 한 것 같습니다.

中統 14 곽향정기산(藿香正氣散) 治傷寒陰症 與身痛 不分表裏 以此導引經絡 不致變動
藿香6 蘇葉4 白芷2 大腹皮2 白茯苓2 厚朴2 白朮2 陳皮2 半夏2 桔梗2 甘草2

평위산과 이진탕의 합방을 가장 적극적으로 활용한 처방이라고 할 수 있습니다.
곽향과 소엽의 가벼운 거풍제 까지 가미되어 전신의 증상 개선에 도움을 줄 수 있습니다.

中統 15 불환금정기산(不換金正氣散) 治傷寒陰症 頭身痛 寒熱
蒼朮8 厚朴4 陳皮4 藿香4 半夏4 甘草4

창출을 군약으로 쓰고 있기 때문에 곽향정기산보다는 조금 더 습에 치중된 처방이라고 봐야겠죠.

中統 16 인삼양위탕(人蔘養胃湯) 治傷寒陰症 及外感風寒內傷生冷 憎寒壯熱 頭疼身痛
蒼朮6 陳皮5 厚朴5 半夏5 赤茯苓4 藿香4 人蔘2 草果2 甘草2

불환금정기산에서 인삼이 가미된 형태입니다.
불환금정기산보다 조금 더 허증으로 진행된 상태 라고 생각하며 되겠네요.

下統 32 증미이진탕(增味二陳湯) 治呑酸

半夏4 陳皮4 赤茯苓4 梔子4 黃連4 香附子4 枳實3 川芎3 蒼朮3 白芍藥3 神麯2 甘草1

향부자, 지실+이진탕+평위산+치자 황련의 구조를 가진 소화기 처방입니다.

육울탕과 상당히 비슷한 처방 구성을 가지고 있습니다.

스트레스를 많이 받는 환자들의 염증 증상이 뚜렷한 소화불량에 쓰는 처방.

급만성위염, 역류성 식도염에 효과적인 처방으로 생각이 되네요.

下統 71 정전가미이진탕(正傳加味二陳湯) 治食積及痰 補脾 消食 行氣

山査肉6 香附子4 半夏4 川芎3 白朮3 蒼朮3 橘紅3 白茯苓3 神麯3 砂仁2 麥芽2 甘草1

향부자+이진탕+평위산+소도지제의 구조를 가지고 있습니다.

만성적인 기능성 소화불량에 쓸 수 있는 처방으로 사료됩니다.

방약합편 유방 해설 – 4. 향소산편

향소산은 기울을 치료하는 제1방입니다. 기울을 저는 스트레스로 인해 교감신경이 흥분된 상태로 보고 있는데요. 스트레스 초기 반응을 진정시키는데 가장 큰 역할을 하는 약재를 향부자로 보고 있습니다. 〈청강의감〉의 김영훈 선생은 향부자를 루틴하게 여성 환자에게 가미해서 별명이 '김향부'였다고 하죠.

소엽은 호흡기의 상태를 좋게 하고 가벼운 발한으로 순환을 개선하는 약재로 생각하고 있구요. 향우울 효과가 커서 우울감을 호소할 때 효과가 큽니다.

氣鬱 ⇒ 化濕

久鬱 ⇒ 化火

이러한 병리 과정이 한의서에 자주 인용되고 있는데요. 이를 해석하자면,

'<u>스트레스는 부종을 야기한다</u>'

'<u>장기화된 스트레스는 염증을 야기한다</u>'

이렇게 해석을 할 수 있을 것 같습니다.

부종으로 진행되는 경우가 대략 빈소산/분심기음 라인,

염증으로 진행되는 경우가 대략 육울탕 라인.

中統 17 향소산(香蘇散) 治四時傷寒 頭身痛 寒熱 傷風 傷濕 時氣瘟疫

香附子8 蘇葉8 蒼朮6 陳皮4 甘草2

향소산만 단독으로 쓸 때는 가벼운 감기에 주로 활용이 되죠.

中統 33 신계향소산(神契香蘇散) 壬申春 運氣盛行 未痛服此豫防 痛甚服此解表

香附子12 蘇葉8 蒼朮6 甘草2

향부자의 양을 늘리고 진피를 뺀 특별한 경우입니다. 큰 의미는 없는 듯.

中統 132 행기향소산(行氣香蘇散) 治內傷生冷 外感風寒 又觸七情 飮食塡滯 胸腹脹痛
蘇葉4 陳皮4 蒼朮4 香附子4 烏藥4 川芎4 羌活4 枳殼4 麻黃4 甘草4

향부자는 오약과 자주 동용 되는데요 오약과 같이 쓰이면 대체로 진통효과가 좋아지는 것 같습니다.

中統 84 정기천향탕(正氣天香湯) 治九氣作痛 亦治婦人氣痛
香附子12 烏藥4 陳皮4 蘇葉4 乾薑2 甘草2

이 처방도 마찬가지로 향부자를 대량으로 쓰고 오약을 보조적으로 써서 스트레스성 통증을 치료하고 있죠.

中統 34 이향산(二香散) 治感冒 暑風 身熱 頭痛 或泄瀉 嘔吐
香附子8 香薷8 蘇葉4 陳皮4 蒼朮4 厚朴2 白扁豆2 甘草2

향소산과 향유음을 합방한 처방입니다. 여름철 감기에 쓸 수 있겠네요.

中統 83 분심기음(分心氣飮) 治七情痞滯 通利大小便 淸而疎快
蘇葉5 甘草3 半夏2 枳殼2 靑皮2 陳皮2 木通2 桑白皮2 木香2 赤茯苓2 檳榔2 蓬朮2 麥門冬2 桔梗2 桂皮2 香附子2 藿香2

기울로 인한 부종에 사용하는 처방입니다.

기울을 치료하는 약재들과 이수지제들이 대량으로 사용되고 있습니다.

下統 135 빈소산(檳蘇散) 治風濕 脚氣 腫痛 拘攣 用此疏通氣道 爲妙
蒼朮8 香附子4 蘇葉4 陳皮4 木瓜4 檳榔4 羌活4 牛膝4 甘草2

하지부종에 다용되는 처방 빈소산입니다. 향소산에서 창출을 적극 활용하고 있습니다.

下統 134 청열사습탕(淸熱瀉濕湯) 治濕熱 脚氣 腫痛
蒼朮4 黃柏4 蘇葉3 赤芍藥3 木瓜3 澤瀉3 木通3 防己3 檳榔3 枳殼3 香附子3 羌活3 甘草3

청열사습탕은 빈소산과 처방의 방향은 같으나 좀더 습과 열이 심한 경우에 사용하는 처방입니다. 붓기가 심하고 통증이 극렬한 염증의 극성기에 사용하는 처방 같네요.

中統 88 삼화산(三和散) 治諸氣鬱滯 或脹 或痛
川芎4 沈香2 蘇葉2 大腹皮2 羌活2 木瓜2 木香1 白朮1 檳榔1 陳皮1 甘草1

아래 십육미유기음과 더불어 향부자가 없는 해울지제 두 처방 중 하나입니다.

삼화산도 주로 하지의 문제에 쓰이기는 하지만, 처방이 다소 애매한 부분이 있습니다.

中統 140 십육미유기음(十六味流氣飮) 治妳巖
蘇葉6 人蔘4 黃芪4 當歸4 川芎2 官桂2 厚朴2 白芷2 防風2 烏藥2 檳榔2 白芍藥2 枳殼2 木香2 甘草2 桔梗1

향부자가 없지만 대략 기울로 인한 문제를 치료하는 처방이라고 보고 분류해 넣었습니다. 유방종괴를 치료하는 처방으로 알려져 있습니다.

下統 38 육울탕(六鬱湯) 開諸鬱火
香附子4 蒼朮4 神麯4 梔子4 連翹4 陳皮4 川芎4 赤茯苓4 貝母4 枳殼4 蘇葉4 甘草2

기울이 火로 전변되어 가는 과정의 처방이라고 생각됩니다.

스트레스성 위염, 스트레스성 피부염 등 병인이 명확하게 스트레스인 제반 염증 치료에 도움이 될 것 같습니다.

후세방의 용례에서는 대개 처방을 약간 변화해서 급 만성 위염에 주로 활용하고 있죠.

下統 39 보화환(保和丸) 一切食傷 及積聚痞塊
白朮200 陳皮120 半夏120 赤茯苓120 神麯120 山査肉120 連翹80 香附子80 厚朴80 蘿菔子80 枳實40 麥芽40 黃連40 黃芩40

육울탕의 변방 정도로 생각하면 될 것 같네요.

육울탕보다 소화기 관련 약재들이 추가되었으므로 좀 더 위장장애에 집중된 처방이라고 생각하면 될 것 같습니다.

방약합편 유방 해설 - 5. 사군자탕편.

사군자탕은 '식욕부진'을 기본적인 증으로 합니다.

사군자탕의 변방들은

1) 식욕부진을 기본으로 하는 소화기병

2) 식욕부진을 기본으로 하는 신경정신과적 질환

3) 식욕부진을 기본으로 하는 부종

대략 이렇게 나눌 수 있고 이는 복통을 주증으로 하는
이중탕의 변방으로 이어지게 됩니다.
이중탕은 태음병의 주방이므로 복통이 위주가 됩니다.
엄밀히는 이중탕에서 사군자탕이 연유하였으나
후세방에서 이중탕을 사용하는 범위는 좁습니다.

上統 64 사군자탕(四君子湯) 補眞氣虛弱 治氣短氣少
人蔘5 白朮5 白茯苓5 甘草5

가장 기본적인 처방입니다.

上統 19 전씨이공산(錢氏異功散) 治脾胃虛弱 飮食不進 心胸痞悶
白朮4 白茯苓4 人蔘4 橘皮4 木香4 甘草4

사군자탕에 귤피와 목향을 가미한 처방으로 식욕부진을 개선하기 위한 처방입니다.
사군자탕에 비해 조금 더 식욕부진이 심한 증이라고 하겠습니다.
식욕부진과 관련된 가장 기본적인 처방 모델입니다.

上統 50 비화음(比和飮) 治胃虛 嘔吐 聞食卽嘔 聞藥卽嘔
人蔘4 白朮4 白茯苓4 神麯4 藿香2 陳皮2 砂仁2 甘草2 陳倉米2

전씨이공산과 같은 의미의 처방입니다.

上統 120 백출산(白朮散) 治吐瀉日久 津枯 煩滿 引飮 欲成慢驚
乾葛8 人蔘4 白朮4 白茯苓4 木香4 藿香4 甘草4

토사를 오래하여 전해질 문제가 생긴 환자에게
위장관의 대사를 개선하고 건갈과 같이 전분이 풍부한 약재를 같이 복용시켜
빨리 몸상태를 회복하도록 만들고 있는 처방입니다.

上統 25 삼령백출산(蔘苓白朮散) 大病後 調助脾胃
人蔘12 白朮12 白茯苓12 山藥12 甘草12 薏苡仁6 蓮肉6 桔梗6 砂仁6 白扁豆6

백출산과 마찬가지로 대병 후 진액 소모를 사군자탕을 기본으로 하여 도모하고 있습니다. 인삼을 대량으로 쓴 것이, 기허가 극심한 환자임을 보여줍니다.

上統 24 응신산(凝神散) 治內傷熱中 收斂胃氣 淸凉肌表
人蔘4 白朮4 白茯苓4 山藥4 白扁豆2 粳米2 知母2 生地黃2 甘草2 地骨皮1 麥門冬1 竹葉1

삼령백출산과 대동소이한 형태의 처방입니다.
다만 지모 지골피 등이 표의 허열이 있음을 보여줍니다.

上統 21 삼출건비탕(蔘朮健脾湯) 健脾 養胃 運化飮食
人蔘4 白朮4 白茯苓4 厚朴4 陳皮4 山査肉4 枳實3 白芍藥3 砂仁2 神麯2 麥芽2 甘草2

사군자탕+후박 지실+소도지제를 한 형태의 처방입니다.

中統 43 향사양위탕(香砂養胃湯) 治不思食 痞悶 此胃寒
白朮4 砂仁3 蒼朮3 厚朴3 陳皮3 白茯苓3 白豆蔲3 人蔘1 木香1 甘草1

사군자탕+평위산의 구조를 가지고 있습니다.
중완압통과 식욕부진을 함께 호소하는 환자의 소화기 질환을 다룹니다.

上統 105 보생탕(保生湯) 治惡阻 或惡聞食氣 或吐清水
白朮8 香附子8 烏藥8 橘紅8 人蔘4 甘草4

사군자탕에 향부자 오약을 가미한 처방으로 스트레스성 식욕부진임을 보여줍니다.

上統 64 육군자탕(六君子湯) 治氣虛痰盛
人蔘5 白朮5 白茯苓5 甘草5 陳皮4 半夏4

사군자탕에 이진탕을 합방한 것으로
대사저하가 조금 더 진행되어 담음이 있음을 보여줍니다.

上統 20 향사육군자탕(香砂六君子湯) 治不思飮食 食後倒飽者脾虛也
香附子4 白朮4 白茯苓4 半夏4 陳皮4 白豆蔲4 厚朴4 砂仁2 人蔘2 木香2 益智仁2 甘草2

처방 구조가 스트레스가 뚜렷한 식욕부진 환자임을 보여주고 있습니다.

上統 26 태화환(太和丸) 治脾胃虛損 不思飮食 體瘦面黃 開胸 快膈 清鬱 化痰
白朮160 白茯苓100 白芍藥100 神麯100 麥芽100 便香附80 當歸80 枳實80 龍眼肉52 白豆蔲52 半夏48 陳皮40 黃連40 山査肉40 甘草28 人蔘20 木香20

향사육군자탕과 같은 맥락의 처방입니다.

上統 54 정향시체산(丁香柿蔕散) 治大病後 胃中虛寒 咳逆
丁香4 柿蔕4 人蔘4 白茯苓4 橘皮4 良薑4 半夏4 甘草2

육군자탕에 정향과 시체가 가미된 형태의 처방입니다.

上統 53 인삼복맥탕(人蔘復脈湯) 治咳逆 無脈
六君子湯 加 麥門冬4 竹茹4 五味子4

육군자탕증에 생맥산의 의미가 추가되었습니다.

中統 115 반하백출천마탕(半夏白朮天麻湯) 治脾胃虛弱 痰厥 頭痛如裂 身重如山 四肢厥冷 嘔吐眩暈
半夏6 陳皮6 麥芽6 白朮4 神麯4 蒼朮2 人蔘2 黃芪2 天麻2 白茯苓2 澤瀉2 乾薑1 黃柏1

육군자탕증에 택사탕과 같은 이수지제가 합방된 형태의 처방입니다.
식욕부진 등 대사저하가 뚜렷한데 습이 여러가지 증상을 유발한 상황이라고 볼 수 있습니다.

中統 107 삼백탕(三白湯) 治一切泄瀉
白朮6 白茯苓6 白芍藥6 甘草2

후세방에서 만성설사의 기본이 되는 삼백탕입니다.

中統 106 위풍탕(胃風湯) 治腸風濕毒泄 瀉下如黑豆汁
人蔘4 白朮4 赤茯苓4 當歸4 川芎4 白芍藥4 桂皮4 甘草4

사군자탕과 삼백탕의 합방 정도의 의미가 있습니다.

아래 4처방은 식욕부진을 기본으로 한 신경정신과 질환을 다루는 처방군입니다.

上統 66 귀비탕(歸脾湯) 治憂思 勞傷心脾 健忘 怔忡
當歸4 龍眼肉4 酸棗仁4 人蔘4 黃芪4 白朮4 白茯神4 遠志4 木香2 甘草1

식욕부진을 기본으로 한 신경성 질환의 대표처방입니다.

上統 98 가미귀비탕(加味歸脾湯) 治肝脾怒鬱 月經不通
歸脾湯 加 山梔4 柴胡4

귀비탕에 간울이 같이 있는 경우입니다.

上統 63 비원전(秘元煎) 治遺精 帶濁
山藥8 芡仁8 酸棗仁8 人蔘8 金櫻子8 白朮6 白茯苓6 甘草4 遠志3 五味子2

장경악의 처방으로 사군자탕에 산조인 원지 등 귀비탕의 약물이 추가되었고,
금앵자 검인 등 삽정지제들이 추가되었습니다.

上統 99 수비전(壽脾煎) 治脾虛 不能攝血 或誤用攻伐 犯損脾陰 或婦人無火 崩淋 等症
人蔘8 白朮8 當歸8 山藥8 乾薑8 酸棗仁6 甘草4 遠志2

이 역시 장경악의 처방으로 사군자탕에 산조인 원지 등 귀비탕 약물이 추가된 처방입니다.

아래 2처방은 사군자탕을 기본으로 하는 부종 관련 처방입니다.

中統 60 보중치습탕(補中治濕湯) 通治水病 補中 行濕 利水
人蔘4 白朮4 蒼朮3 陳皮3 赤茯苓3 麥門冬3 木通3 當歸3 黃芩2 厚朴1 升麻1

上統 55 장원탕(壯原湯) 治下焦虛寒 中滿腫脹 小便不利 上氣喘急 囊腿腫
人蔘8 白朮8 赤茯苓4 破故紙4 陳皮3 肉桂2 乾薑2 附子2 縮砂2

아래 처방군은 사군자탕에서 이중탕으로 넘어와서 복통 설사를 주증으로 합니다.
심하지 않은 경우는 건강에서 그치고, 좀더 리한이 심한 경우는 부자까지 추가가 됩니다.

上統 6 이중탕(理中湯) 治太陰腹痛 自利不渴

人蔘8 白朮8 乾薑8 甘草4

上統 15 승습탕(勝濕湯) 治坐臥濕地 或雨露所襲 身重脚弱 大便泄瀉

白朮12 人蔘3 乾薑3 白芍藥3 附子3 桂枝3 白茯苓3 甘草3

上統 9 부자이중탕(附子理中湯) 治中寒 口噤 身强直

附子4 人蔘4 白朮4 乾薑4 甘草4

上統 73 팔주산(八柱散) 治滑泄不禁

人蔘4 白朮4 肉豆蔻4 乾薑4 訶子4 附子4 罌粟殼4 甘草4

上統 85 부양조위탕(扶陽助胃湯) 治胃脘當心痛 寒氣客於腸胃卒然痛

附子8 乾薑6 草豆蔻4 益智仁4 白芍藥4 人蔘4 甘草4 官桂4 吳茱萸2 白朮2 陳皮2

中統 143 후박온중탕(厚朴溫中湯) 治客寒犯胃 心腹虛冷脹痛

乾薑8 厚朴6 陳皮6 赤茯苓3 草豆蔻3 木香2 甘草2

上統 11 이음전(理陰煎) 治脾腎虛 當溫潤 卽理中之變方

熟地黃20 當歸12 乾薑8 肉桂4 甘草4

방약합편 유방 해설 - 6. 사물탕편

사물탕은 보혈과 보음을 같이 하는 처방입니다.

당귀+천궁의 약대가 위주로 쓰이면 보혈, 즉 혈액순환 강화에 초점이 맞추어지고,
당귀+생지황, 당귀+숙지황의 약대가 위주며 보음, 즉 진액부족을 보완하는데 초점이 맞추어 집니다.

사물탕의 용례는 크게 네 가지로 나누어서 볼 수 있는데,

1) 여성의 비뇨생식기 질환(월경, 임신, 출산과 관련된) - 당귀 천궁 작약으로 주로 이루어집니다.
2) 발열이 동반되는 염증성 질환 - 시호가 함께 쓰이는 경우가 많습니다.
3) 허증의 근골격계 질환 - 각종 강근골약들과 함께 활용됩니다.
4) 진액부족을 기본으로 하는 각종 질환 - 맥문동, 천문동 등의 보음지제가 함께합니다.

上統 68 사물탕(四物湯) 通治血病
熟地黃5 白芍藥5 川芎5 當歸5

가장 기본방입니다.

上統 112 궁귀탕(芎歸湯) 治産前後諸疾 及血暈 不省橫 逆 死胎不下 血崩不止 臨月服之 縮胎易産 産後服之 惡血自下
川芎20 當歸20

당귀, 천궁만 대량으로 써서 하복부 혈액순환량을 늘린 처방입니다.

上統 109 금궤당귀산(金櫃當歸散) 孕婦常服 養血 淸熱 素慣半産者宜服
黃芩2 白朮2 當歸2 川芎2 白芍藥2

上統 106 교애궁귀탕(膠艾芎歸湯) 治胎動下血 及半産下血
阿膠8 艾葉8 川芎8 當歸8 甘草4

上統 107 교애사물탕(膠艾四物湯) 治胎漏腹痛
熟地黃4 當歸4 川芎4 白芍藥4 阿膠珠4 條芩4 白朮4 砂仁4 艾葉4 香附子4

上統 123 안태음(安胎飮) 治孕婦痘疹
人蔘1 陳皮1 大腹皮1 白朮1 當歸1 川芎1 白芍藥1 便香附1 砂仁1 蘇葉1 赤茯苓1 甘草1

上統 108 안태음(安胎飮) 治胎動五六個月 常服數貼 或加阿膠
白朮8 條芩6 當歸4 白芍藥4 熟地黃4 縮砂4 陳皮4 川芎3 蘇葉3 甘草2

中統 160 자소음(紫蘇飮) 治子懸 急氣結難産
紫蘇葉10 人蔘4 大腹皮4 川芎4 陳皮4 白芍藥4 當歸4 甘草2

中統 157 달생산(達生散) 孕婦臨月 服二十餘貼 易産 無病
大腹皮8 甘草6 當歸4 白朮4 白芍藥4 人蔘2 陳皮2 蘇葉2 枳殼2 砂仁2

위의 처방들은 임신 중 제반 증상들을 해결하기 위해서 만들어졌습니다.
금궤당귀산을 기본으로 하여 가감된 형태들입니다.

上統 101 조경종옥탕(調經種玉湯) 治婦人無子 經不調
熟地黃6 香附子6 當歸身4 吳茱萸4 川芎4 白芍藥3 白茯苓3 陳皮3 玄胡索3 牧丹皮3 乾薑3 官桂2 熟艾2

불임의 명방 조경종옥탕입니다.
향부자 진피+사물탕+오수유 육계 건강 애엽의 구조를 가지고 있습니다.
해울+보음 보혈+온리 의 구조입니다.

上統 97 조경산(調經散) 治月候不調
麥門冬8 當歸6 人蔘4 半夏4 白芍藥4 川芎4 牧丹皮4 阿膠珠3 甘草3 吳茱萸2 肉桂2

월경부조의 명방 온경탕입니다.

下統 154 통경탕(通經湯) 治月閉
當歸3 川芎3 白芍藥3 生乾地黃3 大黃3 官桂3 厚朴3 枳殼3 枳實3 黃芩3 蘇木3 紅花3

下統 155 귀출파징탕(歸朮破癥湯) 治經閉 腹中有積塊 痰痛
香附子6 三棱4 蓬朮4 赤芍藥4 白芍藥4 當歸尾4 靑皮4 烏藥3 紅花2 蘇木2 官桂2

월경이 전혀 이루어지지 않고, 복통이 심한 경우에 쓰는 처방 조합들입니다.

中統 163 시호사물탕(柴胡四物湯) 治產後發熱 及熱入血室
柴胡8 生地黃8 川芎4 赤芍藥4 當歸4 黃芩4 人蔘2 半夏2 甘草2

中統 166 소요산(逍遙散) 治月經不調 及血虛 五心煩熱 寒熱如瘧
白朮4 白芍藥4 白茯苓4 柴胡4 當歸4 麥門冬4 甘草2 薄荷2

下統 62 가미소요산(加味逍遙散) 治痰中見血
牧丹皮6 白朮6 當歸4 赤芍藥4 桃仁4 貝母4 山梔3 黃芩3 桔梗3 靑皮2 甘草1

中統 141 청간해울탕(淸肝解鬱湯) 治肝臟鬱火 傷血 乳房結核
當歸4 白朮4 貝母3 赤茯苓3 白芍藥3 熟地黃3 山梔3 人蔘2 柴胡2 牧丹皮2 陳皮2 川芎2 甘草2

시호제의 증과 사물탕의 증이 합쳐진 경우를 치료하는 처방들입니다.
발열, 염증이 동반된 혈허 질환에 사용하게 됩니다.

中統 13 오적산(五積散) 治感傷風寒 頭身痛 四肢逆冷 胸腹作痛 嘔瀉 或傷生冷
蒼朮8 麻黃4 陳皮4 厚朴3 桔梗3 枳殼3 當歸3 乾薑3 白芍藥3 白茯苓3 川芎3 白芷3 半夏3 桂皮3 甘草2

숙지황, 생지황이 쓰이지 않은 사물탕을 기본으로 해서 강력하게 혈액순환을 도모하는 처방입니다.

上統 16 삼기음(三氣飮) 治風寒濕三氣乘虛 筋骨痺痛及痢後鶴膝風
熟地黃12 杜冲4 牛膝4 當歸4 枸杞子4 白茯苓4 白芍藥4 肉桂4 細辛4 白芷4 附子4 甘草4

上統 89 대방풍탕(大防風湯) 治鶴膝風 去風 順氣 活血 壯筋
熟地黃6 白朮4 防風4 當歸4 白芍藥4 杜冲4 黃芪4 附子2 川芎2 牛膝2 羌活2 人蔘2 甘草2

上統 88 독활기생탕(獨活寄生湯) 治肝腎虛弱 筋攣 骨痛 脚膝偏枯 冷痺
獨活3 當歸3 白芍藥3 桑寄生3 熟地黃2 川芎2 人蔘2 白茯苓2 牛膝2 杜冲2 秦艽2 細辛2 防風2 肉桂2 甘草1

上統 4 만금탕(萬金湯) 治風 補虛 及手足風 累驗
續斷3 杜冲3 防風3 白茯苓3 牛膝3 人蔘3 細辛3 桂皮3 當歸3 甘草3 川芎2 獨活2 秦艽2 熟地黃2

허증성의 근골격계 질환 특히 근육통 위주의 처방군입니다.
부자를 쓰느냐 쓰지 않느냐 하는 차이가 있습니다.

근골격계 질환에서 부자, 초오는 통증이 적지않음을 상징합니다.
따라서 삼기음, 대방풍탕은 아래 독활기생탕, 만금탕에 비해
통증이 조금 더 심하다고 볼 수 있습니다.

上統 47 대영전(大營煎) 眞陰虧損 及婦人經遲血少 筋骨心腹疼痛

熟地黃12~20~28 當歸8~12~20 枸杞子8 杜冲8 牛膝6 肉桂4~8 炙甘草4~8

中統 66 활혈윤조생진음(活血潤燥生津飮) 通治消渴

天門冬4 麥門冬4 五味子4 瓜蔞仁4 麻子仁4 當歸4 熟地黃4 生地黃4 天花粉4 甘草4

中統 39 생혈윤부음(生血潤膚飮) 治燥症 皮膚屑起 出血

天門冬6 生地黃4 熟地黃4 麥門冬4 當歸4 黃芪4 片芩2 瓜蔞仁2 桃仁2 升麻0.8 酒紅花0.4

下統 1 자윤탕(滋潤湯) 治風中臟 二便閉 先服此 後以[愈風散]調理

當歸4 生地黃4 枳殼4 厚朴4 檳榔4 大黃4 麻仁4 杏仁4 羌活3 紅花1

下統 103 통유탕(通幽湯) 治幽門不通 大便難

升麻6 桃仁6 當歸身6 生地黃3 熟地黃3 甘草1 紅花1

中統 93 복령보심탕(茯苓補心湯) 治勞心吐血

白芍藥8 熟地黃6 當歸5 川芎3 白茯苓3 人蔘3 半夏3 前胡3 陳皮2 枳殼2 桔梗2 乾葛2 蘇葉2 甘草2

下統 63 청장탕(淸腸湯) 治尿血

當歸3 生地黃3 梔子3 黃連3 赤芍藥3 黃柏3 瞿麥3 赤茯苓3 木通3 萹蓄3 知母3 麥門冬3 甘草2

中統 42 자음강화탕(滋陰降火湯) 治陰虛火動 盜汗 午熱 咳嗽 痰盛 喀血 肉瘦

白芍藥6 當歸5 熟地黃4 麥門冬4 白朮4 生地黃3 陳皮3 知母2 黃柏2 甘草2

진액부족으로 생기는 여러가지 증을 해결하는 처방군입니다.

주로 숙지황을 위주로 사물탕이 운용되고 있고, 맥문동 천문동 등의 약재 가미가 두드러집니다.

방약합편 유방 해설 - 7. 팔물탕편

팔물탕은 아시다시피 사물탕과 사군자탕이 합방이 된 처방인데
사물탕증인데 기허가 두드러진 경우로 해석하는 것이 좋을 것 같습니다.

팔물탕의 쓰임은 크게 세 가지로 나뉩니다.

1) 氣血兩虛에 치중한 처방군 - 팔물탕
2) 氣血兩虛에 한증을 겸한 처방군 - 십전대보탕
3) 氣血兩虛에 열증을 겸한 처방군 - 사물안신탕, 인삼청기산

上統 32 팔물탕(八物湯) 治氣血兩虛
人蔘5 白朮5 白茯苓5 甘草5 熟地黃5 白芍藥5 川芎5 當歸5

식욕부진을 동반한 혈액순환 불량 환자.

上統 81 자음건비탕(滋陰健脾湯) 治臨事不寧眩暈 此心脾虛怯也 此治氣血虛損 有痰飮 作眩之仙劑
白朮6 陳皮4 半夏4 白茯苓4 當歸3 白芍藥3 生乾地黃3 人蔘3 白茯神3 麥門冬3 遠志3 川芎1 甘草1

사물탕+사군자탕+이진탕의 구조를 가지고 있습니다.

上統 43 이신교제단(二神交濟丹) 治心脾腎三經虛損
白茯神120 薏苡仁120 酸棗仁80 枸杞子80 神麯80 白朮80 柏子仁40 芡仁40 生乾地黃40 麥門冬40 當歸40 人蔘40 陳皮40 白芍藥40 白茯苓40 縮砂40

팔물탕에 보익제들이 다량으로 들어가 있습니다.

上統 33 십전대보탕(十全大補湯) 治氣血兩虛
人蔘5 白朮5 白茯苓5 甘草5 熟地黃5 白芍藥5 川芎5 當歸5 黃芪4 肉桂4

팔물탕에 황기, 육계를 가한 처방으로 한증이 뚜렷해집니다.

上統 35 인삼양영탕(人蔘養榮湯) 治虛損 氣血不足 氣短 少食 寒熱 自汗
白芍藥8 當歸4 人蔘4 白朮4 黃芪4 肉桂4 陳皮4 甘草4 熟地黃3 五味子3 防風3 遠志2

上統 95 자신보원탕(滋腎保元湯) 治癰疽潰後 斂之
八物湯 加 牧丹皮4 黃芪4 山茱萸4 杜冲4 肉桂2 附子2

上統 94 가미십전대보탕(加味十全大補湯) 治癰疽 潰後 補氣血 排膿 生肌
十全大補湯 加 陳皮3 烏藥3 五味子3

위의 두 처방은 옹저가 쉽게 아물지 않을 때 쓰는 처방군입니다.

中統 92 사물안신탕(四物安神湯) 治心中無血 如魚無水 怔忡 跳動
當歸3 白芍藥3 生地黃3 熟地黃3 人蔘3 白朮3 白茯神3 酸棗仁3 黃連3 梔子3 麥門冬3 竹茹3

中統 41 인삼청기산(人蔘淸肌散) 治虛勞 骨蒸 潮熱 無汗
人蔘4 白朮4 白茯苓4 赤芍藥4 當歸4 柴胡4 乾葛4 半夏麯4 甘草2

위의 두 처방은 기혈양허를 기본으로 하는 팔물탕에
청열안신을 도모하는 약재들이 추가되었습니다.

방약합편 유방 해설 - 8. 보중익기탕편

보중익기탕은 사군자탕의 식욕부진을 기본으로 하며 황기+당귀의 당귀보혈탕 방의가 섞인 처방입니다. 당귀보혈탕은 심장이 쇠약해져서 혈액순환이 떨어진 경우에 보기보혈을 통해 심기능을 활성화시키는 처방입니다.

따라서 보중익기탕의 정증은 식욕부진 및 심장쇠약 징후(ex. 자한), 혈액순환능 불량 등을 호소하는 경우입니다.

정리된 류방들은 보중익기탕에 약재를 가미한 형태를 취하고 있습니다.

上統 65 거원전(擧元煎) 治氣虛下陷 血崩 血脫 有不利於 歸 熟

人蔘20 黃芪20 甘草8 白朮8 升麻3

上統 121 보원탕(保元湯) 治痘疹二三日 根窠雖圓 而頂陷 氣虛弱 血難聚加 川芎 官桂

人蔘8 黃芪4 甘草4

上統 60 하인음(何人飮) 截瘧如神 凡氣血久虛 久瘧不止

何首烏40 人蔘40 當歸12 陳皮12 煨薑20

위의 두 처방은 보혈을 고려하지 않고 온전히 보기에만 치중된 처방들입니다.

하인음에 학질 치료에 하수오가 쓰이는 게 특이합니다.

上統 22 보중익기탕(補中益氣湯) 治勞役太甚 或飮食失節 身熱自汗

黃芪6 人蔘4 白朮4 甘草4 當歸身2 陳皮2 升麻1 柴胡1

中統 117 순기화중탕(順氣和中湯) 治氣虛頭痛

黃芪6 人蔘4 白朮2 當歸2 白芍藥2 陳皮2 升麻1 柴胡1 蔓荊子1 細辛1 川芎1

순기화중탕은 보중익기탕에 만형자 천궁 세신의 진통 효과가 있는 약재들이 가미된 형태입니다.

上統 23 익위승양탕(益胃升陽湯) 治內傷諸症 血脫 益氣 古聖人之法 先理胃氣 以助生發之氣
白朮6 黃芪4 人蔘3 神麯3 當歸身2 陳皮2 甘草2 升麻1 柴胡1 生黃芩1

익위승양탕은 출혈이 심한 경우 회복을 도모하기 위해 보기지제를 먼저 쓰는 경우를 반영하고 있습니다.

上統 13 청서익기탕(淸暑益氣湯) 治長夏四肢困卷 身熱 煩渴 泄利 自汗
蒼朮6 黃芪4 升麻4 人蔘2 白朮2 陳皮2 神麯2 澤瀉2 黃柏1 當歸1 乾葛1 靑皮1 麥門冬1 甘草1 五味子1

청서익기탕은 보중익기탕에 여름철의 허열을 제거하기 위해 택사 황백 갈근 오미자 등의 약재가 추가된 것입니다.

上統 71 삼기탕(蔘芪湯) 治氣虛 遺尿
人蔘4 黃芪4 白茯苓4 當歸4 熟地黃4 白朮4 陳皮4 益智仁3 升麻2 肉桂2 甘草2

삼기탕은 유뇨 치료를 위해 하복부에 작용하는 약 숙지황 익지인 육계를 보중익기탕에 가미한 것입니다.

上統 12 생맥산(生脈散) 暑月常服 代熟水飮之
麥門冬8 人蔘4 五味子4

인삼을 중심으로 해서 맥문동 오미자를 가미해 진액을 보충하면서 보기를 도모하는 보중익기탕의 변방입니다.

방약합편 유방 해설 - 9. 육미지황원편

육미지황원은 보음 즉 진액보충과 영양부족을 해결하기 위한 기본 처방이라고 생각하면 됩니다.
육미지황원의 활용은 크게 세 가지로 나뉘는데,

1) 영양이 부족해져서 한증으로 빠지는 경우 - 부자 육계 파고지 등이 가미됩니다.
2) 진액이 부족해져서 허열로 빠지는 경우 - 지모 황백 맥문동 천문동 등이 가미됩니다.
3) 호흡기의 회복 속도가 느려서 발생하는 만성적인 기침 - 이진탕과 맥문동탕 등이 합방됩니다.

上統 40 육미지황원(六味地黃元) 治腎水不足
熟地黃320 山藥160 山茱萸160 白茯苓120 牧丹皮120 澤瀉120

기본적인 처방입니다. 육미에 있는 이수지제를 적극활용한 처방이 소양인 형방지황탕입니다.

上統 46 우귀음(右歸飮) 此益火之劑 治陽衰 陰勝
熟地黃12~80 山藥8 枸杞子8 杜冲8 山茱萸4 附子4 肉桂4 甘草4

上統 41 증익귀용환(增益歸茸丸) 治腎衰 補精 養陽
熟地黃160 鹿茸160 五味子160 大當歸160 山藥80 山茱萸80 大附子80 牛膝80 官桂80 白茯苓40 牧丹皮40 澤瀉40

上統 2 지황음자(地黃飮子) 治中風 舌瘖 足癈 腎虛 氣厥 不至舌下
熟地黃4 巴戟4 山茱萸4 肉蓯蓉4 石斛4 遠志4 五味子4 白茯苓4 麥門冬4 附子2 官桂2 石菖蒲2

上統 34 고진음자(固眞飮子) 治陰陽兩虛 氣血不足 潮熱 自汗 或泄瀉 脈弱 咳嗽痰多 中年人可以常服
熟地黃6 山藥4 人蔘4 當歸4 黃芪4 黃柏4 陳皮3 白茯苓3 杜冲3 甘草3 白朮2 澤瀉2 山茱萸2 破故紙2

위는 팔미지황환의 변방들입니다.
진액부족, 영양부족과 함께 체온저하를 같이 끼고 있습니다.

上統 18 청리자감탕(清離滋坎湯) 治陰虛火動 潮熱 盜汗 痰喘

熟地黃2 生乾地黃2 天門冬2 麥門冬2 當歸2 白芍藥2 山茱萸2 山藥2 白茯苓2 白朮2 牧丹皮2 澤瀉2 黃柏2 知母2 甘草2

上統 36 고암심신환(古庵心腎丸) 治腎虛有熱 怔忡 盜汗 遺精

熟地黃120 生乾地黃120 山藥120 白茯神120 當歸80 澤瀉80 黃柏80 山茱萸40 枸杞子40 龜板40 牛膝40 黃連40 牧丹皮40 鹿茸40 生甘草20 朱砂40

음허화동을 치료하기 위한 처방군입니다.

上統 51 금수육군전(金水六君煎) 治肺腎虛寒 水泛爲痰 咳嗽喘急

熟地黃10 當歸4 半夏4 白茯苓4 陳皮6 甘草4 白芥子3

上統 52 청상보하환(清上補下丸) 治哮吼 遇寒卽發咳嗽 痰涎上壅 喘急 久不差

六味元 加 五味子60 枳實60 麥門冬60 天門冬60 貝母60 桔梗60 黃連60 杏仁60 半夏60 瓜蔞仁60 黃芩60 甘草20

자음을 통해 만성적인 기침을 대처하기 위한 처방들입니다.

방약합편 유방 해설 - 10. 청열지제편

실열증의 염증을 치료하는 처방들은 대체로 다음과 같은 구조를 가집니다.
〈발산지제 + 청열해독제 + 청열제 + 혈액순환 약물 + 해당 부위 인경약〉
청열제의 대표적인 처방은 황련해독탕이고, 통치방격으로 쓰일 수 있는 약은 방풍통성산.
오관과 청열지제의 대표처방은 형개연교탕이 되겠습니다.

下統 12 황련해독탕(黃連解毒湯) 治傷寒 大熱 虛煩 不得眠 差後飮酒 及一切熱毒
黃連5 黃芩5 黃柏5 梔子5

下統 4 방풍통성산(防風通聖散) 治諸風熱 或瘡疹黑陷 或風熱瘡疥 頭生白屑 面鼻紫赤 肺風瘡 大風癩疾 或熱結二便不通 並解酒毒
滑石6 甘草5 石膏3 黃芩3 桔梗3 防風2 川芎2 當歸2 赤芍藥2 大黃2 麻黃2 薄荷2 連翹2 芒硝2 荊芥1 白朮1 梔子1

아래는 머리 부위, 안면부의 통증과 염증을 치료하는 두 가지 약입니다.

中統 116 청상견통탕(淸上蠲痛湯) 治一切頭痛 新久左右 皆效
黃芩6 蒼朮4 羌活4 獨活4 防風4 川芎4 當歸4 白芷4 麥門冬4 蔓荊子2 甘菊2 細辛1 甘草1

中統 124 청상방풍탕(淸上防風湯) 淸上焦火 治頭面生瘡癤 風熱毒
防風4 白芷3 連翹3 桔梗3 片芩3 川芎3 荊芥2 梔子2 黃連2 枳殼2 薄荷2 甘草1

下統 108 세간명목탕(洗肝明目湯) 治一切風熱眼目 赤腫 疼痛
當歸尾2 川芎2 赤芍藥2 生地黃2 黃連2 黃芩2 梔子2 石膏2 連翹2 防風2 荊芥2 薄荷2 羌活2 蔓荊子2 甘菊2 白蒺藜2 草決明2 桔梗2 甘草2

세간명목탕은 방풍통성산의 변방이라고 볼 수 있습니다.

아래는 코와 관련된 처방 두 가지 입니다.

황금탕은 급성기의 염증을 다스리고, 여택통기탕은 만성기의 염증을 다스립니다.

下統 114 황금탕(黃芩湯) 治肺火盛 鼻孔乾燥 生瘡腫痛

片芩4 梔子4 桔梗4 赤芍藥4 桑白皮4 麥門冬4 荊芥4 薄荷4 連翹4 甘草2

中統 127 여택통기탕(麗澤通氣湯) 治鼻不聞香臭 此肺有風熱

黃芪4 蒼朮3 羌活3 獨活3 防風3 升麻3 乾葛3 甘草2 麻黃1 川椒1 白芷1

아래는 귀와 관련된 처방 두 가지 입니다.

형개연교탕은 열에 치중이 되어있고, 만형자산은 습에 좀 더 중점을 두고 만들어진 처방입니다.

中統 126 형개연교탕(荊芥連翹湯) 治兩耳腫痛 由腎經有風熱

荊芥3 連翹3 防風3 當歸3 川芎3 白芍藥3 柴胡3 枳殼3 黃芩3 梔子3 白芷3 桔梗3 甘草2

中統 125 만형자산(蔓荊子散) 治腎經有風熱 耳中熱痛 出膿汁 或鳴 或聾

蔓荊子3 赤茯苓3 甘菊3 麥門冬3 前胡3 生地黃3 桑白皮3 赤芍藥3 木通3 升麻3 甘草3

아래는 구설의 처방들입니다.

下統 21 양격산(凉膈散) 積熱 煩燥 口舌生瘡 腸胃燥澁 便尿秘結

連翹8 大黃4 芒硝4 甘草4 薄荷2 黃芩2 梔子2

빠른 배독을 위해 조위승기탕을 합방하고 있습니다.

下統 116 회춘양격산(回春凉膈散) 治三焦火盛 口舌生瘡

連翹5 黃芩3 梔子3 桔梗3 黃連3 薄荷3 當歸3 生地黃3 枳殼3 赤芍藥3 甘草3

下統 120 청위산(淸胃散) 治胃熱 上下齒痛不可忍 滿面發熱

升麻8 牧丹皮6 當歸4 黃連4 生地黃4

下統 121 사위탕(瀉胃湯) 治牙痛 如神

當歸4 川芎4 赤芍藥4 生地黃4 黃連4 梔子4 牧丹皮4 荊芥4 薄荷4 防風4 甘草4

아래는 인후부의 처방입니다.

필용방감길탕과 박하전원은 염증을 위주로 하고

청화보음탕은 진액부족에 좀 더 초점을 맞추고 있습니다.

下統 125 필용방감길탕(必用方甘桔湯) 治風熱咽喉腫痛

桔梗8 甘草4 荊芥4 防風4 黃芩4 薄荷4 玄參4

下統 126 박하전원(薄荷煎元) 治風熱 化痰涎 利咽膈 淸頭目 治鼻衄 大小便血

薄荷600 桔梗200 甘草160 防風120 川芎120 砂仁20

中統 129 청화보음탕(淸火補陰湯) 治虛火上升 喉痛 喉閉 或生瘡

玄參 8 白芍藥4 熟地黃 4 當歸3 川芎3 黃柏3 知母3 天花粉3 甘草3

각 부위 별로 종농을 다스리는 처방들입니다.

上統 93 탁리소독음(托裏消毒飮) 治癰疽 未成卽消 已成卽潰

金銀花12 陳皮12 黃芪8 天花粉8 防風4 當歸4 川芎4 白芷4 桔梗4 厚朴4 穿山甲4 皂角刺4

中統 139 가미지패산(加味芷貝散) 治乳癰 腫硬 作痛

白芷4 貝母4 天花粉4 金銀花4 皂角刺4 穿山甲4 當歸尾4 瓜蔞仁4 甘草節4

中統 153 길경탕(桔梗湯) 治肺癰

桔梗5 貝母5 瓜蔞仁4 薏苡仁4 當歸4 桑白皮3 枳殼3 黃芪3 防風3 杏仁2 百合2 甘草2

下統 146 선유량탕(仙遺糧湯) 治楊梅風瘡 誤服輕粉 以致段肌傷骨

土茯苓28 防風2 木瓜2 木通2 薏苡仁2 白鮮皮2 金銀花2 皂角刺2

下統 141 진교창출탕(秦艽蒼朮湯) 治熱濕風痰合 而爲痔 其腸頭成塊者濕與熱也 大痛者風也 便秘者燥也

秦艽4 皂角仁4 桃仁4 蒼朮3 防風3 黃柏2 當歸稍1 澤瀉1 檳榔1 大黃1

아래는 흉만, 담성을 다스리는 처방군입니다.

下統 69 과루지실탕(瓜蔞枳實湯) 治痰結 胸滿 氣急

瓜蔞仁4 枳實4 桔梗4 赤茯苓4 貝母4 陳皮4 片芩4 梔子4 當歸2 縮砂2 木香2 甘草1

下統 34 청금강화탕(清金降火湯) 治熱嗽 能瀉肺胃之火 火降則痰消嗽止

陳皮6 杏仁6 赤茯苓4 半夏4 桔梗4 貝母4 前胡4 瓜蔞仁4 黃芩4 石膏4 枳殼3 甘草1

中統 135 시경반하탕(柴梗半夏湯) 治痰熱盛 胸痞 脇痛

柴胡8 瓜蔞仁4 半夏4 黃芩4 枳殼4 桔梗4 青皮3 杏仁3 甘草2

아래는 비뇨생식기계의 염증을 다루는 처방군입니다.

下統 84 오림산(五淋散) 治五淋

赤芍藥8 山梔8 當歸4 赤茯苓4 條芩2 甘草2

下統 78 도적산(導赤散) 治小腸熱 小便不利

生地黃4 木通4 甘草4

下統 79 팔정산(八正散) 治膀胱積熱 便癃閉

瞿麥4 大黃4 木通4 萹蓄4 滑石4 梔子4 車前子4 甘草4 燈心4

下統 77 만전목통탕(萬全木通湯) 治膀胱熱 小便難 而黃

滑石8 木通4 赤茯苓4 車前子4 瞿麥4

下統 137 용담사간탕(龍膽瀉肝湯) 治肝臟濕氣 男子陰挺 女人陰痒瘡

草龍膽4 柴胡4 澤瀉4 木通2 車前子2 赤茯苓2 生地黃2 當歸2 山梔2 黃芩2 甘草2

下統 16 익원산(益元散) 治中暑 吐瀉 下痢 止渴 除煩 解百藥酒食邪毒

滑石240 甘草40

下統 42 적소두탕(赤小豆湯) 治年少 氣血熱生瘡 變爲腫滿

赤小豆4 猪苓4 桑白皮4 防己4 連翹4 澤瀉4 當歸4 商陸4 赤芍藥4

下統 81 대분청음(大分清飮) 治積熱閉結 小水不利 黃疸 尿血 淋閉

赤茯苓4 澤瀉4 木通4 猪苓4 梔子4 枳殼4 車前子4

방약합편 유방 해설 - II. 발산지제편

풍한과 풍열 그리고 중풍증 초기에 치료를 하기 위한 처방군입니다.

中統 11 구미강활탕(九味羌活湯) 不問四時 但有頭痛 骨節痛 發熱 惡寒 無汗 脈浮緊 宜用此 以代麻黃 ○ 有汗不得服麻黃 無汗不得服桂枝 若誤服 其變不可勝言 故立此法 使不犯三陽禁忌 乃解表神方

羌活6 防風6 川芎5 白芷5 蒼朮5 黃芩5 生地黃5 細辛2 甘草2

下統 6 대강활탕(大羌活湯) 治風濕相搏 肢節腫痛 不可屈伸

羌活6 升麻6 獨活4 蒼朮3 防己3 威靈仙3 白朮3 當歸3 赤茯苓3 澤瀉3 甘草3

中統 19 인삼패독산(人蔘敗毒散) 治傷寒 時氣發熱 頭痛 肢體痛 及傷風 咳嗽 鼻塞 聲重

人蔘4 柴胡4 前胡4 羌活4 獨活4 枳殼4 桔梗4 川芎4 赤茯苓4 甘草4

中統 112 소풍산(消風散) 治諸風上攻 頭目昏眩 鼻塞耳鳴 麻痒 及婦人血風頭痒

荊芥4 甘草4 人蔘2 白茯苓2 白殭蠶2 川芎2 防風2 藿香2 蟬退2 羌活2 陳皮1 厚朴1

中統 22 승마갈근탕(升麻葛根湯) 治溫病及時令感冒

葛根8 白芍藥4 升麻4 甘草4

中統 12 갈근해기탕(葛根解肌湯) 治陽明經病 目疼 鼻乾 不得臥 宜解肌

葛根4 柴胡4 黃芩4 赤芍藥4 羌活4 石膏4 升麻4 白芷4 桔梗4 甘草2

中統 10 오약순기산(烏藥順氣散) 治一切風疾 先服此 疏通氣道 進以風藥 又治癱瘓 歷節風

麻黃6 陳皮6 烏藥6 川芎4 白芷4 白殭蠶4 枳殼4 桔梗4 乾薑2 甘草1

下統 129 삼합탕(三合湯) 治背心一點痛

烏藥順氣散 合 二陳湯 香蘇散 加 羌活

中統 2 소풍탕(疎風湯) 治風中腑 手足不仁 先宜解表 後用[愈風湯]調理

羌活3 防風3 當歸3 川芎3 赤茯苓3 陳皮3 半夏3 烏藥3 白芷3 香附子3 桂枝1 細辛1 甘草1

中統 8 이기거풍산(理氣祛風散) 治中風 口眼喎斜

羌活2 獨活2 枳殼2 青皮2 陳皮2 烏藥2 桔梗2 南星2 半夏2 天麻2 川芎2 白芷2 荊芥2 防風2 白芍藥2 甘草2

中統 1 소속명탕(小續命湯) 治一切風初中 無汗 表實

防風6 防己4 官桂4 杏仁4 黃芩4 白芍藥4 人蔘4 麻黃4 甘草4 附子2 川芎4

온병(瘟病)에 관한 이야기

#온병 이야기 (1)

온병에 대한 이야기를 잠시 해볼까 합니다. 온병은 간략하게 설명하면 '탈수를 동반하는 급성 고열 상기도 감염 질환'이라고 할 수 있겠습니다. 현대의학적 처치들이 유리한 점이 많지만 한의학에서도 다루지 못하는 분야는 아닙니다.

고열을 동반한 급성 질환들이 체액의 손실량이 많아질수록 더욱 삭맥이 됩니다. 체내 수분의 손실을 보상하기 위해서 심박수가 빨라지는 것이죠. 고열을 동반한 상기도 질환에 '지나친 삭맥'이 나타난다, 이러면 일단은 상당한 체액의 손실을 의심해야 합니다. 곧, 온병이라는 이야기죠. 중요한 이야기입니다.

'외감 질환의 초기에는 맥박수 혹은 삭맥을 꼭 확인하라.'

이러한 경우에 발한에 의한 해열 위주로만 선방을 하게 되면 일시적으로 체온이 내려가는 것 같다가 다시 올라가는 일을 반복하게 됩니다. 가미향소산, 갈근탕, 형방패독산 등 신온해표지제들이 거의 같은 반응을 나타냅니다. 염두에 두고 계시는 것이 좋습니다.

온병의가들은 이러한 체액 소모성 감염 질환에 대한 연구를 한 사람들입니다.

#온병 이야기 (2)

온병을 이야기하자면 설진에 대해서 이야기하지 않을 수 없습니다. 앞서 한의학에서의 온병은 체액 손실을 동반한 열성 전염성 질환이라고 이야기했습니다. 이 때 설진은 체내의 체액이 어느 정도 존재하는가를 체크하는 일종의 가늠자 역할을 하는 것으로 보입니다.

온병은 대개 위분-기분-영분-혈분의 네 가지 stage를 거쳐서 악화됩니다. 간단히 요약하자면, 위분은 감염 초기의 오한, 기침 정도의 단계를 일컫는 용어이고, 기분은 고열을 동반한 염증 단계, 영분은 고열이 더 진행되어 멘탈리티의 문제가 생기는 단계, 혈분은 거기서 더 진행되어 자반증과 같은 혈관 질환들이 생기는 단계를 일컫는 용어입니다.

이러한 위-기-영-혈의 단계를 거치는 동안 체액, 즉 한의학적 용어로는 진액이 소모됨에 따라 혀의 상태도 변해갑니다. 위분의 단계에서는 눈에 띄는 설진이 나타나지 않고, 기분의 단계에는 설질은 건조하고 태는 아주 많은 상태, 영혈분에는 설태가 아예 존재하지 않고 혀의 색깔이 검붉은 색이 되어가는 상태가 됩니다. 위-기-영-혈분의 병으로 진행되어 갈수록 진액 소모가 심해지는데 이에 따라 설태가 점차로 줄어들게 되는 것이죠.

여기서 잠깐. 우리가 관찰하는 설태의 정확한 정의는 뭘까요. 여기에 대해서 짧은 가정을 한 번 해보고 넘어가겠습니다.

태는 상피세포 위를 덮고 있는 균사체의 사체와 탈락한 상피세포가 뭉쳐진 덩어리일 가능성이 높습니다. 한의학에서는 체열의 변화에 따라서 설태의 색깔을 백-황-흑으로 구별하여서 접근을 합니다. 호기 시 내뱉는 숨의 온도가 높아질수록 색이 점점 짙어지는 것이죠. 담배나 기타 비타민에 의해서도 색깔이 종종 변하는 경우가 있지만 대개는 상피세포를 덮고 있는 균사체가 온도에 따라 색깔을 달리하다가 죽은 형태라고 생각할 수 있습니다. 즉, 설태는 체내 균들의 사체가 포함된 덩어리이다!

이 균사체들은 모든 균사체들이 그러하듯 습한 환경에서는 그 양이 많아질 것이고, 온도가 올라갈수록 죽을 확률이 높아질 것입니다. 즉 기분의 단계처럼 체온이 올라가지만 진액의 소모가 극단적으로 심하지 않은 경우에는 건조한 백태가 끼게 되는 것이고, 영혈분의 단계처럼 체내의 진액 소모가 더욱 심해진 경우에는 애초에 균사체 자체가 늘어날 수가 없으므로 태 자체가 낄 수가 없게 되는 것이죠.

#온병 이야기 (3)

두 번째 이야기의 주된 내용은, 설진은 체내의 조습/한열을 진단한다! 였습니다. 이것은 당연히 급성 질환뿐만이 아니고 만성 질환에도 똑같이 적용되겠죠.

위분 즉 초기 상기도 감염에 쓰는 주된 처방은 그 유명한 상국음과 은교산입니다. 상국음은 기침을 진정시키는 진해거담제 역할을 하고, 은교산은 인후부의 염증을 제거하는 소염제 역할을 합니다. 이 때 초기 발열부터 체액의 소모가 시작되므로(그러므로 삭맥!) 발한을 통한 해열을 도모할 수가 없을 때, 발한을 하지 않고서 소염 해열을 하는 방법을 강구한 것입니다. 한의학적 용어로는 발산풍열이죠.

개인적인 경험으로 연교는 눈에 띄는 효과가 있는 것 같지는 않지만, 금은화는 굉장히 강력한 효과가 있는 것 같습니다. 이름부터 '금은'과 바꿀 수 있을만큼 대단한 약이라잖아요. 아무튼 상당히 강력한 소염제 역할을 하는 것은 분명합니다. 그리고 여담인데, 개인적으로는 연교보다는 포공영을 약재로 훨씬 선호합니다. 소염, 한의학적 용어로는 발산풍열 청열해독을 위해 쓸 때 약력은 금은화〉포공영〉연교 순인 것 같습니다. 참고하세요.

아무튼 맥삭 오한 발열의 상기도 감염 초기에 기침이면 상국음, 인후종통이면 은교산. 은교산은 이미 약사들에게서 유명한 인후염 치료제죠. 그러나 이러한 온병적인 개념 없이 단순 인후염에는 그다지 효과가 나는 것 같지는 않습니다.

은교산은 제가 굉장히 빈용하는 처방인데, 저 같은 경우 다음과 같은 방식으로 주로 씁니다. 상기도 감염에 37-38도에 이르는 열이 반복적으로 발생할 때. 병원에 가서 소염제, 해열제, 항생제를 투약했음에도 재발할 때. 흉협고만이나 흉협부의 압통이 있다면 소시호탕과 합방하여 투약합니다. 대개는 고열로 내과 병원을 며칠 동안 방문 치료한 경험을 가지고 있고 잘 안 나아서 오게 되는 경우입니다. 굉장히 잘 듣습니다.

#온병 이야기 (4) - 한의학적 수액제

온병 이야기 세 번째 이야기에서는 온병의 위분 증상에 대해서 간략하게 정리해보았습니다. 위분의 병리는 상한론의 태양병, 혹은 태양소양겸병과 상당히 겹치는 부분이 있으므로 크게 주목받지 못하는 경향이 있었지만 제 개인적으로는 상당히 중요한 부분이라고 생각하고 있습니다. 현대의학 소염제 계통에 직접적으로 매치업이 되는 약물들에 대한 발견이라고 생각되기 때문입니다. (상한론 내에는 청열해독지제와 같은 개념의 약물이 없습니다. 이 이야기는 나중에 자세히 하기로 하고.)

아무튼 기분의 병리로 넘어갑니다. 기분은 심한 고열 양태를 가리킵니다. 그 증상은 발열, 구갈, 한출, 설백태 건조, 설홍 등입니다. 어디서 많이 본 증상 같죠? 그렇습니다. 상한론의 양명기열 즉 백호탕증에 해당하는 양상이 주를 이룹니다. 실제로 처방도 백호탕 계통을 가장 많이 활용하구요. 기분은 쉽게 정리하면 백호탕증과 승기탕증에 해당하는 병리라고 생각하면 쉽습니다. 백호탕은 해열제에 해당하는 개념이고, 승기탕은 변폐가 심한 환자에게 사하를 시켜서 해열을 하는 것이죠.

다만, 백호탕류와 승기탕류의 상한론 처방과 다소 다른 점은 진액의 보존을 중시하여 설진으로 진액의 소모 정도를 판단하여 '한의학적 경구용 수액제제'인 보음제를 처방에 가미한다는데 있습니다. 대표적인 처방이 증액탕/증액승기탕/신가황룡탕.

온병은 '체액 소모성 감염 질환'이므로, 온병 의가들은 체액의 보충, 한의학적으로는 진액의 보충에 절대적인 관심을 두고 접근을 했습니다. 발열 시의 체액 보충은 증액탕. 터미널로 가서 쇼크가 두드러질 때의 체액 보충은 생맥산. 질병의 관해 후 회복기에는 사삼맥문동탕. 이런 식이죠. 급성 질환에는 이러한 보음제들이 현대의학 수액제제의 효과를 따라가지 못하기 때문에 치료적으로는 열등한 측면이 있습니다. 그러나 만성적인 질환들에서는 재고를 해보아야 합니다. 왜냐하면 현대의 식습관/생활 습관이 만성적인 탈수를 조장하기 때문입니다. 중국에서 대규모로 이루어진 연구 결과에 따르면 치료가 이루어진 소화기 환자의 25% 정도가 위음부족 환자라고 합니다. 이 연구가 꽤 오래전에 이루어졌기 때문에 아마도 커피를 마시고 야간 생활을 더욱 일상적으로 하는 최근에는 그러한 질병군의 환자가 더욱 많아졌을 가능성이 높습니다. 만성적인 탈수에서 체액의 보충을 어떻게 잘 해야 할 것인가! 두둥.

저 같은 경우 간혹 만나는 이와 같은 스테이지에서(사실은 독감이나 기타 외감 질환에도 많이 나타나는 병리 양상이지만, 대개 병원으로 가버리기 때문에 직접 만나는 경우는 많지 않습니다) 대개 시갈해기탕 계통을 처방합니다. 상한론의 용어로는 삼양합병으로 보는 것이죠. 해열제로서의 효과가 아주 좋습니다.

#온병 이야기 (5) - 한의학적 해열제

네 번째 이야기에서는 기분을 설명하면서 한의학적 수액제제, 즉 보음제에 대해서 이야기를 하였습니다. 이번에는 영분과 혈분을 따로 구별하지 않고, 한 데 묶어서 이야기를 해보겠습니다. 영혈분의 병리는 고열과 함께 정신상의 문제가 생기는 단계를 일컫습니다.(엄밀히 나누면 혈분증은 출혈 양상을 일컫습니다.) 온병의가들은 이러한 단계를 심포에 열이 들어간 상태(熱陷心包)라고 하였습니다. 현대의학적 질병명으로는 지주막하출혈이나 뇌수막염과 비슷할 수 있겠고, 때로는 열성 감염 질환이 진행된 단계에서도 나타날 수 있겠죠.

이와 같은 고열 및 탈수의 상황에서는 앞서 말씀드린 바와 같이 진액의 부족으로 인해 태가 존재하지 않게 됩니다.(설태는 습한 상황에서만 발생하니까요....) 그리고 혈액 순환 및 대사 상태가 점차 불량해져서 기분에서처럼 설질이 붉은 상태가 아니라 점차 검붉은 색으로 변해갑니다. 고열은 계속 되고 있지만, 점차 예후가 불량해지는 상황인 것이죠.

온병 의가들은 이러한 상황일 때 한의학적 해열제로 서각을 주로 썼습니다. 강렬한 해열제인 셈이죠. 약리적으로도 강한 해열 작용을 나타냅니다. 현재는 유통이 불가능해져서 대개 우각으로 대체를 해서 사용합니다만, 우각은 서각과는 엄격한 의미에서는 약리가 조금 다릅니다. 일설에 의하면 용량을 대폭 늘려야(10배 정도) 서각과 비슷한 수준의 해열작용이 나타난다고 합니다. 또, 여러 처방집에서는 서각 대신에 승마를 쓰기도 합니다. 저 같은 경우도 승마로 대체해서 쓰는 경우가 많고요.

영분의 상태에는 대부분의 처방이 해열, 소염, 수액의 작용을 하는 처방 구조를 가지고 있습니다. 서각+금은화, 연교+현삼, 맥문동, 생지황 이런 식이죠. 대표적인 처방은 청궁탕, 청영탕 등입니다.

혈분의 상태에는 출혈이 동반되므로 지혈 작용을 하는 약물들이 일부 추가되는 구조입니다. 대표적인 약물이 목단피. 대표적인 처방이 서각지황탕.

이 단계는 아무래도 극심한 응급 상황인 경우가 많으므로 한의학적인 대응보다는 현대의학적 처치가 절대적으로 유리한 경우가 많겠죠. 다만 옛 의가들이 한의학적인 처치를 전혀 하지 못했던 것은 아니며 이러한 응급 질환의 대처에 대한 연구가 진행됨에 따라 한의학적인 몸에 대한 인식들이 더욱 풍부해졌다는 점을 잊지 않아야 합니다.

상한과 온병 그리고 사상의학

성무기가 〈주해 상한론〉을 쓴 이후 대다수의 〈상한론〉에 관한 논의들은 그의 언설들을 중심으로 이루어집니다. 김용옥 선생이 문헌 비평의 관점에서 성무기를 죽일 놈처럼 묘사하기도 했지만, 제 생각엔 한의학사에 지대한 한자리를 포지셔닝한 엄청난 학자라는 생각이 듭니다. 그의 이야기들 대부분이 현재에도 〈상한론〉에 관한 논의 거의 대부분에 통용되고 있으니까요.

여튼 성무기는 〈상한론〉에 언급된 단어들에 대한 정의를 만들어내는데, 이후의 의가들은 그 정의를 토대로 〈상한론〉의 조문간의 유기적 관계를 '완벽'하게 찾아내려고 고심을 합니다. 〈상한론〉 조문들이 완벽한 어떤 흐름의 서적이 되기를 바라는 사람들처럼. 물론 저도 그랬으면 좋겠습니다만 결코 쉽지는 않은 작업이죠. 장중경이 꼭 그러한 의도를 가지고 책을 쓴 것 같지는 않으므로.

그리하여 머지 않은 후학들은 태양경병(계지탕)과 오령산증의 태양부병(방광부병), 양명경병(백호탕)과 양명부병(승기탕)들처럼 큰 틀에서 작용이 비슷하지만 서로 다른 작용을 하는 약들의 유기적 관계까지도 하나의 카테고리 안에 묶으려는 시도를 합니다. 〈동의보감〉에도 일부 반영되어 있고 청대의 의가들까지 오게 되면 거의 정설처럼 굳어지게 되죠.

이때쯤 되면 의문이 생기지 않을 수 없게 됩니다. 같은 사기에 감수되었다고 여겨지는 상황에서도 어떠한 사람은 왜 병사가 흉으로 들어가고(백호탕) 어떠한 사람은 복으로 들어가는가(대승기탕). 그리고 개중에는 질병의 전변 과정이 상한론의 엄격한 체계를 따르지 않는 경우들도 다수 경험하면서 그러한 의문들은 심화되어 갔겠죠.

온병에서는 앞의 글에서 언급한 것처럼, 어쨌건 체표의 병리가 폐를 거쳐 심으로 들어가는 과정을 가장 많이 관찰했습니다. **체표(오한, 발열) ⇒ 호흡기(흉통, 기침, 가래, 구갈, 발한 등) ⇒ 심장, 뇌(전광, 매, 섬어, 망언, 불면, 오심번열, 심계항진, 출혈 등)**으로 진행되어 가는 과정에 대한 묘사가 많지요. 〈상한론〉에서도 그렇지만, 온병에서도 호흡기 증상이 과도한 발한에 의해 변폐, 조시 등이 형성되는 승기탕증류의 증상으로 진행되는 경과(즉 양명병)와, 여러 혈분 계통의 증상으로 진행되는 경과(즉 궐음병)으로 크게 나뉘어져 흘러가는 것을 볼 수 있습니다. 즉 시간에 따라 고열 양상의 백호탕증이 대승기탕증으로 진행되는 경과와, 백호탕증이 서각지황탕증, 오매환증으로 흘러가는 경과가 서로 달라지는 것이지요. 이 대목의 변화를 단순히 탕증의 변화라고 인식하지 않고, 인체의 소증에 따른 사기에 대한 대응 방식의 차이라고 본 것이 곧 체질이라 생각합니다.

온병의가들이 심폐로 들어가는 특별한 상황들을 '상한'에 대비하여 '온병'으로 설정했고, 그 사기를 '風寒'에 대비하여 '風溫' '風熱' 등으로 설정해서 논의를 펼쳤다면, 동무 이제마는 胸으로 사기가 들어가는 사람(소양인)과, 腹으로 들어가는 사람(태음인, 소음인)은 사람 자체가 다르다는 설정을 합니다. 그리하여 〈상한론〉 내의 조문들의 유기적 관계에서 다소 엉성했던 부분들을 '사람의 차이' 즉 '체성의 차이'로 규정하고서 상한론을 해석을 한 것입니다.

독감 그리고 온병

"감기가 드어 앓기 시작하여 갈근탕, 소시호탕가석고, 소시호탕합백호가인삼탕 등을 복용하였지만 무효. 5일 째 새벽4시쯤 구갈을 몹시 느껴 일어나 물 한컵을 단숨에 마셨다. 흉번하고 열은 40.2도나 되었다. 전신에 땀이 흘러내리고 오한이 있다. 심하비경하여 괴롭고 심하에서 제부까지 심한 고통이 있다. 새벽 5시. 오전 선생에게 전화를 걸어 흉중이 말할 수 없이 괴로워 밤새도록 전전반측 하였다고 하였다. 8시쯤에는 열이 39.7도. 감기인지 티프스인지 패혈증인지 분간이 가지 않는다. 맥은 홍대하고 번갈, 자한, 배오한, 심하비경 등이 있다. 10시. 오전 선생이 와서 진찰하더니 삼양합병으로 백호가인삼탕으로 판단하였다. 이 처방을 복용하고 1시간 후에는 오한 심하비경 등이 해소되고 등이 따뜻해졌으며 심하가 가벼워졌다. 서너시간 후에는 체온도 37.5도로 내려가고 모든 증상이 다 사라졌으며 식욕도 나고 기분좋게 잠을 잘 수가 있었다."(등평 건)

제가 경험이 일천해서 다른 질환은 환자를 자신할 만큼은 많이 보지 못하였는데, 외감 질환은 꽤 많이 봤습니다. 정확히 세보지는 않았지만 치험례만 해도 몇 백 케이스는 될 것 같습니다. 처음에는 루틴하게 쓸 통치방을 하나 만들어보려고(사실은 공부가 깊지 않아서 잘 몰랐어요.) 갈근탕, 소시호탕만 줄창 뿌렸는데 이게 생각 이상으로 단순한 감기에는 효과가 굉장히 좋았습니다. 일본에서 괜히 감기 통치방으로 갈근탕을 쓰는 것을 아니라는 것을 그냥 루틴으로 뿌려보고 알았습니다. 갈근탕에서 좀 진행되면 염증이 좀 생기고 열이 나는 형태로 진행되는 경우는 소시호탕, 시호계지탕을 쓰고요. 처음에 마냥 뿌릴 때는 세 개의 처방만 있으면 일단 '감기'는 다 처리될 것이라 믿었습니다. 왜냐면 성과가 아주 좋았으니까요.

그러다 실험삼아 갈근탕, 소시호탕으로 치료됐던 환자군에게 후세방을 뿌려보게 됐는데 이게 웬걸, 후세방도 꽤나 잘 듣는 겁니다. 가령 지난 번에 갈근탕으로 치료가 됐으면 이번에는 패독산으로 바꿔서 처방하고 이런 식으로 일일이 환자 대상 실험을 했죠. 물론 상한론 처방들은 태양-소양-양명의 형태로 나눠져 있어서, 이른바 '적기'라는 게 있고, 그 적기에 해당할 때 쓰면 엄청나게 빠른 효과를 내는데 반하여, 후세방의 감기 대응 처방들.. 향소산, 패독산, 삼소음, 청상보하환, 금수육군전, 청폐탕 등은 상대적으로 조금은 두리뭉슬한데 비해 그물을 크게 짜서 고기를 크게 낚는 느낌으로 치료가 되는 것 같더군요.

여담인데, 이 때 상한방을 쓰면서 느낀 것은, 상한론의 처방들은 '가래가 끓으면서 기침이 심한' 증후군의 환자군들에게 대처가 좀 미흡하거나 잘 안 낫는데 이런 경우는 후세방의 선폐 거담 처방군들이 훨씬 커버가 잘된다는 느낌을 받았습니다.
그런데 증상이 심하고, 병의 속도가 빠르며, 고뇌 끝에 아는 약이라는 약을 다 줘도 안 낫는 군의 외감 환자들이 있더군요. 처음에는 경험이 일천해서 안 낫겠지, 라고 생각했는데.. 쉽게 낫는 환자 수가 많아질수록 점점 안 낫는 환자에 대한 부담이 커지는 겁니다. 왜 안 나을까, 뭔 차이일까, 그러다가 관찰하여 하나 조금 알게 된 것이 맥삭(脈數)의 차이였습니다.

상한론 처방들, 후세방 처방들의 대다수 외감 커버 처방은 신온해표약이잖아요. 신온해표약을 써서 발한을 해야할 환자들은 삭맥이 잘 안 나타납니다. 맥삭은, 급성 염증기에 나타나는 맥인데 상한방이나 후세방 처방으로는 급성 염증 대처가 어렵죠. 그리하여 온병 공부를 시작하게 되었는데.. 그 덕에 인식의 확장이 굉장히 많이 되었다고 생각합니다. 상한론 안에서는 잘 보이지 않던 석고, 황련, 치자에 대해서도 다시 보게 되었고요.

소위 말하는 청열해독약들, 즉 금은화 연교 포공영 자화지정 등 온병을 접하지 않았다면 아예 활용법을 몰랐을 본초들인데, 옛날에는 벌벌 떨면서 처리-관리를 잘 못하던 독감/폐렴/장염/뇌수막염/신우신염(이거나 혹은 유사증후군)의 환자군들에 대해서도 어느 정도까지는 커버에 자신감이 생기게 됐고, 맨 위에 등평 건 선생의 글에서 나오는 치험례도 처음 공부를 할 때는 야, 내가 아무리 공부를 해도 환자를 앞에 놓고 저렇게 할 수 있을까, 싶었는데 지금은 치험례에 나오는 오전 선생의 치험례를 절반은 흉내낼 수 있을 거 같고 그렇습니다. 실제로 저 치험례보다 좀 더 드라마틱한 경험을 해본 적도 있고, 하다 못해 내가 확실한 자신이 없으면 병원 보낼 환자 감별해서 제 때 보내기도 하고. 물론, 아직은 갈 길이 멀지만 인체에 대해서 모르던 것을 하나씩 알아가는 재미가 쏠쏠합니다.

cf. 요새 유행하는 외감병 양상을 보면 일반 감기(리노, 코로나 바이러스)가 아니라 독감(인플루엔자)양상을 많이 띠는 것 같습니다. 대체로 유행하는 양상은 고열에 신체통이 심하고, 소화기 이상(구토, 설사)을 동반한 양상. 인후통이 심하면 은교산 계통으로 고려를 해봄직하고, 대개의 경우 독감은 삼양합병(태양, 소양, 양명)으로 보고 갈근해기탕 범주에서 생각해야 합니다. 위의 치험례에서는 오전 선생이 구갈, 흉번에 포커스를 두고 백호가인삼탕을 사용했으나 오한, 체통-구토, 설사가 동반된 구갈, 흉번, 고열이라면 방약합편 갈근해기탕이나, 배원식 선생 한방임상학에 나오는 갈근해기탕 변방으로 조리를 하는 것이 맞는 것 같습니다.

아래 배원식 한방임상학의 내용을 참고하시라고 적어봅니다.

편자의 치험에 의하면, 이 유행성 감모에 대해서는 보통 감기 또는 몸살 감기처럼 생각하여 형방패독산, 쌍패탕, 쌍금탕으로 치료하다가 도리어 병이 악화되는 일이 종종 있다. 유행성 감모는 풍한사가 피모 또는 비강 등으로 침입하여 상기도에서 또다시 피하근육 등으로 전입하여, 그 곳에서 또 다시 중간부위 간담경으로, 그리고 거기서 또 깊이 비위경으로 전전하면서 병증을 일으키고 있기 때문에, 그 치료방침을 발한, 해기, 해열, 중화 그리고 심장을 보호하고, 청위, 해갈, 완하 등으로 한꺼번에 작용할 처방약을 구성하는데 그 목표를 두고, 여러 방면으로 구상 연구한 끝에 다음과 같은 처방을 결정하였다.

갈근해기탕

시호, 갈근 백작약 각 2돈, 계지, 신곡, 황금 각 1.5돈, 지각, 죽여, 감초 각 1돈, 석고 2돈

발병 초기에 1차로 6첩, 그리고 6첩으로 낫지 않을 때는 2차로 또 6첩이면 9할 정도 낫는 효율을 가지고 있는 약이다. 발병 초기에 병세가 상승 기세로 워낙 강하기 때문에 6첩으로 큰 효과반응이 없는 경우가 종종 있다. 그러나 조금도 낙심 후퇴 말고 6첩을 쓰면 반드시 효과 반응을 보게 된다. 이 약은 사상 체질을 분류할 필요도 없으며, 남녀 노소를 가릴 것도 없다. 허약 체질이라 할지라도 맥이 세긴유력한 편이면 안심하고 사용하여도 좋다. 유행성 감모에 걸려 맥의 부긴유력, 또는 세긴유력의 맥상을 나타낼 때에 기침을 하거나 설사를 하거나 골이 몹시 아프거나 할 때에도 위의 처방약에다 다른 약을 가할 것 없이 그대로 사용하면 낫는다. 편자가 40년 전부터 변방 없이 유행성 감모에 사용하여 좋은 효과를 거두어 온 치험방이다.

감기 치료 시 구별해야 할 병증

1. 식적류상한

감기라고 환자가 이야기하면 일단 중완 압통부터 확인해보세요.

생각보다 압통 환자 -식적류상한으로 분류될법한 환자- 많습니다.

그러면 일단 통중(通中)이 되어야 한다고 보고

도씨평위산이나 곽향정기산 쓰면 대개 잘 듣습니다.

이런 경우 일반적인 신온해표제는 반응이 느리죠.

2. 맥이 촉,삭,급할 때

흔히 보던 여느 환자보다 맥이 훨씬 빠르다고 느껴질 때는 크게 두 가지를 의심해 보는 게 좋습니다. 장염인가, 아니면 염증이 과도한 양상의 온병인가? 하리(下痢)나 복통이 일반적인 장염처럼 심하지 않은 경우라도 약간이라도 반응이 있으면 갈근금련탕 쓰면 됩니다. 복부는 양상이 없고 고열(38도 이상)에 맥촉 양상이 나타나면 온병 범주로 보고 은교산 쓰면 됩니다. 아주 잘 듣습니다.

3. 맥이 지나치게 침, 세, 약할 때

외감으로 판단되는 데도 불구하고, 맥이 침세약한 경향이 뚜렷한 경우입니다. 항병력이 평소에 매우 떨어져 있는 경우에 해당합니다. 대개 이런 환자는 땀이 미세하게나마 계속 나기 때문에 고열 양상으로 가지 않고 체력이 저하되는 양상으로 바로 들어갑니다. 맥미세 단욕매 증상이 잘 나타나죠.

땀을 거의 내지 않았고, 땀이 거의 나지 않는다-그런데 오한이 있다-이러면 혈액 순환을 적극적으로 시켜주는 마황부자세신탕이 좋습니다.

그게 아니고 땀이 나지만 체력 저하가 가장 심하게 나타나는 주증상이다- 이러면 소건중탕 합이중탕 즉 건리탕. 대강 신온해표약에서 온리약이 더 가미가 되어야 하는 경우도 있습니다. 노인네들 감기에 특히 많죠. 젊은이들도 체력 약한 경우에 꽤 됩니다.

4. 기침이 밤이 되면 심해진다

밤이 되면 기침이 심해진다고 할 때, 확실히 물어봐야하는 것이 있습니다. 자기 전에는 덜했는데 자다가 기침 때문에 깨는 것인지, 아니면 자려고 누우면 기침이 심해지는 것인지. 전자는 대개 육미야수방, 자음강화탕, 청상보하탕 이런 류로 잘 커버가 되는 경우라고 볼 수 있지만 누워서 체위 변화가 있을 때는 대개 흉강 주변이 부어서 발생하는 수천(水喘)의 범위로 보고, 마황제를 쓰면 잘 듣는 경우가 많습니다. 마행감석탕, 소청룡탕.

5. 소음인 망양증

소음인뿐만이 아니라 땀을 내지 말아야 할 상황에 감기랍시고 땀을 과도하게 내는 경우도 포함되는데 땀을 지나치게 흘리고 난 다음 탈수 증상으로 탈력감이 생기는 경우도 있다. 이 경우... 몇 달 동안 감기가 낫지를 않는다고 호소하는 경우 많은데 물어보면 쓸데없는 발한과다인 경우입니다. 보중익기탕가부자, 쌍화탕가부자, 승양익기탕가부자, 십전대보탕가부자.. 뭘 줘도 잘 낫습니다.

온병(溫病)의 주요 처방 해설

1. 위분증(汗之可也)

발열과 오한이 반드시 동시에 나타나야 합니다. 발열은 심하고 오한은 경미한 편입니다. <u>사기(邪氣)로 인하여 위기(衛氣)의 선발 작용이 잘 안 되는 것이 주된 병리기전</u>입니다. 따라서 폐(肺)와 위기(衛氣)의 선통(宣通)을 돕는 것이 치료의 초점이 됩니다. 주로 선통, 선발(宣發) 하는 약을 쓰면서 청열제를 가미합니다.

상국음
상엽 2.5 행인 길경 위근 2 연교 1.5 국화 1 박하 감초 0.8

풍열(風熱)의 초기에 표증이 약하고 폐기(肺氣)가 퍼지지 못하여 해수가 심한 양상에 주로 활용됩니다. 발열을 처리하는 약이 많지 않으므로 열을 처리하는 효과는 다소 약하고 해수가 심한 편입니다.

은교산
연교 금은화 1냥 길경 박하 우방자 6 두시 생초 5 형개 죽엽 4

풍열(風熱)의 초기에 염증이 시작되어 발열이 본격적으로 나타나는 시기에 다용되는 처방입니다. 형개와 두시로 피부 혈액 순환을 도와 가볍게 발한하며, 연교 금은화로 염증을 강력히 제어하는 효과를 토대로 치료를 합니다.

2. 기분증(淸氣) - 발열, 불오한, 한출, 갈증, 설태 건조, 설홍

장부의 기능이 손상하지만 아직 기능이 왕성한 상태로 사기에 저항하는 힘이 남아있습니다. 질적인 손상도 있지만 정도는 미약합니다.

1) 열이 있지만 오한은 없다. 열이 심하다. 주로 고열이나 장열.
2) 땀을 수반한다. 이것은 사기가 진액을 훈증하는 것이다. 땀의 유무가 중요한 진단의 근거다.
3) 땀을 많이 흘리면 진액이 줄어들며 갈증이 심하게 나타난다. 설태는 건조하다.
4) 혀는 아주 붉은 편이다. 설홍.

백호탕
석고 지모 감초 갱미

기분증은 고열이 본격적으로 시작되는 시기이기 때문에 가장 다용되는 처방은 백호탕입니다. 아직 진액의 소모가 뚜렷하지 않으므로 땀이 많이 나며, 갈증이 심한 편입니다. 대변폐가 심한 경우에는 승기탕류를 적극적으로 활용하기도 합니다.

선백승기탕
생석고 5 생대황 3 행인분 2 과루피 1.5

도적승기탕
적작 3 세생지 5 생대황 3 황련 황백 2 망초 1

선백승기탕은 백호탕에 대황을 가미한 형태의 처방이며, 폐와 대장을 같이 치료하는 의미를 가지는 처방입니다. 즉 고열에 대변폐가 있을 때 해열만 하지 않고, 관장을 같이 한다는 뜻으로 만들어진 처방입니다.

도적승기탕은 도적산과 승기탕을 합친 의미인데, 목통이 진액을 소모하므로 빼고 황련과 황백을 가미했습니다. 소변이 붉고 양이 적으며, 대변폐가 심한 경우의 고열 환자에게 적합한 처방으로 생각됩니다.

증액탕

현삼 1냥 맥문동 세생지 8돈

증액승기탕

현삼 1냥 맥동 8 세생지 8 대황 3 망초 1.5

신가황룡탕

세생지 5 생감초 2 인삼 1.5 생대황 3 망초 1 현삼 5 맥동 5 당귀 1.5 해삼 2매 강즙

증액승기탕과 신가황룡탕은 승기탕을 써야할 환자가 진액의 소모가 상당히 심한 경우에 활용하는 처방입니다. 증액탕의 현삼과 맥문동, 생지황을 적극적으로 활용하고 있는 모습을 볼 수 있습니다.

마행감석탕

마황 행인 석고 3 자감초 2

위경탕

위경 의이인 5 도인 동과인 2 활석 행인 3

기분증에 기침이 심해진 경우를 치료할 때 쓰입니다. 고열에 해수가 심한 경우에는 마행감석탕을 위주로 활용이 되며, 비린내 나는 농(膿)을 뱉어내거나, 농혈(膿血)을 토하는 경우에는 위경탕을 활용합니다. 단순히 폐기를 손상한 상국음에 비해 고열이 많이 진행된 상황에 사용하는 처방들입니다.

소함흉탕가지실방

반하 5 과루 3 황련 지실 2

치자시탕

치자 두시

양격산

대황 2냥 망초 1냥 감초 6 산치자 8 박하 7 연교 황금 1냥

고열에 가슴이 답답함을 주소증으로 호소하는 경우 〈상한론〉의 소함흉탕에 지실이 가미된 처방이나 〈상한론〉의 치자시탕, 그리고 양격산을 활용할 수 있습니다. 앞선 두 처방의 방의는 〈상한론〉을 그대로 따라서, 소함흉탕가지실방은 답답함과 더불어 통증을 호소하는 경우에 조금 더 적합하며, 치자시탕은 답답함에만 치중된 경우에 더 적합할 것으로 생각됩니다. 양격산은 치자시탕의 증에 대변비결 경향이 있는 경우가 적증으로 보입니다.

온병의 기분증 처방들은 정리한 바와 같이 대략적으로 1)고열만 처리하는 해열제 2)대변 비결을 개선하는 설사제 3)기침을 치료하는 진해거담제 4)가슴답답함을 해소하는 제제 등으로 나눌 수 있습니다. 네 가지의 경우 모두 고열을 주소증으로 하며 이후의 영혈분증에 비해서 진액의 소모가 심하지는 않은 것으로 판단할 수 있습니다.

3. 영분증(透熱轉氣/淸營養陰)

기질적인 손상이 나타나기 시작합니다. 영분증은 병변이 심과 심포에 국한합니다. 기분증은 열사 외에 습열지사가 침입하는 경우도 있지만, 영분증은 거의 열사입니다. 열사(熱邪)가 영분의 음기를 손상하여 심신이 혼란한 상태입니다.

1) 심신의 이상 – 심번불매, 섬어, 인사불성.
2) 작열야심 – 영분증의 발열은 작열로 피부온도가 높으면서 약간 건조하다.
 기분증은 주로 낮에 열이 오르고 밤에 풀리지만, 영분증은 낮에는 낮고 밤에 오른다.
3) 열이 올라도 땀이 줄어든다 – 진액을 많이 소모하여 땀이 나오지 못한다.
4) 갈증이 도리어 줄어든다 – 이것은 인체에 비축된 수분과 진액을 소모하고 있는 상황이다.
5) 심번불매 – 정신적 혼란상태가 밤에 심하다. 따라서 밤에 잠을 못자고 선잠을 자면 대개 영분증.
6) 반진이 나타나기 시작한다 – 발반은 혈분증이고, 발진은 영분증이다.

7) 혀는 강설이며 일반적으로 설태가 없다 – 혀가 검붉은색으로 변한다.
8) 세삭맥 – 진액이 소모되어 맥관이 오그라들어 세맥이 나타난다.

안궁우황환
우황 울금 황련 주사 산치자 웅황 황금 서각 1냥 빙편 사향 2돈 5푼 진주 5돈

우황승기탕
안궁우황환 2환을 녹이고 대황말을 3돈 타서 반 복용 후 차도 없으면 다시 반을 복용한다

고열의 신혼섬어를 치료하는데 주안점을 둔 처방들입니다. 안궁우황환은 강력한 해열제, 진경제의 의미를 가진 처방이고, 대변폐가 있을 경우 대황末을 가미해서 쓰는 우황승기탕을 사용합니다.

청영탕
서각 3 생지 5 현삼 3 죽엽심 1 맥동 3 단삼 2 황련 1.5 은화 3 연교 2

청궁탕
현삼심 3 연자심 0.5 죽엽권심 연교심 서각첨 2 맥동 3

청궁탕과 청영탕은 안궁우황환에 비해 진액소모가 좀 더 있는 경우에 활용하는 처방입니다. 따라서 현삼, 맥문동 등을 같이 가미하고 있습니다. 청궁탕은 섬어 등의 신경계통 증상이 뚜렷한 경우에 좀 더 초점이 맞춰져 있고, 청영탕의 경우 영혈분 모두에 겹쳐져 신경 계통과 더불어 반진이나 기타 출혈증에도 같이 대처를 할 수 있는 처방입니다. 공통점은 강력한 해열을 위해 서각을 쓴다는 점입니다.

가감생맥산
사삼 3 맥문동 2 오미자 1 목단피 2 생지황 3

진액 소모가 지나친 내폐외탈증에는 가감생맥산 등을 활용하기도 합니다.

4. 혈분증(凉血, 散血)

실증

1) 동혈(動血)이 있다 – 衄血, 吐血이 생기며 대변출혈, 소변출혈, 피하출혈.

2) 설질은 영분증보다 색이 더 짙어진다.

3) 피부에 발진이 생긴다.

4) 혈열동풍 – 팔다리가 뒤틀리거나 실룩거리는 증상이 나타난다.

허증

1) 동혈이 있다 – 음허화왕

2) 간신의 음이 손상된다.

3) 열의 유형이 저열이며, 지속적이다. 오후와 밤에 심해짐. 손발바닥에서 나는 열은 현저.

서각지황탕
건지황 1냥 생맥작 3 단피 3 서각 3

영각구등탕
영각편 1.5 천패모 4 세생지 5 조구등 3 국화 복신 백작 3 생감초 0.8 죽여 5

도인승기탕
대황 5 망초 2 도인 당귀 작약 단피 3

서각지황탕은 알려져 있듯이 발열과 출혈을 동시에 치료하는 〈비급천금요방〉의 명방입니다. 오국통은 〈온병조변〉에서 혈분증의 대표약으로 활용하였습니다. 영각구등탕은 혈열동풍(血熱動風)이라 하여 고열출혈과 더불어 신경계통의 증상들을 같이 호소하는 경우에 사용하는 처방입니다. 도인승기탕은 승기탕에 어혈지제를 가미하여 혈분증 가운데 어혈과 관련된 징후가 뚜렷할 때 쓰는 처방이라고 보입니다.

5. 회복기

익위탕
사삼 3 맥문동 5 빙당 1 세생지 5 옥죽 1.5

사삼맥동탕
사삼 3 옥죽 2 생감초 1 동상엽 1.5 맥동 3 생편두 1.5 천화분 1.5

대정풍주
생백작 6 아교 3 생구판 4 건지황 6 마인 2 오미자 2 생모려 4 맥문동 6 자감초 4 계자황 2매 별갑 4

청호별갑탕
청호 2 별갑 5 세생지 4 지모 2 목단피 3

익위탕이나 사삼맥동탕은 온병후기에 진액의 손상이 심한 경우 회복을 위해 사용하는 처방입니다. 익위탕은 경청한 보음지제를 가미하여 위음(胃陰)의 회복을 돕도록 하고 있습니다. 사삼맥동탕은 폐음(肺陰)을 보충하는 약재들을 일부 가미하여 위, 폐의 음을 모두 보충하도록 하고 있습니다.

대정풍주는 온병의 후기에 진액이 부족하여 동풍(動風), 즉 신경계통의 증상이 생겼을 때 그것을 진정시키며 회복하도록 하는 처방입니다. 자감초탕의 변방인 복맥탕(자감초 건지황 백작약 맥문동 아교 마자인)에 가미하여 완성하였습니다. 모려, 구판, 별갑 등 신경계통을 진정시키는 약물들이 자감초탕의 방의 이외에 추가된 형태인 것입니다.

청호별갑탕은 온병 후기에 사기가 음분으로 들어가서 밤에 열이 오르는 허열(虛熱) 양상을 치료하기 위해서 만들어진 처방입니다. 별갑으로 적극적인 진액 보충을 하면서 청호와 지모로 허열을 내리는 형태를 취하고 있습니다.

〈귤창서영〉 정리

아사다 소하쿠(천전종백)는 하루 500명 씩 환자 진료하던 대임상가입니다. 비슷한 포지션의 분으로 중국에는 섭천사 선생이 있으나, 글을 직접 쓰지 않으셨고 자료가 많지 않은 터라 해석상의 난제가 있습니다만 아사다 소하쿠 선생은 일본인 특유의 섬세함으로 많은 기록들을 남겨두셔서 도움이 많이 되는 것 같습니다.

이 외에도, 메이지 유신 시절 일본 한방을 몰살시키려고 하던 시절에 병원을 직접 세워 당시 의사들과 진료 전쟁을 하고, 잡지사를 운영하여 대중적으로 홍보를 하고, 후학들에게 자료를 남기려고 하시는 등 삶의 태도 면에서도 많은 귀감이 되시는 분입니다. 항상 모방하는 삶을 살려고 하나 아직 발톱의 때만큼도 못 따라가는 부분이 있는 것 같긴 하고요.

학술상의 특징으로는 상한 금궤방을 중시하고, 〈천금〉 〈외대〉 등 이론이 번잡하지 않은 수, 당대까지의 처방들을 선호를 합니다. 금원사대가 이후에 설들이 난무하여 난잡해진 경향이 있다 하여 상한 금궤방의 변방들을 주로 활용을 하죠. 그래서 혹자는 아사다 소하쿠를 절충파로 분류하기도 하고, 고방파로 분류하기도 합니다. 〈귤창서영〉을 정리하기 전까지는 절충파라고 막연하게 생각했는데 정리하면서 보니 고방파에 더 가깝다는 생각이 듭니다. 그리고 〈귤창서영〉에 일부 언급이 나오는데, 처방에서 보통의 경우 약미를 대개 10미 이상을 넘기지 않습니다. 소수의 약재로 정확한 처방증을 찾아내어 치료하는 것을 선호하는 의가라고 볼 수 있습니다.

병위 개념을 명확하게 하고 해당 병위의 음양허실을 가리는데 치중을 하고 있고, 그래서 요시마스 토도(길익동동) - 요시마스 난가이(길익남애) 에서 〈황한의학〉을 쓴 유모도 큐신(탕본구진)으로 이어지는 일본 고방가들 전통에서 상당히 중요한 미씽 링크에 해당하는 이론가이기도 합니다.

대표작은 〈물오약실방함구결〉이라는 처방집이 있는데, 양이 방대하고 두서없이 처방에 대한 해설이 이루어져 단독으로 이해하기에는 어려운 부분이 있습니다. 반면, 〈귤창서영〉은 아사다 소하쿠가 직접 진료한 의안으로 〈물오약실방함구결〉과 대조를 하면서 비교를 하면 여러 가지 임상 상의 유익한 팁들을 얻을 수 있습니다.

1 발열 질환

〈귤창서영〉에는 온역 치료에 대한 기록이 매우 많습니다. 아무래도 제일 흔하게 접하는 질환이거나 기록을 남겨야 한다는 사명감이 있는 질환이었겠죠. 처방은 '기승전 승양산화탕'이라고 해도 좋을 정도로 승양산화탕 빈도가 높습니다.

1) 외감 초기에는 갈근탕을 위시한 발산제를 쓰고,
2) 발열 고열의 대처에는 시호제와 석고제, 기타 청열약들 위주로 대처,
3) 상한 여열에는 죽엽석고탕과 대시호탕 가미방 위주
4) 진액모손 양상에는 소시호탕에 자음제를 가미한 형태로 대처를 하고 있습니다.
5) 발열이 동반되는 간경습열 양상(esp 매독)은 소시호탕, 용담사간탕 가미로 대처를 합니다

1) 외감 초기

마황탕 〈상한론〉

마황 3 계지 3 행인 3 감초 2.5

마황탕 〈천금〉 – 풍진 홍역

마황 3 독활 1.5 사간 2 계지 3 감초 2.5 목향 2 황금 4 석고 10

마황탕 〈외대〉 – 천해, 두면열

마황 3 황금 4 감초 2.5 계지 3 석고 10 작약 4 행인 3 생강 2

마황부자세신탕 〈상한론〉 – 소음직중

마황 2.7 부자 0.2 세신 2.7

진수원 - 지모를 가하여 거수의 성약으로 삼음

갈근탕 〈상한론〉 – 뇌루

갈근 6 마황 2.5 계지 생강 3 감초 2.5 작약 4 대조 6

가 독활 지황 - 산후의 유중풍

가 창출 부자 - 어깨, 팔의 통증

가 천궁 대황 - 뇌루, 눈과 귀의 통증

가 형개 대황 - 감창과 매독

해기탕 〈외대〉 – 갈근탕가황금

갈근 6 마황 3 계지 4 작약 4 감초 2.5 대조 6 생강 2 가 황금 4

갈근탕증으로 장열이 심하고 소양으로 나아가려는 자

시갈해기탕 〈상한온요〉 – 소시호탕 가 갈근 작약

시호 5 황금 인삼 4 감초 생강 2 대조 4 반하 2.5 갈근 5 작약 4

맥이 현장하고, 소양과 양명 합병으로 열이 있는 것을 치료

시갈해기탕 〈아사다가방〉

시호 5 황금 4 감초 2.5 생강 2 반하 2.5 갈근 5 작약 4 마황 4 계지 3 석고 12

태양과 소양의 합병이면서 두통 비건 구갈 불면 사지번동 맥이 홍삭한 경우

2) 온병

시독과 대두온의 치료

처음에는 갈근탕가길경석고

발한 후 종통이 풀리지 않는 자는 소시호탕가길경석고

그 다음은 대시호탕가길경석고

가장 심할 때는 우방금련탕

우방금련탕 〈증보만병회춘〉 – 삼황사심탕 – 외감대열

황금 황련 석고 길경 1.5 연교 우방자 현삼 1 대황 형개 방풍 강활 3 감초 1

우방금련탕 〈만병회춘〉

황금 2.5 황련 1.5 석고 길경 1.5 연교 우방자 현삼 1 대황 형개 방풍 강활 3 감초 1

3) 급성 설사가 동반된 외감병

상한 설사의 치료

크게 설사하고 열이 나면서 驚이 있는 경우 – 갈금련

증상이 가벼운 경우 – 갈근탕가황련

크게 설사한 뒤 처음 맥이 침미하면서 혼수에 빠지는 것 – 계지인삼탕가황련, 황련이중탕

손발이 궐냉하고 감각이 없는 경우 – 부자이중탕 사역가인삼탕

갈근황금황련탕 〈상한론〉

갈근 6 황금 3-4 황련 1.5 감초 2.5 혹가 인삼 4 건강 2.5

술을 많이 마시고서 토하고 설사하며 심하가 아픈 경우 갈근황금황련탕

부자이중탕 〈직지방〉

인삼 4 백출 4 감초 4 부자 0.2 건강 2.5

사역가인삼탕 〈상한론〉

감초 3 건강 2 부자 0.2 인삼 4

망혈 망진액을 목표로 한다.

중경은 음허에 부자를 위주로 하였고, 양허에 인삼을 위주로 하였다.

기제탕 〈이간방〉 – 죽엽석고탕 거 석고 가 부자 – 설사를 하는데 열이 나는 것.

죽엽 3 맥문동 4 갱미(자즙) 반하 2.5 인삼 감초 4 부자 0.2

4) 온역의 허증

온역의 허증 치료

〈온역론〉 인삼양영탕(허) - 승양산화탕 - 사심도적산(열)

승양산화탕 〈상한육서〉 – 소시호탕, 가미소요산

인삼 당귀 작약 황금 맥문 백출 4 시호 5 진피 2 복령 5 생강 2 감초 1.5

간증과 같으면서 번민이 심하고 양쪽 옆구리가 연통하면서 혹 설사하는 자

이 처방증이면서 수면이 힘들고 열이 심한 자는 사심도적산이 마땅하다.

인삼양영탕 〈온역론〉

인삼 맥문동 지황 당귀 작약 4 지모 3 오미자 1.5 귤피 감초 2

사심도적산 〈수세보원〉 – 도적각반탕이라고도 한다

산치자 1 황금 맥문 4 지모 3 황련 1 활석 인삼 4 서각 2 복령 5 감초 2 지황 4

사심탕 황련해독탕의 변방이면서 해독탕보다 훨씬 열이 심하고 정신이 혼란스러우나 승기탕과 같이 위주에 사독이 있어서 발하는 열은 아니다. 심포, 간담경이 불울하여 번민하는 증을 치료한다. 승양산화탕과 비슷하나 승양산화탕은 음분에 빠지려는 기미가 있으나 본 처방은 단지 전신에 열이 심하고 정신이 혼궤한 증상만 있을 뿐이다.

5) 상한여열불해

죽엽석고탕 〈상한론〉

죽엽 4 석고 12 맥문동 4 갱미 4 반하 2.5 인삼 4 감초 3

맥문동탕보다 한층 더 열의 징후를 보이면서, 번민 소기하고 구갈 해수가 있는 자

병을 앓은 뒤 허갈하고 소변이 붉은 자에게 마땅하다

석고를 쓰는 처방 가운데, 죽피대환은 오직 상초, 백호탕은 중초, 마행감석탕과 월비가반하탕은 폐부, 대청룡탕은 표열에 주로 활용된다.

복신탕 〈천금〉 – 죽엽석고탕

죽엽 지골피 생지황 석고 복신 위유 지모 생강 맥문동 과루근

열을 끄고 갈증을 그치게 한다

건지황탕 〈양방〉 – 대시호탕 - 상한여열, 열이 혈분에 빠진 경우

지황 4 대황 1 황련 1.5 황금 4 시호 5 작약 4 감초 2.5

상한여열에 이 처방을 긴치로, 삼호작약탕을 만치로 한다

삼호작약탕 〈의학입문〉 - 대시호탕 가미방 – 상한여열불해

시호 4 작약 4 황금 4 인삼 4 지황 4 맥문동 4 지모 3 감초 2.5 생강 2

자양하는 처방에 생지황을 주약으로 사용하는 것은 실증의 해열에 석고를 쓰는 것과 같다

상한여열에 삼호작약탕으로 치료되지 않고 소변이 붉다면 죽엽석고탕을 쓰는 것이 좋다

시호청조탕 〈온역론〉 – 소시호탕 – 자윤

시호 5 황금 4 귤피 2 감초 2.5 지모 3 천화분 대조 4 생강 2

자윤의 처방은 시호청조탕, 시호양영탕, 삼호작약탕

시호양영탕 〈온역론〉 – 소시호탕

시호 5 황금 4 귤피 감초 2 당귀 작약 4 지황 5 지모 3 천화분 4 생강 2 대조 4

下한 뒤 위중의 진액이 부족해지고 여열이 제거 되지 않는 경우

가미소시호탕 〈본조경험〉 – 서역, 협열리

소시호탕 가 죽여 맥문동 황련 복령 혹가 활석

인삼음자의 증에서 사기가 한층 중하고 번열이 나며 심민하는 자

죽여온담탕의 증이면서 한열이 왕래하는 자

인삼음자 〈십변〉 – 소시호탕

소시호탕 가 맥문동 3 죽엽 2

조열이 풀리지 않는 것에 별갑을 가하면 특히 효과가 있다

기침에는 가 행인 한다

삼호삼백탕 〈상한온요〉 – 소양허열

시호 백복령 5 인삼 백작약 백출 4

상한이 오래 풀리지 않아서 맥이 허삭하고 몸이 약하며 열이 나고 조열이 나며, 입이 마르고 혀가 건조한 것을 치료한다. 번열로 인해 잠을 자지 못하는 경우 죽여 맥문을 가한다.

구사탕 〈의방여간〉 – 학질

계지 3 건강 2 창출 4 반하 2.5 부자 0.2 시호 6 감초 2

학사가 음분에 빠져 수십일 동안 풀리지 않고 학로의 상을 이루는 것을 치료한다. 이 처방의 증이면서 한층 허후를 보이는 것에는 의왕탕가부자를 사용하는 것이 마땅하다.

6) 간경습열

습로(만성매독)의 치료

한열이 그치지 않고 야윈 자 – 〈기엔〉 구미시호탕

도한이 그치지 않고 기침, 단기, 흉복동계 – 시호강계탕가천석

결독(잠복성매독)으로 기침을 하고 허로의 상 – 과루탕

신체가 아프며 위약, 미열, 울울심번, 시일 경과 해도 낫지 않는 자 – 소요해독탕

습열치료 3가지

습열상행 – 두통, 눈충혈, 이명 – 소시호탕가용담호황련

습열이 표를 훈증 – 제창 – 구미시호탕

습열하주 – 하감, 독림, 음식창 – 용담사간탕

냄새가 심한 경우에는 토복령을 가하는 것이 마땅하다

구미시호탕 〈외과추요〉 – 간경습열

시호 5 황금 인삼 4 치자 1.5 용담 2.5 당귀 작약 4 감초 2 반하 2.5

구미시호탕 〈다카시나 기엔〉 – 소시호탕 + 용담사간탕 – 간경습열

시호 5 황금 목통 당귀 4 치자 1.5 택사 지황 차전자 4 감초 2.5

용담사간탕 〈설씨〉 – 간경습열

용담 2.5 황금 당귀 택사 4 산치자 2 목통 차전자 4 감초 2.5 지황 4
냄새가 심한 경우 토복령을 가하는 것이 마땅하다

2 허로 질환

허로는 일차적으로는 〈금궤〉의 血痺虛勞에서 비롯되는데, 이때의 혈비는 체표의 영위가 허한 것을 의미하고, 허로는 장부가 허한 것을 이야기합니다. 장부의 허에 해당하는 허로의 대처를 일본 고방파들은 주로

1) 전신의 허로에 대처할 때는 소건중탕 황기건중탕
2) 상부의 부족을 대처할 때는 산조인탕 자감초탕
3) 하부의 부족을 대처할 때는 계지가용골모려탕 천웅산 등을 썼고,
4) 특수하게 복만, 불능식, 기부갑착 등의 양상이 나타나는 경우를 건혈로 라고 해서 어혈로 나타나는 병증으로 보고 대황자충환을 활용했습니다.

이후 허로의 기본방인 소건중탕은 보중익기탕 팔물탕 십전대보탕 등으로 변방이 되고, 아사다 소하쿠는 보중익기탕(의왕탕)이나 진무탕을 보익제의 기본방으로 다용하고 있습니다.

금원사대가를 거치면서는 骨蒸이나 肺痿에 해당하던 폐결핵이나 영양실조와 같은 질환이 허로에 편입이 되고, 이 때 자음청열 하는 치법이 허로의 기본 치법으로 들어오게 됩니다. 아사다 소하쿠는 이러한 허열 양상을 소시호탕, 맥문동탕, 지백지황탕 가미방 등으로 대처하고 있습니다.

1) 혈비, 허로

귀기건중탕 〈하나오카 세이슈〉 - 허로의 도한 자한

황기 2 당귀 4 계지 3 대조 3 감초 3 작약 6 건강 1

견중탕 〈천금〉 - 소건중탕 - 허로내상, 한열, 구역, 토혈

반하 2.5 대조 복령 작약 4 건강 2 감초 2.5 계지 3

락령건중탕 〈국방〉 – 건중탕류

황기 작약 계지 맥문동 당귀 인삼 3 귤피 감초 세신 반하 생강 2 시호 복령 대조 4

장부가 허손되어 신체가 야위고 조열, 자한, 노채, 허열 양상이 있는 경우

〈천금〉 황기탕으로 〈금궤〉건중제류를 총괄하는 처방, 허로에 한열이 있는 경우 상용약으로 삼는다.

계지가용골모려탕 〈금궤〉 – 허로

계지 3 작약 4 감초 2.5 생강 2 대조 6 가 용골 모려 4

계지가용골모려탕증이나 음한에 속한 경우는 천웅산

맥전산 〈소침양방〉 – 건혈로

별갑 4 대황 1 상산 2 시호 복령 당귀 4 건칠 1 백출 4 석고 지황 6 감초 2 소맥 4

허로한데 입안에서 냄새가 나는 경우 혈분울색의 징후– 맥전산이 효과가 크다

2) 감로, 노채

감로(얼굴 창백, 골증 조열, 피로, 자한, 건해, 인건, 설사)의 치료

해로산 – 뱃속의 구급

억간부비산 – 지기의 울색

황기탕 – 혈조, 야위고 약한 것

해로산 〈양씨가장방〉 – 현벽로

사역산 가 별갑 4 복령 5

정부산 〈만병회춘〉 – 소시호탕 합 오령산

시호 복령 4 저령 택사 3 산사 삼릉 아출 3 황금 3 백출 4 반하 2.5 인삼 3 감초 2.5 황련 1

참고) 소벽탕 – 정부산 가 별갑 빈랑 – 감벽 치료

후세에 소괴 연견의 주약으로 삼릉과 아출을 삼으나, 효능은 별갑이 으뜸이다

억간부비산 〈고금의감〉 – 간실비허

인삼 백출 3 복령 4 용담초 백개자 산사 귤피 청피 2 신곡 3 황련 1 시호 4 호황련 1 감초 2

정부산의 허증 양상

황기탕 〈직지소아〉 – 십전대보탕 가 시호 별갑 – 감로

황기 인삼 별갑 4 당귀 지황 복령 천궁 작약 4 하마 반하 2.5 시호 5 사군자 4 생강 2

정부산과 표리를 이루는 처방. 정부산은 혈기에 허가 전혀 없고 심하, 협하에 연급이 있고 배가 단단하면서 갈증을 보이고 혹은 설사가 없더라도 발열이 심하고 맥이 성한 것을 표적. 황기탕은 혈기가 허모한 까닭에 골증의 발열 양상으로 찌는 듯하며, 도한이 있다. 이러한 골증열, 도한, 오심의 번열을 목표로 한다.

3) 허열, 골증

시호산 〈성혜〉 – 풍로, 골증

시호 지황 5 별갑 4 황련 1.5 복령 5 지골피 4 지모 3 지실 4 감초 2.5

인삼산 〈태평성혜방〉 – 열병 이후의 허로 도한

맥문동 인삼 작약 시호 4 복령 5 황기 모려 별갑 4 감초 2

골증노열의 초기 시호강계탕보다 허후를 보이는 증

안신양혈탕 〈온역론〉 – 노복의 허열

지황 5 당귀 작약 4 복령 5 길경 4 원지 산조인 2 용안육 4 귤피 2

소시호탕이나 맥문동탕류로 허열이 사라지지 않는 경우에 쓴다

당귀육황탕 〈성혜〉 – 도한 치료의 성약

당귀 생지황 숙지황 황금 황기 4 황백 황련 1.5

지백육미환료 〈의종금감〉 – 신허발열

육미지황환 가 지모 8 황백 4

청서익기탕 〈내외상변혹론〉 – 주하병

인삼 백출 귤피 황기 신국 택사 당귀 청피 맥문동 갈근 오미자 황백 창출 승마 감초

청서익기탕 〈의학육요〉 – 주하병

인삼 백출 맥문동 당귀 황기 3 귤피 황백 2 감초 3.5 오미자 1

4) 보익제

보중익기탕(의왕탕) 〈내외상변혹론〉 – 허로

황기 감초 3 인삼 4 승마 3 시호 5 귤피 2 당귀 백출 4

소시호탕의 허후

생맥산 〈내외상변혹론〉

맥문동 4 인삼 6 오미자 1.5

진무탕 〈상한론〉 – 내유수기

백출 4 복령 5 작약 4 부자 0.2 생강 2

부자탕 〈상한론〉

부자 2매 복령 3냥 인삼 3냥 백출 4냥 작약 3냥

진무탕은 소음의 裏水, 부자탕은 소음의 表寒

보혈탕 〈시효방〉

황기 3 당귀 4

궁귀탕 〈천금방〉 – 和血

천궁 4 당귀 5

후세의 보혈탕은 이보다 한층 허후를 치료한다

작약감초탕 〈상한론〉

작약 감초 4

가 조구등 영양각 – 경간의 경급

가 송심 – 임통이 심한 경우

가 송심 호경골 – 매독으로 골절이 아프고 공하해서는 안되는 허증의 환자

사물탕 〈국방〉

지황 당귀 작약 천궁 4

팔진탕 〈서죽당경험방〉

사군자탕 합 사물탕

황기복령탕 〈천금〉 - 십전대보탕

팔물탕 가 황기 4 계지 3

팔미환료(금궤신기환) 〈금궤〉 - 오경설

지황 8 산수유 4 산약 4 택사 3 복령 3 목단피 3 계지 2 부자 0.2-0.5

소복불인, 소변자리, 배뇨장애(전포증), 허종 허로요통

소갈을 치료하는 것은 이 처방이 으뜸이다

미맥팔미환 - 팔미환료 가 맥문 오미자

제생신기환 - 팔미환료 가 우슬 차전자

우차신기환료 〈제생전서〉 - 신허

지황 8 산수유 산약 4 택사 복령 목단피 3 계지 2 부자 0.2 차전자 우슬 4

팔미환의 증이면서 허리가 무겁고 다리가 부으며, 위약한 양상을 치료

칠성탕 〈온역론〉 - 신양허

인삼 부자 복령 오미자 파고지 감초

나는 〈온역론〉 방제에서 취한 것이 많지 않다. 달원음, 시호양영탕, 칠성탕 정도다.

3 통증 질환

1) 역절풍

역절풍은 주로 초기에는 마황제 위주이고,
습이 심한 경우에는 의이인 위주,
통증이 심해진 경우는 부자 위주제 위주,
열상이 심한 경우에는 서각이나 황금 위주로 넘어가게 됩니다.

역절풍의 치료

역절풍 초기 – 월비탕 대청룡탕 속명탕 마행의감탕 의이인탕
통증을 견디기 힘든 경우 – 오두탕 계작지모탕
열독이 극심한 경우 – 〈천금〉서각탕 〈난실비장〉 당귀염통탕
도혈낭(혈류) – 계령환가부자 도핵승기탕가부자

역절풍의 치료 2

안쪽 허벅지 통증이 심한 경우 – 지통부자탕
발목 아래에 통증이 있는 경우 – 계작지모탕
내열을 느끼고 아픈 경우 – 〈정전〉호경골환

마황가출탕 〈금궤〉

마황 4 계지 감초 행인 2.5 창출
풍습 초기의 발표약
한층 중한 경우에는 월비가출탕

월비탕 〈금궤〉 – 역절풍

마황 2-4 석고 6-12 생강 2 대조 6 감초 2.5
마황탕 대청룡탕과 취지가 다르며, 대열이 없고 땀이 나는 것이 목적이다

대청룡탕 〈상한론〉 – 풍수, 수종

마황 3 계지 3 감초 2.5 행인 3 생강 2 대조 6 석고 12
천행적안, 풍안 초기 가 차전자
수종 치료에 월비탕보다 대청룡탕이 나은 경우가 많다

마행의감탕 〈금궤〉

마황 반냥 감초 1냥 의이인 반냥 행인 10개
풍습이 피부에 있어 관절에는 아직 이르지 않았기 때문에 발열 신동통 할 뿐이다
마황가출탕에 비해 습사의 응체가 깊은 편이다
증상이 한층 심한 경우 〈명의지장〉 의이인탕이 적당하다
발한시킨 후 관절에 모여 통열이 심한 경우는 당귀염통탕이 적당하다

의이인탕 〈명의지장〉

의이인 당귀 작약 마황 계지 1돈 감초 5푼 창출 2돈
마황가출탕 마행의감탕보다 한층 심한 경우에 쓴다

속명탕 〈금궤〉 – 월비탕+혈허

마황 3 계지 3 당귀 4 인삼 4 석고 6–12 건강 2 감초 2.5 천궁 4 행인 3
풍습으로 허리와 다리가 연급한 것과 비동한 것
서주속명탕은 속명탕 거 인삼 가 황금을 한 처방이다

소속명탕 〈천금〉 – 중풍

부자 0.2 방풍 방기 작약 4 행인 2 인삼 천궁 4 마황 2.5 황금 4 감초 2.5 계지 3 생강 2
〈금궤〉 속명탕과는 음양의 구별이 있다
이 처방의 증에 계부를 사용하기 힘든 경우는 오약순기산을 쓰고, 이 처방의 증에 상기가 심하고 얼굴이 붓는 경우는 서주속명탕(금궤속명탕거인삼가황금)을 쓴다

신속명탕 〈아리모치 게리〉

마황 2–4 석고 10 작약 4 계지 3 영양각 2 갈근 4~6 감초 2.5
소아가 장열이 심하고 발축할 때, 대체로 갈근탕을 쓰는 경우가 많으나 갈증이 심하고 번조하는 경우에는 신속명탕을 쓴다

오두탕 〈금궤〉 - 역절의 극증, 백호풍으로 통증이 극심

마황 작약 황기 자감초 3 오두 1 봉밀

계지작약지모탕 〈금궤〉 - 역절풍

계지 3 작약 4 감초 2.5 생강 2 마황 3 창출 지모 방풍 4 부자 0.2-1

다리가 나무의 혹처럼 부어오르고, 양쪽 다리가 붓고 나른한데, 역상하여 두현, 건구 등을 일으키는 역절풍 양상, 세간에서 종각기라고 부르는 것에 효과가 있다

서각탕 〈천금〉 - 역절풍, 열독

서각 영양각 시호 4 치자 1.5 황금 4 승마 3 사간 2 대황 1 향시 2

월비탕, 속명탕증이면서 한층 더 고질을 이룬 경우

열독 역절을 치료할 때 서각탕가 황련을 사용하여 효과가 없던 적이 없다

서각마황탕 〈천금〉 - 대청룡탕 가미 - 열독각기

서각 2-4 마황 2-4 황금 3-4 생강 2 석고 10-12 감초 2.5 행인 계지 3 방풍 4 독활 1.5 방기 천궁 창출 3 영양각 2-4 당귀 4

각기가 태양에 있는 자의 치법

당귀염통탕 〈난실비장〉 - 역절, 각기

창출 4 인삼 3 승마 2 갈근 방풍 지모 택사 4 황금 3 저령 6 당귀 4 감초 인진 3 강활 2.5 복령 6

습열이 혈분에 빠져 지절에 동통이 있는 경우

마황가출탕, 마행의감탕으로 땀을 낸 뒤에도 동통이 그치지 않고 오히려 열이 나며, 부종이 생긴 경우

부자제 사용한 뒤 통증이 더 심해진 경우에도 해당

2) 각기

습각기의 경우 빈랑 오수유 모과 등의 처방을 위주로 활용을 하고 있는 것을 볼 수 있습니다. 당시중일방이라는 〈외대비요〉 처방을 거의 루틴으로 쓰고, 각기충심으로 흉부의 이상이 위주가 되는 경우에는 침향강기탕 합 활흉탕을 루틴으로 씁니다. 그리고 흉협고만이나 심하비가 심한 경우에는 일본에서 고래로 많이 쓰는 소시호탕 가미방인 구미빈랑탕을 쓰고요.

각기의 치료

루틴 – 월비가출령 합 당시중일방
침향강기탕 합 활흉탕
당시중일방 – 구미빈랑탕 – 빈소산

당시중일방 〈외대〉 – 각기

빈랑 오수유 소엽 모과 4 생강 귤피 2
각기충심, 심해지면 모수탕(모과 오수유)

활흉탕(상백피탕) 〈와다 토카쿠〉 – 각기충심

상백피 오수유 4 가 서각 2 복령 5
여러 처방에 합방하여 사용(침향강기탕)
술로 달이지 않으면 효과가 없다
천식 등 급박 증상을 치료하는 처방

상백피탕 〈각기론〉 – 각기

상백피 방기 목통 복령 빈랑 욱리인 4 침향 생강 2 후박 2.5 소엽 3 서각 2-3
당시중일방, 서각선복화탕에 비하면 이수의 힘이 강하고, 침향활흉탕에 비하면 강기의 힘이 부족한 것을 치료한다

서각선복화탕 〈천금〉 – 각기

서각 2.5 선복화 4 귤피 2 복령 6 생강 2 소엽 4 대조 6 향시
침향강기탕 합 활흉탕은 호흡촉박 vs 서각선복화탕은 수기로 인한 구역 위주

빈랑산 〈성혜〉 – 각기

빈랑 지실 장군(대황) 독활 복령 영양 침향 천궁 감초

빈랑산 〈외대〉 – 각기

빈랑 4 복령 5 인삼 4 귤피 2 필발 4

구미빈랑탕 〈아사다 소하쿠〉 – 소시호탕 가미 – 각기 종만 단기

귤피 2 후박 2.5 백출 3 반하 2.5 시호 6 황금 3 복령 6 감초 2 초과 3

마비감이 있고 심하에 기가 막히는 양상의 각기

가 오수유 복령 하는 경우가 많다

3) 위증

하지의 운동마비를 위주로 한 위증(위벽) 치료 케이스가 〈귤창서영〉에 굉장히 많이 나옵니다. 아마 당시에 흔했던 질환으로 생각이 됩니다.

보혈제+보간신강근골약+혈육유정지품 의 조합이 루틴으로 활용되고 있습니다.

위증의 치료(허리 아래 마비가 있어서 일어서지 못하는 경우)

위증의 초기 – 후쿠이 후테의 위증탕

딱딱하게 뭉쳐서 움직이기 어려운 경우 – 위벽탕

근련이 심한 경우 – 이각탕

괴증, 진액이 마르고 부족한 경우 – 가미사물탕

각기를 겸한 위증 – 제생신기환 대방풍탕

위증탕 〈후쿠이 후테〉

당귀 작약 두충 우슬 창출 지황 4 황금 지모 3 황백 0.7–1

위벽탕

구판 작약 천궁 당귀 지황 석결명

이각탕 〈본조경험〉 – 소아위벽

지황 당귀 천궁 작약 녹각 영양각 4

위벽탕은 뭉친 걸 풀어내고 활혈하는 효능이 있고, 이 처방은 활혈하여 근골을 강장하는 효능이 있다

가미사물탕 〈의학정전〉 – 위벽

당귀 맥문동 4 황백 1 창출 3 지황 6 작약 3 천궁 4 오미자 1.5 인삼 2 황련 1 지모 우슬 두충 3 (혹 거 인삼 가 영양각)

자혈 생진 청열의 세 가지 공으로 제위를 치료한다

가미사물탕 〈후쿠이 후테〉

당귀 4 지황 6 천궁 지모 3 황련 1.5 만형자 2 치자 황백 1.5

가미사물탕은 상초의 진액 자양하여 하부에 미치는 반면, 대방풍탕은 전적으로 하부를 위주

대방풍탕 〈백일선방〉 – 학슬풍

지황 당귀 작약 4 천궁 황기 3 방풍 백출 4 부자 0.2 인삼 3 독활 1 우슬 2 두충 3 감초 2

대방풍탕 〈화제국방〉 – 마비와 위연의 투제

백일선방 대방풍탕 거 인삼독활 가 강활

팔미환료(금궤신기환) 〈금궤〉 – 오경설

지황 8 산수유 4 산약 4 택사 3 복령 3 목단피 3 계지 2 부자 0.2–0.5

소복불인, 소변자리, 배뇨장애(전포증), 허종 허로요통

소갈을 치료하는 것은 이 처방이 으뜸이다

미맥팔미환 - 팔미환료 가 맥문 오미자

제생신기환 - 팔미환료 가 우슬 차전자

호경골환 〈의학정전〉 – 역절풍

구판 방기 1냥 우슬 2냥 창출 4냥 호경골 1냥 황백 4냥 당귀미 2냥

호경골환 〈아사다 소하쿠-통속의법첩경〉

호경골 구판 방기 창출 황백 우슬 당귀

4) 견배통

표위의 문제만 있을 경우는 갈근탕이나 〈천금〉 독활탕 등이 위주가 되고, 좌측 견배통의 경우 소화기에서 기인하는 현벽, 벽낭의 문제로 해석하여 연년반하탕이 많이 활용됩니다. 가슴의 문제가 있는 경우는 거담지제가 많이 활용이 되고 있고요.

견통의 치료

기울 - 치견배구급방

현벽 - 연년반하탕

근긴 - 갈근탕가궁황, 천금독활탕

어깨와 등의 통증 치료

중년에 어깨와 등의 통증을 앓는 경우 현벽에 의한 것이 많고, 연년반하탕 속효

풍습 혹은 습담에 의한 경우 - 갈근가출부탕에 곤담환 겸용

혈분에 속한 경우 - 천금독활탕

혈허에 속한 경우 - 십미좌산

기통에 속한 경우 - 오약순기산

치견배구급방 〈나카야마 셋슈〉 - 견통

청피 2 복령 5 오두 3 향부자 4 아출 3 감초 2.5

연년반하탕 〈외대비요〉 - 현벽

반하 2-3 시호 4-6 별갑 길경 오수유 지실 빈랑 인삼 3-4 생강 2

왼쪽 옆구리 현벽, 경급, 기만하고 식사하지 못하며 가슴과 등이 아픈 것

등에서 뱃속까지 구급하는 경우는 〈외대〉 시호별갑탕이 좋다

청습화담탕 〈수세보원〉

남성 반하 귤피 복령 창출 독활 황금 백지 백개자 감초 생강

담음이 사지 돌아다니면서 아프고 관절이 불리한 자
공연단증이 한층 가벼운 경우

독활탕 〈천금〉 – 견통
독활 5냥 방풍 진교 계심 백출 감초 당귀 부자 2냥 갈근 3냥 생강 5냥 방기 1냥

갈근탕 〈상한론〉 – 뇌루
갈근 6 마황 2.5 계지 생강 3 감초 2.5 작약 4 대조 6

독활갈근탕 〈외대〉 - 갈근탕 가 독활 지황
갈근 7 마황 2.5 계지 2.5 작약 4 감초 4 대조 12 생강 2 지황 4 독활 1.5
십미좌산과 비슷하다

십미좌산 〈섭씨녹험방〉 – 사물탕 합 영계출감탕
부자 0.2 복령 5 당귀 천궁 작약 방풍 백출 황기 지황 4 계지 3
혈허로 팔의 통증이 심한 경우

4 현훈&두통 질환

1) 현훈

현훈은 대략 외감이냐, 水氣의 정체냐, 血分의 문제냐로 나눠서 접근합니다.

외감은 증에 맞게 가는 것이고,
水氣는 영계출감탕 가미 위주
血分의 문제는 혈열 등을 고려하여 소시호탕, 계지복령환, 대죽피환 등을 위주로.

현훈의 치료

외사로 발열이 있는 경우 두통, 현훈 - 계지가갈근탕 마황탕
단지 두현하는 경우 - 영계출감탕
두현이 심한 경우에는 영계출감탕에 삼황탕을 겸용, 극심한 경우는 과체산
부인의 혈도로 두현 - 소시호탕가지황탕, 계지복령환가향부자
경증은 궁지향소산

영계출감탕 〈상한론〉 – 효천

복령 6 계지 3 백출 6 감초 4
일어서면 어지럽다, 심하에 역만
안색이 밝고 표에 긴장이 있다, 맥침긴하지 않으면 효과 없다
이것으로 치료되지 않는 경우에는 택사탕

연주음 〈내과비록〉 – 영계출감탕 합 사물탕 – 두현

복령 6 계지 3 백출 6 감초 4 당귀 지황 4 작약 천궁 3 혹가 창출 4 모과 3 의이인 6 비해 4

침사탕 〈남양〉 – 영계출감탕 가미

침사 4 모려 6 복령 6 계지 3 인삼 3 감초 1.5 창출 4
연주음과 증이 비슷하나, 침사는 흉동을 위주로 하고 지황은 수분의 동을 위주로 한다

정계음 〈다기력창〉 – 영계출감탕 – 분돈

복령 6 계지 3 창출 6 감초 4 오수유 4 모려 4 이근백피 3

血熱에 따른 소시호탕의 쓰임은 대략 이렇게 나눠서 쓰고 있습니다.

血熱 치료 3단계

두통, 면적, 이명, 치통 - 소시호탕가석고
찌르는 듯한 월경통, 심하충역 - 소시호탕가홍화
오심번열, 해질 무렵 학질 양상의 한열 - 소시호탕가지황

소양병을 기준으로 한 혈열은 소시호탕가지황을 루틴으로 쓰고, 일반적으로 오심번열, 번란, 두통 등의 혈열 양상은 삼물황금탕과 죽피대환을 1차로 선방합니다.

삼물황금탕 〈천금〉 – 두통과 번열 필증

황금 4 고삼 4 숙지황 5

혈열 치료에 죽피대환료와 삼물황금탕을 사용

죽피대환 〈수세〉 – 혈열

죽피 4 석고 10 계지 3 감초 2.5 백미 3

혈열이 심하고, 마음이 답답하고 어지럽고, 구역하여 어떤 약도 먹기 힘든 경우

백미는 혈분으로 잘 들어간다

〈본사방〉 치혈궐백미탕도 같은 의미이다

〈소품방〉 이미용골탕 - 계지가용골모려탕 거 계 가 부자 백미 - 허로 부열 자한 치료

감죽여탕 〈천금〉 – 산후 내열 허번

죽여 황금 인삼 4 복령 5 감초 2.5

죽피대환료의 한층 가벼운 곳에 사용한다

삼물황금탕은 청혈열하는 효과에 편중되어 있는 반면, 죽피대환은 죽엽석고탕(氣分)의 증이 혈분으로 파급될 때 쓰는 처방입니다. 죽엽석고탕에서 氣分 증후가 심해지면 폐음허로 넘어가서 구갈, 구건, 소변삽 등의 증상으로 갑니다. 아예 폐음허로 넘어간 처방군은 맥문동탕증에 해당하게 되고요. 죽엽석고탕도 〈귤창서영〉에서 굉장히 중요하게 다루어지고 있는 기본방에 해당합니다.

죽엽석고탕 〈상한론〉

죽엽 4 석고 12 맥문동 4 갱미 4 반하 2.5 인삼 4 감초 3

맥문동탕보다 한층 더 열의 징후를 보이면서, 번민 소기하고 구갈 해수가 있는 자

병을 앓은 뒤 허갈하고 소변이 붉은 자에게 마땅하다

복신탕 〈천금〉 – 죽엽석고탕

죽엽 지골피 생지황 석고 복신 위유 지모 생강 맥문동 과루근

열을 끄고 갈증을 그치게 한다

기제탕 〈이간방〉 – 죽엽석고탕 거 석고 가 부자 - 설사를 하는데 열이 나는 것

죽엽 3 맥문동 4 갱미(자즙) 반하 2.5 인삼 감초 4 부자 0.2

죽여온담탕 〈수세보원〉 – 번민

시호 7 귤피 2 반하 3 죽여 4 복령 6 향부자 지실 4 황련 2 인삼 길경 맥문동 감초 4 생강 2

죽엽석고탕보다 실증

흉격에 울열, 기침, 잠을 못 이루는 자

인삼당귀산 〈국방〉 – 산후 내열 허번

맥문동 4 계지 3 인삼 당귀 4 지황 6 작약 갱미 4 죽엽 2

이 처방보다 한층 가벼운 경우 감죽여탕을 쓴다

죽엽석고탕증 + 혈허 양상일 때 쓴다

2) 두통

두통의 경우 외감을 제외하면,
만성적인 두통은 기울, 담음, 탁음상역으로 크게 나누어서 접근하고 있습니다.
향궁탕, 반백천, 오수유탕이 그것이죠.
후세에는 여기에 水氣를 고려한 오령산을 덧붙여 대략적인 틀을 잡았다고 봐야...

향궁탕 〈유문사친〉 – 편정두풍

석고 10 계지 3 천궁 4 감초 2.5 박하 2 향부자 4

편두통에 기효

이 증에 어깨와 등이 아픈 자라면 조등산이 더 좋다

사궁산 – 혈간 두통

향부자 천궁 4돈 황련 치자 2.5돈 목향 건강 1.5돈 빈랑 황금 망초 5푼

반하백출천마탕 〈시효〉 – 담음두통

천마 황기 인삼 백출 신곡 창출 택사 3 반하 2.5 복령 4 황백 생강 1 귤피 맥아 2 건강 1.5

노인과 허약한자의 현훈. 족랭을 목적으로 한다.

탁음이 상역하는 증으로 구역이 심하면 오수유탕

산증을 겸한 자라면 당귀사역가오수유생강탕

오수유탕 〈상한론〉 – 탁음강하

오수유 인삼 4 생강 2.5 대조 6

연말을 토하거나, 식곡을 구토하거나, 번조와 토역을 치료한다

후씨흑산료 〈금궤〉 – 두통과 현훈이 심한 경우

국화 3 창출 4 세신 2 복령 모려 길경 방풍 인삼 4 반석 0.2 황금 당귀 4 건강 2 천궁 4 계지 3

대삼오칠산 〈천금〉 – 양허 풍한입뇌, 현훈–이롱

세신 1–2.5 방풍 4 건강 2 천웅 0.2 산수유 4 산약 4

5 호흡기 질환

호흡기 계통에서는 감별이 크게 다섯 가지로 나뉩니다.

1. 효천
2. 해수
3. 폐옹
4. 결흉-흉비
5. 폐위

효천은 마황, 상백피 등을 위주로 한 실증 천식에 해당하고
해수는 주로 죽엽석고탕 - 맥문동탕증 등을 위주로 하는 기침 양상에 해당하며
폐옹은 기관지, 폐 혹은 주변부의 염증이 극심해진 증상에 해당이고,
그 과정에 인후가 막혀서 불리해지는 급후비 양상이 고려가 되고요.
결흉은 흉강 자체의 문제로 인해 호흡곤란, 통증 등이 야기되는 상황,
폐위는 허로에 준하는 탈증 양상의 호흡기 상태를 이야기합니다.

1) 효천

급성 천식 양상에는 마황! 행인! 상백피!

마황감초탕 〈상한총병론〉 - 효천

마황 행인 상백피 감초 각 등분

마행감석탕 〈상한론〉 - 한출이천

마황 3 행인 2 감초 2.5 석고 6-12
열이 육리에 침륜하여 위로 폐부를 훈증하는 경우 마황 석고로 푸는 것이다

신비탕 〈외대〉 - 효천

마황 2.5-4 소엽 3 귤피 2 시호 5 행인 3

신비탕 〈시재백일선방〉 – 효천

귤피 생강 자소 인삼 오미자 각 5냥

후박마황탕 〈금궤〉 – 천식 상기

후박 마황 반하 2.5 석고 12 건강 세신 2 소맥 4 오미자 1.5 행인 4

소청룡가석고탕과 비슷하지만 강기 효과가 크다. 천식 상기에 사용하면 효과적이다. 사간마황탕과 호용 가능하나, 사간마황탕은 열이 없고 본 처방은 열이 심하고 맥이 부한 경우다.

사간마황탕 〈금궤〉 – 효천

사간 3 마황 3.5 생강 세신 2 자완 관동화 3 오미자 1.5 대조 6 반하 2.5

계지가후박행자탕 〈상한론〉 – 효천

계지 3 작약 4 감초 2.5 생강 2 대조 6 후박 2.5 행인 3

소청룡탕 〈상한론〉 – 효천

마황 2–4 작약 3–4 건강 2 감초 2.5 계지 3 세신 3 오미자 0.5 반하 2

담말과 해수가 있고 리열이 없는 증

노담, 열후가 심한 경우 – 청폐탕, 청습화담류

활흉탕(상백피탕) 〈와다 토카쿠〉 – 각기충심

상백피 오수유 4 가 서각 2 복령 5

여러 처방에 합방하여 사용(침향강기탕)

술로 달이지 않으면 효과가 없다

천식 등 급박 증상을 치료하는 처방

2) 해수

> 아사다 소하쿠는 호흡기 계통의 기본방을 죽엽석고탕으로 고려하고
> 그로부터 가감을 통해 대처를 하는 경향이 있습니다.

마행감석탕 - 죽엽석고탕 - 맥문동탕

이런 흐름으로 대처를 하는 것이죠.

해수의 치료

갑작스러운 기침에 귤피죽여탕 가 반하 소자

오래되어 야위고 해역이 심한 경우 맥문동탕 가 오미자 상백피

그 세가 극심한 경우 승성산

날이 오래되어 기침이 그치지 않는 경우 삼화련 겸용

죽엽석고탕 〈상한론〉

죽엽 4 석고 12 맥문동 4 갱미 4 반하 2.5 인삼 4 감초 3

맥문동탕보다 한층 더 열의 징후를 보이면서, 번민 소기하고 구갈 해수가 있는 자

병을 앓은 뒤 허갈하고 소변이 붉은 자에게 마땅하다

귤피죽여탕 〈금궤〉 - 해수

귤피 2 죽여 2 대조 4 생강 2 감초 4-6 인삼 4

귤피의 하기를 위주로 하고, 죽여의 潤降을 겸한다

기가 역하여 딸꾹질을 발하는 자를 위주로 한다

감초를 대량으로 넣는 게 효과적이며, 소량이면 효과가 적다

맥문동탕 〈금궤〉 - 해수 대역상기

맥문동 6 반하 2.5 인삼 4 감초 2.5 갱미 대조 6

폐위로 기침하면 가래가 나오고 거품 섞인 침이 그치지 않으며, 인건 구갈한 자

소아의 오랜 기침은 이 처방에 가 석고

폐위로 변하려는 자는 가 지황 황련 아교

해역이 심한 자는 가 오미자 상백피

맥문동탕보다 해수가 심한 경우는 보폐탕

열후가 심하며 허번, 소기, 구갈, 해수 양상이 있으면 죽엽석고탕

승성산 〈보영수지〉 – 극심한 해수 및 인후불리 개선

언서상(두더지 고기) 1미

삼화련 〈본조경험〉 – 해수

인삼 1돈 천화분 4돈

오랫동안 기침을 하는 경우 삼화련과 백화환 및 치백일해방

백화환 – 해수

관동화 백합

치백일해방 〈기기방기〉 – 해수

오배자 적소두

삼자양친탕 〈의명개효〉 – 담기천해, 흉만

소자 백개자 나복자 3

열이 있는 경우에는 합 소함흉탕 기효

3) 폐옹

폐옹 치료의 기본은 길경! 기승전 길경!

폐옹의 치료1

초기의 치료는 폐옹탕

한열 흉통이 심한 경우 시호지길탕가정력

취농이 많으면 달간산을 겸복

허비하면서 해혈이 그치지 않으면 폐옹신탕

한층 더 허탈한 경우는 외대길경탕이나 팔보산

폐옹의 치료2

기침이 심하면 사백산

보통 길경백산을 먼저 투여하고 사하시킨 뒤, 위경탕(+사순산)

폐옹이 시간이 지나도 낫지 않으면 〈상한〉 길경탕

탁농이 낫지 않고 혈기가 쇠약해지면 〈외대〉 길경탕

폐옹탕 〈총계정의사소언〉

길경 행인 4 과루근 백개자 3 패모 황금 4 감초 2

폐옹 초기

폐옹신탕 〈의종심독〉

길경 4 금은화 3 황기 백급 4 의이인 12 감초 2 귤피 1 패모 정력 4 생강 2

사백산 〈준승〉

상백피 지골피 과루 당귀 패모 자완 길경 감초 생강

길경백산 〈금궤〉 – 급후비

길경 3 패모 3 파두 1

위경탕 〈금궤〉 – 폐옹

위경 6 의이인 4 도인 3 동과자 3

폐옹에 〈준승〉사백산을 사용하고 효과가 없을 때 이 처방을 쓴다.

기침이 심한 경우에는 사순산을 합하면 효과가 있다.

사순탕 〈성제총록〉 – 폐옹, 해수

패모 3 길경 4 자완 3 감초 2.5

길경탕

1) 〈상한론〉 길경 4 감초 4

가 장미화 〈장미탕〉 장미화 길경 감초 4

2) 〈외대비요〉 길경 4 목향 2 지황 5 감초 2.5 패장 2 의이인 6 상백피 4 당귀 4

〈외대〉 길경탕은 폐옹증에 위경탕과 〈상한〉길경탕을 주어도 낫지 않는 경우

> **급후비의 치료**
> 〈상한〉길경탕 – 경증
> 고주탕 – 중증
> 길경백산 – 극심증
> 통관탕 – 탈증

고주탕 〈상한론〉 – 급후비

반하 3 계자백 1개 고주 100

통관탕 〈수세보원〉 – 급후비

길경 4 감초 4 인삼 3 복령 4 박하 1 방풍 3 형개 4 건강 2 백출 4

후비의 탈증은 통관탕에 부자를 가하지 않으면 효과가 없다

길경해독탕 〈방여예〉 – 인후결독

유량(토복령) 천궁 길경 황기 작약 감초 4 대황 1

이 처방으로 낫지 않는 경우 후선탕, 오보단을 사용한다

후선탕 〈광필기〉 – 결독후비일방 – 후비

길경 4 감초 용담 2.5 사간 3 유량(토복령) 산두근 4

인후의 독은 후선탕, 길경해독탕, 자금단, 오보단으로 치료한다

4) 소결흉

> 흉격의 문제는 심해질수록
> 시호, 반하 → 과루 → 황련 → 감수로 흘러가는 경향을 보입니다.

소결흉 치료

흉중에서 심하에 이르기까지 결통 – 시함탕

흉중이 만하고 아프고, 폐옹을 빚으려는 경우 – 시호지길탕

양쪽 옆구리까지 찌르는 통증이 있고 기침이 심한 자 – 시경반하탕

세간의 의사는 대체로 과루지실탕을 쓰지만 세 처방을 분별해서 써야한다

시경반하탕은 시호지길탕 가 청피 행인

시함탕 〈본조경험〉 – 소시호탕 합 소함흉탕

시호 8 황금 인삼 4 감초 2.5 생강 2 대조 6 반하 5 황련 1–1.5 과루근 4

열사 + 수

시함탕보다 한층 중한 경우에 대함흉탕을 쓴다

시호지길탕 〈상한온요〉 – 소시호탕 – 소결흉

시호 반하 5 황금 과루인 길경 3 지실 1.5 감초 생강 1

지축이진탕 〈만병회춘〉 – 담음으로 가슴과 등에 돌아다니는 통증

지실 4 사인 3 반하 3 귤피 2 복령 6 향부자 3 후박 2.5 회향 1 목향 감초 2 현호색 4 건강 2

함흉탕 〈천금〉 – 결흉

대황 2 황련 2 과루인 2 감수 1

대함흉탕과 소함흉탕 중간, 중함흉탕

대함흉탕 〈상한론〉

대황 6냥 망초 1되 감수 1돈

대함흉환 〈상한론〉

대황 반근 정력 망초 행인 반되 감수 1전비

5) 흉비

과루해백백주탕 〈금궤〉 – 흉비, 흉통

과루실 6푼 해백 2.4돈 백주 2홉1작

복령행인감초탕 〈금궤〉 – 단기, 흉비, 지음, 천식

복령 6 행인 3 감초 2.5

귤피지실생강탕 〈금궤〉 – 기색, 단기

지실 4 후박 2.5 해백 계지 3 과루인 4

복령행인감초탕과 비슷하지만 귤피지실생강탕은 辛開, 복령행인감초탕은 淡滲

6) 폐위

폐위는 자음 청허열을 해야하는 허로 상태의 호흡기 질환을 의미하고
자감초탕가길경을 위주로 활용을 하고 있습니다.

인삼영양탕 〈성제총록〉 – 양폐탕 – 폐위의 주처방

시호 6 상백피 아교 길경 4 패모 행인 3 복령 6 오미자 1 인삼 4 감초 지실 2

폐위의 여열증을 치료함에 이것 같은 것이 없다

요즘 말하는 허로는 옛날의 폐위라는 사실을 알아야한다

겁로산(허) – 〈성제〉인삼양영탕 – 진교부리탕(열) 순이다

겁로산 〈양방〉

작약 6냥 황기 감초 인삼 당귀 복령 지황 오미자 아교 3냥 생강 대조

노수 한열 도한 혈한 해혈을 치료한다

진교부리탕 〈성제〉

진교 별갑 인삼 1냥반 생강 5편

폐위골증으로 노수가 되어 한열, 후비, 자한, 피로한 자

폐상탕 〈천금익〉 – 폐위의 주방

인삼 3 건강 2 계지 3 아교 4 자완 3 지황 5 상백피 4 이당 5

자감초탕가길경을 쓰는 곳과 상당히 비슷

백합고급탕 〈통치〉 – 폐위 인통 해혈

백합 작약 감초 맥문동 당귀 지황 길경 4 패모 현삼 3

해혈의 치료는 폐상탕, 맥문동탕가지교련으로 치료하지만 인통이 심한 경우에는 백합고금탕

내보당귀건중탕 〈금궤〉 - 소건중탕

당귀 4 계지 3 작약 4 생강 2 감초 2.5 대조 5 교이 4 혹가 지황, 아교

상부의 실혈과다에 〈천금〉폐상탕을 사용하고, 하부의 실혈과다에 이 처방을 쓴다

자감초탕 〈상한론〉

자감초 4 생강 2 계지 3 인삼 4 지황 5 아교 3 맥문동 4 마자인 2 대조 6

심동계, 인영 주변 혈맥 응체로 호흡이 촉박한 것

가 길경 - 폐위의 주방으로 삼는다

후세의 인삼양영탕과 자음강하탕은 자감초탕을 조방으로 한다

〈자음강하탕〉 당귀 천궁 작약 지황 길경 천화분 4 지모 3 황백 2 감초 2.5

6 안과질환

〈귤창서영〉에는 안과 질환 치료 사례가 많습니다. 아마 그 시절 안과 환자가 많았던 듯 합니다.

유행성 안과 질환의 치료가 위주가 되고, 백내장 녹내장 등 내장안 치료와 야맹증에 해당하는 작목 치료가 덧붙습니다.

감염성 질환은 외감으로 보고 치료하여 대청룡탕을 강조해서 쓰고 있고, 심한 경우는 구어혈지제와 사하지제로 거어+사하를 해야한다고 강조를 하고 있습니다.

1) 풍안(유행성 안과질환)

풍안의 치료
외감이 많다. 대청룡탕 가 차전자.
표증이 풀렸는데도 통증이 그치지 않는 자는 자원 2-3푼 준하
여열이 운예를 일으키는 경우는 사도인대황탕
가벼운 경우는 양격산 거 망초 가 길경 석고 국화 목통 차전자

대청룡탕 〈상한론〉 - 풍수, 수종

마황 3 계지 3 감초 2.5 행인 3 생강 2 대조 6 석고 12

천행적안, 풍안 초기 가 차전자

수종 치료에 월비탕보다 대청룡탕이 나은 경우가 많다

자원 〈유취방광의〉

대자석 적석지 파두 4 행인 8

주마탕은 〈금궤〉, 파두 0.1 행인 1

주마탕은 자원의 원방으로 단도직입의 약이다

사도인대황탕 〈외대〉 - 안과질환(천행적안)

대황 1 황금 작약 4 감초 2.5 세신 3

가감양격산 〈만병회춘〉 - 격열

대황 1 황금 3 길경 4 석고 6 박하 2 연교 4 치자 1.5 감초 2

양격산증이 한층 심한 곳에 삼황가망초탕으로 치료한다

가 길경 방풍 국화 목통 차전자 - 안질 치료

2) 내장안(백내장, 녹내장)의 치료

내장안의 치료

기허 – 익기총명탕(황기 인삼 만형자 승마 갈근 작약 황백 감초)

기허가 한층 중한 것 – 의왕탕 가 방풍 만형자 백두구

혈허 – 신기명목탕

혈허가 한층 중한 것 – 십전대보탕 가 침향 백두구 부자

신기명목탕 〈만병회춘〉 – 내장안

당귀 4 천궁 3 생지황 5 작약 길경 인삼 4 산치자 황련 1.5 백지 국화 만형자 3 감초 2.5

3) 작목(야맹증)의 치료

작목(야맹증)의 神方

사령산 거 저령 가 당창출

소요산 가 하고초

계간환 – 계간 1미 연말 후 서여말과 같은 양으로 혼합 후 호환

둘 다 계간환의 속효에는 미치지 못한다

사령산 〈수세보원〉 – 작목(야맹증)

저령 택사 복령 창출 4 후가 계지 3

〈명의지장〉 설사를 만성적으로 하는 경우 가 차전자

명랑음 〈와다 토카쿠〉 – 영계출감탕 – 작목

복령 6 계지 3 백출 4 감초 2.5 가 차전자 4 세신 3 황련 1.5

소요산 〈국방〉 – 목현

시호 5 작약 4 복령 5 당귀 4 박하 1.5 백출 4 감초 2.5 생강 2.5

가 맥문 아교 – 혈허발열, 노수

가 지황 향부자 – 혈허울색

의관소요산 소요산 거 감초 가 귤피 목단피 패모 황련 – 제울증

가 목단피 산치자 – 허화상염

4) 기타 안과질환의 치료

시호산 〈증치준승〉 – 노안

시호 강활 방풍 적작약 길경 형개 생지황 감초 4

지루보간탕 – 노인 눈물이 그치지 않음

사물탕 가 목적 질려 하고초 방풍

수루음 – 열안

형개 방풍 독활 황련 황금 치자 천궁 목적 국화 박하 하고초 지황

부이탕 〈명가방선〉 – 예막, 실명

차전자 2돈 세신 황련 황금 대황 감초 6푼 복령 3푼

7 피부과 질환

주로 피부나 관절의 염증을 제거하는데 진통소염 역할을 하는 처방군들입니다.

진단명으로는, 두창 옹저 정창 악창 하감 미독(매독) 등으로 이야기가 되고 있고,

1) 오한발열이 있는 초기에는 발산 + 소간리기 + 청열해독
2) 심해지면 청열해독 + 사하
3) 탈증이 되면 이기 + 보기 보양
4) 그 외 수종이나 혈어에 대한 대처를 병행하는 식으로 접근을 하고 있습니다.

처방 약재 가운데서는 토복령(유량), 박속(토골피)이 루틴으로 활용이 되고, 연교, 금은화, 우방자, 인동, 길경 등의 약재가 보조를 하는 경향을 보여줍니다. 허증으로 갈수록 천금내탁산, 탁리소독음, 십전대보탕 등의 처방이 위주가 되고요.

대연교탕 〈만병회춘〉 – 두창에 여독이 심하고 나쁜 징후가 있을 때

연교 4 형개 4 통초 3 방풍 4 우방자 3 감초 2 선퇴 3 당귀 5 작약 3 시호 4 황금 3 산치자 1.5 활석 3 차전자 4

연교음 〈의사설약〉 – 소시호탕 – 두창의 실증

연교 4 시호 4 당귀 4 작약 4 목통 4 황금 4 우방자 3 감초 2.5

대연교탕보다 간단하면서 사용하기가 쉽다

토골피탕(토골피=박속) 〈본조경험〉 – 두창

〈본조경험〉 토골피 4 홍화 3 감초 2.5 시호 4 아출 3

〈귤창서영〉 토골피 대황 인동 통초 방풍 독활 감초 천궁 우슬

두창에 발열오한의 표증이 있으면 갈근탕가반비를 쓰고, 사하제를 사용해도 전혀 효과가 없는 경우 토골피탕을 선방한다.

토골피탕 〈명가방선〉 – 통풍과 매독의 주약

토골피 홍화 감초 아출 시호

칠보환 〈통속의법첩경〉

우슬 경분 계설향 유량(토복령) 대황

적소두탕 〈제생방〉 – 개선, 매독

적소두 1홉 상륙 4 당귀 택사 연교 작약 방기 저령 상백피 4

창양이 변해서 수종이 된 것을 치료한다.

적소두탕 〈도요〉 – 개선, 매독

적소두 1홉 상륙 3 마황 2–3 계지 3 반비 1 연교 3 생강 2 대황 1

도요가 마황연교적소두탕과 〈제생〉 적소두탕을 참고하여 만든 방이다

창이 내공하여 수기가 된 것은 적소두탕을 투여한다. 열이 심한 경우에는 대연교탕을 쓴다.

유량탕 〈심재〉

토복령(유량) 4 인동 2 대황 1 형개 방풍 천궁 4 박속(토골피) 3

량탕은 미창하감(매독)의 초기에 해독제보다는 발표 효능이 있어 잘 듣는다

토복령과 토골피는 효능이 비슷하다

육물해독탕 〈미려신서〉 – 매독

토복령 4 금은화 2 천궁 3 의이인 6 모과 4 대황 0.7

수풍해독탕을 산정한 것

수풍해독탕 – 육물해독탕 – 해독제

보통의 매독이라면 해독제를 1번으로 선방

수풍해독탕 〈본초강목〉 – 매독의 투제

방풍 토복령 4 금은화 2 목통 4 의이인 6 모과 4 조각자 3 백선피 4

해독제 〈가가와 쇼토쿠〉 – 개선, 유독

유량(토복령) 4 천궁 4 대황 1 복령 6 목통 4 인동 2 감초 6

수풍해독탕과 방의를 달리하며 운용을 넓힌 처방

안과 치료 가 국화 차전자 활석 길경 방풍

시호해독탕 〈정전〉 – 소시호탕 합 황련해독탕 – 제창양

시호 5 황금 지황 당귀 목단피 천궁 4 치자 황련 1.5 승마 2 감초 2.5

창이 내공하여 장열이 심한 양상.

소시호탕에 열독이 심한 경우 황련해독탕을 합방한 경우다.

대백중음 〈본조경험〉 – 매독난치

토복령 6 우슬 3 감초 2.5 황련 1 빈랑 3 인삼 2 대황 1 계지 황금 3 침향 2 천궁 두충 3

상부의 고질적인 매독에 유리. 하부는 칠도전이 적당하다.

육도전 〈남명〉 – 매독난치

토복령 작약 당귀 4 황기 2 부자 0.2 호경골 4

위유탕 〈본조경험〉 – 허약한 자의 매독

위유 토복령 당귀 천궁 목통 감초 4 녹각 3 황련 1.5

마명탕 〈본조경험〉 – 유독, 결독, 태독

a: 자고채 인동 홍화 석창포근 마명퇴 감초

b: 마명퇴 대황 울금 홍화 석고 감초

오향탕 〈천금〉 – 해독의 양방

곽향 목향 유향 정향 침향 각 1냥

창독내공충심에는 이 방이 아니면 치료할 수 없다

얼굴이 청백색이며 음증이 나타나거나 심하로 급박하는 양상이 있다

이보다 심한 경우에는 사역탕을 사용한다

오향연교탕 〈국방〉 – 정창

침향 유향 감초 청목향 연교 사간 승마 상기생 독활 목통 정향 대황 사향

오향은 침향 목향 정향 사향 유향

신효산 〈회춘〉 – 두창, 기허독옹의 주제

황기 인삼 지황 작약 4 자근 4 우방자 시호 3 홍화 2 감초 2.5

두창에서 기가 허하여 옹체된 것

천금내탁산 〈만병회춘〉 – 옹저창절

황기 인삼 당귀 2돈 천궁 방풍 길경 백지 후박 박하 생감초 1돈

인동화독탕 〈두진구역방〉 – 제창 재혈분

인동 2.5 연교 4 우방 3 형개 4 목단피 도인 3 복령 6 목통 4 감초 2.5

여러 창독이 혈분에 있는 경우 이 방이 가장 빠른 방법이다

당귀음자 〈제생방〉 – 혈조 창개

당귀 작약 천궁 지황 질려 방풍 형개 하수오 황기 4 감초 2

노인혈조로 인해 옴이 생긴 것에 사용한다

이 처방을 복용해도 효과가 없는 경우 사물탕에 형개 부평을 가하여 장복한다

백주산 〈대동유취방〉 – 음증의 옹저, 만성궤양

반비 진해 녹각 등분

고형환 〈신명집〉 – 이름없는 악창

고삼 형개 등분

결독자금단 〈외과정종〉 – 매독

구판 석결명 주사

진통환 〈아사다 소하쿠〉

천산갑 당귀 오두 황백 강황 천궁 몰약 유향 기사

8 신경정신과 질환

〈귤창서영〉에는 신경정신과 질환 치험례가 매우 많습니다.

1) 기울에서 향부자제와 시호제의 구별,
2) 조구등, 영양각, 천마, 용골, 모려 등 평간약의 감별,
3) 실증의 심번과 허번의 구별 등으로 나눌 수 있습니다.

下氣, 降氣만 하는 경우에는 침향강기탕+활흉탕이 매우 다용되고,
나머지는 시호제가 대부분 커버를 하며,
심번에 대해서는 사심탕, 황련해독탕 류가 일부 커버를 합니다.

1) 이기제

기제의 활용

강기를 위주 – 침향강기탕

무형의 기를 흩는 것 – 정기천향탕

흉격에 담음이 가득하여 막고 있는 것 – 억기산

뱃속의 구급이 위주 – 시호소간탕

침향강기탕 〈국방〉 – 기체의 총목

침향 2 사인 3 향부자 4 감초 2.5

향소산이나 정기천향탕은 발산 위주, 이 처방은 강기 위주

기체로 흉중과 심하가 비색, 고만, 묵묵불욕음식, 의욕이 없을 때 대소시호를 쓰면 오히려 심해지는 경우 혹은 구미혈이 심하게 아프고 민란하여 건중, 사심류를 써도 효과가 없는 경우

침향강기탕 〈세이슈〉

곽향 연교 침향 목통 황련 앵여

가미영간탕 〈아사다 소하쿠〉 – 간증

인삼 백출 당귀 지황 천궁 작약 4 감초 2.5 맥문동 4 오미자 1 상백피 복령 아교 4 가 귤피 복령

침향강기탕의 증이면서 충역이 심한 것에는 영간탕을 쓰고, 영간탕의 증이면서 충역이 한층 극심하고 흉중이 만민한 경우에는 이 처방을 쓴다. 귤피/복령을 가한 이유는 〈외대〉복령음과 같이 흉중을 위주로 한다는 것이다.

정기천향탕 〈의학찬요〉 – 기제의 총사, 모든 기통

향부자 4 진피 오약 2 소엽 4 감초 2.5 건강 2

억기산 〈의급보함〉 – 기제의 왕

오약 3 소엽 4 귤피 3 빈랑 4 사인 3 침향 2 향부자 지실 4

시호소간탕 〈의학통지〉 – 사역산 – 협통

시호 8 작약 지실 4 감초 2.5 향부자 천궁 4 청피 2

이기평간산 〈의학통지〉 – 시호소간탕 가 오약 목향

사역산 가 오약 향부자 목향 청피 2 천궁 4

구급하여 가슴 위와 옆구리가 치받고 배가 아프고 설사 하고 기침이 약간 나는 것 등에 사역산을 쓰고, 한층 나아가 상부로 치받아서 기역, 흉통, 울색하는 것에는 시호소간탕을 사용한다. 지금 한층 더 나아가서 신체가 뻣뻣하면서 아픈 것이 痓 양상이고, 神氣가 울울하여 즐거워하지 않으며 무언가에 쉽게 예민하게 반응하는 것에는 이 처방을 위주로 쓴다.

대칠기탕 〈제생방〉 – 신선로(신경성 식욕부진)

삼릉 3 아출 3 길경 4 계지 4 귤피 2 곽향 3 감초 2.5 향부자 4 익지인 3

신선로(신경성 식욕부진)에는 어혈로 인한 경우도 많아서, 대황자충환으로 효과가 있었다

신수환 〈삼인방〉

천초2근 1미

2) 기울, 흉민, 매핵기

반하후박탕 합 감초건강탕이나 반하후박탕가 치자의 방의로 쓰이는 처방들입니다. 저도 실제로 많이 쓰는 조합이고, 효과가 아주 좋습니다.

관중탕 〈초창방의해〉 – 반하후박탕 합 감초건강탕

반하 2.5 복령 5 후박 2.5 건강 2 소자 3 감초 2.5

가슴 속에 기가 모여 심하에 까지 미치고 마음이 울색한 것

부인이 월경을 하지 않으면서 마음이 울색한 경우 월경이 통한다

이격탕 〈의방문여〉

반하 2.5 부자 0.2 산치자 1

칠정의 사기가 인두에 맺혀, 인두에 음식이 메이는 것을 열이라고 하고, 흉격에 맺혀서 음식이 격에 머물러 내려가지 않는 것을 격이라고 하는데, 이격탕은 이러한 열격을 치료한다. 빨리 치료하지 않으면 반위로 진액이 고갈하는 양상으로 진행된다. 이 처방은 복용하기 어렵기 때문에 나의 문

하에서는 감초건강탕을 합하여 사용한다.

감초건강탕 〈상한론〉

감초 5 건강 3

가감이격탕 〈나고야 겐이〉 – 백발백중의 신방

치자 반하 건강 부자 감초

소반하탕 중에 복령 치자 부자 4.5푼을 가하면 주효하다

3) 간질

소아의 간증 치료

억간산(경증) – 대시호탕 가 영양각 감초 (심하에 급박)

억간산 〈보영촬요〉 – 간경허열

시호 5 감초 2 천궁 3 당귀 백출 복령 4 조구등 3

간경허열로 축을 발하고, 열이 나면서 이를 악물며, 경계, 한열, 구토연말, 복창, 소식, 불면

좌복부가 구급한 것으로 사지근맥의 연급을 수반한 것 위주

심하 임맥에 련급과 동계가 있고, 심하비가 있는데 복진 상 이상이 없으나 환자는 비증을 느낌

怒氣가 없는지 물어서, 있다면 이 처방이 효과가 없다고 말하는 경우는 없다

육억탕 〈도카쿠〉 억간산 거 백출 복령 가 작약

가감억간산 〈도카쿠〉 억간산 거 천궁 가 반하 치자 황련 향부자

소요산 〈국방〉 – 목현

시호 5 작약 4 복령 5 당귀 4 박하 1.5 백출 4 감초 2.5 생강 2.5

가 맥문 아교 – 혈허발열, 노수

가 지황 향부자 – 혈허울색

의관소요산 소요산 거 감초 가 귤피 목단피 패모 황련 – 제울증

가 목단피 산치자 – 허화상염

가미소요산 〈여과촬요〉

시호 작약 복령 당귀 4 박하 2 백출 4 감초 생강 2 목단피 4 치자 1.5

청열을 위주로 하여 상부의 혈증에 사용한다

하초습열에 용담사간탕증보다 허후인 경우에 쓴다

가 지골피 형개 – 아장풍

간증의 치료

가벼운 자 – 억간산, 치간허내열방

중한 자 – 침향천마탕

치간허내열방 〈본초휘언〉 – 침향천마탕증의 내열

영양각 4 반하 2 당귀 방풍 4 천마 3 복령 5 산조인 2 인삼 3 백출 4 조구등 3

경척, 가위눌림, 미친 듯이 화내고, 경련이 일며, 중풍, 경풍 등

침향천마탕증이면서 내열이 있는 자, 한층 가벼운 증은 억간산이다.

음분으로 넘어간 경우는 해어탕을 사용하여야 한다

해어탕 〈이간방〉

부자 방풍 천마 산조인 영양각 관계 감초 강활

침향천마탕 〈위생보감〉

침향 2 익지인 3 오두 0.2 천마 3 방풍 4 반하 2.5 부자 0.2 독활 2 감초 2.5 당귀 4 강잠 3 생강 2

만경풍 가 전갈

4) 열탄간

이렇게 기록이 되어 있습니다.

"아사다 소하쿠의 〈통속의법첩경〉에는 사역합강신탕이 있는데, **경풍 전간 중풍은 같은 병이고 〈금궤〉에서는 총칭하여 열탄간이라고 하였다**. 증을 같은 병으로 보고, 사역산가황련조구등영양, 사역산합강신, 시호가용골모려탕, 풍인탕, 침향부자탕, 침향천마탕으로 치료하여 효과적인 경우가 많았다."

열탄간의 치료(중풍 실증)
가벼운 자 - 억간산 가 종려엽 홍화 백강잠, 억간산 가 작약 황련 영양각
중한자 - 풍인탕, 시호가용골모려탕 거 연단 가 조등 작약 감초 영양각

시호가용골모려탕 〈상한론〉 – 흉만, 번경

반하 2.5 대조 시호 6 생강 2 인삼 3 용골 4 연단 0.5 모려 4 계지 3 복령 4 대황 1
보통 대황, 연단을 빼고 작약 조구등 영양각 감초를 가미
시호계강탕(허) – 시호가용골모려탕(실)

시호계지건강탕 〈상한론〉

시호 4 계지 3 건강 2 과루근 4 황금 3 모려 4 감초 2
가 황기 별갑 – 골증 초기, 외감
완현탕 시호계강탕 가 별갑 작약 - 늑하, 배꼽 주변 현벽 골증의 양상 치료
가 오수유 복령 - 왼쪽 옆구리가 쑤시고 누그러지지 않는 벽음의 증

풍인탕 〈금궤〉 - 계지감초용골모려탕 – 열탄간

대황 건강 용골 계지 감초 모려 한수석 활석 적석지 백석지 자석영 석고

강신탕 〈본조경험〉 – 중풍의 묘약

홍화 2 강잠 3 종려엽 감초 4
류방이 4~5개 있으나 이 처방이 가장 좋다
증에 의거, 사역산 부자사심탕 계지가출령탕을 합방하면 효과가 더욱 빠르다

5) 심번, 허번, 사심, 광증

대황황련사심탕 〈상한론〉, 삼황사심탕 〈금궤〉 – 망언

대황 2냥 황금 1냥 황련 1냥

황련해독탕 〈외대〉 – 흉중의 열사를 치료하는 성제, 창공의 화제

황련 1.5 황금 4 황백 1.5 치자 0.5

치자시탕증이면서 열세가 심한 경우
대황탕 〈외대〉 황련해독탕 거 황백 가 대황

사심탕 〈천금〉
반하사심탕 거 대조 가 귤피 과루근
반하사심탕의 증이면서 입술이 건조하고 입이 마르며 구역하는데 물을 마시려는 자

도적산 〈만병회춘〉
지황 활석 목통 4 등심초 3 감초 2.5

사심도적산 〈수세보원〉 – 도적각반탕이라고도 한다
산치자 1 황금 맥문 4 지모 3 황련 1 활석 인삼 4 서각 2 복령 5 감초 2 지황 4
사심탕 황련해독탕의 변방이면서 해독탕보다 훨씬 열이 심하고 정신이 혼란스러우나 승기탕과 같이 위주에 사독이 있어서 발하는 열은 아니다. 심포, 간담경이 불울하여 번민하는 증을 치료한다. 승양산화탕과 비슷하나 승양산화탕은 음분에 빠지려는 기미가 있으나 본 처방은 단지 전신에 열이 심하고 정신이 혼궤한 증상만 있을 뿐이다.

서각탕 〈의학강목〉 – 심포락 여열
서각 4 인진호 4 복령 5 지황 2 맥문 4 치자 1.5 죽엽 생강 2
심포락의 여열로 심번 경계 소변적탁한 경우

서각탕 〈장환편총방〉 – 소아경간
서각 4 복령 5 맥문 인삼 4 감초 2.5 황금 4 지황 6
소아의 경간, 성인의 간허내열, 열병 후 심신불안증

안신익지탕 〈수세보원〉 – 허번 심경
시호 4 인삼 맥문동 지모 죽여 3 오미자 0.5 복령 당귀 지황 4 황련 1 원지 3 감초 2.5
상한에 허번하고 불안 양상을 보이며 미열이 나고 사지에 힘이 없으며 권태로운 것

용골탕 〈외대〉 – 계지감초용골모려탕 – 망언, 건망

용골 복령 계심 원지 맥문동 모려 감초 생강

반비교감단 – 망언

복령 향부자 건강 반비

도핵승기탕 〈상한론〉

도인 4 감초 2.5 계지 3 대황 2 망초 20

혈광은 삼황사심탕가진사, 도핵승기탕으로 치료하지만 며칠을 경과하여 괴증이 된 경우는 치혈광일방이 아니라면 효과를 거두기 어렵다

치혈광일방 〈본조경험〉 – 사물탕 – 혈광

당귀 작약 천궁 지황 4 건강 홍화 2 대황 1 계지 3

지황과 건강의 배오가 혈분의 작용을 한층 강화한다

6) 불면

불면증의 치료

심하간담에 정음이 있고 그로 인해 동계를 보이는 경우 – 온담탕

위중이 허하고 객기가 격을 동하여 잠을 자지 못하는 경우 – 감초사심탕

혈기가 허조하고 심화가 항성하여 잠을 자지 못하는 경우 – 산조인탕

온담탕 〈천금〉 – 구담의 투제

반하 2.5 지실 4 감초 2 죽여 생강 2.5 귤피 2 복령 4

혹가 맥문동 인삼

혹가 황련 산조인

옛 사람들이 담음을 膽寒이라고 일렀는데, 온담이란 담음을 온산한다는 뜻이다.

청심온담탕 〈고금의감〉

맥문 천궁 인삼 당귀 백출 작약 지실 향부자 석창포 3 원지 귤피 반하 죽여 감초 2 복령 4 황련 1

죽여온담탕 〈수세보원〉 - 번민

시호 7 귤피 2 반하 3 죽여 4 복령 6 향부자 지실 4 황련 2 인삼 길경 맥문동 감초 4 생강 2

죽엽석고탕보다 실증

흉격에 울열, 기침, 잠을 못 이루는 자

산조인탕 〈금궤〉

산조인 4 감초 2.5 지모 3 복령 5 천궁 4

귀비탕은 이 처방에서 싹튼 것이다

석고가 가미된 〈천금〉산조인탕은 여열이 있는 경우이다

7) 우울

복령보심탕 〈양방〉 - 혈허기실

당귀 천궁 작약 지황 지실 3 반하 2 복령 4 길경 소엽 3 시호 4 귤피 2 갈근 인삼 4 목향 2 감초 2.5 생강 2

복령보심탕 〈천금〉 - 영계출감탕 - 심기부족

복령 6 계지 3 감초 2.5 대조 6 자석영 적소두 4 인삼 3 맥문동 4

사심탕의 경우와 비슷하지만 허후를 많이 보이며 얼굴색이 새파란 것에 사용한다

귀비탕 〈제생방〉 - 우울

당귀 백출 복령 황기 용안육 4 산조인 원지 목향 2 인삼 3 감초 2.5

귀비탕〈내과적요〉 귀비탕 가 시호 산치자

칠기탕 〈외대〉 - 계지탕 합 오수유탕 - 우울

계지 3 황금 길경 인삼 작약 지황 4 반하 2.5 지실 4 오수유 4 귤피 2 건강 2 감초 2.5

묘향산 〈국방〉 - 심기부족, 우울

사향 목향 산약 복신 복령 황기 원지 인삼 길경 감초 진사

8) 분돈

분돈의 치료

배꼽 아래 동계가 성해진 자 - 계지가계탕
심하에만 동계가 성한 자 - 복령계지탕
역만이나 목현이 없는 경우 - 복령감초탕

분돈탕 〈금궤〉

반하 2.5 갈근 작약 당귀 천궁 이근백피 4 황금 3 감초 생강 2

분돈기의 열증을 치료

분돈탕 〈주후방〉

계지 3 반하 2 인삼 오수유 4 감초 생강 2

〈금궤〉 분돈탕과 같은 열후가 없는 경우

정계음 〈다기력창〉 - 영계출감탕 - 분돈

복령 6 계지 3 창출 6 감초 4 오수유 4 모려 4 이근백피 3

분기탕 〈외대〉 - 오수유탕 가미 - 분돈

감초 3냥 인삼 2냥 오수유 1돈 생강 1근 반하 1돈 계심 5냥

영계감조탕 〈상한론〉 - 분돈 동계 충역

복령 8 감초 3 대조 5 계지 4

대조는 배꼽 아래 동계를 치료한다

벽낭의 증이면서 구급하지 않고 협륵이 부드러운 경우는 영계감조탕이 아니면 효과가 없다

9 부종, 담음 질환

〈금궤〉에서는 담음을 네 가지로 나누고 있습니다.

1) 음이 유주하여 협하에 있고 해수 인통하고 맥침현 하는 것을 懸飮
2) 흉협지간 뿐 아니라 심으로 가서 해역기식 와부득 맥허약 한 것은 支飮
3) 음이 사지로 흐르고, 한불출 신체가 무겁고 아픈 것을 溢飮
4) 위기가 약하여 음이 행하지 않아 장간에 정체되어 소리가 나는 것을 痰飮
5) 음이 심하에 정체되어 움직이지 않는 것을 留飮 혹은 伏飮

대체로 현음의 실증은 늑막염이나 폐렴에 가까운 양상이고
지음의 실증은 심장성천식, 심부전, 폐기종, 폐성심, 만성기관지염 등
일음의 실증은 전신의 부종을 초래하는 신염이나 네프로제 같은 질환들
담음이나 류음은 심하에서 물소리가 나는 위염이나 위하수의 양상

〈금궤〉에서는 비슷한 맥락으로 水氣도 네 가지로 분류를 하고 있습니다.(황한 생략)

1) 풍수는 맥부 골절동통 오풍 하는 경향으로 풍과 수가 상박한 양상
   – 방기황기탕 월비탕

2) 피수는 오풍과 갈증이 없으나 맥부, 부종이 있고 배가 북과 같은 양상
   – 방기복령탕 월비가출탕 감초마황탕

3) 정수는 맥침지 하면서 천식 하는 양상
   – 마황부자탕 행자탕

4) 석수는 맥침하고, 복만하면서 천식은 없는 양상
   – 지실탕 계강조초황신부탕 기초력황환

굳이 분류하면, 풍수와 피수는 表水, 정수와 석수는 裏水에 해당하겠지요. 어쨌건 부위에 따라 진단과 치법을 달리한다고 볼 수 있습니다.

아사다 소하쿠는 가벼운 水氣의 경우 소반하가복령석고탕, 반하사심탕가석고 등으로 주로 치료를 하고 있고, 격간의 수기는 석고가 아니면 안 된다고 하고 있습니다. 허증으로 진행된 부종의 경우 소화기와 비뇨기 그리고 생식기 문제 등이 같이 고려가 되어야 하고 고창, 수고, 혈고, 혈분종 등으로 분류가 되고 있는 것을 볼 수 있습니다.

水氣의 치료

흉격에 수기가 있고 물을 토하는 자, 현훈, 동기를 보이는 자, 동기가 있으면서 호흡이 편안하지 않은자 모두 소반하탕가복령석고, 반하사심탕가석고 등으로 능히 효능을 거두었다. 심하에 수기의 정음이 있는 경우, 가벼운 자는 두현이 있는 경우 영계출감탕, 수정심하의 경우 소반하가복령탕으로 수기를 말리고 소변을 통하게 하여 치료한다.

1) 피수 풍수

방기복령탕 〈금궤〉 – 피수

방기 4 황기 4 계지 3 복령 5 감초 3

풍습표허

양기탈의 경우 가 부자를 하면 효과가 좋다

방기황기탕(풍수)과 비슷하나 거 백출 가 계지 복령은 피부에 집중하는 뜻

마행의감탕과 방기황기탕은 마황탕과 계지탕의 방의를 변화시킨 것이다

마행의감탕 – 맥부, 무한, 오풍

방기황기탕 – 맥부, 유한, 오풍

2) 지음

목방기탕 〈금궤〉 – 격간지음

목방기 4 석고 10 계지 3 인삼 3

수기가 오랫동안 없어지지 않고, 입술이 마르고 윤택이 없으며, 심하가 비경하고 흉중이 불리하며 천식 경향이 있는 자를 치료

격간의 수기는 석고가 아니면 추하할 수 없다

목방기거석가가복령망초탕 〈금궤〉

목방기 4 계지 3 인삼 3 복령 5 망초 6

거 석고 가 망초는 견정지물의 제거를 위한 것이다
복령은 목방기를 도와 음을 끌어당겨 아래로 내리는 것이다

정력대조사폐탕

정력 3냥 대조 20매
지음으로 먹지 못하는 것

변제심기음 〈본조경험〉 - 수울 제증

계지 3 복령 5 반하 2.5 목통 4 상백피 3 빈랑 4 소자 2 별갑 4 감초 2 지실 4 오수유 3
지음의 변화된 증에 효과가 현저하다
분심기음의 변방이지만, 오히려 고방에 더 가깝다

영감강미신하인탕 〈금궤〉 - 지음

복령 5 오미자 6 건강 감초 세신 3.5 반하 행인 7
지음으로 인한 해수
위열이 있어 상역하는 경우에 대황을 가한 영감감미신하인황탕을 쓴다
몸이 붓는 경향이 있을 때는 가 행인을 한다

영감강미신하인황탕 〈금궤〉 - 지음

복령 5 오미자 6 건강 감초 세신 대황 3.5 반하 행인 7

3) 현음

십조탕 〈상한론〉 - 현음내통

원화 1.5-4 감수 1-2.5 대극 1.5-4
협하인통 흉하통 건구 단기 해번 수기 부종 상기 해역

방기초목정력대황환 〈금궤〉 - 장위유음, 복창만

방기 4 초목 정력 3 대황 0.7

4) 소변불리

과루구맥환료 〈금궤〉

과루근 4 복령 5 산약 4 부자 0.5 구맥 4

소변이 통하지 않고 목이 몹시 마른 자

팔미환증인데 지황이 점니하여 복용할 수 없는 자

수와 화가 상하로 있으면서 중의 수기를 찌는 처방이다

모려택사산료 〈상한론〉

모려 택사 과루근 4 촉초 2 정력 3 상륙 해조 4

허리 이하의 수기 치료. 허리 이사도 효과가 있다. 실한 자는 가 대황을 해야한다.

5) 기타 수종

분소탕 〈만병회춘〉 – 고창, 식고

창출 복령 4 귤피 후박 2 지실 저령 택사 4 향부자 3 대복피 4 사인 목향 생강 2 등심 3

수종이 있고, 심하가 비경하며, 소변이 짧고 적으며, 변비가 있고, 부종이 눌러도 들어가지 않으며, 맥이 침실한 경우, 트림, 탄산, 오식, 포민 등.

부종으로 딱딱하고 손으로 눌러서 금세 돌아오는 경우는 실이고, 연하고 함몰되어 원래대로 돌아오지 않는 경우는 허이다. 실은 치료가 쉽고, 허는 치료가 어렵다.

치창만주방 〈매화무진장〉

향부자 진피 천궁 복령 창출 빈랑 후박 지실 황련

분소탕의 가벼운 증으로 창만에 효과적인 처방이다

보중치습탕 〈의림집요〉 – 종창

인삼 창출 3 복령 4 귤피 2 맥문동 당귀 4 승마 2.5 목통 황금 4 후박 2

중을 보하고, 습을 행하며, 소변을 통하게 한다

보기건중탕 〈제생전서〉 보중치습탕 거 당귀 목통 승마 가 택사 백출 - 고창

곽청음 〈경악전서〉 – 삼자양친탕

후박 2.5 대복피 3 택사 복령 지실 4 귤피 2 백개자 나복자 3
삼초가 옹체하고 기도가 맑지 못해 소변이 통하지 않고 온 몸에 종창이 있는 것
삼자양친탕의 증이면서 중초가 막혀 옹실한 것을 치료한다
도수복령탕보다 간단하면서 효과가 좋다

도수복령탕 〈기효양방〉
복령 5 맥문 택사 창출 상백 소엽 빈랑 모과 대복피 4 귤피 목향 등심 사인 2
참외와 같이, 누르면 움푹 들어가고, 손을 떼면 높게 돌출한 부종 양상
심하계가 있는 것을 주로 치료한다
심하에 한결 같이 수기가 있는 것은 실비음으로 치료한다

장원탕 〈적수현주〉 – 하초허한 부종
인삼 백출 2돈 복령 파고지 1돈 계심 부자 건강 사인 5푼 진피 7푼
진무탕류를 쓰는 곳에 진무탕이 듣지 않을 때 처방한다
모든 부자제 즉 이 처방 류을 사용하는 복만고창은 배가 평만하여 변비가 없다
평만한 곳에 하제를 쓰게 되면 더욱 빨리 고창을 이루게 된다
후박칠물의 류를 시작으로, 하제를 주는 창만은 부푸는 것이다

6) 혈분종

호박탕 〈산협방함〉 – 수종 혈분종의 일방(cf. 치혈분종방〈본사후집〉)
호박 2 상륙 3 반비 0.2 저령 4 정향 1 혹가 계지 3
혈분의 수기를 제거. 산후의 수기 및 제혈독종에 효과
이 방으로 효과가 없으면 치혈분종일방을 쓰는 것이 좋다

치혈분종방(치부인경수불통운운방) 〈본사후집〉 – 혈분종
인삼 복령 당귀 구맥 대황 작약 계지 반냥 정력 2푼
부인 월경이 정체되고 수가 유주하여 사지가 모두 종만해진 경우

혈고의 치료

계지복령환가별갑대황 / 초석대원

7) 기타 겸복

평수환 〈천금〉 - 실증의 수독

상륙 4냥 원화 망초 오수유 2냥 감초 1냥

치수고일방 〈주후〉 - 수고

적소두 한 되 백모근 한 움큼

10 소화기 질환

〈궐창서영〉에 나타나는 소화기 질환은 크게

1) 토유 구역 오저 반위 탄산 토수
2) 협통 현벽 벽낭
3) 하리
4) 복통
5) 장옹 치출혈
6) 회충
7) 변폐

대략 이렇게 나눌 수 있습니다.

1)의 영역은 심하비를 중심으로 하고, 반하가 주약으로 쓰이는 처방들이 대부분입니다.
2)의 영역은 흉협 부위의 문제를 위주로 하고, 시호나 오수유 등이 위주로 쓰이며 아사다 소하쿠는 좌우 구별을 변증 시 중요하게 생각을 하고 있습니다.
3)의 영역은 대복을 중심으로 하고, 협열리, 상열하한 등 한열협잡의 증과, 이중탕 중심으로 온리를 하는 증으로 나뉩니다.

4)의 영역은 고량강, 촉초, 건강, 부자 등 온리제의 주요 영역이 되고, 병증이 寒疝 으로 이어집니다.
5)의 영역은 대황목단피탕, 의이인부자패장산, 백두옹탕, 도화탕 등의 무대고
6)의 영역은 오매와 촉초가 주로 활용되는 처방군에 해당하고요
7)의 영역은 주로 대황제의 주치가 됩니다. 그리고 모든 소화기 질환에 겸복을 하고요.

1) 소아토유

소아토유의 치료
실한 경우 - 소반하가복령탕 합 대황감초탕
허한 경우 - 치토유일방
그치지 않는 경우 - 영사환

소반하가복령탕 합 대황감초탕
토유의 신제

대황감초탕 〈금궤〉
대황 4 감초 1

치토유일방 〈유유신서〉 - 위허토유
연육 3 정향 1.5 인삼 4

용담탕 〈천금〉 - 토유, 경간 / 소아의 투제
용담초 2.5 조구등 3 시호 5 황금 4 길경 4 작약 4 복령 5 감초 2.5 강랑 0.2 대황 1

2) 구역, 반위, 탄산, 토수

심하 부위를 중심으로, 반하가 위주로 선방되는 처방군입니다.

소반하탕 〈금궤〉 - 구가의 성제
반하 15 생강 7.5
하의 비경, 척추 7-8추에 냉기가 있는 것을 목표로 한다
소반하탕으로 듣지 않는 경우 대반하탕으로 치료한다

소반하가복령탕 〈금궤〉 - 심하정음, 심하비경 구토

반하 3 생강 2 계지 3 복령 6

호익음 〈산론〉-소반하가복령탕 - 오저

반하 2-3 생강 2 계지 3 가 복령 6 귤피 2 복룡간 4-6

오저의 주약

대반하탕 〈금궤〉

반하 2.5 인삼 4 봉밀 4

가 영양각 - 반위와 열격에서 모두 음식을 넘기지 못하여 기력이 부족한 경우

반하탕 〈한화처방학가결〉 - 담음 벽기 탄산

반하 3 생강 2 부자 0.2 오수유 4

담음이 음분으로 빠진 것을 치료

대반하탕 〈물오약실방함구결〉

반하탕 거 오수유 가 백출 복령 인삼 계지

빈랑산 〈외대〉 - 위중불화, 탄산, 토수

빈랑 4 복령 5 인삼 4 귤피 2 필발 4

복령음은 정음숙수, 심흉간 허기, 음식을 먹지 못하는 것, 빈랑산과 증이 다르다

복령음 〈금궤〉

복령 6 인삼 4 창출 3 지실 4 귤피 3 생강 2

난요는 이 처방에 가 오수유 모려 하여 벽음의 주약으로 삼았다

건강황금황련인삼탕 〈상한론〉 - 격열 토역

건강 2.5 황금 4 황련 1.5 인삼 4

건강인삼반하환료 〈금궤〉 - 구토가 그치지 않고 위기가 허한 것

건강 2 인삼 3 반하 2.5

오매환 〈상한론〉

오매 4 세신 건강 2 황련 1.5 당귀 4 부자 0.2 촉초 1 계지 3 인삼 4 황백 1.5

반위의 괴증에 건강인삼반하환료로 오매환을 복용하면 효과가 있다

생강사심탕 〈상한론〉 - 반위 열격 기역불강

반하 2.5 황금 4 건강 2 인삼 4 황련 1 대조 6 감초 2 가 생강 2

심하비경 트림하고 설사하는 경우

심하비경 트림하고 설사하지 않는 경우는 선복대자탕

선복화대자석탕 〈상한론〉 - 반위

선복화 4 감초 2.5 대조 4 인삼 4 생강 2 반하 2.5 대자석 4

생강사심탕의 증이 한층 중한 자

정향복령탕 〈양씨가장방〉 - 반위

정향 1.5 복령 5 부자 0.2 반하 2.5 귤피 2 계지 3 건강 2 사인 3

생강사심탕보다 한층 허후이면서 오래된 한적이 있는 경우

기폐환 〈마쓰바라 간사이〉 - 반위 복통

건칠 도인 반비상 대황 2 혹은 건칠 도인 반비상 지황 1.5

원인불명 어혈 및 어혈로 인한 복통

움직이지 않는 고질병에 화독환 겸복

정부이중탕 〈전생집〉 - 반위, 딸꾹질

인삼 백출 감초 4 복령 6 정향 2 부자 0.2

한량약을 과도하게 먹고 위를 상해 딸꾹질을 하는 자

안중산 〈국방〉 – 반위, 벽낭

현호색 4 양강 2 축사 3 회향 2 계지 3 모려 4 감초 2.5

토수가 심한 것에는 효과가 없고, 통증이 심한 경우에 쓴다

3) 협통, 현벽, 벽낭

시호의 주무대이며, 오수유나 경결의 제거하기 위해 별갑 등이 자주 활용됩니다.

> **협통의 치료**
> 우 협통 – 소시호가 작약청피, 양지탕
> 좌 협통 – 시함탕, 시호소간탕, 연년반하탕, 화간음

대시호탕 〈상한론〉

시호 6 황금 3 작약 4 반하 3 생강 2 지실 4 대조 6 대황 1

이 처방은 소양의 극지에 사용할뿐더러 '심하급, 울울미번'이라고 이르는 것을 목적으로 하여 세간의 이른바 간증의 울색에 사용하면 대단한 효과를 볼 수 있다. 한층 중한 증에는 향부자, 감초를 가하고, 대조 대황을 빼고 영양각 조구등 감초를 가해 간증의 주약으로 쓰기도 한다.

소시호탕 〈상한론〉

시호 5 황금 인삼 3 반하 감초 2.5 생강 2 대조 6

양륵의 비경과 구급을 목적으로 한다

가 오미자 건강 – 양 쪽 옆구리가 땅기고 기침을 하는 자

가 갈근 초과 천화분 – 한열이 학과 같고 기침을 심하게 하는 자

시호계지탕 〈상한론〉

소시호탕 합 계지탕

결흉과 유사하면서 심하가 지결하는 것을 목표

가 대황 – 부인이 심하가 지결하고 월경이 오지 않는 경우

시호계지건강탕 〈상한론〉

시호 4 계지 3 건강 2 과루근 4 황금 3 모려 4 감초 2
가 황기 별갑 – 골증 초기, 외감
완현탕 시호계강탕 가 별갑 작약 - 늑하, 배꼽 주변 현벽 골증의 양상 치료
가 오수유 복령 - 왼쪽 옆구리가 쑤시고 누그러지지 않는 벽음의 증

사역산 〈상한론〉 – 벽질

시호 5 작약 지실 4 감초 2.5
만천탕 – 사역산 가 오수유 모려 - 벽낭
가 별갑 복령 – 왼쪽 옆구리 답답함
서여탕 – 사역산 가 산약
시호소간탕 〈의학통지〉 – 사역산 – 협통
시호 8 작약 지실 4 감초 2.5 향부자 천궁 4 청피 2

화간음 〈옥안〉 – 좌측 협통 – 협통

당귀 작약 지실 4 청피 회향 목향 2 삼릉 사인 3 시호 5
왼쪽 옆구리 아래의 통증

연년반하탕 〈외대비요〉 – 현벽

반하 2–3 시호 4–6 별갑 길경 오수유 지실 빈랑 인삼 3–4 생강 2
왼쪽 옆구리 현벽, 경급, 기만하고 식사하지 못하며 가슴과 등이 아픈 것
등에서 뱃속까지 구급하는 경우는 〈외대〉 시호별갑탕이 좋다

식분탕 〈삼인극일병증방론〉 – 현벽

계지 3 오수유 4 상백피 4 반하 2.5 정력 4 인삼 3 감초 2.5
연년반하탕증과 같이 옆구리 아래 현벽이 있는데 충역, 호흡 촉박, 기천, 숨이 끊어지려는 증
연년반하탕에 비해 괴벽은 가볍지만 상박의 세가 강한 것을 목표로 한다

시호별갑탕 〈외대비요〉 – 사역산 - 현벽, 심복통

시호 5 지실 4 작약 4 창출 4 별갑 4 빈랑 4 감초 2.5

〈양씨〉 해로산은 이 처방의 훨씬 가벼운 증

이것으로 치료되지 않는 자는 시호가망초탕을 쓴다

정부산 〈만병회춘〉 – 소시호탕 합 오령산

시호 복령 4 저령 택사 3 산사 삼릉 아출 3 황금 3 백출 4 반하 2.5 인삼 3 감초 2.5 황련 1

소벽탕 정부산 가 별갑 빈랑 – 감벽 치료

후세에 소괴 연견의 주약으로 삼릉과 아출을 삼으나, 효능은 별갑이 으뜸이다

억간부비산 〈고금의감〉 – 간실비허

인삼 백출 3 복령 4 용담초 백개자 산사 귤피 청피 2 신곡 3 황련 1 시호 4 호황련 1 감초 2

정부산의 허증 양상

시작육군자탕 〈본조경험〉 – 간실비허

인삼 4 창출 4 복령 5 감초 2 반하 2.5 귤피 2 시호 5 작약 4

사역산증이면서 한층 허의 징후가 더 심한 경우

좌금환료 〈단계심법〉 – 좌측 옆구리 통증

황련 2 오수유 4

양지탕 〈요치대개〉 – 영계감조탕 – 벽음

복령 5 계지 3 감초 2.5 대조 6 반하 2.5 양강 2 지실 4

치폐적우협경통방

귤피 2 향부자 4 빈랑 3

오른쪽 옆구리의 硬痛

飮을 겸한 자는 양지탕을 쓰는 것이 좋다

구사탕 〈의방여간〉 – 학질

계지 3 건강 2 창출 4 반하 2.5 부자 0.2 시호 6 감초 2

학사가 음분에 빠져 수십일 동안 풀리지 않고 학로의 상을 이루는 것을 치료한다. 이 처방의 증이면서 한층 허후를 보이는 것에는 의왕탕가부자를 사용하는 것이 마땅하다.

4) 하리

<u>음양착잡과 온리 위주의 처방군입니다.</u>

음양착잡의 치료
상성하허에는 기제탕
외열리한에는 복원탕
상열하랭에는 증손사순탕

기제탕 〈이간방〉 – 죽엽석고탕 거 석고 가 부자 – 설사를 하는데 열이 나는 것

죽엽 3 맥문동 4 갱미(자즙) 반하 2.5 인삼 감초 4 부자 0.2

복원탕 〈한화처방학가결〉 – 사역산 합 생막산 가 황련 지모 작약

부자 1 인삼 3 감초 2 오미자 맥문동 3 황련 2 지모 작약 3 건강 2

상한에 음양이 착잡된 것, 리는 허한, 표는 섬어 갈증 발열이 있어 양증과 비슷

증손사순탕 〈외대〉 – 이질, 설사

인삼 4 부자 0.2 건강 2 감초 2.5 용골 4 황련 1.5

복원탕, 기제탕의 한층 중한 곳에 사용한다

고방에서 용골/황련을 배오하는 것은 설사를 멎게하는 수단이다. 단리탕도 이와 같다.

황금탕 〈상한론〉

황금 4 감초 2.5 작약 4 대조 6

소양 부위의 설사 신묘한 처방이다.

같은 설사라고 하더라도 시호는 한열왕래 위주, 이 처방은 복통 위주

이 처방의 증에 구역감이 있으면 황금가반하생강탕을 쓴다

단리탕 〈외대〉 – 반하사심탕

반하 2.5 건강 2 인삼 3 황련 1 부자 0.5 복령 6 감초 2.5 대조 6

가 용골 – 가슴과 심하의 복수를 치료

반하사심탕 변방으로 수음이 있고, 음위에 빠져 설사가 그치지 않는 것

가 황련 부자 – 소아감리는 황련/부자를 배오하지 않으면 효과가 없다

황련탕 〈상한론〉 – 상열하한, 흉중유열 위중유사기

황련 2 감초 3 계지 3 인삼 4 반하 2.5 대조 6

계지인삼탕은 협열리, 이 처방은 상열하한

연리탕 〈증치요결〉 – 황련이중탕 – 설사

인삼 3 백출 4 건강 감초 2.5 황련 1.5 복령 5

계지인삼탕과 표리, 설사와 갈증

계지인삼탕(리한 표열) – 연리탕(상열 하한)

가 지실 복령 역만탕

역만탕 〈나고야 겐이〉 – 계지인삼탕 가 지실 복령

인삼탕 가 계지 3 지실 4 복령 5

반하사심탕 〈상한론〉

반하 3 황금 3 건강 2 인삼 4 황련 1.5 대조 6 감초 2

음과 사가 맺혀 심하비경한 자

심하역만, 동계 가 복령

배오한 가 부자

기울 가 향부자

벽음 가 오수유 모려

회충 오심 가 촉초 오매

복령사심탕 〈외대〉

반하 3 황금 3 건강 2 인삼 3 황련 1.5 복령 6

감초사심탕 〈상한론〉 – 하리

감초 4 황금 3 건강 3 황련 1 대조 4 반하 5

위령탕 〈만병회춘〉 - 평위산 합 오령산 - 식적 합 수음

후박 5 귤피 1 감초 창출 저령 택사 4 복령 6 계지 3

평위산은 후세가들 찬미하지만 뚜렷한 공이 없다. 단지 〈금궤〉귤피대황박초탕의 경증에 사용하고, 식적에서 비급원으로 쾌하한 뒤 조리하는 것이 마땅하다. 모두 식후 소화불량, 심하에 정체, 식후 복명, 설사를 하면 시원한 증 등에 사용한다.

이중탕 〈상한론〉 - 중초 허한 제증

인삼 4 백출 4 건강 2.5 감초 2.5

토혈 하혈 붕루 토역

증손이중환 〈외대〉

인삼 백출 3 감초 2.5 복령 지실 모려 과루근 4

심하만, 흉중기급, 허기가 상충하여 폐부 압박

〈활인서〉 지실이중환은 이 처방보다 한층 가벼운 것이다

지실이중환: 지실 16편 복령 인삼 백출 건강 감초 2냥

운림삼령백출산 〈회춘〉 - 기허로 인한 설사

인삼 백출 복령 4 사인 산약 3 곽향 귤피 건강 2 육두구 가자 연자육 3 감초 2 생강 1.5 등심 2

삼령백출산 〈국방〉 - 비위허, 식욕 없고, 설사하기 쉬운 양상

백편두 4 연자육 3 길경 사인 4 의이인 6 인삼 4 복령 5 백출 4 감초 2.5 산약 4

양강탕 〈기효양방〉 - 구사

양강 2.5 목향 2 빈랑 4 복령 5 인삼 육두구 오수유 4 진피 2 사인 3 건강 2

오랫동안 설사, 단리탕과 같은 상초의 불화도 아니고 진무탕과 같은 하초의 부족도 아니며 단지 진한이 응결하여 뱃 속에 교통이 있고, 이 때문에 음식을 소화하기 못하는 경우

5) 복통

건중탕류의 주 무대이며, 심해지는 경우 고량강 건강 부자 등 온리제.

육군자탕 〈국방〉 –비위허 음식무미

인삼 백출 4 복령 5 감초 반하 귤피 2.5

이중탕의 변방

향사육군자탕 〈설기십육종〉

인삼 4 창출 4 복령 5 감초 반하 2.5 귤피 2 가 향부자 4 사인 곽향 2

이중가이미탕 〈외대〉 – 곽란복통

인삼 백출 4 감초 2.5 복령 5 당귀 작약 4

고량강탕 〈천금〉 – 복통

양강 2 후박 2.5 당귀 4 계지 3

심복이 꼬이는 듯한 통증, 꼬이는 듯한 느낌이 위주이고 단순 복통에는 효과가 없다

양강에는 온중의 효능이 있고, 건강에 비해 그 효과가 우수하다

대건중탕 〈금궤〉 – 설사

촉초 1 건강 2 인삼 4 교이 4

소건중탕(경) – 대건중탕 - 해급촉초탕(중)

대건중탕 〈천금A〉

황기 인삼 당귀 4 계지 3 대조 6 반하 생강 2 작약 4 부자 0.2 감초 6

대건중탕 〈천금B〉

교이 황기 원지 당귀 택사 작약 인삼 용골 감초 생강 대조

계지가용골모려탕증이 한층 중하면서 정기가 부족한 자

부자갱미탕 〈금궤〉

부자 0.2 반하 감초 2–3 대조 4–6 갱미 6

해급촉초탕 〈외대〉 - 한산

〈천금〉대건중탕 (촉초 1 건강 2 인삼 3 교이)+〈금궤〉 부자갱미탕(부자 0.2 반하 2.5 감초 2.5 대조 6 갱미 5)

오두계지탕은 복중교통과 구급 vs 해급촉초탕은 심복통에 수기가 있고 복명

부자갱미탕과 증이 비슷하지만 통증이 심흉에 이어지는 더 심한 증상

오두계지탕 〈금궤〉 - 한산의 주제

계지 4 작약 4 감초 2 생강 2 대조 6 오두 0.2 봉밀 6

허리, 배, 음낭에 걸쳐 심히 아픈 자

실정가이면서 허리와 발이 차고 제복에 힘이 없으며 다리가 야위고 요통 - 대오두전

6) 장옹, 농혈하리

대황목단탕 〈금궤〉 - 장옹

대황 4 목단 3 도인 3 동과자 4 망초 10-20

도핵승기탕과 비슷 - 도핵승기탕증이면서 소변이 통하지 않는 자

대황목단탕(양증) vs 의이인부자패장산(음증)

장옹탕 〈천금요방〉 - 장옹, 폐옹의 허증

목단피 3 감초 2.5 패장 2 생강 2 복령 5 길경 4 의이인 6 맥문동 4 단삼 3 지황 5 작약 4

대황목단피탕을 사용한 뒤 허패하여 사지무력한 자

장옹탕 〈집험방〉 - 장옹

의이인 12 동과자 4 목단피 3 도인 3

대황목단피탕의 증이지만 대황을 사용하기 어려운 자

의이부자패장산 〈금궤〉 - 장옹

의이인 7 부자 1.5 패장 3.5

의이부자산 〈금궤〉 - 장옹

의이인 16 부자 0.2-0.5

칠현산 〈외과정종〉 – 육미지황탕 거 택사 가 인삼 황기 – 장옹

복령 6 산수유 3 산약 4 목단피 3 지황 4 인삼 4 황기 4

백두옹탕 〈상한론〉 – 이질

백두옹 3–4 황련 1–2 황백 1.5 진피 2

백두왕가감초아교탕 〈금궤〉 – 이질

백두옹 3–4 황련 1–2 황백 1.5–2 진피 2 가 감초 2.5 아교 4

도화탕 〈상한론〉 – 농혈하리

적석지 4 건강 2 갱미자즙

농혈하리는 이 처방이 아니면 안된다

도화탕과 적석지우여량탕을 합하면 신묘하다

도화탕 〈마쓰모토〉

도화 4 대황 1

7) 치출혈

치질로 인한 출혈 치료

실한 자는 황해산 온청음 백두옹가감교탕

허한 자는 황토탕 가미사군자탕

수기를 띤 자는 인형탕

분혈이 심한 자는 서각아부용이미환

가미사군자탕 〈외과정종〉

사군자탕 가 백편두 황기 4 생강 2 대조 4

인형탕 〈다케나카 몬쿄〉 – 하혈

인진 형개 복령 창출 저령 택사 포황 철분

서각지황탕 〈천금〉 – 열입혈분

서각 2–4 지황 6 작약 4 목단피 4

축혈로 토혈, 코피가 심한 경우는 도핵승기탕이 아니면 효과가 없다. 이 처방은 그 다음에 사용하는 것이 마땅하다.

가미서각지황탕 〈회춘〉 – 제실혈

서각말 2 지황 6 작약 3 목단피 3 당귀 4 황련 1.5 황금 3

〈천금〉 서각지황탕의 가감에 근거

서각을 승마로 대체하여 출혈 치료하는 투제로 쓴다

8) 회충

회충의 치료

위중에 열이 있으면서 토회하는 경우 – 청중안회탕

한열이 착잡하여 토회하는 경우 – 오매환

토가 심하여 제약을 삼키지 못하는 경우 – 감초분밀탕

회를 토하고 통증이 심한 경우 – 초매탕

위중 한음이 있어 희타가 그치지 않는 경우 – 이중안회탕

감초분밀탕 〈금궤〉 – 토연, 심복통

감초 6 미분 4 봉밀 4

삼령탕 〈본조경험〉 – 모든 구토, 회충 구토

향부자 4 홍화2 빈랑 4

초매탕 〈만병회춘〉 – 회충으로 인한 복통

오매 3 촉초 2 빈랑 지실 4 목향 2 사인 향부자 계지 천련자 3 후박 건강 2 감초 2.5

초매환 〈다기력창〉

촉초, 오매 등분

초매탕증보다 한층 가벼운 경우에 초매환으로 치료한다

이중안회탕 〈육서〉 – 회충

백출 인삼 4 건강 2 복령 5 오매 4 촉초 1 감초 2.5

초매사심탕 〈본조경험〉

반하사심탕 가 오매 3 촉초 1.5

칠미자고채탕 〈국방〉

인삼 4 복령 5 백출 4 곽향 2 갈근 4 목향 2 감초 2.5

초매사심탕의 류방이지만 초매사심은 안회를 위주, 칠미자고채는 살충을 위주

산번정부방 〈만난록〉 – 소시호탕 – 회충

시호 5 황금 4 반하 2.5 복령 5 산사육 1.5 아출 2 택사 4 감초 2.5

삼미자고채탕 〈촬최방함〉 – 회충

자고채 4 대황 1 감초 4

9) 사하제

흉강이나 복강의 실증에 사하제의 겸복이 요시마스 토도나 아사다 소하쿠의 루틴입니다.

삼물비급환 〈금궤〉 – 한실결적

대황 건강 파두 등분

대초석환 〈천금〉 – 비적

초석 6냥 대황 8냥 인삼 3냥 감초 3냥

아랫배의 덩어리

초석대환 〈통속의법첩경〉 – 비적

초석 6냥 대황 8냥 인삼 감초 3냥 당귀 1냥

화독환 〈도요〉

백면 대황 웅황 반비 오공 혈갈 유향 몰약 경분

〈야마와키 도요〉 벽낭 치료에 화독환을 쓰는 것이 좋다

격열, 반위(조식모토 모식조토)의 증에는 화독환을 겸용해야 한다

화독환 〈소하쿠〉

유향 생생유 대황 웅황 난발상 의 호환

온비탕 〈천금〉 – 대황부자탕 – 비위냉실

대황 1 인삼 3 감초 4 건강 2.5 부자 0.2

온하의 극제

계지가대황탕이나 대황부자탕에 비해 힘이 훨씬 강하다

온비탕 〈본사방〉

대황 1 감초 2.5 건강 2 부자 0.2 후박 2.5 계지 3

사순음 〈의통〉 – 노인 혈조 변비

당귀 작약 4 대황 1 감초 2.5

반류환 〈국방〉 – 허비

반하 유황 등분

11 산증과 하혈 질환

산증은 먼저 한증과 열증의 구별이 필요합니다.
한산은 복중교통이 극심하고, 역냉, 수족불인한 양상으로 나타나고
열산은 열상이 뚜렷하게 나타나면서 복중통이 심하게 나타나는 경우를 말합니다.
한산의 경우 극심한 통증 양상에는 오두나 부자 등의 약이 1번 선택지가 됩니다.

일반적인 疝氣 즉 하복부를 중심으로 하는 증상들은 血寒과 瘀血의 구별이 필요합니다.
혈한으로 인한 경우는 통경산한 하는 약 위주가 되고 당귀 오수유 부자 등으로 가고
어혈의 유주로 인한 경우는 활혈거어 하는 구어혈제 위주가 됩니다.

아사다 소하쿠는 어혈로 인한 통증에는 도인과 부자가 배오되지 않으면 효과가 없다고 이야기를 하고 있습니다.

하혈은 여러 변증에 따라 치료를 달리하고 있고, 그에 대해 상세히 논설되었습니다.

1) 한산과 열산

寒疝과 熱山의 치료
한산은 소건중탕가부자를 기본으로 쓰고
열산을 치료할 때는 사역산가회향복령, 대시호탕가회향감초 기본

오두계지탕 〈금궤〉 – 한산의 주제

계지 4 작약 4 감초 2 생강 2 대조 6 오두 0.2 봉밀 6
허리, 배, 음낭에 걸쳐 심히 아픈 자
실정가이면서 허리와 발이 차고 제복에 힘이 없으며 다리가 야위고 요통 – 대오두전

당귀대황탕 〈외대〉

당귀 작약 계지 건강 오수유 인삼 대황 감초
계지가작약탕의 변방으로 온하제이다

요배에서 늑하에 걸쳐서 아픈 것을 주치한다

산증으로 복이나 요로 돌아가면서 아픈 것은 흔하나 등으로 아픈 것은 적은데, 그것을 대처

당귀탕 〈천금〉 – 疝으로 인한 등의 통증

당귀 작약 4 반하 후박 2.5 계지 3 건강 2 인삼 3 황기 4 촉초 1.5 감초 2.5

지축이진탕은 담이 흉격에 머물러서 어깨와 등이 결리고 아픈 것에 사용, 당귀탕은 뱃속에 구급이 이어서 아픈데 이것이 어깨와 등에 영향을 줘서 심하게 아픈 것이다.

십미당귀탕 〈천금〉 – 계지가작약탕 가미 – 산적, 괴벽

당귀 4 계지 3 복령 5 지실 4 대황 1 오수유 2 작약 인삼 4 감초 2.5 건강 1

당귀대황탕에 복령 지실을 가한 것

당귀대황탕증이면서 상부에 치받고 흉격에서 옆구리와 등으로 땅기는 자

후세에 사용하는 평간유기음 증에 효과

허한 자에는 보신탕을 사용

보신탕 〈삼인방〉 – 疝積

침향 2 인삼 창출 3 복령 4 황기 3 건강 2 부자 0.2 소엽 3 천궁 4 감초 2.5 독활 1.5 모과 1

요통에 모든 치료가 효과가 없을 때 이 처방을 활용하면 효과가 있다.

오령통기탕 〈만병회춘〉 – 疝氣의 투제

작약 당귀 오약 향부자 백출 빈랑 현호색 택사 3 진피 목향 감초 생강 2 산사 1 복령 4

한산의 제증에 온중산화하는 약으로 효과가 없는 경우에 사용하면 通氣의 효과가 있다

부인의 양쪽 유방 통증, 소아의 음낭 급성 통증에도 효과가 있다

2) 瘀血과 血寒으로 인한 산증

어혈 산증의 치료

지통부자탕(음증) 팔미산기제(양증) 도체통경탕(양증)

어혈유주가 심한 경우에는 계지복령환료가대황부자, 도핵승기탕가 부자가 아니면 효과가 없다

지통부자탕 〈의문비지〉 – 제산기

창출 향부자 3 황백 1.5 청피 2 익지인 도인 현호색 3 회향 2 부자 0.2 감초 2.5

어혈로 인한 통증에는 도인/부자를 배오하지 않으면 효과가 없다

나는 기꺼이 지통부자탕, 도핵승기탕 등을 운용한다

팔미산기제 〈후쿠이 후테〉 – 寒疝

계지 도인 3 현호색 1.5 목통 3 대황 0.7 오약 목단피 2 견우자 1.5

당귀사역가오강탕은 화혈의 효능이 있으나, 팔미산기제는 공혈의 효능이 있다

대황목단피탕, 목단오등산, 무우산, 사오탕, 오침탕을 하나로 총괄한 처방

도체통경탕 〈외과정종〉 – 어혈유주

향부자 작약 당귀 지황 4 천궁 소엽 목단피 3 홍화 2.5 우슬 지실 4 감초 2.5 독활 1.5

계지복령환료 〈금궤〉

계지 3 복령 5 목단피 도인 작약 4

가 차전자 모근 대황 – 어혈이 변하여 수종이 된 것을 치료

가 감초 대황 – 장옹

가 대황 부자 – 혈락통, 타박동통

징이 아직 이루어지지 않아 도핵승기탕과 같은 여광, 소복급결 증상이 없고,

온경탕과 같은 상열하한 징후가 없다

도핵승기탕 〈상한론〉

도인 4 감초 2.5 계지 3 대황 2 망초 20

혈광은 삼황사심탕가진사, 도핵승기탕으로 치료하지만 며칠을 경과하여 괴증이 된 경우는 치혈광일방이 아니라면 효과를 거두기 어렵다

온경탕 〈금궤〉 – 자궁의 허한

오수유 2 당귀 3 천궁 2 작약 3 인삼 4 계지 아교 2 목단피 3 생강 2.4 감초 3 반하 2.5 맥문동 4

상열하한한데 배에 덩어리가 없는 자

징괴가 있고 혈이 시원스럽게 내리지 않는 경우는 계지복령환

그보다 더 중한 경우에는 도핵승기탕을 쓴다

당귀사역탕 〈상한론〉 – 계지탕

당귀 4 계지 3 작약 4 세신 3 대조 3 감초 2.5 통초 4

혹가 오수유 생강

계지탕의 증이면서 혈분이 폐색한 자에게 사용하면 효과가 있다

음낭종대가 가벼운 것은 당귀사역가오수유생강탕으로 하고, 심한 것은 우공산(견우자 회향) 겸복을 해야한다

당귀사역탕 〈위생보감〉 – 제복냉통, 허리와 서혜부가 땡기고 아픈 것

당귀 4 부자 2 계지 3 회향 1 시호 5 작약 4 복령 5 현호색 천련자 3 택사 4

혹가 오수유 4 생강 2

이 처방보다 심하게 냉통이 있는 경우는 지통부자탕을 사용한다

3) 하혈

하혈의 치법

동계가 심하고 얼굴과 사지가 누렇게 붓는 경우 – 인형탕

탈혈이 심하고 여러 차례 화장실을 가는 경우 – 〈천금〉 대아교탕

설사와 하혈이 심한 경우 – 서각 1돈 아편 1푼

하혈이 오래되어 그치지 않고 허비한 경우 – 육군자탕 가 포강

상한으로 하혈하고 허탈한 경우, 갑자기 생긴 하혈 – 황토탕

치혈에는 – 백두옹가감초아교탕

습열이 많은 경우 – 온청음

술 많이 마시고 하혈하는 경우 – 삼황탕 가 홍화

인형탕 〈다케나카 몬쿄〉

인진 형개 3 창출 복령 저령 택사 4 포황 3 철분 6

대아교애탕 〈천금〉 – 궁귀교애탕 가 건강 – 타박 출혈, 자궁출혈

천궁 4 아교 4 감초 2 애엽 당귀 작약 4 지황 6 가 건강 2.5 서각분 2

지황과 건강을 배오하면 혈분에 대한 작용이 한층 강해진다

궁귀교애탕 〈금궤〉 – 지혈의 요약

천궁 아교 감초 애엽 당귀 작약 지황

온청음 〈만병회춘〉

당귀 작약 4 지황 6 천궁 3 황금 4 황백 2 황련 1.5 치자 1

〈의림개착〉 주요처방 해설

청대 왕청임이 쓴 〈의림개착〉은 어혈(瘀血)을 본격적으로 다루고 있으며, 크게 5가지의 처방을 중심으로 언급이 되고 있습니다.

1) 두면과 사지의 혈액순환을 위한 **통규활혈탕**
2) 흉강의 혈액순환을 위한 **혈부축어탕**
3) 상하복강의 혈액순환을 위한 **격하축어탕**
4) 하복강의 혈액순환을 위한 **소복축어탕**
5) 전신의 강력한 혈액순환을 위한 **보양환오탕**

왕청임은 죽은 인체의 해부를 직접하면서 인체의 생, 병리의 중요한 테마가 혈액순환이라고 생각했고, 이에 따라 각 부위별 어혈(瘀血) 즉 비정상적인 혈행 상태 개선을 위한 처방을 만들었습니다. 그리고 도인, 홍화 등 역대 의가들에게서 크게 주목받지 못하던 약재들을 치료의 주요 약재로 등극시키는데 크게 일조를 하며 이후 어혈지제들이 발전되는데 큰 영향을 끼치게 됩니다.

통규활혈탕 治頭面四肢 周身血管 血瘀之症
적작약 천궁 4g 도인 홍화 12g
老葱 3근 鮮姜 12g 대조 7개 사향

적작약, 천궁, 도인, 홍화 등 상용 약재들에 파와 생강 등 체표의 혈액순환 및 발한에 영향을 주는 약재들을 가미하여 두면 상하지의 문제를 다루고자 한 처방입니다.

혈부축어탕 胸中瘀血證
우슬 당귀 생지황 홍화 12g 도인 16g
지각 적작약 감초 8g 시호 4g 길경 천궁 6g

당귀, 천궁, 적작약, 도인, 홍화의 상용 약재들에 호, 작약, 지실, 감초의 사역산(상한론)의 의미가 가미되었고, 흉중의 기체(氣滯)를 다루는 길경, 지각, 감초의 길경지각탕(방약합편 중통 134)을 합방한 의미입니다. 우슬은 하기(下氣)를 통해 혈압을 낮추고 부담을 덜게 하는 효과를 위해 가미가 된 것으로 보입니다. 현대 중의학에서는 각종 심장 질환 및 호흡곤란 등 심장 혹은 그와 연관된 증상들을 다루는 명방으로 활용되고 있습니다.

격하축어탕 腹中瘀血症 모든 積聚 積塊. 늑골이나 배꼽 左右上下의 按之跳動.
당귀 감초 홍화 도인 12g
천궁 목단피 오령지 적작약 오약 8g
향부자 지각 6g 현호색 4g

당귀, 천궁, 적작약, 홍화, 도인, 목단피 등 상용 약재에 상용 약재들에 향부자, 오약, 지각, 오령지, 현호색 등의 이기약(理氣藥)들이 가미된 형태의 처방입니다. 즉 혈액순환을 개선하고, 통증을 억제하는 것을 목표로 만들어낸 조합입니다. 복부의 적취와 종괴를 위주로 치료한다고 하였으나 처방 구성 상 복부의 극심한 통증 양상에 더 적합하지 않을까 하는 생각이 듭니다. 즉 상복부 통증, 생리통 등의 통증에 효과가 좋을 것으로 추정할 수 있고, 실제 현대 중의학의 임상 연구들 역시 그러한 쪽의 결과들이 많은 것 같습니다.

소복축어탕 모든 月經不順, 少腹積塊疼痛. 種子如神
소회향 7알 당귀 포황 12g
몰약 천궁 적작약 오령지 8g
현호색 관계 4g 건강 0.8g

당귀, 천궁, 적작약의 상용 약재에 소회향, 관계, 건강, 포황 등 온리지제가 가미되었고, 몰약, 오령지, 현호색 등의 지통효과가 추가된 형태의 처방입니다. 즉 하복부의 혈액순환을 좋게 하고,

통증을 억제하며, 냉증을 개선하는 등의 효과를 목표로 만들어진 처방입니다. 후세 연구에서는 여성 생식기 질환과 관련된 효과들이 많은 것으로 알려져 있습니다.

<u>보양환오탕</u> 半身不遂 口眼喎斜 口角流涎 大便乾燥 口噤 癱痿症 小便頻數 遺尿不禁
황기 160g 당귀 8g 적작 6g
지룡 천궁 도인 홍화 4g

당귀, 천궁, 적작약, 도인, 홍화의 상용 약재에 혈전을 제거하기 위한 지룡과, 심근수축력 등의 강화를 위해 황기가 대량으로 가미된 형태의 처방입니다. 왕청임은 아래 처방들에서 볼 수 있듯이 혈행을 개선하는 약재들에 황기를 대량으로 가미하는 방식으로 처방을 많이 활용하고 있습니다. 황기를 대량으로 가미하면 기허 양상의 혈액순환 저하 환자에게 도움을 줄 수 있을 것입니다.

<u>신통축어탕</u> 治一切痺症(腰痛 臂痛 腿疼 周身疼痛)
도인 홍화 당귀 우슬 12g
천궁 감초 오령지 지룡 몰약 8g
진교 강활 향부자 4g

당귀, 천궁, 도인, 홍화, 우슬 등의 상용 약재에 지룡으로 혈전을 개선하며 오령지, 몰약, 향부자 등 지통 효과가 강한 약재들을 가미하고, 진교, 강활 등 상지부 근골격계 계통에 활용되는 약재들을 가미하여 근골격계 상의 문제를 치료하기 위해 만들어진 처방으로 보입니다.

<u>해독활혈탕</u>(治霍亂) 治溫毒 吐瀉轉筋 霍亂.
도인 32g 홍화 생지황 20g 적작약 시호 12g
연교 갈근 당귀 감초 8g 지각 4g

<u>구급회양탕</u> 吐瀉 轉筋이 있고 身凉 汗多 肢冷 眼搨.
당삼 부자 32g 건강 백출 16g
감초 12g 도인 홍화 8g

통경축어탕(治豆疹) 治痘症,
도인 32g 조각자 24g 홍화 천산갑16g
적작약 연교 지룡 12g 시호 4g 사향

가보입소탕(治慢驚風) 治抽風.
황기 60g 만삼 산조인 12g
백출 감초 당귀 백작약 구기자 8g
산수유 파고지 4g

족위화영탕(治豆疹驚攣) 治痘後抽風 兩眼天弔 頂背反張 口噤不開 口流涎沫 皆沈不省人事
황기 40g 당삼 12g
감초 백출 백작약 산조인 8g
도인 홍화 6g 당귀 4g

조양지양탕 治痘 6,7일후, 作痒不止, 抓破無血, 兼治失音聲啞
황기 40g 도인 홍화 8g 조각자 적작약 4g

위의 처방군들은 각종 질환에 왕청임이 어떤 식으로 대처를 했는지를 보여주는데, 고금의 의가들의 약재 활용 범위를 크게 벗어나지는 않지만 해당 증상들에 대처하기 위해 이례적으로 도인, 홍화를 거의 루틴에 가깝게 가미를 하고 있는 것을 볼 수 있습니다. 혈압 및 맥박수 저하의 기허 양상이 있는 환자들에게는 황기를 대량으로 가미해서 혈액순환을 개선하려는 노력이 보입니다.

〈의학충중참서록〉 주요처방 해설

청말 장석순 선생의 〈의학충중참서록〉은 서양의학과 한의학의 정체성에 관한 고뇌가 많이 녹아든 명저로, 당대 최고 명의였던 장 선생 특유의 처방 용례가 눈에 띕니다. 그리고 대기하함(大氣下陷)에 대한 연구, 중풍과 고혈압에 대한 연구, 소갈병에 대한 연구 등에 큰 공이 있는 서적입니다. 본 서적에 활용된 처방의 개수가 굉장히 많기 때문에 일일이 해설을 하기는 힘들고 주요 처방의 해설을 통해 장석순 선생의 처방 및 본초 활용법에 대해 개괄적으로 보고 넘어가겠습니다.

治陰虛勞熱方 해설

음허노열이라고 언급된 파트는 체력적인 저하가 두드러진 환자의 회복을 도모하기 위해 만들어진 처방들입니다. 장석순은 음허(陰虛), 즉 영양상태 불량의 회복에 산약을 절대적으로 중요하게 생각했기 때문에 산약이 대략으로 가미된 형태의 처방이 주류를 이루고 있는 모습을 볼 수 있습니다.

資生湯

治勞瘵羸弱已甚, 飮食減少, 喘促咳嗽, 身熱脈虛数者。亦治女子血枯不月。

生山藥(一兩)玄參(五錢)于術(三錢)生雞內金(二錢, 搗碎)牛蒡子(三錢, 炒, 搗)

十全育真湯

治虛勞, 脈弦､數､細､微, 肌膚甲錯, 形體羸瘦, 飮食不壯筋力, 或自汗, 或咳逆, 或喘促, 或寒熱不時, 或多夢紛纭, 精氣不固。

野台參(四錢)生黃芪(四錢)生山藥(四錢)知母(四錢)玄參(四錢)生龍骨(四錢, 搗細)生牡蛎(四錢, 搗細)丹參(二錢)三棱(錢半)莪術(錢半)

醴泉饮

治虛勞發熱, 或喘或嗽, 脈數而弱。

生山藥(一兩)大生地(五錢)人參(四錢)玄參(四錢)生赭石(四錢, 軋細)
牛蒡子(三錢, 炒, 搗)天冬(四錢)甘草(二錢)勞熱之證, 大抵責之陰虛。

一味薯蓣飮

治勞瘵發熱, 或喘或嗽, 或自汗, 或心中怔忡, 或因小便不利, 致大便滑瀉, 及一切陰分虧生懷。

山藥(四兩, 切片)煮汁兩大碗, 以之當茶, 徐徐溫飮之。

산약만 활용하여 영양 부족으로 인한 여러 가지 증상을 개선시키고 있습니다.

參麥湯

治陰分虧損已久, 浸至肺虛有痰, 咳嗽勞喘, 或兼肺有結核者。

人參(三錢)幹麥冬(四錢, 帶心)生山藥(六錢)清半夏(二錢)
牛蒡子(三錢, 炒, 搗)蘇子(二錢, 炒, 搗)生杭芍(三錢)甘草(錢半)

珠玉二寶粥

治脾肺陰分虧損, 飮食懶進, 虛熱勞嗽, 並治一切陰虛之證。

生山藥(二兩)生薏米(二兩)柿霜餅(八錢)

沃雪湯

治同前證, 更兼腎不納氣作喘者。

生山藥(一兩半)牛蒡子(炒搗,四錢)柿霜餅(沖服, 六錢)

水晶桃

治肺腎兩虛, 或咳嗽, 或喘逆, 或腰膝酸疼, 或四肢無力, 以治孺子尤。

佳核桃仁(一斤)柿霜餅(一斤)

既濟湯

治大病後陰陽不相維系。陽欲上脫, 或喘逆, 或自汗, 或目睛上竄, 或心中搖搖如懸旌 ; 陰欲下脫, 或失精, 或小便不禁, 或大便滑瀉。一切陰陽兩虛, 上熱下涼之證。

大熟地(一兩)萸肉(去淨核, 一兩)生山藥(六錢)茯苓(三錢)
生龍骨(搗細, 六錢)生牡蛎(搗細, 六錢)生杭芍(三錢)烏附子(一錢)

기제탕은 대병 후의 영양 부족 상태를 개선하면서, 또한 떨어진 혈액 순환 보상을 위해 맥박수가 급격히 증가하여 상열(上熱)의 양상을 나타내는 환자를 개선하기 위해 만들어진 처방으로 대략적으로 팔미지황탕에 용골 모려가 가미된 처방입니다.

來複湯

治寒溫外感諸證, 大病瘥後不能自複, 寒熱往來, 虛汗淋漓 ; 或但熱不寒, 汗出而熱解, 須臾又熱又汗, 目睛上竄, 勢危欲脫 ; 或喘逆, 或怔忡, 或氣虛不足以息, 諸證若見一端, 即宜急服。

萸肉(去淨核, 二兩)生龍骨(搗細, 一兩)生牡蛎(搗細, 一兩)
生杭芍(六錢)野台參(四錢)甘草(二錢, 蜜炙)

큰 병 이후 스스로 회복력이 떨어져서 땀을 굉장히 많이 흘리며, 한열이 왕래하는 위급한 상황 증상을 개선하기 위해 만들어진 처방으로 땀을 멎게 하기 위해 산수육과 용골 모려를 대량으로 활용하고 있습니다.

鎭攝湯

治胸膈滿悶, 其脈大而弦, 按之似有力, 非真有力, 此脾胃真氣外泄, 沖脈逆氣上幹之證, 愼勿作實證治之。若用開通之藥, 凶危立見。服此湯數劑後脈見柔和, 即病有轉機, 多服自愈。

野台參(五錢)生赭石(軋細, 五錢)生芡實(五錢)生山藥(五錢)
萸肉(去淨核, 五錢)清半夏(二錢)茯苓(二錢)

治喘息方 해설

장석순은 천식의 병리도 대체적으로 허증으로 본 것 같습니다. 따라서 산약이 가장 다량으로 활용되며 하기(下氣)를 위해 대자석이 활용되는 모습을 볼 수 있습니다.

參赭鎭氣湯
治陰陽兩虛, 喘逆迫促, 有將脫之勢。亦治腎虛不攝, 沖氣上幹, 致胃氣不降作滿悶。

野台參(四錢)生赭石(六錢, 軋細)生芡實(五錢)生山藥(五錢)萸肉(六錢, 去淨核)生龍骨(六錢, 搗細)生牡蛎(六錢, 搗細)生杭芍(四錢)蘇子(二錢, 炒搗)

음허를 개선하기 위해 산약과 작약, 양허를 개선하기 위해 인삼, 수렴을 위해 산수육과 검실, 하기(下氣)를 위해 대자석과 소자, 동계를 진정시키기 위해 용골, 모려가 가미된 형태의 처방입니다.

薯蕷納氣湯
治陰虛不納氣作喘逆。

生山藥(一兩)大熟地(五錢)萸肉(五錢, 去淨核)柿霜餅(四錢, 沖服)生杭芍(四錢)牛蒡子(二錢, 炒搗)蘇子(二錢, 炒搗)甘草(二錢, 蜜炙)生龍骨(五錢, 搗細)

음허가 심한 천식 환자는 산약과 숙지황을 대량을 투약하며 소자로 하기를 시키고 있습니다.

滋培湯

治虛勞喘逆，飮食減少，或兼咳嗽，並治一切陰虛羸弱諸證。

生山藥(一兩)于術(三錢，炒)廣陳皮(二錢)牛蒡子(二錢，炒搗)生杭芍(三錢)玄參(三錢)生赭石(三錢，軋細)炙甘草(二錢)

이 역시 산약을 대량으로 활용하고, 대자석으로 하기를 시키는 형태의 처방입니다.

治陽虛方 해설

敦複湯

治下焦元氣虛憊，相火衰微，致腎弱不能作強(《內經》雲腎者作強之官)，
脾弱不能健運，或腰膝酸疼，或黎明泄瀉，一切虛寒諸證。

野台參(四錢)烏附子(三錢)生山藥(五錢)補骨脂(四錢，炒搗)
核桃仁(三錢)萸肉(四錢，去淨核)茯苓(錢半)生雞內金(錢半，搗細)

신양허를 개선하기 위한 처방을 어떻게 활용하고 있나 보여줍니다. 팔미지황탕에 변화를 준 처방으로 대략적으로 팔미지황탕에 인삼을 가미한 처방으로 볼 수 있습니다. 장석순은 기허, 양허에 인삼을 루틴하게 가미하는 경향이 있습니다.

治心病方 해설

定心湯
治心虛怔忡。

龍眼肉(一兩)酸棗仁(五錢, 炒搗)萸肉(五錢, 去淨核)柏子仁(四錢, 炒搗)生龍骨(四錢, 搗細)生牡蛎(四錢, 搗細)生明乳香(一錢)生明沒藥(一錢)

정심방은 익히 알려진 안신지제(산조인, 백자인, 용골, 모려)를 대량으로 사용하는 형태의 처방인데 이례적으로 유향과 몰약이 가미되었습니다. 혈액 순환 개선을 위한 뜻으로 보입니다.

安魂湯
治心中氣血虛損, 兼心下停有痰飮, 致驚悸不眠。

龍眼肉(六錢)酸棗仁(四錢, 炒搗)生龍骨(五錢, 搗末)生牡蛎(五錢, 搗末)淸半夏(三錢)茯苓片(三錢)生赭石(四錢, 軋細)

안혼탕 역시 안신지제(산조인, 용골, 모려)를 활용하는데 반하, 복령을 가미하여 대략 이진탕에 안신지제를 가미한 형태의 처방으로 만들어 활용하는 것입니다.

治肺病方 해설

淸金益氣湯
治羸少氣, 勞熱咳嗽, 肺痿失音, 頻吐痰涎, 一切肺金虛損之病。

生黃芪(三錢)生地黃(五錢)知母(三錢)粉甘草(三錢)玄參(三錢)
沙參(三錢)川貝母(二錢去心)牛蒡子(三錢炒搗)

폐기(肺氣)가 약해져서 생긴 해수에 황기와 더불어 생지황, 현삼, 사삼 등의 자음제와 패모 등의 거담제를 가미한 형태로 대사가 저하 되어있고, 체액 부족이 뚜렷한 환자의 기침 및 가래를 치료하는 것을 목적으로 하는 처방입니다. 가래는 마른 형태일 가능성이 많겠죠.

清金解毒湯

治肺臟損爛, 或將成肺癰, 或咳嗽吐膿血者, 又兼治肺結核。

生明乳香(三錢)生明沒藥(三錢)粉甘草(三錢)生黃芪(三錢)玄參(三錢)
沙參(三錢)牛蒡子(三錢炒搗)貝母(三錢)知母(三錢)三七(二錢)

농혈을 토하는 환자나, 실제 폐결핵 환자들을 치료하기 위해 만든 처방으로 청금익기탕에서 생지황을 제거하고, 혈액순환 개선을 위해 유향, 몰약을 가미하고, 출혈을 막기 위해 삼칠근을 가미한 처방 구조를 보여줍니다.

安肺甯嗽丸

治肺郁痰火及肺虛熱作嗽, 兼治肺結核。

嫩桑葉(一兩)兒茶(一兩)蓬砂(一兩)蘇子(一兩炒搗)粉甘草(一兩)

清涼華蓋飲

治肺中腐爛, 浸成肺癰, 時吐膿血, 胸中隱隱作疼, 或旁連脅下亦疼者。

甘草(六錢)生明沒藥(四錢, 不去油)丹參(四錢)知母(四錢)

위의 두 처방의 방의에서 크게 벗어나지는 않는 것 같습니다. 폐결핵을 대처하기 위해 만든 두 가지 처방으로 보입니다.

治消渴方 해설

玉液湯
治消渴。消渴, 即西醫所謂糖尿病, 忌食甜物。

生山藥(一兩)生黃芪(五錢)知母(六錢)生雞內金(二錢, 搗細)
葛根(錢半)五味子(三錢)天花粉(三錢)

당뇨를 치료하기 위한 처방입니다. 보기제와 자음제 위주로 처방이 되어있습니다.

기음부족(氣陰不足)으로 진단되는 당뇨 환자에 대처하기 위한 처방입니다. 이러한 당뇨에 대한 접근은 축심여 선생의 강당대약방에도 영향을 줘서 당뇨의 기틀을 만드는데 일조합니다.

滋飲
治消渴。

生箭(五錢)大生地(一兩)生懷山藥(一兩)淨萸肉(五錢)生豬胰子(三錢)

대략적으로 육미지황탕의 변화방입니다. 자음제를 위주로 하고 있습니다.

治痰飲方 해설

담음을 어떻게 치료하고 있나 잘 보여줍니다. 고금 의가들의 담음에 대한 논설을 크게 벗어나지 않고 있습니다. 담음은 비위(脾胃)나 신(腎)에 근원적인 문제가 있고 이로 인해 폐(肺)에 드러난다는 것이 주된 논지입니다. 비위의 문제는 백출 등의 약물을 위주로 하고, 신의 문제는 검실, 흑지마를 통해 개선을 하며, 직접적인 담음의 제거는 이진탕으로 하고 있는 것을 볼 수 있습니다.

理飮湯

治因心肺陽虛, 致脾濕不升, 胃郁不降, 飮食不能運化精微, 變爲飮邪。停于胃口爲滿悶, 溢于膈上爲短氣, 漬滿肺竅爲喘促, 滯膩咽喉爲咳吐粘涎。甚或陰霾布滿上焦, 心肺之陽不能暢舒, 轉郁而作熱。或陰氣逼陽外出爲身熱, 迫陽氣上浮爲耳聾。然必診其脈, 確乎弦遲細弱者, 方能投以此湯。

于術(四錢)幹姜(五錢)桂枝尖(二錢)炙甘草(二錢)茯苓片(二錢)
生杭芍(二錢)桔紅(錢半)川濃樸(錢半)

심폐양허(心肺陽虛)로 인해 담음이 생긴다고 보고 영계출감탕, 영강출감탕 등의 처방을 합방한 형태의 처방을 활용하고 있습니다.

理痰湯

治痰涎郁塞胸膈, 滿悶短氣。或漬于肺中爲喘促咳逆。停于心下爲驚悸不寐。滯于胃口爲脹滿噦呃。溢于經絡爲肢體麻木或偏枯。留于關節, 著于筋骨, 爲俯仰不利, 牽引作疼。隨逆氣肝火上升, 爲眩暈不能坐立。

生芡實(一兩)清半夏(四錢)黑芝麻(三錢, 炒搗)
柏子仁(二錢, 炒搗)生杭芍(二錢)陳皮(二錢)茯苓片(二錢)

흉격을 담음이 막아서 생기는 각종 증상들(胸滿, 短氣)에 대한 대처는 고금의가들의 활용과 마찬가지고 이진탕을 중심으로 활용하고 있습니다. 폐의 문제는 신허(腎虛)에서 유래한다는 고금의 논의를 반영하여 이진탕에 검실과 흑지마를 가미한 형태로 활용하고 있는 것을 볼 수 있습니다.

龍理痰湯

治因思慮生痰, 因痰生熱, 神志不寧。
清半夏(四錢)生龍骨(六錢, 搗細)生牡蛎(六錢, 搗細)生赭石(三錢, 軋細)
樸硝(二錢)黑芝麻(三錢, 炒搗)柏子仁(三錢, 炒搗)
生杭芍(三錢)陳皮(二錢)茯苓(二錢)

생각이 많아서, 즉 스트레스로 인해서 담음이 생겨서 의식이 또렷하지 못한 것을 치료하는 처방입니다. 이 역시 위의 이담탕처럼 이진탕에 검실과 흑지마를 가미하고 용골, 모려를 더 가미한 형태의 처방입니다.

健脾化痰丸
治脾胃虛弱, 不能運化飮食, 以至生痰。

生白術(二兩)生雞內金(二兩, 去淨瓦石糟粕)

비위가 허약하여 소화기에 담음이 생긴 경우는 나이브하게 백출과 계내금만 활용하여 치료를 하고 있습니다.

治癲狂方 해설

蕩痰湯
治癲狂失心, 脈滑實者。

生赭石(二兩, 軋細)大黃(一兩)樸硝(六錢)淸半夏(三錢)郁金(三錢)

광증의 치료에 대황 망초의 승기탕류를 쓰는 건 특별할 게 없고, 대자석으로 하기를 적극적으로 시키고 있는 것이 눈에 띕니다.

蕩痰加甘遂湯
治前證, 頑痰凝結之甚者, 非其證大實不可輕投。

其方, 即前方加甘遂末二錢, 將他藥煎好, 調藥湯中服。

흉격의 문제가 극심하게 동반되는 경우는 감수를 가미하여 치료를 도모했네요.

調氣養神湯

治其人思慮過度，傷其神明。或更因思慮過度，暗生內熱，其心肝之血，消耗日甚，以致心火肝氣，上沖頭部，擾亂神經，致神經失其所司，知覺錯亂，以是爲非，以非爲是，而不至于瘋狂過甚者。

龍眼肉(八錢)柏子仁(五錢)生龍骨(五錢，搗碎)生牡蛎(五錢，搗碎)
遠志(二錢，不炙)生地黃(六錢)天門冬(四錢)甘松(二錢)
生麥芽(三錢)菖蒲(二錢)甘草(錢半)鏡面朱砂(三分)

스트레스를 많이 받아서 생긴 문제들의 경우는 상기(上氣)가 심하게 되고 경계 정충 등이 발생을 쉽게 하므로 그것을 진정시키기 위한 약재 조합을 활용합니다. 자음제에 안신지제를 가미한 형태의 처방으로 볼 수 있습니다. 대략 〈동의보감〉의 주사안신환의 방의와 비슷하다고 할 수 있겠습니다.

治大氣下陷方 해설

升陷湯
治胸中大氣下陷，氣短不足以息。或努力呼吸，有似乎喘。或氣息將停，危在頃刻。其兼證，或寒熱往來，或咽幹作渴，或滿悶怔忡，或神昏健忘，種種病狀，誠難悉數。其脈象沈遲微弱，關前尤甚。其劇者，或六脈不全，或參伍不調。

生箭芪(六錢)知母(三錢)柴胡(一錢五分)桔梗(一錢五分)升麻(一錢)

장석순을 가장 유명하게 만들어 준 처방입니다. 장석순은 호흡을 하게 만드는 힘을 기존의 의가들이 언급했던 종기(宗氣)보다 더 근원적인 힘으로 대기(大氣)를 제시하였는데 이것이 문제가 되면 호흡의 문제가 생겨서 각종 문제가 생긴다고 보았습니다. 저는 개인적으로 기존의 기허의 논의에서 크게 벗어나지는 않으며 극심한 기허 환자에 열상이 있는 환자를 대상으로 투약을 하는 게 맞다고 생각하고 있습니다. 황기와 시호, 승마의 보중익기탕 약대를 활용하며 허열을 치료하기 위해 지모를 가미하고, 흉중 특히 인후의 문제를 개선하기 위해 길경을 가미한 처방입니다.

回陽升陷湯

治心肺陽虛，大氣又下陷者。其人心冷、背緊、惡寒，常覺短氣。
生黃芪(八錢)幹姜(六錢)當歸身(四錢)桂枝尖(三錢)甘草(一錢)

심폐의 양허가 생겨도 하함이 생길 수 있다고 보고 있습니다. 〈상한론〉 건강감초탕의 방의를 따르고 있는 것으로 보이며 계지감초탕 합 건강감초탕에 황기와 당귀를 합친 당귀보혈탕을 가미하고 있는 형태의 처방입니다.

理郁升陷湯
治胸中大氣下陷，又兼氣分郁結，經絡湮淤者。

生黃芪(六錢)知母(三錢)當歸身(三錢)桂枝尖(錢半)柴胡(錢半)
乳香(三錢，不去油)沒藥(三錢，不去油)

앞서 언급한 대기하함의 증상에 기체 양상이 겹쳐서 통증이 있는 경우에 유향, 몰약을 가미하여 혈액순환을 개선하고 통증을 멎게 하는 구조의 처방입니다.

醒脾升陷湯
治脾氣虛極下陷，小便不禁。

生箭芪(四錢)白術(四錢)桑寄生(三錢)川續斷(三錢)萸肉(四錢，去淨核)
龍骨(四錢，搗)牡蛎(四錢，搗)川萆(二錢)甘草(二錢，蜜炙)

하함이 심해서 소변의 문제가 생긴 경우 산수육, 상기생, 속단, 비해 등의 약재를 가미하여 그것을 보완해주는 형태를 취하고 있습니다.

治氣血郁滯肢體疼痛方 해설

이 파트의 처방들은 대사 개선과 혈액 순환을 통해 각종 근골격계 상의 증상들을 개선하는데 초점이 맞추어져 있습니다. 왕청임이 도인, 홍화로 혈액 순환 개선을 도모했다면 장석순은 대략 유향, 몰약으로 그것을 처리하고 있습니다.

升降湯

治肝郁脾弱, 胸脅脹滿, 不能飮食。宜與論肝病治法參看。

野台參(二錢)生黃芪(二錢)白術(二錢)廣陳皮(二錢)川濃樸(二錢)
生雞內金(二錢, 搗細)知母(三錢)生杭芍(三錢)
桂枝尖(一錢)川芎(一錢)生姜(二錢)

대략 보중익기탕의 방의를 가진 처방입니다. 대사를 개선하고 혈액순환을 좋게 하여 여러 가지 증상들을 개선할 목표를 가집니다.

培脾舒肝湯

治因肝氣不舒、木郁克土, 致脾胃之氣不能升降, 胸中滿悶, 常常短氣。

于術(三錢)生黃芪(三錢)陳皮(二錢)川濃樸(二錢)桂枝尖(錢半)
柴胡(錢半)生麥冬(二錢)生杭芍(四錢)生姜(二錢)

위의 승강탕에 비해 간울, 즉 스트레스 경향이 조금 더 심한 것으로 가슴의 답답함을 호소하는 경우에 시호를 가미하여 소간을 하면서 치료를 도모하고 있습니다.

金鈴瀉肝湯
治脅下掀疼。

川楝子(五錢, 搗)生明乳香(四錢)生明沒藥(四錢)
三棱(三錢)莪術(三錢)甘草(一錢)

협하의 통증 문제가 있는 경우 천련자를 적극 활용하고, 유향, 몰약, 삼릉, 아출 등의 진통 효과가 있는 약재들을 가미하여 치료를 도모하고 있습니다. 처방 구조는 순수하게 협하의 문제만을 목표로 하고 있는 것을 볼 수 있습니다.

活絡效靈丹
治氣血凝滯, 痃瘕, 心腹疼痛, 腿疼臂疼, 內外瘡瘍, 一切臟腑積聚, 經絡湮淤。

當歸(五錢)丹參(五錢)生明乳香(五錢)生明沒藥(五錢)

당귀, 단삼, 유향, 몰약 등 혈액순환 효과 및 적취를 제거하는 효과가 강한 약들을 배오하여 강력한 혈액 순환을 도모하여 통증을 치료합니다. 혈액순환 개선을 위한 가장 기본적인 조합니다.

活絡祛寒湯
治經絡受寒, 四肢發搐, 婦女多有此證。

生黃芪(五錢)當歸(四錢)丹參(四錢)桂枝尖(二錢)生杭芍(三錢)
生明乳香(四錢)生明沒藥(四錢)生姜(三錢)寒甚者, 加乾姜三錢。

위의 처방에 황기, 계지, 생강 등이 가미된 형태로 한(寒)의 양상이 뚜렷할 경우에 스는 처방으로 보입니다.

健運湯
治腿疼、臂疼因氣虛者。亦治腰疼。

生黃芪(六錢)野台參(三錢)當歸(三錢)寸麥冬(三錢, 帶心)知母(三錢)
生明乳香(三錢)生明沒藥(三錢)莪術(一錢)三棱(一錢)

대략 승강탕에 유향, 몰약, 아출, 삼릉이 가미된 처방이라고 생각하면 쉽습니다. 대사를 개선하고 혈액순환을 강력히 도모하며 진통 효과를 노린다, 라는 방의입니다.

振中湯
治腿疼、腰疼, 飮食減少者。

于白術(六錢, 炒)當歸身(二錢)陳皮(二錢)濃樸(錢半)
生明乳香(錢半)生明沒藥(錢半)

이 처방은 부종과 함께 통증이 있을 때 활용을 하는 처방으로 보입니다. 백출과 유향, 몰약의 조합이라고 생각할 수 있습니다.

曲直湯
治肝虛腿疼, 左部脈微弱者。

萸肉(一兩, 去淨核)知母(六錢)生明乳香(三錢)生明沒藥(三錢)
當歸(三錢)丹參(三錢)

당귀, 단삼, 유향, 몰약의 활락효령단 조합에 산수유 지모가 가미된 형태로 체력적이 저하와 열상이 있는 경우에 활용하는 처방 조합입니다.

治內外中風方 해설

搜風湯

治中風

防風(六錢)真遼人參(四錢)清半夏(三錢)生石膏(八錢)
僵蠶(二錢)柿霜餅(五錢, 沖服)麝香(一分, 藥汁送服)

석고와 인삼을 쓰는 백호가인삼탕의 방의를 따른 것으로 보입니다.

逐風湯

治中風抽掣及破傷後受風抽掣者。

生箭芪(六錢)當歸(四錢)羌活(二錢)獨活(二錢)
全蠍(二錢)全蜈蚣(大者兩條)

파상풍 후 신경계통의 증상이 나타날 때 활용하는 것으로 전갈과 오공을 적극활용하고 있는 것을 볼 수 있습니다.

加味黃五物湯

治歷節風證, 周身關節皆疼, 或但四肢作疼, 足不能行步, 手不能持物。

生箭芪(一兩)于術(五錢)當歸(五錢)桂枝尖(三錢)
秦艽(三錢)廣陳皮(三錢)生杭芍(五錢)生姜(五片)

관절의 혈행 불리로 인해 생기는 여러 가지 증상들을 치료하기 위한 처방입니다. 앞서서 본 대사개선 및 혈액순환 개선을 위한 처방들의 방의를 벗어나지 않습니다.

加味玉屛風散

治破傷後預防中風，或已中風而螈，或因傷後房事不戒以致中風。

生箭芪(一兩)白術(八錢)當歸(六錢)桂枝尖(錢半)
防風(錢半)黃蠟(三錢)生白礬(一錢)作湯服。

加味玉屛風散

作湯服. 治破傷後豫防中風, 或已中風而瘛瘲, 或因傷後房事不戒以致中風.

白朮 8錢 當歸 6錢 桂枝尖 1.5錢 防風 1.5錢 黃蜡 3錢 生白礬 1錢 生箭耆

상처가 난 뒤 여러 가지 감염이 일어나지 않게 하기 위해 활용하는 처방으로 보입니다. 현재는 여러 외용제가 발달이 되어 큰 의미가 없을 것 같습니다.

鎭肝熄風湯

治內中風證(亦名類中風, 即西人所謂腦充血證), 其脈弦長有力(即西醫所謂血壓過高), 或上盛下虛, 頭目時常眩暈, 或腦中時常作疼發熱, 或目脹耳鳴, 或心中煩熱, 或時常噫氣, 或肢體漸覺不利, 或口眼漸形歪斜, 或面色如醉, 甚或眩暈, 至于顚仆, 昏不知人, 移時始醒, 或醒後不能撤消, 精神短少, 或肢體痿廢, 或成偏枯。

懷牛膝(一兩)生赭石(一兩, 軋細)生龍骨(五錢, 搗碎)生牡蛎(五錢, 搗碎)生龜板(五錢, 搗碎)生杭芍(五錢)
玄參(五錢)天冬(五錢)
川楝子(二錢, 搗碎)生麥芽(二錢)茵陳(二錢)甘草(錢半)

고혈압 및 중풍을 예방하기 위해 장석순이 만든 처방으로 혈압을 낮추고, 고혈압으로 인해 나타나는 여러 가지 증상들을 개선하기 위해 만든 처방입니다. 천마구등음과 더불어 간양상항(肝陽上亢)의 병리를 개선하는 대표 처방으로 분류됩니다.

천마구등음은 천마, 조구등, 석결명, 산치자, 황금, 천우슬, 두충, 익모초, 상기생, 야교등, 복신으로 구성된 처방으로 활혈(活血) 하기(下氣) 청열(淸熱) 안신(安神)을 목표로 하는 처방입니다. 즉 우슬, 두충, 익모초, 상기생 등으로 혈액순환을 개선하며 특히 하지부로 혈행을 개선하여 혈압을 내리는 효과를 가지고, 천마와 조구등으로 뇌압을 낮추어 여러 가지 신경 증상을 예방합니다. 치자와 황금으로 청열을 통해 안정의 효과를 가지며, 야교등과 복신으로 신경의 흥분을 가라앉혀 줍니다.

진간식풍탕은 구판, 현삼, 천문동 등의 자음제로 영양을 보충하면서, 우슬, 대자석, 용골, 모려로 하기를 하고, 천련자, 맥아, 인진으로 스트레스로 인한 간울을 개선하여 혈압을 강하하고 여러 가지 상기(上氣)증상을 개선하도록 하는 처방입니다. 천마구등음은 보음제가 많지 않으므로 상대적으로 음허(陰虛)의 양상은 진간식풍탕에 비해 약하게 나타나지만 혈액순환 저하가 뚜렷하게 나타나는 점이 다르다고 할 수 있습니다.

加味補血湯

治身形軟弱, 肢體漸覺不遂, 或頭重目眩, 或神昏健忘或覺腦際緊縮作疼。甚或昏仆移時蘇醒致成偏枯, 或全身痿廢, 脈象遲弱, 內中風證之偏虛寒者(肝過盛生風, 肝虛極亦可生風), 此即西人所謂腦貧血病也。

久服此湯當愈。

生箭芪(一兩)當歸(五錢)龍眼肉(五錢)真鹿角膠(三錢, 另炖同服)
丹參(三錢)明乳香(三錢)明沒藥(三錢)甘松(二錢)

기혈부족이 심한 환자의 감각둔화 현상, 신경계통 양상을 치료하는 처방으로 대략 왕청임의 보양환오탕과 비슷한 의미로 만들어진 처방이라고 할 수 있습니다.

쉽게 이해하는
사상인의 병리(病理)

물론 정확한 정의는 아닙니다만, 이해를 쉽게 하기 위한 방편 가운데 하나는, 이제마 선생이 〈동의수세보원〉에서 정의했던 폐비간신을

폐 – 두면부
비 – 흉강
간 – 상복강
신 – 골반강

이렇게 해석을 하는 것입니다. 〈체형사상학회〉의 체형 구분도 이렇게 해석해서 참고하면 이해하기 조금 쉬워지지 않을까 싶네요.

폐대간소의 태양인은 두면부가 크고 상복강이 작다 라고 해석할 수 있고
비대신소의 소양인은 흉강이 크고 골반강이 작다 라고 해석할 수 있고
폐소간대의 태음인은 두면부가 작고 상복강이 크다 라고 해석할 수 있고
비소신대의 소음인은 흉강이 작고 골반강이 크다 라고 해석을 할 수 있겠죠.

물론 정확한 정의는 아니며 이제마 선생은 이러한 체형의 문제에 심성의 문제를 입혀서 인체를 해석하려고 했기 때문에 약간 더 난이도가 있는 접근이 되었죠. 여튼 대강 이렇게 정의를 해놓고 보면 사상방을 이해하기가 좀 더 쉬워지지 않을까 싶네요.

두면부가 크고 상복강이 작은 태양인은

두면부가 커서 생기는 압력 과다의 문제, 상복강이 작아서 생기는 순환 저하의 문제

흉강이 크고 골반강이 작은 소양인은

흉강이 커서 생기는 압력 과다의 문제, 골반강이 작아서 생기는 순환 저하의 문제

두면부가 작고 상복강이 큰 태음인은

두면부가 작아서 생기는 순환 저하의 문제, 상복강이 커서 생기는 압력 과다의 문제

흉강이 작고 골반강이 큰 소음인은

흉강이 작아서 생기는 순환 저하의 문제, 골반강이 커서 생기는 압력 과다의 문제

이렇게 4체질의 각각 2가지 패턴의 문제로 쉽게 정의할 수 있습니다. 물론 사상의 병리가 이렇게 쉽고 간단히 끝나지는 않겠지만 이해하기는 좀 더 쉽습니다. 사상인의 병리를 이렇게 보고 해석을 해봅니다.

소음인과 소양인 병리는 쉽고 간단합니다.

소음인의 경우

흉강 작아서 생긴 흉강의 순환 저하 문제는 그 쪽을 개선해주면 되겠죠.(계지탕, 보중익기탕, 계지가부자탕)

골반강이 커서 생기는 압력 과다 문제 역시 그 쪽을 개선해주면 되겠죠.(저당탕, 파두, 향부자팔물탕, 팔물군자탕)

이런 두 가지 병리가 대략 울광과 망양의 병리라고 볼 수 있습니다. 태음증 소음증의 경우는 소음인이 기혈허의 문제가 잘 생기므로 위장관 혈액 순환 저하가 잘 생길 수 있다고 가정해서 접근한 병리입니다. 곽향정기산, 향사양위탕, 이중탕 등을 활용하여 대처를 하고 있습니다.

소양인의 경우

흉강이 커서 생긴 압력 과다 문제는 그쪽을 개선해주면 될 거구요.(감수, 백호탕, 황련, 목통 등)

골반강이 작아서 생긴 순환 저하의 문제는 그 쪽을 개선해주면 되겠죠.(육미지황탕, 오령산, 저령탕)

태음인의 경우

두면부가 작아서 생기는 순환 저하의 문제

상복강이 커서 생기는 압력 과다의 문제

두면부의 순환 저하는 마황탕으로 시원하게 땀을 내고 혈액 순환을 시켜주면 해결될 문제입니다.

이제마 선생은 상복강이 커서 생기는 병리를 간열(肝熱)이라고 표현 했습니다. 그걸 해결하기 위해 갈근해기탕, 열다한소탕을 쓰구요. 쉽게 이야기하면 상복강이 큰 사람에게서 생기는 열증(熱證)이라고 할 수 있겠죠. 흉강의 문제가 아니라 복강의 문제로부터 비롯되는 열증.

환자들 보면 많죠. 열상이 뚜렷한데 정작 흉(胸)의 문제는 별로 안 나타나는 사람들, 즉 전중압통 심하압통도 크게 없고 심계 정충 불면 없는, 체열이 심한 환자들이 갈근해기탕, 열다한소탕의 주치증이라고 볼 수 있습니다.

열소양인과 열태음인의 구별이 어렵다고들 많이 하는데 사실 그리 어렵지 않습니다.

소양인은 열증의 병리가 흉(胸)으로부터 옵니다. 따라서 열증이 심해질수록 맥박수가 빨라지고, 가슴이 답답해지고, 구갈이 심해지며, 전중압통, 심하압통 등이 생길 수 있습니다. 그것을 해소하기 위해 석고와 황련 등의 약으로 처리를 하는 것이죠.

반면 태음인은 열증의 병리가 복(腹)으로부터 오기 때문에 앞서 이야기한 소양인 열자의 병리처럼 증상이 나타나지 않고, 소화가 안 되고, 가스가 많이 차며, 변비가 심해지면서 열증 양상을 나타내게 됩니다.

한소음인과 한태음인의 경우도 구별을 해야하는 경우가 종종 있는데,

이제마 선생이 한소음인은 비위(脾胃)의 문제를 위주로 호소를 하고, 한태음인은 폐(肺)의 문제를 주로 호소한다고 가정을 했기 때문에 두 체질은 서로 양상이 다릅니다.

한소음인은 소화기가 직접적으로 좋지 않기 때문에 거궐, 중완, 하완 압통 등 압통의 양상이 뚜렷한 경향이 있습니다. 반면에 한태음인은 압통이 잘 나타나지 않습니다. 부종과 소화 불량이 폐의 호흡불리로부터 기원하기 때문입니다.

의서에 습(濕)과 부종(浮腫)은 폐비신과 관련이 있다고 했는데, 소화기 문제로 생기는 습(濕)은 중완 압통 등 소화기 문제의 체크를 통해 확인할 수 있고, 신장의 문제로 생기는 부종은 소변불리를 통해 확인할 수 있으며, 폐의 문제로 생기는 부종은 두 가지를 룰 아웃할 때 판단할 수 있습니다. 이는 소음인, 소양인, 태음인의 병리와 큰 틀에서 일치합니다.

〈동의수세보원〉 처방의 개괄적인 분석

〈소음인 처방〉

소음인의 처방들은 크게 계지탕/향소산/십전대보탕/보중익기탕/곽향정기산/향사양위탕/이중탕 등으로부터 유래합니다. 향소산에서 십전대보탕으로 진행되는 것을 울광(鬱狂), 계지탕에서 보중익기탕 加 부자로 진행되는 것을 망양(亡陽), 곽향정기산, 향사양위탕 등을 태음증(太陰證), 부자이중탕을 쓰는 것을 소음증(少陰證)으로 크게 나누어 생각할 수 있습니다.

1) 울광증

천궁계지탕 : 계지 12 백작약 8 천궁 창출 진피 자감초 4 강삼조이
궁귀향소산 : 향부자 8 자소엽 천궁 당귀 창출 진피 자감초 4 총백 5경 강삼조이
팔물군자탕 : 인삼 8 황기 백출 백작약 당귀 천궁 진피 자감초 4 강삼조이

울광증에 해당하는 처방의 경우

계지가계탕 → 천궁계지탕
향소산 → 궁귀향소산
십전대보탕 → 팔물군자탕

이렇게 변화가 되었습니다.

울광(鬱狂)이란 망양(亡陽)에 비해 실증(實證)의 상태를 가리키는 용어입니다. 그리고 망양이 순수한 기허(氣虛) 임에 반해, 울광은 울광말기에 저당탕증을 혈분(血分)의 문제로 보았기 때문에 기혈허를 동시에 고려한 상태입니다. 팔물군자탕의 경우 울광이 진행되어 대사저하와 혈액 순환의 문제가 동시에 발생한 경우에 사용하는 처방입니다.

2) 망양증

황기계지탕 : 계지 12 백작약 황기 8 백하오 당귀 자감초 4 강삼조이

승양익기탕 : 인삼 계지 황기 백작약 8 백하오 관계 당귀 자감초 4 강삼조이

보중익기탕 : 인삼 황기 12 자감초 백출 당귀 진피 4 곽향 소엽 1.2-2 강삼조

인삼계지부자탕 : 인삼 16 계지 12 백작약 8 황기 당귀 자감초 4 포부자 4-8 강삼조이

승양익기부자탕 : 인삼 계지 백작약 황기 8 백하오 관계 당귀 자감초 4 포부자 4-8 강삼조이

황기계지부자탕 : 계지 황기 12 백작약 8 당귀 자감초 4 포부자 4-8 강삼조이

인삼관계부자탕 : 인삼 20-40 관계 황기 12 백작약 8 당귀 자감초 4 포부자 8-10 강삼조이

망양은 울광에 비해 허증(虛證)으로 보중익기탕의 변방들이 위주이며 인삼과 황기를 위주로 처방을 하는 경우입니다. 강심이나 대사촉진의 효과가 있는 약재들을 대량으로 투여하고 있는 것이 특징입니다. 심하지 않은 경우는 보중익기탕에서 시작하여 심한 경우는 부자를 가미하는 형태로 진행이 됩니다. 〈상한론〉에서 계지탕에서 망양으로 진행될수록 계지가부자탕으로 진행하는 것과 같은 맥락입니다.

3) 태양병 궐음증

인삼오수유탕 : 인삼 1냥 오수유 생강 12 백작약 당귀 관계 4

궐음증은 상당히 적극적으로 혈액 순환을 도모해야하는 증상이므로 고방 오수유탕과 당귀사역탕의 방의를 따와서 창방을 하신 것으로 보입니다.

4) 태음증

곽향정기산 : 곽향 6 자소엽 4 창출 백출 반하 진피 청피 대복피 계피 건강 익지인 자감초 2 강삼조이
향사양위탕 : 인삼 백출 백작약 자감초 반하 향부자 진피 건강 산사육 사인 백두구 4 강삼조이

백하오이중탕 : 백하오 백출 백작약 계지 포건강 8 진피 자감초 4
백하오부자이중탕 : 백하오 초백출 백작약미초 계지 포건강 8 진피 자감초 포부자 4

태음증은 복통자리를 위주로 하기 때문에 〈상한론〉의 태음병의 병리를 따와서 건강을 위주로 활용을 하고 있습니다. 기존의 곽향정기산, 향사양위탕에 이중탕의 방의를 섞은 처방이라고 생각하시면 됩니다.

소음인 곽향정기산은 〈평위산+이진탕+이중탕〉의 방의.
소음인 향사양위탕은 〈향소산+이진탕+이중탕〉의 방의.
소음인 백하오이중탕은 〈계지탕+이중탕〉의 방의.

기존의 후세방 방의를 그대로 따라서 쓰면 될 것 같습니다.
중완 압통이 있고, 잘 붓는 경향이 있으며, 복통 설사를 한다 = 곽향정기산
전중 압통이 있고, 잘 붓는 경향이 있으며, 복통 설사를 한다 = 향사양위탕
오풍(惡風) 경향이 있어 추위를 잘타며, 복통 설사를 한다 = 백하오이중탕

5) 수결흉 한실결흉

적백하오관중탕 : 백하오 적하오 량강 건강 청피 진피 향부자 익지인 4 조이
강출관중탕 : 적백하오관중탕 가 백출
십이미관중탕 : 적백하오관중탕 가 후박 지실 목향 대복피 5푼
계지반하생강탕 : 생강 12 계지 반하 8 백작약 백출 진피 자감초 4

이제마 선생이 독자적으로 강조한게 수결흉 한실결흉인데 이 때의 결흉이란 흉강에 물이 차서 가슴이 답답하고, 호흡이 불편하거나 잘 붓는 것을 의미합니다. 따라서 소음인에게서 화병(火病)

이나 신경증을 대처하는데 자주 활용이 되곤 합니다. 적백하오관중탕이나 계지반하생강탕 모두 후세방 분심기음과 비슷한 방의를 가지고 있습니다.

처방의 방의를 크게 해석해보면

향소산 → 적백하오관중탕
계지가계탕+이진탕 → 계지반하생강탕

이렇게 볼 수 있습니다. 울광초증에 사용했던 처방들의 변화방이라고 볼 수 있습니다.

6) 소음증

관계부자이중탕 : 인삼 12 백출 포건강 관계 8 백작약 진피 자감초 4 포부자 4-8
독삼관계부자이중탕 : 인삼 20 백출 건강 백작약 관계 8 진피 자감초 4 조이

소음증은 대사 저하가 심해진 상태이기 때문에 인삼의 양을 확 늘여쓰는 것을 특징으로 합니다. 부자이중탕에 인삼의 양을 늘여쓴 형태의 처방입니다.

7) 장궐증, 음성격양

오수유부자이중탕 : 인삼 백출 포건강 관계 8 백작약 진피 자감초 오수유 소회향 파고지 4 포부자 4-8

〈소양인 처방〉

소양인의 처방들은 대략 형방패독산/도적산/육미지황탕/백호탕/저령탕/오령산/양격산으로부터 유래를 합니다. 소양인의 병리는 크게 결흉(結胸)과 망음(亡陰)으로 나눌 수 있는데 하나는 가슴 쪽에 생기는 문제이고, 다른 하나는 소변불리 때문에 생기는 문제입니다. 결흉을 대표하는 처방은 백호탕이고, 망음을 대표하는 처방은 육미지황탕입니다. 이제마 선생은 처음 소양인의 병리에 따른 처방을 구상했을 때 육미지황탕 하나면 다 된다고 생각을 했었는데 치료 중간에 백호탕으로 대효를 본 뒤 백호탕도 소양인의 귀한 약임을 깨달았다고 〈동의수세보원〉에 적고 있습니다.

〈동의수세보원〉에서 이야기하는 결흉은 〈상한론〉의 결흉과 크게 다른데, 〈상한론〉의 결흉이 난치성 심장 질환이나 폐질환에 해당하는 심한 흉강 상의 문제를 호소하는 증후군을 이야기한다면, 〈동의수세보원〉의 결흉은 가슴이 답답해지고 맥박수가 빨라지는 증상을 이야기합니다. 〈동의수세보원〉에서 이야기하는 망음 역시 기존의 의서들의 망음과 달리 급성적인 설사를 의미합니다. 장염 등으로 설사가 심해진 경우 소양인은 신장이 작아서 소변불리(小便不利)가 심한 편이므로 리수(利水)를 통해 설사를 치료할 수 있다는 이야기입니다.

1) 소양상풍증

형방패독산 : 강활 독활 시호 전호 형개 방풍 적복령 생지황 지골피 차전자 4
형방도적산 : 생지황 12 목통 8 현삼 과루인 6 전호 강활 독활 형개 방풍 4
형방사백산 : 생지황 12 복령 택사 8 석고 지모 강활 독활 형개 방풍 4

소양상풍증은 급성의 상기도 감염에 대한 치료를 하는 처방들로, 결국 강활 독활 형개 방풍에 어떠한 식으로 가미를 할 것인가 하는 문제입니다. 형방패독산은 후세방 형방패독산과 같이 염증과 초기 발열을 치료하기 위해서 만들어졌고, 형방도적산은 호흡기 문제를 치료하기 위해 만들어졌으며, 형방사백산은 고열을 치료하기 위해 만들어진 것으로 보입니다. 만성적인 질환에 응용을 할 때는 해당 처방의 방의를 따라서 활용을 하면 될 것으로 보입니다.

후세방 형방패독산 → 소양인 형방패독산

후세방 도적산 → 소양인 형방도적산

후세방 육미+백호탕 → 형방사백산

2) 결흉증

지황백호탕 : 석고 20-40 생지황 16 지모 8 방풍 독활 4

양독백호탕 : 석고 20-40 생지황 16 지모 8 형개 방풍 우방자 4

두 가지의 소양인 백호탕은 결국 〈상한론〉의 백호탕 주치증을 크게 벗어나지는 않습니다. 구갈 다한 등의 증상과 더불어 나타나는 여러 가지 염증의 문제들.

3) 망음증 – 신열두통설사

저령차전자탕 : 택사 복령 8 저령 차전자 6 석고 지모 강활 독활 형개 방풍 4

4) 망음증 – 신한복통설사

활석고삼탕 : 택사 복령 활석 고삼 8 천황련 황백 강활 독활 형개 방풍 4

형방지황탕 : 숙지황 산수유 복령 택사 8 차전자 강활 독활 형개 방풍 4

세 가지 설사와 관련된 처방들은 오령산 저령탕 육미지황탕의 변화방들입니다.

저령차전자탕은 저령탕에 백호탕을 합방한 의미이고,

활석고삼탕은 오령산에 청열지제를 가미한 형태의 처방입니다.

형방지황탕은 육미에 복령 택사의 량을 늘이고, 차전자를 가미한 형태로 앞선 두 처방에 비해 허증 양상이 뚜렷한 처방이라고 해석할 수 있습니다.

5) 소양인 소갈

양격산화탕 : 생지황 인동등 연교 8 산치자 박하 지모 황백 석고 방풍 형개 4
인동등지골피탕 : 인동등 16 산수유 지골피 8 천황련 황백 현삼 고삼 생지황 지모 산치자 구기자 복분자 형개 방풍 금은화 4
숙지황고삼탕 : 숙지황 16 산수유 8 백복령 택사 6 지모 황백 고삼 4

양격산화탕은 후세방 양격산에서 변화한 처방이고, 숙지황고삼탕은 후세방 지백지황탕에서 변화한 처방입니다. 따라서 양격산과 지백지황탕증을 기준으로 잡고 투약을 하면 될 것 같습니다.

양격산화탕은 백호탕에 청열해독지제가 가미된 형태고, 열이 많고, 염증이 반복적으로 자주 호발하는 질환에 투약하는 게 좋습니다.

인동등지골피탕은 십이미지황탕에서 변화를 준 처방이라고 해석을 해야 할 것 같습니다. 십이미지황탕보다 실증 경향의 환자가 염증이 심한 경우에 쓰는 처방이라고 대략적인 해석을 할 수 있습니다.

6) 음허오열증

독활지황탕 : 숙지황 16 산수유 8 복령 택사 6 목단피 독활 방풍 4
십이미지황탕 : 숙지황 16 산수유 8 백복령 택사 6 목단피 지골피 현삼 구기자 복분자 차전자 형개 방풍 4

음허오열증은 육미지황탕에서 변화를 한 처방군들입니다.

독활지황탕은 숙지황과 산수유의 량이 많아서 영양보충을 해야하는 허증의 환자라고 짐작할 수 있습니다. 십이미지황탕은 독활지황탕에 지골피 현삼으로 허열을, 구기자 복분자로 보익을, 차전자로 이수를 더 시켜야하는 좀 더 진행된 형태의 환자로 예측을 할 수 있습니다.

***

목통대안탕 : 목통 생지황 20 적복령 8 택사 차전자 천황련 강활 방풍 형개 4

황련청장탕 : 생지황 16 목통 복령 택사 8 저령 차전자 천황련 강활 방풍 4

주사익원산 : 활석 8 택사 4 감추 20 주사 0.4

감수천일환 : 감수말 4 경분말 0.4

〈태음인 처방〉

태음인 처방들은 크게 마황탕/마행의감탕/승마갈근탕/승기탕/공진단/생맥산으로부터 유래했습니다. 마황탕과 마행의감탕은 호흡기를 개선하고 부종을 제거하는 처방이고, 승마갈근탕은 리열(裏熱)을 제거하는 처방, 승기탕은 사하(瀉下)를 통해 리열을 탕척하는 처방이며, 공진단과 생맥산은 폐기(肺氣)를 강화하여 혈액 순환을 개선하는 처방입니다.

1) 배추표병증

마황발표탕 : 길경 12 마황 6 맥문동 황금 행인 4

대략 마황탕의 의미로 보면 될 것 같습니다. 보폐원탕이라 그래서 생맥산에서 인삼을 길경으로 대체한 것을 태음인의 보약으로 활용하고 있는데, 이제마 선생이 마황탕에 생맥산을 합방한 형태의 의미로 쓰고 계신 것 같네요.

2) 한궐증(장감병)

한다열소탕 : 의이인 12 나복자 8 맥문동 길경 황금 행인 마황 4 건율 7개

〈금궤요략〉의 마행의감탕을 기본으로 한 처방이라고 생각이 됩니다. 마행의감탕에 생맥산을 합방한 의미의 처방.

3) 위완한증

태음조위탕 : 의이인 건율 12 나복자 8 오미자 맥문동 석창포 길경 마황 4
갈근승기탕 : 갈근 16 황금 대황 8 승마 길경 백지 4

태음조위탕 역시 마행의감탕에 생맥산을 합방한 의미의 처방. 즉 폐기능이 약해서 그것을 보완하면서 마행의감탕으로 선폐거습을 도모하여 부종을 제거해준다는 의미입니다.

갈근승기탕은 승마갈근탕의 변방으로 보는게 좋을 것 같습니다. 승마갈근탕은 상한양명경증에 발표투진을 하는 처방인데 리열이 치성한데 발표가 안되어 문제가 되는 증을 대처합니다. 따라서 리열이 치성하며 발표가 안 되고 있는 환자에게 적합한 처방이라고 큰 그림을 가지는 게 좋을 것 같습니다.

4) 조열병

갈근해기탕 : 갈근 12 황금 고본 6 길경 승마 백지 4
열다한소탕 : 갈근 16 황금 고본 8 나복자 길경 승마 백지 4

위의 갈근승기탕과 마찬가지로 두 처방 모두 승마갈근탕의 변방으로 보는게 좋을 것 같습니다. 두 처방은 '열태음인의 꽃'으로 소양인처럼 흉(胸)의 증상, 즉 불면 불안 심박수 상승 등의 신경증상이 거의 없는 열증 환자에게 투약될 수 있습니다.

5) 온병

조각대황탕 : 승마 갈근 12 대황 조각 4

승마갈근탕에 승기탕류를 합방한 형태의 처방. 열다한소탕에 대황을 가미한 청폐사간탕과 방의가 비슷하나 청폐사간탕보다는 잘 쓰이지 않습니다.

6) 음혈모갈증

공진흑원단 : 녹용 16-24 산약 천문동 16 제조 1-2냥 사향 20
녹용대보탕 : 녹용 8-16 맥문동 의이인 6 산약 천문동 오미자 행인 마황 4

공진흑원단이나 녹용대보탕 모두 녹용을 적극적으로 활용하여 낮은 맥박수를 상승시키고, 사향과 마황을 통해 맥박수를 상승시키면서 적극적으로 혈액 순환을 도모하는 처방으로 볼 수 있습니다.

***

마황정천탕 : 마황 12 행인 6 황금 나복자 상백피 길경 맥문동 관동화 4 백과초황 12개
마황정통탕 : 의이인 12 마황 나복자 8 행인 석창포 길경 맥문동 오미자 사군자 용안육 백자인 4 건율 7개
조위승청탕 : 의이인 건율 12 나복자 6 오미자 맥문동 석창포 길경 마황 원지 천문동 산조인 용안육 4
보폐원탕 : 맥문동 12 길경 8 오미자 4 (산약 의이인 나복자 4)
조리폐원탕 : 맥문동 길경 의이인 8 황금 마황 나복자 4
갈근나복자탕 : 갈근 의이인 12 맥문동 6 나복자 길경 오미자 황금 마황 석창포 4

청심연자탕 : 연자육 산약 8 천문동 맥문동 원지 석창포 산조인 용안육 백자인 황금 나복자 4 감국화 1.2

청심연자탕은 후세방 청심연자음의 변화방입니다. 연자육으로 청심을 하며 맥문동 천문동으로 보음을 하는 형태의 처방입니다.

태양인(太陽人) 처방에 대하여

오가피장척탕
오가피 4돈 모과 청송절 2돈 포도근 노근 앵도육 1돈 교맥미반숟가락

미후등식장탕
미후등 4돈 모과 포도근 2돈 노근 앵도육 오가피 송화 1돈 저두강반숟가락

이제마 선생은 본인을 태양인으로 규정을 하고 이야기를 하고 있는데요, 왜 본인이 소수의 사람만 존재한다는 태양인이라고 했을까 생각해봅니다. 태양인 약재의 활용이나 이제마 선생의 다른 글들을 통해 유추해보자면 이제마 선생 본인이 해역과 열격을 오랫동안 앓았고, 자극에 상당히 민감한 환자였음을 짐작할 수 있습니다. 따라서 자극감이 있는 신온(辛溫)한 약재를 피하고 담미(淡味)의 약재들을 선방하여 기존의 처방들과 다른 형태로 만든 것들이라고 추측을 할 수 있습니다.

해역의 경우는 횡단성척수염(transverse myelitis)이라는 질병과 매우 흡사한데 이제마 선생 본인이 이 질환에 이환되면서 관찰한 내용이 〈동의수세보원〉에 상세히 기술이 되어 있습니다. 횡단성척수염은 염증을 제거하고 회복하는 것을 치료의 목표로 삼는데 이를 치료하기 위해 만들어 낸 약이 오가피장척탕이라고 볼 수 있습니다. 오가피장척탕에 쓰이고 있는 오가피, 노근, 청송절, 포도근 모두 피(皮)를 사용하고 있는 것이 특징입니다. 〈동의보감〉의 부종 파트에 사령오피탕(상백피 진피 지골피 복령피 생강피 대복피 창출 백출 택사 저령 청피 차전자)에서처럼 피(皮)는 완만한 이수작용을 나타내죠. 오가피장척탕에서의 피(皮)를 활용한 것도 그러한 이수작용을 목표로 하면서 강근골 효과를 가지기 위한 것으로 보입니다. 즉 오가피장척탕은 완만한 이수와 강근골을 통해 척수의 염증을 해소하는데 간접적으로 도움을 주며 강근골을 시키겠다는 의미입니다.

열격의 경우 반위(反胃), 구토(嘔吐)와 한 카테고리로 묶을 수 있는 질환으로 위장관 상의 극심한 예민함을 호소하는 질환이라고 볼 수 있습니다. 따라서 자극적인 매운 맛의 소화관 활성 약재들을 버리고 담담한 맛 혹은 가벼운 산미(酸味)의 자극 없는 약재들을 활용하여 소화기를 개선시

키기 위해 미후등식장탕을 창방한 것으로 추측할 수 있습니다. 신 맛이 나는 약재들은 대부분 위장관의 소화 효소 분비를 촉진하고 완만한 이담 효과를 보여줍니다. 서서히 위장관 내 환경을 개선하여 소화기 전반의 상승 효과를 돕겠다는 목표로 입방한 셈입니다.

두 처방 모두 이제마 선생이 본인의 질환을 열심히 관찰하면서 극복하려는 노력의 산물이라고 생각할 수 있겠습니다. 물론 이러한 방법이 태양인이라고 분류된 환자들에게 절대적인 치료법은 아닐 수 있고, 태양인이 꼭 해역과 열격만 호소하라는 경우는 없겠죠. 이런 처방의 방식도 있다, 라고 이해하고 활용하면 되지 않을까 생각합니다.

주요 약재와 처방들에 대한 기본적인 개념 정리

1. 계지, 황기, 부자

계지, 황기, 부자의 경우 작용 하는 방식이 비슷하기 때문에 혼용되는 경향이 있는 것 같습니다.

계지의 대표적인 처방은 계지탕.
황기의 대표적인 처방은 보중익기탕.
부자의 대표적인 처방은 사역탕.

1) 계지

계지는 직접 심장에 작용하는 약은 아닌 것 같고, 말초혈관의 확장을 통해 심장의 부담을 덜어주는 효과가 있는 것 같습니다. 〈상한론〉에서는 대체로 下法 쓰고 난 다음 생기는 衝에 자주 쓰이고 있죠. 체액 소모가 심할 때 보상으로 맥박수가 빨라지는 경우라고 할 수 있겠습니다. 따라서 임상적으로 체액량이 적고 혈압이 비교적 낮은 사람이 맥박수가 올라갈 때 초점을 맞추어 쓰면 됩니다. 당연히 치료의 경과는 혈압이 높아지고 맥박수가 낮아지는 걸 기준으로 해서 f/u 하면 됩니다. 약을 줬는데 혈압과 맥박수가 그대로다. 약 방향이 틀린 겁니다.

이 처방 라인이 계지감초탕–영계출감탕, 영계감조탕–사상방의 계지반하생강탕

처방을 심각하게 고심할 필요는 없고 계지감초에 각 증상에 맞춰서 무슨 약을 더 넣을 것인가 생각하면 되겠죠.

자각적인 예민함이 있고 소변이 시원하지는 않다 – 복령
붓기가 있고 중완 압통이 있다 – 백출
평소 영양상태 특히 포도당 대사 상태가 안 좋다 – 대조

뭐 이런 식… 다 때려넣어도 나을 환자가 안낫지는 않습니다. ㅎ

육영수 여사의 20년된 편두통을 김정제 선생이 영계출감탕 줘서 하루 먹고선가 좋아지게 해줬다는 유명한 일화가 있죠. 육영수 여사처럼 대체로 마르고 예민한 불안장애 환자들에게서 영계계열 약은 쓸 일이 많은 것 같습니다. 불안장애는… 치료하는 건 비교적 어렵지 않은데… 좋아질 때까지 징징거림(?)을 케어 해야 하는 단점이 있습니다.

2) 황기

황기는 약리학적으로 심근수축력을 강화시키는 약물이고 혈압을 올리는 역할을 합니다. 저는 최저혈압 기준으로 황기를 씁니다. 10분 단위로 혈압을 두 번 재서 둘다 최저혈압이 65 이하 인 경우. 황기를 위주로 쓰는 경우는 대사가 상당히 떨어져서 혈압이 낮고 맥박수도 낮은 경우가 많습니다. 따라서 처방 변화의 기준은 최저 혈압을 올리고, 맥박수가 정상화 되는 것을 목표로 f/u 하면 됩니다. 황기량은 왕창 늘려서 써도 됩니다. 왕청임의 보양환오탕이나 장석순의 승함탕 같은 처방들이 황기를 극단적으로 쓰고 있는 예입니다. 황기량을 늘리면 간혹 두통이 심하게 생기는 경우가 있는데 이런 경우에 보양환오탕처럼 도인 홍화를 가미해서 주면 덜해집니다. 승함탕은 황기량을 늘리고 지모를 같이 섞어 쓰는 방식의 조합인데 지모는 코르티졸 수치를 높여 스트레스 반응을 덜하도록 만들어주는 효과가 있습니다. 따라서 혈압이 낮고 심박수가 낮은데 증상은 허열 양상이 있는 경우에 함께 쓰면 좋습니다.

cf. 인삼

인삼도 혈압을 올리는 효과가 있기는 하지만 직접적으로 심장에 급격히 작용하는 건 아닌 거 같고, 전체적인 대사를 활성화 시키는 약물인 것 같습니다. 인체에서 대사가 떨어졌음을 가장 잘 보여주는 사인은 '식욕부진'입니다. 따라서 황기 + 인삼으로 쓸 때는 식욕부진+혈압 낮고 맥박수 떨어지고+맥세약 이런 식의 조합일 때 쓰면 됩니다. 당연히 해당 조합에서 투약의 경과가 괜찮으면 혈압이 올라가는 게 (1), 식욕이 좋아지는 게 (2)로 삼을 수 있습니다.

3) 부자

부자는 황기+계지의 의미가 있는 강력한 약인데 전 개인적으로는 잘 안 씁니다. 많은 환자들이 커피, 술 기타 등등 간에 무리가 될 만한 짓(?)을 많이 하고 있는지라 위험부담을 피하기 위해서입니다. 기준은 황기에 준하여 쓰면 되겠죠. 혈압 낮고 맥박 수도 느린 것을 기준으로 해서 f/u을 하면 되고 온리지제로 따로 분류될 만큼 장기투약 시 임상적으로 체온을 올리는 효과가 좋습니다. 따라서 체온을 재보고 36도 이하의 저체온증을 임상지표로 삼는 것도 좋습니다. 〈상한론〉에서 궐음병에 그런 양상이 나타나지만 본인은 체온이 올라가고 열이 난다고 생각되는데 맥은 약하고 체온도 낮은 실제로는 심장쇠약 징후일 때 쓰면 좋습니다. 후세 의가들은 명문 火에 초점을 맞춰서 일상적인 체온과 대사 관련에 주로 썼었죠. 일본 의가인 진전현선이 쓴 〈료치경험필기〉라는 책에는 이 양반이 보중익기탕에 부자를 가해쓰면 무조건 더 좋다, 라고 쓰고 있습니다. 이제마 선생은 계지, 관계, 육계, 황기, 부자를 혼용해서 쓰고 계시죠.

치료 케이스

1) " 귀신이 보이는 것 같아요, 무서워요 "

이렇게 호소하며 온 20대 후반 마르고 예민한 여성분.

혈압은 낮고 맥박수는 빠른 양상. 생리가 불순하다.

영계출감탕+사물탕. 투약 한 달 넘어가면서 굉장히 안정됨.

2) "혼자 있는게 너무 무서워요"

30대 초반 여성.

혼자 있는게 무서워서 남자친구로 추정되는 남자와 같이 살고 있고, 한의원도 항상 같이 래원. 남자가 밖에 일하러 나갈 때 같이 나와서 밖에 있다가 집에 갈때 같이 들어간다고 한다. 맥박수는 조금 빠른 편이나 최저혈압이 상당히 낮음. 수면 불량 양상. 귀비탕.

투약 한달 넘어가면서 혼자 래원. 상당히 안정됨.

3) "아무런 의욕이 없어요"

계속 누워있고.. 심리기관에서 우울증을 진단받아 온 20대 초반 여성. 혈압 맥박수 매우 낮고(80/50/55), 자주 열이 오르는 감이 있다. 식욕은 아주 나쁜 편은 아니기에 생맥산 가 황기를 처음 투약했으나 보름 투약에 크게 변화없음. 생맥산 가 황기, 부자(2g) 후 혈압 맥박수 증가. 복용 두달 째 컨디션 훨씬 양호해짐. 경과 f/u 중.

2. 갈근

갈근의 주된 작용은 크게 다섯 가지 정도로 볼 수 있겠습니다.

1. 지사 작용 (갈근금련탕)
2. 술 해독 작용 (갈화해성탕, 대금음자 변방)
3. 항배강을 푸는 작용 (갈근탕)
4. 발한 및 피부 혈관 확장 작용 (승마갈근탕)
5. 영양 공급 (전씨백출산)

5번의 영양 공급이야 원래 갈근이 기본적으로 전분이 많기 때문에 안정적인 영양 공급을 할 수 있는 약재라서 쉽게 생각할 수 있는 부분이고 1~4 까지는 일관된 흐름이 있다고 생각이 됩니다. 즉, 장관내의 수분을 체표 쪽으로 돌리도록 만드는 작용. 그래서 옛 의가들이 **갈근은 뿌리가 깊어서 양명의 물을 태양으로 뿜어낸다**는 식의 표현을 자주 하고 있죠. 이러한 증상 개선 때문에 그러한 표현을 했다고 봅니다. 물론 주된 작용은 체표에서 항배강을 풀고 발한 및 피부 혈관 확장을 통한 해열이 主가 되겠지만 벡터의 origin이 일단은 장관이라고 개인적으로 생각하고 있습니다.

태음인 갈근해기탕, 열다한소탕의 경우 이제마 선생이 태음인의 병리를 간열(肝熱) 즉 복강의 문제를 위주로 생각했기 때문에 갈근이 선방된 것도 갈근을 복부에 작용하기 때문에 선택한 것이 아닌가 생각하고 있습니다. 어쨌건 복부로 물이 많이 몰려있고, 상대적으로 상지 및 피부에 물이 적게 몰려있는 상황에 적절한 약재이지 않을까 생각이 됩니다. 항배강은 그러한 병리의 변화 과정 가운데 하나가 되겠죠.

치료 케이스

수양성 장염. 복통 설사 하루 15회 이틀.

맥삭유력. 혈압 및 맥박수 130/82/93.

갈근금련탕 투약.
복용 후 급격히 설사가 멎기 시작하더니 2회차 복용 이후 완전히 멎음.

3. 시호

시호는 스트레스를 받고 있는 상황에 주로 적용됩니다.

1. 간동맥의 과항진을 막아준다
2. 이담 작용으로 디톡스 및 호르몬 대사에 영향을 준다
3. 간문맥의 활성화 및 그에 따른 기타 상부 소화기계 순환능 강화(특히 비장)

덧붙여 간문맥이 저하되고 간동맥이 항진되어 있는 경우에는 간의 기능 가운데 하나인 림프의 생성이 과활성되어 근처로 림프액이 넘치게 되며 이것이 호흡 등에 영향을 주어 숨쉬기가 불편해지고 가슴이 답답해지는 등의 증상을 나타낼 수 있습니다.

임상 상의 질문 방식으로는

1. 지금 스트레스 많이 받냐?
2. 가슴이 자주 답답하냐? 혹은 평소에는 괜찮은데 한 번 씩 갑자기 가슴이 꽉 막힐 때가 있냐?(가슴이 미어지는 느낌)
3. 깊은 숨이 잘 안 쉬어지고 숨이 가쁠 때가 많냐? 한숨을 잘 쉬냐?
4. 기름기 많은 음식을 먹으면 소화가 어떠냐?
5. 대변을 보고나면 대변이 죄다 물에 둥둥 떠있냐? 대변냄새가 심한가?
6. 입이 쓰냐?

각각 스트레스 상황인지, 담즙의 분비가 원활한지, 흉협이 답답한 느낌이 있는지를 파악하는 방법이라고 볼 수 있겠죠.

더 나아가 부연설명을 해볼까 합니다.

1. 시호는 이담 작용이 시호 단미에서는 크게 활성화 되지는 않는 것 같습니다.

저는 개인적으로 시호+황금(소시호탕,시호계지탕) or 시호+지실(사역산, 대시호탕, 가미온담탕)이 그러한 효과를 위주로 한 처방이라고 보고 있습니다. 보통 환자들에게 대변색의 변화 양상을 잘 관찰하라고 하는데 시호만 들어간 약보다(ex. 소요산) 앞에서 이야기한 약들의 변화 양상이 더욱 두드러지게 나타나는 경우가 많습니다. 시호의 이담효과를 극대화 하기 위해 황금, 치자, 지실, 대황들이 같이 선용되는게 아닐까...

2. 흉협고만이 꼭 없어도 사용 가능하다고 봅니다.

흉협고만은 만성적인 스트레스 질환에서 상태가 많이 진행된 경우에 잘 나타납니다.제 개인적으로는 스트레스 초기에도 응용 가능하다고 봅니다. 대표적으로 신경의 흥분이 쉽게 일어나서, 쉽게 짜증내고 예민해지는 경우... 가미소요산...

3. 흉협고만이 없어도 진단할 수 있는 하나의 방법은 담낭을 직접 눌러보면...

담낭의 대략적인 부위는 검상돌기에서 12번 늑골 하단을 이은 선의 검상돌기 방향 1/3 지점이라고 생각하면 되는데 스트레스 반응이 있는 분들의 경우 그 곳을 살짝만 눌러도 유달리 아파하는 경우가 많습니다. 그러한 경우 담즙 분비 문제로 보고 단치소요산, 사역산 등으로 치료를 한 케이스가 많습니다. 엄격한 의미의 흉협고만이 없었음에도 불구하고...

4. 담즙 분비 저하 및 문맥 순환능 저하를 나타내는 특징 가운데 하나로 복창만도 있을 수 있습니다.

소화 과정 중에 담즙 분비가 저하되면 기름기 있는 음식의 소화가 잘 되지 않아 당연히 소화에 지장을 줄 수 있고, 또한 소화 과정 중에 발생되는 가스의 상당량이 방귀로 배출되지 않고 문맥을 통해 재흡수가 된다고 하죠. 간동맥이 항진되어 있고, 간문맥의 순환 저하되어 있는 경우에 해당 가스들이 정상적인 재흡수가 되지 않아서... 스트레스와 술과 고기에 찌든 우리네 40-50대 직장인들이 왜 냄새나는 방귀를 뿡뿡 뀌는지...

5. 시호의 강압 작용에 대해서...

시호가 직접적인 강압 작용을 가지지는 않지만 스트레스 리액션 초중기에 주로 작용하기 때문에 대체로 혈압이 높은 분들을 상대로 투약을 하는 게 맞습니다. 꼭 혈압이 높아야 한다거나, 혈압이 낮은 사람에게 쓰지 말아야 한다는 법은 없지만, 진단 상 간혈허한 사람들을 상대로 투약하는 경우에 생각보다 급격히 혈압이 떨어지는 경우가 많습니다. 그래서 시호제의 가장 루틴한 부작용 가운데 하나는 무기력입니다. 당연히 혈압 재어보면 떨어져 있죠...때문에 명확한 변증이 안 된 단계에서는 환자에게 약먹고 졸리고 나른할 수 있다고 이야기를 해두는 것이 좋습니다.

6. 역대 중국 의가들이 시호를 두려워해서 잘 쓰지 못했다는 견해에 대해...

역대 의가들의 시호에 대한 표현을 보면 일견 맞는 말이지만, 그 모두가 두려워서 쓰지 못한 건 아닐 것 같습니다. 시호의 적응증은 후세 의가들에 의해 굉장히 많은 약재들로 쪼개져서 투약이 됩니다. 항스트레스 작용은 향부자, 흉협통 제어는 천련자, 문맥 순환 개선은 청피, 비장 활성화는 초과- 뭐 이런 식이죠. 저는 이게 약재의 쓰임을 세분화해서 사용한 발전이라고 생각하고 있습니다.

치료 케이스 **자해 충동이 있는 여대생**

20세 여자 대학생
날카로운 것을 보면 자해를 하고 싶은 충동을 느낀다.
강박적 성향이 강하다.
생각에 하나 꽂히면 계속 그 생각만 한다.
구멍을 보면 몹시 불안함을 심하게 느낀다.
최근 몇 달간 에너지 드링크를 과음했다.

설첨홍, 맥현세
흉협고만 복직근련급 심하압통

사역산 합 억간산
당귀 3, 천궁 3, 조구등 3, 백출 4, 복령 4, 시호 5, 감초 3, 반하 3, 진피 4, 작약 6, 지실

첫 보름 치료 시 빈도가 조금 줄어들었다
한 달 복용 이후 급격히 빈도가 줄어듦.
한 달 이후 증상 나타나지 않음.
4 개월 복약 후 폐약.
현재 3개월 f/u 중이나 해당 증상 나타나지 않고 있음.

4. 치자

결론부터 이야기하면 치자시탕은 '한의학적 항우울제'라고 생각합니다. 최근에.. 우울증 환자 두 명에게 치자시탕을 주었더니.. 공통된 의견이.. 이상하게 약을 먹으면 '기분이 좋아진다'라고 하더군요. 제가 그렇게 유도하고 물어본 것도 아닌데! 치자시탕은.. 심장에 쓰이는 약인데.. 기분이 좋아진다라!

현대의학은 아시다시피 감정의 중추가 뇌에 있다고 보고 있습니다. 반면 한의학은 심을 정신활동의 중추로 규정해왔는데 이 때의 心이 장기로서의 심장(heart)을 이야기하는지 아니면 다소 추상적인 개념인지에 대한 논의가 분분하죠.

재미있는 건.. 심장(heart)을 전문적으로 다루는 심장 외과의사들은 심장이.. 뇌처럼 생각하는 기관이라 생각된다. 라는 이야기를 많이 하고 있다는 사실입니다. 뇌의 도파민-세로토닌 문제 이전에 심장의 긴장이 풀어지면 기분이 좋아지는게 아닐까 문득 그런 생각을 해봅니다.

두시의 경우 길익동동은 두시의 주치를 심중오뇌로 보고, 방치를 심중결통으로 보고 있는데 저는 다소 생각을 달리 하고 있습니다. 가령 두시가 들어가지 않는 치자대황탕(치자 대황 지실)에서도 심중오뇌는 조문이 들어가 있거든요. 그리고 흉중질-심중결통이라는 치자시탕의 구절도.. 단순히 두시의 적응증이라고 보기에도 한계가 있습니다. 후세방에서는.. 특히 온병 쪽에서는.. 두시를.. 발산지제로 인식을 하기도 하거든요. 게다가 두시는 콩류잖아요. 콩류들은 통상적으로.. 한의학에서 해독의 약으로 인식이 되어 왔습니다. 주 작용 부위가 간일 것이라는 추측을 해볼 수 있고.. 작용의 용례로 볼 때 시호와 흡사하지 않은가.. 저는 그렇게 생각하고 있습니다. 후세방의 시호 치자 조합이 고방에서는 치자시탕이 아닐까 하는 것이죠.

두시의 경우 많이 먹어보면 알 수 있는 뚜렷한 특징 가운데 하나는 소화기가 불량한 사람에게는.. 소화장애를 야기할 수 있다는 사실입니다. 환자들 가운데 잘 물어보시면 이상하게 청국장만 먹으면 체한다는 사람들이 많더군요. 〈상한론〉 조문에도 상한 하후에 심번 복만 와기불안한자에게는 치자후박탕(치자 후박 지실)을 쓴다고 되어있죠. 복만이 있는 경우에 두시를 빼고서 쓴 례입니다. 복만이 있는 사람들의 경우에 두시의 사용을 신용해야할 필요성이 있다고 봅니다. 제가 오래 전에 다이어트

한답시고 삼시 세끼를 콩을 발효시켜서 먹은 적이 있습니다. 제가 소화기가 썩 좋은 편이 아니라.. 가스가 말도 못하게 차더군요. 물론 가스가 차니 식욕은 크게 없는지라 두어 달 만에 10kg 정도를 뺄 수 있었습니다만..

치자의 경우 심번이 주치고, 발황이 방치라고 길익동동은 정의하는데 저는 개인적으로.. 흉중질, 심중결통의 경우도 치자의 적응증이라고 생각하고 있습니다. 간단히 심장의 긴장 이완을 유도하는 약이라고 생각합니다. 심장의 긴장 이완을 유도해서 심장의 답답함 나아가서 통증까지 제어되는 약이라고 본다는 것입니다.

왜 이런 생각을 하게 됐냐하면 예전에 어떤 야매 선생이 협심증/심근경색 환자 다수에게 치자 군약으로 된 약을 때려 붓는 걸 본 적 있습니다. 통증이 굉장히 컨트롤이 잘 되더군요. 그래서 관심이 생겨서 제가 몇 달 간 치자시탕 변방들을 먹으면서 관찰하기도 하고 주변 사람들에게 주면서 관찰하기도 했는데 재미있는 것은 수족다한증이 상당히 좋아지더라는 것입니다. 가슴의 긴장이 풀려서 마음이 편해지니까 수족다한증도 좋아진 것이 아닐까 생각해봅니다. 영화 〈밀양〉에 보면.. 전도연이 억울함에 본인 가슴을 두들기고 쥐어뜯는 장면이 나오잖아요. 제가 생각할 때는 그런 가슴 답답함, 가슴의 죄어드는 듯 한 통증이 치자시탕 혹은 치자의 적응증이라고 봅니다.

치자 혹은 치자시탕이 가지는 황련 혹은 황련아교탕과의 차이점은 일단 황련이 들어간 처방에는 '통증'의 언급이 없다는 것이고, 〈상한론〉에서는 사심탕류 후세방의 용례에서도 황련이 자주 쓰이는 곳은 출혈, 즉 기혈이 유여한 사람의 기혈 편중에 주로 쓰이는 것이라고 보이죠. 대체로.. 그 편중이라는 게 흉격인 경우가 많고, 갈근금련탕 같은 조문에서는 흉격에 편중된 기혈에 의한 맥촉을 치료하는 것으로도 보입니다. 모 학회에서는 흉부 압진을 통해 답답함이 유발되는 흉부거안 경향인 경우에 황련을 쓴다고 하고, 또 다른 학회에서는 피부를 긁어서 발진이 일어나는 경우에 쓴다고 하는데, 둘 다 어쨌건 기혈 유여자의 기혈의 편중 양상을 이야기하고 있는 것이라 보입니다.

반면에 치자시탕류는 〈상한론〉 조문 상 한토하 오치후에 나타난 심번, 흉중질, 심중결통을 치료한다고 되어있죠. 기혈의 소모가 심한 사람 즉 오랫동안 스트레스를 받거나(ex. 우울증) 만성적인 소모성 질환의 소유자가 심장의 긴장이 야기되었을 경우에 쓰이는 처방으로 생각됩니다.

굳이 좀 더 거칠게 황련과 치자를 구분하자면
황련은 분노 경향자(기혈유여하므로)
치자는 우울, 짜증 경향자(기혈부족하므로)

치료 케이스

20대 여성. 우울증.
자살 기도 1회.
늘상 가슴이 답답하고, 자주 불규칙하게 조여오는 통증이 있다.
개인적인 충격적인 경험 이후로 몇 년째 불규칙하게 가슴 조임이 반복된다.
맥은 세삭. 설열. 설태백. 설첨홍.
식욕부진. 口渴, 변비 심함.
치자시탕 투여. 보름 분.
가슴이 편안하다. 시원한 느낌이 든다. 좀 여유로워진 것 같다.
맥도 좋아짐.
소음인 팔물군자탕으로 전방.
2제 복용 후. 혈색 및 심리 상태 많이 안정되고, 대변 양상 상당히 호전됨.

제가 할 수 있는 한도 안에서 심리 상담도 아주 열심히 해줬던 환자인데, 치자시탕 먹고 본인이 "가슴이 편안하고, 기분이 안정된다"라는 말을 스스로 해서 귀 기울여 들었던 적이 있네요.

5. 마황

〈상한론〉은 상한(傷寒)만을 다루는 책이 아님에도 불구하고 책 제목을 상한으로 이름 붙인 것은 그만한 이유가 있다고 생각합니다. 한(寒)에 관한 이야기라는 것이죠. 〈상한론〉의 제1조문 '太陽之爲病 脈浮 頭項强痛 而惡寒' 에서도 이미 오한(惡寒)을 굉장히 강조하여 언급하고 있습니다. 태양병이란 오한을 중심으로 하는 병이다- 즉 오한이 있을 때는 강력하게 발한을 하여야 한다, 라고 해석을 할 수 있겠죠.

그렇기 때문에 발한의 요약이 되는 마황이 제 개인적으로 〈상한론〉의 가장 주인공 약재가 아닐까 생각을 합니다. 대개 많은 연구가들이 〈상한론〉을 계지를 중심으로 해석을 합니다. 아무래도 계지가 가장 많이 활용되었으니까요. 계지의 중요함은 크게 말할 필요가 없지만 〈상한론〉이라는 책을 쓴 저자의 목표는 발한(發汗)을 시켜야 하는 스테이지에 사하(瀉下) 등의 오치를 하는 것을 막는 것을 1순위로 하고 있다고 생각을 하고 때문에 마황이 더 중요하다고 보는 것이죠.

다만, 마황은 좋은 약이지만 활용하기가 때로 까다로운 약이기도 합니다. 일단 마황은 마황 단독으로 쓰이는 약들에서 보여지듯이 주요 작용은 기관지를 확장시켜 산소흡입량을 늘리는 것에 있습니다. 환혼탕(還魂湯)이라고 불리는 처방이 가장 극적으로 그것을 보여주죠. 죽어가는 사람의 혼이 돌아온다, 라는 뜻이죠. 그 다음이 계지 등의 혈액 순환 효과가 있는 약들과 배오가 되면 발한을 시키는 요약이 됩니다. 마황이 교감신경을 흥분시켜 한선을 자극하여 땀이 날 환경을 만들고, 계지가 혈액 순환을 도모하여 땀이 나도록 한다- 마황탕은 그러한 의미로 처방이 되고 있습니다.

〈상한론〉 내에서 적극적인 발한제는 결국 마황탕과 갈근탕, 대청룡탕인데 마황탕은 단순 발한, 갈근탕은 근육의 긴장을 동반한 경우, 대청룡탕은 고열이나 번조 등을 동반한 경우의 발한입니다. 앞서 말씀드렸듯이 세 처방 모두 목표는 오한(惡寒)을 중심으로 해야합니다. 오한이 현재 있거나 혹은 바로 얼마 전까지 있었거나. 갈근탕은 항배강수수라는 이름의 승모근 및 경항부 근육의 긴장을 주로 호소하며, 대청룡탕은 좀 더 고열에 심박수가 올라가 있는 경우가 많습니다.

마황이 호흡기계에 작용하는 것은 화담지해평천약으로 분류된 많은 약물들이 보완을 해주고 있습니다. 반하나 전호 같은 것들이 그것이죠. 마황이 신경계에 작용하는 것은 개규약 등이 보완을 하고 있습니다. 저하된 신경을 활성화시키는 약재로 마황을 대신하는 대표적인 것들이 사향과 석창포 등입니다. 마황이 한선을 자극하여 발한에 도움을 주는 것은 형개, 총백 등의 약들이 보완을 하고 있습니다.

6. 석고(石膏)

석고는 주성분의 95% 이상이 CaSO4.2H20 이므로 칼슘을 중심으로 생각하면 이해하기가 조금 쉬워집니다. 칼슘은 나트륨과 길항적으로 작용하므로, 저칼슘혈증의 경우 상대적으로 나트륨이 많아져서 신경 및 근의 흥분이 잘 야기됩니다. 따라서 체징으로는 번조, 동계와 같은 현상이 잘 일어나게 되겠죠. 석고는 칼슘을 안정적으로 공급하여 번조 및 동계를 진정시키는 효과를 나타내게 됩니다. 치료를 할 때도 맥삭(脈數) 경향이 있는 번조, 동계 환자에게 활용하는 경우가 많습니다. 특히 맥박수가 85회 이상으로 올라가있는 환자를 주 치료 대상으로 합니다. 칼슘을 활용하는 또 다른 약들의 례가 용골, 모려, 복령 등이 됩니다. 이들은 모두 석고처럼 흥분을 가라앉히는 효과가 있습니다. 다만 기능이 조금씩 다르겠죠.

〈한방약리학〉에 따르면 석고는 체온조절중추의 항진을 억제하여 해열 작용을 나타내며 그 과정에 발한을 억제한다고 이야기하고 있습니다. 임상적으로도 활용 시 석고가 치료 반응을 잘 나타내면 발열과 발한이 같이 멎는 것을 볼 수 있습니다. 〈황한의학〉의 저하 탕본구진의 경우는 감염성 질환의 경우 석고가 일 100g 이상 투여되어야 해열의 효과를 볼 수 있다고 이야기를 하고 있습니다. 제 개인적인 경험으로는 꼭 그렇게 대용량으로 활용될 필요는 없으나 확실히 용량이 높아질수록 상대적인 효과는 상승하는 것 같습니다. 석고는 품고에 따라서 효과가 상대적으로 달리 나타나므로 좋은 석고를 찾아서 활용하는 것이 좋지 않을까 합니다.

옛사람들은 양명열(陽明熱)이라 하여 고열에 해열을 하는 약으로 주로 생각을 했으며, 급만성의 질환에서 기열(氣熱)이라 하여 특별한 체징이 없는 열을 치료하는 약이라고 이야기하였습니다. 이는 두통, 심계, 협통 등 스트레스와 관련된 장기들의 과 항진 상태가 동반되지 않는 상태의 열상을 치료한다는 뜻으로, 아마 석고가 갑상선-부갑상선 등의 장기와 연관이 있지 않을까 하는 추측을 가지게 합니다. 실제로 〈중약대사전〉에는 석고를 오래하면 부갑상선의 기능 이상이 온다고 이야기하고 있습니다.

칼슘은 인(P)과 길항적인 작용을 하는데, 인은 우리 몸에서 ATP를 만드는 조효소로 활용이 됩니다. 따라서 칼슘이 투여되면 인이 줄어들게 되는데 이는 ATP 생성을 줄어들게 하여 열 생산을 줄여줍니다. 따라서 호흡으로 인한 불감발한 등을 줄어들게 하고 이는 탈수에 의한 갈증 등을 멎게 하는데 간접적으로 도움을 줍니다. 〈약징〉에서 길익동동은 석고의 주치를 번갈(煩渴)이라고 하였는데 사실 갈증은 재미있게도 〈상한론〉 내에서 백호탕 조에서는 직접 언급되고 있지 않습니다. 갈증에 대한 언급은 백호가인삼탕조에서만 수차례 언급이 되고 있죠. 이는 석고가 직접적인 해갈을 하는 작용이 있는 약이 아니라 간접적으로 해갈을 도와주는 약이라는 뜻입니다.

지황백호탕
석고 20-40 생지황 16 지모 8 방풍 독활 4

양독백호탕
석고 20-40 생지황 16 지모 8 형개 방풍 우방자 4

〈동의수세보원〉에서는 소양인의 약으로 석고가 대량 활용됩니다. 이제마 선생은 소양인의 병리에 따라 처음에 소양인의 질환을 육미지황탕으로 커버를 할 수 있다고 생각했는데, 고열의 질환에서 백호탕을 활용하여 치료를 하고서 이것 역시 소양인에게 중요한 약임을 깨달았다고 〈동의수세보원〉에 나옵니다. 석고를 가장 극적으로 활용하고 있는 례는 아무래도 지황백호탕, 양독백호탕이겠죠.

7. 건강(乾薑)

알려져 있다시피 건강은 생강을 말린 것입니다. 따라서 소량의 건강은 대량의 생강을 반영합니다. 약리적으로 생강과 건강은 큰 차이는 없다고 알려져 있습니다. 생강에는 휘발성의 성분이 들어있기 때문에 발한을 하는데 도움을 주기 때문에 〈상한론〉에서는 태양병 및 소양병에 생강이 활용되는 경우가 많고 병이 진행되어 갈수록 건강을 사용하는 용례가 더 늘어납니다.

곽향정기산
곽향 6 자소엽 4
창출 백출 반하 진피 청피 대복피 계피 건강 익지인 자감초 2 강삼조이

향사양위탕
인삼 백출 백작약 자감초 반하 향부자 진피 건강 산사육 사인 백두구 4 강삼조이

백하오이중탕
백하오 백출 백작약 계지 포건강 8 진피 자감초 4

백하오부자이중탕
백하오 초백출 백작약미초 계지 포건강 8 진피 자감초 포부자 4

이제마의 〈동의수세보원〉에서는 건강이 들어가는 처방의 공통된 특징이 복통입니다. 이는 〈상한론〉의 태음병 복통자리(腹痛自利)에서 유래한 것으로 복통을 건강의 약증으로 본 것입니다. 일리가 있는 논의라고 생각합니다.

건강을 가장 적극적으로 활용하고 있는 처방은 아무래도 〈상한론〉의 이중탕이겠죠. 이중탕은 이후 부자이중탕, 후박온중탕 등으로 발전을 하면서 허냉(虛冷)의 복통을 치료하는 주요 약재로 자리매김을 합니다. 후세에는 고량강 호초 정향 등이 건강의 역할을 대신합니다. 〈동의보감〉에 해당 약재들이 들어가 있는 처방을 보면 복통을 호소하는 경우에 활용되는 것이 거의 대부분입니다. 어쨌건 이러한 온리약들의 중요한 주치증 가운데 하나는 '통증'이라는 것을 잊지 마시길 바랍니다.

숙지황으로 위장관에 영양을 공급하고, 건강으로 위장관의 순환을 개선한다는 약대 조합이 기존의 후세방에는 크게 많지 않은데, 〈경악전서〉에는 상당히 많습니다. 대온중음, 육미회양음, 이음전, 위관전, 귀기음 등이 그것입니다. 저는 소화기의 상태 특히 소장의 상태가 좋지 않을 때 빠른 시간에 개선을 하는 상당히 좋은 약대라고 생각하고 있습니다.

건강과 생강에 관해서 개인적으로 재미있는 이야기들이 많은데, 한 가지가 10여년 전에 택시를 탔을 때의 일입니다. 학교 앞에서 택시를 탔는데 택시기사 분이 한의학 공부하시는 분이냐며, 자기가 한의학의 효과를 몸소 체험하고 있다는 겁니다. 무슨 이야기인가 들어보니 본인이 키가 180cm임에도 불구하고 체중이 20여 년 동안 한 번도 60kg을 넘긴 적 없을 정도로 깡말랐었는데, 몇 달 전 어느 날 나이든 한의사가 택시를 탔는데 자신의 상태를 보고는 '당신은 소음인 한증이므로 생강 끓인 물을 하루 종일 들고 다니면서 마시면 살이 찌는데 도움이 될 것이다'라는 이야기를 하는 것을 듣고서 그 이후로 생강물을 원없이 마셨다고 합니다. 그랬더니 4개월만에 15kg이 쪄서 지금 75kg 정도의 체중을 유지하고 있다고 너무 신기하다는 이야기를 제게 하였습니다. 저는 거기에 착안하여 그 이후로 살이 찌기를 희망하는 분들에게 소음인의 변증이 어느 정도 되면 항상 생강 끓인 물에 설탕이나 꿀을 잔뜩 타서 들고 다니면서 항상 물대신 마시라고 이야기를 하는데 3-4 케이스 정도 극적으로 체중이 증가한 경험이 있습니다.

8. 숙지황

숙지황에 대해서 이야기를 해볼까 합니다. 숙지황은 이해하기가 쉽지 않습니다.

고래로 많은 의가들이 숙지황에 관한 언급을 해왔는데, 첫 번째 문제는 이 약이 신음(腎陰)을 보하는 약인가, 중초(中焦)를 보하는 약인가 하는 것입니다. 명대 온보학파가 유행하면서 특히 장경악이 숙지황을 대량으로 활용하고, 또 腎을 중요하게 이야기하면서 숙지황은 이후 腎陰을 보하는 절대적인 약인 것처럼 언급이 됩니다.

사실 명대 이전의 문헌에서는 숙지황이 크게 주목을 받지 못했음은 물론 이거니와 腎과의 연관성에 대해 언급된 구절을 찾는 것도 쉽지 않습니다. 신장과 관련이 있을 것이라고 추측이 되는 것은 〈금궤요략〉의 팔미신기환인데 이는 하초의 문제를 다루는 약으로 기술이 되어있기 때문에 이것을 연역하여 숙지황이 腎의 주요약이다, 라고 생각했던 것입니다. 그렇지만 신기환의 경우 하초의 문제는 복령, 택사가 주로 처리하는 문제이고 숙지황만의 작용은 결코 아닙니다. 제하불인이나 제하함몰 등을 보하는 약이 숙지황이라고 많은 문헌들에서 단정하고 있지만 실상은 팔미신기환의 증이지 숙지황만의 증이 아닙니다.

숙지황은 일단 특징적으로 영양이 풍부하기 때문에 일차적으로 소화기의 상태를 좋게 만들어 주는데 일조합니다. 생지황과의 문제를 언급하지 않을 수 없는데 여기서 많은 의가들이 논의했던 두 번째 문제가 부상합니다. 생지황과 숙지황은 서로 다른 약인가?

일단 약리학적으로는 생지황을 찌는 과정에서 여러 가지 변화가 생긴다고는 알려져 있습니다. 다만 생지황은 寒性인데 숙지황은 溫性으로 변한다는 것은 문제가 있는 논의라고 봅니다. 찌는 과정은 기본적으로 전분의 흡수를 상당히 쉽게 하도록 도와주는 과정입니다. 그리고 생지황을 찌는 과정 중에 부피가 상당히 줄어들게 되는데 이를 다시 이야기하면 소량의 숙지황은 대량의 생지황 역할을 하고 있다는 뜻이 됩니다. 이는 온보학파들처럼 숙지황을 대량으로 쓰면 기존의 생지황만으로 보여줄 수 없었던 대량의 영양 공급을 할 수 있다는 것으로 받아들일 수 있습니다. 그러한 대량의 전분 및 기타 영양소의 공급을 통해 소화관 특히 소장의 상태를 개선하여 여러 가지 문제를 개선해주는 약인 셈입니다. 숙지황이 腎의 약이라는 것을 반박하는 여러 문헌들에서 숙지황이 중초의 약임을 공인하고 있는데 이것은 이러한 맥락에서 이해될 수 있습니다.

형방지황탕
숙지황 산수유 복령 택사 8 차전자 강활 독활 형개 방풍 4

독활지황탕
숙지황 16 산수유 8 복령 택사 6 목단피 독활 방풍 4

십이미지황탕
숙지황 16 산수유 8 백복령 택사 6
목단피 지골피 현삼 구기자 복분자 차전자 형개 방풍 4

〈동의수세보원〉에서 이제마 선생은 소양인의 소화기 문제를 개선하는 약으로 형방지황탕과 독활지황탕, 십이미지황탕 등을 제시하고 있는데 이는 숙지황 및 산수유 등의 영양이 풍부한 약재로 소장의 상태를 개선하고, 택사 복령 차전자 등 소변량을 늘려주는 약으로 신장의 순환을 개선하는 처방이라고 이해할 수 있습니다.

9. 연자육

연자육은 이해하기 쉽고도 어려운 약재입니다. 본초학 교과서에는 수삽약으로 분류가 되는데 이는 〈동의보감〉에서 연자육이 많이 활용된 부분을 봐도 분명해집니다. 연자육은 대부분 〈精〉, 〈小便〉, 〈內傷〉, 〈虛勞〉, 〈消渴〉에 집중되어 있습니다. 일단, 체력 소모가 심한 환자들의 경우 유정(遺精)이나 소변빈삭 등이 자주 나타나게 되는데 이를 치료하는 약재로 활용이 됩니다. 심열(心熱)을 내려서 구갈을 없애고, 유정과 소변 빈삭을 치료한다, 라고 이야기한다면 쉽게 이해는 할 수 있습니다. 그리고 삼령백출산이나 기타 〈허로〉〈내상〉문의 처방에서처럼 체력 저하가 극심한 환자에게 회복을 할 때 영양 보충을 해주는 약재로도 활용이 됩니다. 일차적으로 위장관에서 먼저 작용을 하는 약재임을 짐작할 수 있습니다.

〈동의보감〉에서 연자육이 가장 적극적으로 활용된 처방은 황련청심음과 청심연자음입니다.

황련청심음
황련 생지황 당귀 감초 복신 산조인 원지 인삼 연자육 등분

청심연자음
연자육 2돈 적복령 인삼 황기 1돈 황금 차전자 맥문동 지골피 감초 7푼

황련청심음에서는 황련, 생지황이 천왕보심단에서처럼 활용되어 심열(心熱)을 내리고 연자육이 보조적으로 청심열을 하면서 수삽을 하는 형태로 보조를 하고 있습니다. 청심연자음에서는 연자육이 군약으로 활용되며 황기, 인삼이 좌약으로 가미되어 心의 虛熱을 치료하는 약으로 활용이 되고 있습니다. 두 처방의 활용 및 〈동의보감〉내 연자육의 활용으로 보건대 실열(實熱)보다는 허열(虛熱)을 치료하는 약재가 아닐까 생각이 됩니다. 고방에서 치자가 했던 역할을 대신하는 약재인 셈입니다.

천왕보심단

생건지황 4냥 황련 2냥 석창포 1냥 인삼 당귀 오미자 천문동 맥문동
백자인 산조인 현삼 백복신 단삼 길경 원지 5돈 등심초 죽엽

청심연자탕

연자육 산약 2돈
천문동 맥문동 원지 석창포 산조인 백자인 황금 나복자 1돈 감국 0.3돈

이제마 선생이 창방한 청심연자탕의 경우 태음인에게 다용되는 명방인데, 이름은 청심연자탕인데 정작 처방 구성은 청심연자음보다는 천왕보심단에 훨씬 가까이 있습니다. 생지황과 황련의 조합을 연자육과 산약으로 대신 가미해놓은 형태의 처방입니다. 여기서 이제마 선생이 태음인을 바라본 관점을 조금 이해할 수 있습니다. 후세방에서 언급되는 심열(心熱)은 사상의학에서는 대부분 소양인의 병리입니다. 따라서 황련과 생지황 등이 주로 활용되는 영역인데, 이제마 선생은 태음인의 경우는 심열과 유사한 형태의 증상이 나타나더라도 심장의 직접적인 문제가 아니라고 본 것입니다. 따라서 연자육과 산약처럼 위장관에 1차적으로 작용하는 약들 위주로 처방을 바꾸어 놓았습니다. 실제로 청심연자탕은 천왕보심단처럼 상충(上衝), 번조(煩燥)나 전중 압통, 심하 압통 등 흉격의 문제를 동반하지 않는 태음인의 신경정신과적 문제를 다루는 좋은 처방입니다.

10. 향부자(香附子)

향부자는 비교적 이해하기 쉬운 약입니다. 단순히 기울(氣鬱)을 치료하는 약이라고 이해하면 됩니다. 〈청강의감〉을 쓴 청강 김영훈 선생은 여성 환자에게 향부자를 굉장히 많이 가미하였기 때문에 김향부라 불리기도 했습니다. 그만큼 좋은 약이라는 뜻이겠죠.

향부자는 〈태평혜민화제국방〉에 수록된 처방에서 다용됩니다. 〈태평혜민화제국방〉이 유행을 함에 따라 향부자의 활용폭이 상당히 넓어졌는데 이는 일단은 효과가 좋기 때문에 가능한 일이었겠죠. 이는 후일 주단계 선생에게 조(燥)한 약을 함부로 사용하는 풍토를 낳았다고 하여 비판을 받게 됩니다.

기울(氣鬱)이라는 본 서적에서 자주 언급이 되지만 저는 스트레스 반응 초기의 교감신경 항진 상태라고 생각하고 있습니다. 따라서 기울을 풀어준다는 것은 교감신경의 흥분을 안정시키고 스트레스 반응을 정상화 시킨다는 의미로 받아들일 수 있습니다. 여러 가지 스트레스 반응들을 추정해서 향부자를 가미하면 치료에 도움을 줄 수 있습니다.

〈동의보감〉에 향부자가 군약으로 활용된 처방들을 보면 주치증이 상당 수 통증과 관련된 것을 확인할 수 있습니다. 스트레스로 인한 통증을 해결하는데는 주로 오약과 배오되는 경우가 많습니다. 통증 이외에도 가미온담탕이나 분심기음과 같은 처방에서는 감정상의 문제를 처리하는 데도 활용을 하고 있습니다. 칠정상과 관련된 유명한 처방인 가미온담탕이나 분심기음에서는 향부자가 가장 중요한 역할을 하고 있습니다.

혹자는 향부자를 '약한 시호'라고 표현을 하기도 하는데 일리가 있는 표현이라는 생각을 합니다. 시호는 비교적 여러 가지 효과를 보여줍니다. 신경 계통의 문제, 면역 계통의 문제를 처리하는 약이기도 하고, 해열과 소염을 하는 약으로도 활용됩니다. 반면에 향부자는 주로 통증 및 감정과 관련된 신경 계통의 문제에만 초점이 맞추어져 있다는 차이점이 있습니다.

초기의 실증 경향을 다루기 때문에 향부자를 군약으로 쓸 환자들의 경우 복진 시 전중압통이나 기타 복부의 뚜렷한 압통을 나타내는 경우가 많습니다. 압통이 뚜렷하고 두통, 생리통 등의 통증을 호소하거나, 쉽게 짜증이나 분노가 나는 등 감정 상의 변화가 잦은 경우가 향부자의 적응증입니다. 예민한 여성들에게 많으며 남성에게도 있습니다.

〈동의수세보원〉에서 이제마 선생은 궁귀향소산과 향부자팔물탕을 소음인의 울광증을 치료하는 약으로 활용하고 있습니다. 두 처방에서 향부자는 모두 통증을 개선하고, 정신적 안정을 주는 역할로 활용이 됩니다.

궁귀향소산
향부자 2돈 자소엽 천궁 당귀 창출 진피 자감초 1돈 총백 5대 생강 3편 대조 2개

향부자팔물탕
향부자 당귀 백작약 2돈 백출 백하수오 천궁 진피 자감초 1돈 생강 3편 대조 2개

11. 황련

황련은 청심열(淸心熱)을 하는 대표적인 약재입니다. 〈상한론〉에서는 대황황련사심탕, 삼황사심탕, 황련아교탕, 소함흉탕, 반하사심탕, 생강사심탕, 감초사심탕, 황련탕, 부자사심탕, 건강황금황련인삼탕, 갈근금련탕, 오매환, 백두옹탕의 13개 처방에서 활용되었습니다. 흥분 상태를 완화하는 대표적인 약재이며, 보조적으로 황금과 더불어 사용되어 소염 작용을 하는 약재로 활용이 됩니다.

황련의 활용을 가장 잘 보여주는 처방은 황련아교탕으로 황련이 심번(心煩)을 치료하는 주약임을 보여줍니다. 황련탕 조문에는 흉중유열(胸中有熱)이라는 표현이 있습니다. 임상에서 신경정신과 환자들이 이러한 조문처럼 가슴이 답답하거나 뜨거움을 호소하는 경우가 매우 잦은데 이 때 황련은 없어서는 안 되는 요약입니다. 어떤 원장님은 임상 시 황련을 활용할 때 흉곽을 지그시 눌러서 가슴 답답함을 호소하는 경우(胸部拒按)에 주로 활용한다고 하는데 이는 크게 의미가 있다고 봅니다. 황련을 군약으로 활용하여 병증에 적중하는 경우 점차 흉부거안 양상이 풀리는 모습을 볼 수 있습니다.

앞에서 말한 것처럼 〈상한론〉 내에서는 흥분을 가라앉히는 역할과 소염 작용을 하는 역할 두 가지가 혼재되어 사용되고 특히 후자의 경우는 황련, 황금이 함께 활용되어 처리하는 경우가 많습니다. 대표적으로 사심탕 류나 갈근금련탕이 그렇습니다. 후세에는 황련의 경우는 흥분을 가라앉히는 안정 효과를 초점으로 활용이 주로 되며, 황금은 소염 작용을 하는 효과를 중심으로 활용이 되는 경향이 있습니다.

황련을 대체해서 후세에 자주 활용되는 약재를 꼽으라면 대표적으로 생지황과 고삼을 들 수 있습니다. 고삼의 경우는 비교적 최근에 대체 되어 사용되는 경향이 강하며 현대 중의학에서 심장질환을 중심으로 특히나 활용이 많이 되고 있습니다. 생지황은 도적산(생지황 목통 감초)에서 생지황이 심열(心熱)을 제거하는 약으로 활용된 이후 많은 처방들에서 심열을 제거하는 대표적인 약재로 활용이 됩니다.

〈동의수세보원〉에서 이제마 선생의 경우도 생지황을 심열을 제거하는 대표적인 약재로 활용을 합니다. 소양인 열자의 경우 거의 석고와 생지황이 그러한 역할을 도맡아서 하고 있습니다. 재미있는 건 이제마 선생은 정작 황련은 크게 활용을 하지 않는다는 사실입니다. 황련은 몇 가지 처방에서 고방에서 황금이나 백두옹 정도가 했던 위장관 소염 작용 효과를 노리기 위해 활용을 한 편입니다.

정리를 하면, 황련은 심번(心煩) 등을 해소하기 위해 활용되는 약이며, 흉부거안으로 진단할 수 있고, 갈근금련탕 조문에서 보여지듯이 맥이 삭(數)한 경향에 주로 활용되며, 황금 등과 배오되어 소염 작용을 극대화하는 형태로 활용됩니다.

12. 보중익기탕

제가 역대로 써본 처방 중에서는 보중익기탕이 제일 드라마틱 하더라고요. 최근 몇 년 간 처방 실패해 본 적이 거의 없습니다.

<u>처방 투약의 기준은 식욕부진, 맥세약 을 기본으로 잡고 쓰면 됩니다.</u>
<u>단순히 구중무미-식욕부진만 보고 쓰면 잘 안됩니다.</u>
<u>왜냐하면 식욕부진은 기울에도 나타나고, 심열에도 나타나거든요.</u>

쉽게 말해 스트레스 초중기에는 보중익기탕이 안듣죠. 스트레스 초중기가 아니라는 것을 확인하는 사인이 맥세약입니다. 식욕부진도, 단순히 밥 잘 먹어요? 밥 맛있어요? 라고 물으면 안 됩니다. '식사량' 자체가 타인 평균에 비해서 1/2이하로 줄어야 합니다. 나는 식욕이 없어서 잘 안 먹어요. 근데 막상 밥을 먹으면 하루 세 번 한 공기씩 먹습니다. 이런 경우는 구중무미의 경우가 아닙니다. 나는 식욕이 괜찮아요. 근데 아침은 안먹고, 점심 한 끼 먹고, 저녁은 먹는 둥 마는 둥 해요. 이런 경우는 판단을 잘 해봐야하는데 대개 구중무미로 봐야하는 경우입니다.

왜 식욕이 없어질까요?

이동원 선생이 [비위론] 쓴 시절에는 '허로' 때문이었습니다. 기근에 시달리는 사람들이 식사량에 비해서 일을 너무 많이 해서. 즉, 기운이 들어오는 것에 비해서 나가는 게 많아서. 세포 내 공장인 미토콘드리아가 도저히 못해먹겠네 하고 파산 선고하는 것과 같다고나 할까요. 인삼은 약리학적으로 세포내 크렙스 회로를 활성화시키는 효능이 있습니다. 대추도 그렇지요. 그런데 요새 사람들이 일을 그만큼 쌔빠지게 해서 허로에 시달리는 경우가 있을까요? 잘 없겠죠. 게다가 일 쌔빠지게 하는 사람들은 그에 걸맞게 식사량을 오버 해서 먹는 경우가 많기 때문에 이동원 선생 시절 같은 정증의 보중익기탕증을 많이 보기는 힘들 것 같습니다.

반면에 현대인들에게는 인위적으로 식사량을 줄이는 환경에 놓여있는 사람들이 많죠. 스트레스를 심하게 받아서 부신 스트레스 증후군에 시달리다가 탈력기에 접어든 경우, 저탄수화물 다이어트 하겠다고 일부러 식사량을 줄이거나 원푸드 다이어트 하다가 몸이 거기에 적응을 해버린 경우,

저녁에 저녁식사를 안하고 1년 3백65일 음주를 하고 아침에 해장이랍시고 국 하나 먹고 출근 하는 남자분들의 경우. 이런 환경에 놓여있는 분들, 구중무미 있으면 잘 듣습니다.

사실 식욕부진, 맥세약은 백출, 인삼의 적응증에 가깝습니다. [방약합편]을 잘 보시면 사군자탕을 군처방으로 한 거의 모든 처방에 식욕부진 언급이 있죠.

그럼 황기는?

황기는 이동원의 [비위론] 보중익기탕 방해에는 폐기를 보한다고 나와있습니다. 폐기를 보한다는 건 현대용어로는 심박출력을 강화해서 혈액순환을 도모한다, 라고 해석이 대강 되겠네요. 심장이 약해진 걸 보여주는 대표적인 싸인은 자한출 정도 될거고, 꼭 자한출이 아니더라도 보통 폐기가 허해진 사인들, 목소리가 약해진다거나 다리에 힘이 없다거나 하는 경우. 아니면 그냥 기운이 없고 무기력 하다, 하는 경우에도 쓸 수 있겠죠.

처방을 언제까지 복용을 할 것인가? 보중익기탕을 먹으면 먼저 황기의 효과가 나야합니다. 맥이 좋아지고, 자한이 덜해지고. 그 다음에 식욕부진이 좋아집니다. 식욕이 정상에 가깝게 돌아올 때 폐약을 하면 됩니다. 본인이 식욕이 돌아와도 밥 잘 안먹는 습관/환경에 있는 사람들에게는 주의를 주어야 합니다. 그러다가 큰 병이 올 수 있다고.

몇 달 전에 치료해드린 환자 분 중에 두 분 정도 예로 들고 마치겠습니다.

1) 1년 내내 저녁에 술마시는 50대 남자 환자.

한 달 전부터 다리에 힘이 잘 안 들어간다.
10분 정도 서있으면 주저앉아서 못 일어난다.
얼굴색 좋지 않다.
식사량 점심 밖에 안 먹음.
맥세약.

보중익기탕 춘방 1제 투약.

열흘 정도 먹었더니 몸이 펄펄 날아갈 듯 하다.
걸을 때 힘이 전혀 안듦.
맥/얼굴색을 보니 훨씬 좋아짐.
2제까지 먹고 폐약.

두 달 정도에 한 번씩 계속 repeat 중입니다. 혹시나 해서.

2) 무리한 다이어트 이후 식욕이 없는 날씬한 20대 여환.

여드름 많다.
맥세약. 식욕부진. 무기력. 아무 것도 하기 싫다. 멍하다.

보중익기탕 원방 투약.

식욕 확연히 돌아옴. 눈에 생기가 돌기 시작.
2제 복용 후 운동할 의욕이 생겨서 운동 다시 시작.
폐약.

13. 승기탕 류

승기탕 특히 대승기탕을 근골격계 통증이 있는 환자들에게 그냥 무작정 뿌린 적이 있어요. 〈상한론〉 조문에 보면 유달리 많이 나오잖아요. '사하로 인한 오치(誤治)' 이게 대체 왜 그 당시 사람들이 그토록 사하를 많이 하는지에 대한 정론은 없는 것 같은데 일설에 의하면 피마자유 같은 사하제로 사하를 하는 것이 당시의 유행이었다고도 하고 우리도 현재 그런 유행이 많잖습니까? 거슨요법이나 니시의학 하시는 분들이 관장하는 거.

일단은 그런 사하를 좀 더 정교하게 이해하는 차원에서 대승기탕을 근골격계 통증 그 중에서도 무릎, 허리, 어깨 등 우리가 자주 보는 관절부위 통증이 있는 환자들에게 일절의 변증 없이(예컨대 복만, 조시, 심하 이런 변증없이) 대승기탕을 30명에게 뿌려보았습니다. 어떻게 됐냐면요.

20-25 명이 호전 반응이 있었어요. 개중에는 한 팩을 먹자마자 관절불리가 훨씬 덜해진 경우도 있었고, 3-4일 지나서 좋아진 경우도 있었고 설사를 몇 번 심하게 하고 난 다음 좋아진 경우도 있고, 전혀 설사를 하지 않았으나 좋아진 경우도 있고. 그야말로 천차만별. 나머지 실패한 사람들 중에는 설사를 시작해서 보름 넘게 안 멎던 사람도 있고, 약먹고 더 심해진 사람도 있고, 팅팅 부은 사람도 있지만.. 어쨌건 호전 반응이 나타나는 경우가 더 많았다는 게 재밌었죠.

그 때 드는 생각이 승기탕류는 강력한 사하제 이전에, '강력한 이기제다' 그런 생각이 들었습니다. 전 개인적으로 〈상한론〉 처방들 거의 대부분이 표치제라고 생각하고 있습니다. 이는 〈상한론〉 처방들을 오래 쓰다 보니 든 생각인데 〈상한론〉 처방들 다수가 넓은 의미에서 행기거담行氣去痰지제들인 것 같더라구요. 특히 효과가 좋은 것들이 대개 水氣를 제거하는 약물들 후세방과의 보완적 이론과 임상이 필요하겠다는 생각이 듭니다.

아무튼 상한 처방들이... 단순히 외감병만을 치료하는 것은 아닐진대.. 또 그렇다고.. 모든 chronic한 질병까지 다 커버가 되는 것도 아닐진대..

치료 케이스

50대 후반의 물살형 체형 여성.
주소증은 손과 손목이 약간 뻣뻣해져서 운동불리하다.
양 손이 밤낮으로 때때로 저린 경향이 있다.
허리 및 어깨도 아픔. 계속 몸이 무겁고 피곤함.
복부는 팽만한 편에 가스가 잘찬다.
변은 불규칙하게 보는 편. 연변이었다가 변폐 경향이 있었다가 오락가락.
맥침. 설건 백태.
대황 망초 견우자 후박 지실
4일 분 복용.
설사를 초반 이틀 동안 하루 20번 함. 3, 4일은 4번 정도 했다.
4일 간 4 kg 빠지고 몸이 훨씬 가벼워짐.
운동불리 소실. 편해짐. 맥이 살아나서 맥현 양상이 생김.
재발할 수 도 있다고 이야기하고 대시호탕으로 전방해서 줌.

치료 케이스 2

몸에서 뭔가 빼내려고 하면 뻔한 이야기이지만 땀, 소변, 대변 그리고 호흡 밖에 없는데 아무래도 물의 변화가 가장 극적인 곳이 대변이다 보니 대변으로 뭔가 극적인 변화를 주는게 때로 필요한 경우가 있는 것 같습니다.저는 변폐에 초점을 두지 않고 (저는 변 규칙적으로 본다고 해도 씁니다. 개인차가 있겠죠.) 복진 상 복부의 단단함, 전반적인 압통의 상태, 증상의 극렬함 등을 주요 진단 기준으로 해서 투약하는데 환자한테는 복통, 설사 할 건데, 많이 할수록 좋아진다고 이야기합니다. 실제로 그런 경향이 있고요.

최근 래원 중인 환자들 케이스만 적어봅니다.

1. 불안장애
   타한의원에서 1년 가까이 진료를 받았으나 별 무 차도.
   래원 시 얼굴이 시뻘건 상태로 옴. 온 몸이 다 아프고, 특히 두통이 심하다.
   열이 계속 오르고, 앉아만 있어도 식은 땀이 남.

일상적으로 불안함이 극심한 상태. 심박수 100회 이상.
배 어디를 만져도 통증이 있음.

도인승기탕 투약.

복통 설사 반복. 경과 20일째.
열 오르는 일 거의 없음. 오히려 몸이 춥다. 식은 땀 없음.
배가 30% 정도 몰랑몰랑해짐. 압통이 있던 부위 많이 줄어듬.
숨 쉬기 편해지고 불안 절반정도 감소.
제 개인적인 경험 및 견해로는 단순히 승기탕을 장기 복용해서만 완전히 좋아지지는 않는 것 같고, 청열지제들(청간열, 청심열)이랑 교차로 복용하면서 좋아지는 것 같습니다. 차후에 변방해야죠.

2. 조울증
조증과 울증을 번갈아가면서 반복하는데 이미 진단 받은지 7년 가까이 경과됨. 증상 격렬할 때 분노가 심해서 물건 집어던지고, 흉기 쓰기도 한다(일주일에 1회 정도) 변폐 심하고, 생리 문제 심함. 복진상 굉장히 많은 부분 통증 있음. 손만 대어도 아파함.

도인승기탕 두 달.
발작적인 분노가 거의 없음. 차분해져서 가족들이 신기해하고 있음.

14. 팔미와 진양부족(眞陽不足)

중경의 〈금궤요략〉에서는 팔미신기환이 소변불리를 목적으로 쓴 처방이었다죠. 그러다가 전을이 〈소아약증직결〉에서 소아에게 육계와 부자는 맞지 않다고 하여 빼고 육미를 만듭니다. 육미가 補腎의 神方인 것처럼 인식되어서 너도 나도 補腎에 투약하게 되는 명약이 되죠. 팔미 혹은 팔미변방은 〈동의보감〉 정도의 시기 까지만 해도 대단히 주목 받는 처방은 아닙니다.

주단계 선생의 의론 이후 음허는 대개 허열과 관계가 있기 때문에 지모, 황백 혹은 오미자, 맥문동 류와 섞이는 일은 많을지라도 육미에 육계, 부자를 넣는 생각을 잘 못한 것이죠.

그러다가 왜 팔미가 다시 주목을 받게 됐냐하면, 명 청대 의가들의 의학관 때문에 그런 것이죠. 명 청대 온보학파들은 태극도설의 영향을 아주 많이 받았는데, 인체에서 이 태극이 무엇일까, 라는 질문을 던지게 됩니다. 이전의 의가들은 음양에 의거한 임상론이었다면 온보학파는 태극이라는 근원을 끌어들인 것이죠. 의서를 뒤지면 태극에 가장 가까운 개념이 命門인데, 명문을 제일 먼저 언급한 난경의 경우 명문에 대한 설이 오락가락하죠. 물론 그걸 본받은 온보학파들의 명문학설도 오락가락 합니다. 크게 좌신 우명문설과 신간동기설 두 가지인데, 그나마 온보학파 가운데 정리를 잘 했다고 평가받는 장경악도 책에서 하나로 정의를 내리지 못하고 오락가락하죠. 조헌가 같은 경우 극단적으로 음허에는 육미, 양허에는 팔미면 다된다는(!!) 아주 참신한 발상까지 끌고가게 되죠. 한의학의 장구한 역사에서, 이론을 몸에 대입하려한 가장 드라마틱한 경우라고 할 수 있습니다.

그런데 이들이 봤던- 命門, 다른말로 腎陽, 혹은 또 다른 말로 眞陽의 임상적 가치는 무엇일까요? 명문화가 가장 잘 들어나는 경우가 언제 일까요?

생각해보면 간단합니다.

온보학파 이전의 의가들은, 특히 이동원의 영향 아래 있었던 의가들은 '腎을 보하는 것은 脾를 보하는 것만 못하다' 라는 입장을 견지하고 있었죠. 음식의 소화/운화가 생명의 추동력이라고 보았던 것입니다. 음식 이외에 사람들의 에너지를 가장 잘 보여주는 때란 대체 언제일까. 그건, 너무도 당연하게, 잠을 자고 있을 때죠.

잠을 자고 있을 때도 사람이 완전히 싸늘히 식는 것은 아니잖아요. 음식을 먹지도, 활동을 하지도 않지만, 그 사람이 살아있게 만드는 에너지. 眞陽이 부족하다면 어떻게 될까. 자는 동안 추워서 깨겠죠. 에너지를 유지할 수 없으니까. 그리고 추위를 덜 타려고 어떠한 상황에도 이불을 덥고 자려고 할 것이고요. 춥다고 느끼지 못하더라도, 자주 깨겠죠. 특히나 2-3시간 단위로 깨는 사람은 眞陽不足인 경우가 많겠죠. REM 수면기에 체온이 유지가 안되면 죽을 수도 있다고 몸이 판단할 테니까요. 또한 자는 동안 대기가 싸늘해지는 새벽이 되면 설사를 하기도 하겠죠. 오경설이라고 하나요? 거기에 덧붙여서, 소화기가 이상 없다는 전제하에, 기초 체온을 유지할 힘이 없으므로 손발이 차겠죠. 당연히 추위를 더 타는 경향도 있을 거고요. 혹은 소화가 안 될 수도 있겠죠. 이런 메타포를 좋아하지는 않지만, 흔히 하는 비유처럼 솥을 데울 불이 없으니깐.

그런데 밑에 1) 손발이 차다 2) 평소에 추위를 잘 탄다 3) 소화가 안 되고 설사가 잦다

이것을 판단하는 시기가 대개 깨어있는 시기이므로 脾氣의 문제인지 腎陽의 문제인지 구별하기가 힘듭니다. 깨어있는 시기에 더 주도적인 건 아무래도 脾氣(中氣)이니까요. 잠을 잘 때 유의미한 체온의 변화가 있는지, 잠을 규칙적인 시간마다 깨는지, 혹은 새벽마다 설사를 하는지 이런데 포커스를 맞춰서 처방을 하면 좀 더 팔미의 효과가 잘 나오지 않을까 싶습니다. 팔미를 보통 장양제로 많이 알고 쓰시는데, 단순히 남성의 발기를 더 좋게 하기 위해서라면 후세방의 장양지제들이 훨씬 잘 듣습니다. (파고지, 육종용 등등) 처방 해보신분들 알겠지만.

팔미는 수면 중에 떨어지는 기초 체온을 일정하게 유지시키는데 도움을 주는 처방입니다. 육미가 수렴지기로 안정을 유도하고, 육계 부자가 일정한 체온을 유지시켜주도록 혹여 장양에 도움이 된다면 수면의 질이 향상 되어서 그런 거라고 봅니다.

15. 위음허(胃陰虛)와 독활지황탕

우리가 통상적으로 소화기가 좋지 않다, 설사가 잦다, 라고 부르는 증상들 중 가장 많은 수는 비기허, 비양허 혹은 위실, 비실로 변증되는 증상들입니다. 사군자탕 계열방, 평위산 계열방을 쓰는 경우죠. 이 경우의 특징은 기허로 인한 수기의 정체가 있거나(비기허), 실제 정체가 된 숙식이 있어서(위실) 생기는 것들이므로.. 상완, 중완, 하완 부위가 부풀어 오르거나 아픈 경우가 있다는 것입니다. 가장 많이 쓰이는 약물은.. 백출(사군자탕), 창출(평위산), 반하(이진탕, 육군자탕) 같은 것들..

근데 간혹 환자는 속이 가스가 차고, 식사량이 줄고, 위가 답답하다고 호소하는데, 아무리 배를 눌러도 가스에 의한 갑갑함만 나타날 뿐 압통이 거의 안 나타나는 경우가 있습니다. 심지어는 아무런 통증과 가스가 없는데도 불구하고 환자는 스스로 소화가 아주 안 된다고 하는 경우가 있더군요. 이런 경우 저는 위음허에 가까운 병증이라고 생각하고 있습니다.

위음허(胃陰虛)란, 사실 정확한 의미는 식소, 불능식, 구건, 위열, 변비, 불면 등의 증상군을 통칭하는 용어입니다. 명대의 목희옹(무희옹)이 이론의 대강을 정립했고, 섭천사, 오국통에 이르러 완성된_ 비교적 역사적으로 뒤늦게 '발견'된 병증이죠.. 온병처럼.. 급격한 속도로 체액의 소모가 일어나지 않았다면 찾아내지 못했을 병증이라고 생각합니다. 이 병증을 진단하는 방식이 다소 애매모호 했는데..(중국인들의 애매모호한 표현 때문에 더더욱 그렇죠) 저는 복진으로 압통/반응이 나타나지 않는 위장 질환, 에 포커스를 두고 처방을 하는데 상당히 효과가 좋더군요.

온병 의가들이 창안한데서 알 수 있듯이 위음허 병증은 체액의 소모가 심한 상태에서 일어나는 것 같습니다. 근데.. 생각보다 현대인들에게 많이 나타나는 병증이라고 저는 생각합니다. 왜냐? 술을 만성적으로 / 과다하게 먹는 사람들이 훨씬 많아졌거든요. 술을 오래 먹는 사람들이 초기에는 간열-흉협고만의 증후를 나타내다가 열로 인한 체액의 소모가 심해지면 혈허-음허 계열로 증상들이 바뀌어 나타나는 경우가 많죠. 커피와 녹차.. 같은 카페인 음료로 인한 체액 소모는 어떨까요. 스트레스 때문에 심해진 불감발한으로 인한 체액 소모는 어떨까요. 우리는 알게 모르게 만성적인 탈수 상황에 놓이기 쉬운 여건에서 살고 있죠^^

〈물, 치료의 핵심이다〉.. 라는 책을 보면.. 벳멘겔리지 선생이 교도소에서 병에 걸린 죄수들에게 물만 먹여도 치료되는 경우가 엄청나게 많더라, 라고 기술하고 있습니다. 더운 나라인 이란이기 때문에 물론 우리나라 사람들의 모든 병을 물만 가지고 치료할 수 있다고 한다면 어폐가 있겠지만.

몸에서 체액의 소모가 가장 심한 사상인을 고르라면 아무래도, 단연 소양인이겠죠. 늘 흉격열을 가지고 살고 있으니까요. 흉격열이 오래되면 체액소모가 심해질테고, 그 때문에 나타나는 식체비만증!의 처방이 독활지황탕이라고 생각합니다. 물론 독활지황탕 뿐만이 아니고, 형방지황탕이나 십이미지황탕처럼 숙지황 군약인 약들도 어느 정도 커버하겠죠. 다만 독활지황탕/형방지황탕의 가장 정확한 적응증은 소변불리가 있는 식체비만증이라고 생각됩니다.

실제로도.. 복진을 해보면 gas가 많이 차는 사람들 가운데 상당수가 제하함몰/제하불인이 있더군요. 가스가 빵빵 차는데 배 전체적인 압통은 거의 없다시피하고 제하는 함몰/불인하고, 복창만을 단순히 지실/후박의 증으로 판단하는 것은 많은 무리가 있지 않나 그런 생각해봅니다.

후세 의가들은.. 폐음허/위음허/신음허로 구별을 해서 처방을 쓰곤 하는데.. 처방을 쓰는 용례들을 보면 폐위가 다소 겹치고, 위신이 다소 겹치는 약물들을 많이 쓰죠.. 실제로 섭천사, 오국통의 처방과 의안에 위음허에 생지황, 숙지황이 다량으로 쓰이고 있습니다. 폐음허-위음허야 맥문동, 사삼 기타 등등 많이 알려져 있지만. 따라서 전신적인 체액의 소모를 어떻게 잘 변별해내냐가 관건이 될 듯합니다. 앞서 몇 번 말한 것처럼.. 복진 상 〈압통〉이 없는 소화불량이라는 제 견해는 참고하시구요.

Case1

66세 남.
위장이 좋지 않다. 내시경 상 위염. 약 먹어도 낫지 않는다.
속이 항상 더부룩하다. 대변은 연변 경향.
복진 상 제하무력. 압통은 복부 전반에 걸쳐서 거의 없다.

독활지황탕 원방.
1제 후 속이 아주 편해졌다. 한약 먹고 좋았던 적이 처음이다.
2제 후 대변도 잘보고 아주 컨디션 좋아짐.

Case2

44세 남.

지난 10년 넘게 술을 일주일에 4번씩 마셨다.

위장이 좋지 않다. 내시경 상 위염.

빈 속이 될 때면 속이 아파서 꼭 무언가를 먹어야 한다.

잠을 잘 못자고 천면 경향.

정충 증상이 자주 있다. 대변은 변비 경향.

오국통 사삼맥문동탕 가감 + 오패산.

1제로 아주 좋아짐.

Case3

50세 여.

속이 더부룩하고 아프다. 가스가 많이 찬다.

신경이 예민하고.. 스트레스 받으면 오래 못 잔다.

피부 건조증이 상당히 심함.

커피 잠깨기 위해 종일 대량 복용하는 경우 많음.

사삼맥문동탕+오패산.

1제로 아주 좋아짐.

3제 연복으로.. 전반적인 증상 상당히 좋아졌다..

Case4

30대 중반 남.

항상.. 술을 마시며 산다. 하는 일이.. 접대와 유흥을 위주로 함.

위장 부위가 늘 더부룩하다.

트림을 밥 먹듯이 함.

피부 건조증 심하고.. 얼굴이 까맣다.

변폐가 심하여.. 4일에 한 번 정도 보는 것 같다.

술을 완전히 끊을 수는 없으니.. 술 양을 줄이고..

대황감초탕(+흑축) 일주일 간 복용.
처음으로 속이 좀 편한 것 같다. 기운도 돌고. 화색이 조금 돎.
아직 위 부위가 더부룩 하고 아프다.

사삼맥문동탕 + 오패산 1제.
상당히 좋아짐.
몇 달 뒤에.. 공진단 60알 처방함.

PART

03

임상

스트레스의 스테이지에 관하여

스트레스에 관한 연구는 한스 셀리에가 1920년대에 한 것이 시초이고, 가장 기본적인 모델을 만듭니다. 셀리에는 스트레스에 장기간 노출되었을 때 부신이 위축되는 것을 발견했고, 스트레스가 부신과 관계가 많으며 스트레스 반응을 3단계로 정의를 하게 됩니다.

alarm stage(반응기) – resistance stage(저항기) – exhausted stage(탈력기)

반응기는 특정한 자극에 급격한 반응을 보이는 단계를 의미합니다. 보통의 경우에 단기적인 반응을 나타내고 다시 정상 상태로 돌아오는 경우가 많습니다.

저항기는 특정한 자극에 반응이 나타나서 지속되는 단계를 의미합니다. 같은 자극이 오랫동안 유지가 될 때 여러가지 증상이 나타나는 것을 말합니다.

탈력기는 특정한 자극이 더욱 오래되었을 때 부신이 쪼그라들 정도가 되면 스트레스 리액션에 동원된 코티졸 수치 자체가 떨어져서 무기력감과 기분 저하를 나타내는 단계를 말합니다.

이러한 한스 셀리에의 3단계 모형을 우리나라에서는 이시형 박사가 화병에 적용하여 4단계로 분류를 하기도 했습니다. 현재 공식적으로 화병은 4단계 모델이 인정되고 있습니다.(분노기–갈등기–체념기–증상기)

셀리에의 연구 이후에 한동안 스트레스 연구가 정체기를 맞다가 브루스 멕쿠엔과 그의 제자 로

버트 새폴스키에 의해서 다시 스트레스 모델이 재조명을 받게 됩니다. 현재 해당 저자들의 책은 〈스트레스의 종말〉, 〈STRESS〉라는 이름으로 번역되어 출판되어 있습니다.

여튼 이러한 스트레스 연구가들은 스트레스가 생각보다 광범위하게 인체에 영향을 미친다는 사실을 밝혀냈죠. 스트레스에 관한 후속연구들은 현재 여러가지 번역책들에서 확인하실 수 있습니다. 〈내 몸의 에너지 도둑〉, 〈코티솔 조절법〉, 〈스트레스 코티솔 그리고 완전한 건강〉.

암튼 다시 한스 셀리에의 모델로 돌아와서

1. **반응기에는** 자극에 대해서 급격한 반응을 나타내는 경우가 많습니다. 그리고는 건강한 상태인 경우에는 반응 후 다시 정상적인 상태로 돌아옵니다. 건강하지 않은 상태에서는 반응이 순간적으로 격렬하게 일어나거나 별 거 아닌 자극에 반응을 하게 되겠죠. 순간적인 짜증이 잦은 분들이나, 특정한 상황이 되면 급작스러운 반응이 나타났다가 사라지는 분들이 반응기의 스트레스 반응이 큰 편이라고 할 수 있습니다.

2. **저항기에는** 자극에 대해서 만성적으로 큰 반응을 나타내고 있는 경우가 많습니다. 따라서 우리가 통상 화병이나 불안장애라고 부를 수 있는 증상 전반이 저항기에 나타납니다. 불면, 불안, 두근거림 기타 등등 火 와 관련되어 있는 여러가지 증상들 말이죠.

3. **탈력기에는** 부신이 맛이 가버려서 쪼그라들고, 코티솔 분비량 자체가 줄어들기 때문에 코티솔의 긍정적인 반응 즉 활력이 줄어들고 에너지 대사가 떨어지게 됩니다. 따라서 무기력하고 기분이 쳐지며, 피로감을 쉽게 느끼고, 잘 붓는 등의 증상이 나타날 수 있습니다.

혈압과 맥박수의 변화는 당연하게도

1. **반응기에는** 순간적인 자극에 격렬하게 반응하는 경향이 있고
2. **저항기에는** 지속적으로 혈압과 맥박 수가 올라가 있는 경향이 있으며
3. **탈력기에는** 혈압과 맥박수가 둘 다 떨어져있는 경향이 많겠죠.

혈압과 맥박수는 여러가지 상황들의 영향을 받고 특히나 혈압은 혈관 탄력도, 혈류 저항의 영향을 많이 받기 때문에 나이가 들수록 좀 더 부정확해지는 경향이 많겠죠. 다만 맥박수는 조금 더 신뢰할만한 지표이긴 합니다. 때문에 젊은 사람에게는 비교적 신뢰할만한 정보가 되는 경우가 많고, 나이가 있고 특히 고혈압약을 장기간 복용하는 분들은 혈압이 직접적인 지표가 되긴 어렵습니다. 참고사항 정도로 이해하시면 됩니다.

그리고 제가 임상적으로 분류해서 치료하기로는

반응기는 대략 기울(氣鬱)에 준하여 생각하면 되고
저항기는 대략적으로 화열(火熱)에 준하여 생각하면 되며
탈력기는 대략 기혈허(氣血虛)에 준하여 생각하면 되지 않을까 생각한다는 겁니다.

반응기를 예로 들면 갑작스러운 상황에 닥쳐서 리액션이 잘 나타나는 경우 예를 들면 나는 신경만 쓰면 체한다, 생리 때만 닥치면 두통이 생긴다 등등의 갑자기 나타났다가 사라지는 증상들은 기울을 치료하는 약을 쓰면 비교적 잘 듣는 경향이 있습니다. 대표적인 예로 향소산.

저항기에 열이 펑펑 나고 있고 증상이 격렬히 나타나고 있는 경우에는 당연히 청열 안신지제들이 반응이 괜찮을 거구요.

탈력기에 혈압과 맥박수가 떨어져있고, 체온도 떨어지며 잘 붓고 쳐지는 환자는 기혈허를 치료하는 약들이 괜찮겠죠.

여튼 한약으로 이렇게 스트레스의 3단계에 적절한 치료를 하면 비교적 반응이 괜찮고 부작용도 줄어들 수 있다고 생각합니다. 가령 탈력기의 환자(혈압과 맥박수가 낮은 환자)에게 시호제나 황련제를 쓰면 대부분 기운 못쓰고 엄청 골아 떨어져 힘들어 합니다. 저항기의 환자에게 보익제를 쓰면 당연히 반응이 더 격렬해지는 경우가 있겠죠.

스트레스에 대한 인체의 반응에 대응하는 약재

스트레스의 반응 단계는 앞서 말씀드린 것처럼 3단계로 이루어집니다.
반응기-저항기-탈력기.

1. 반응기(Alarm Stage)

반응기(Alarm Stage)는 일시적으로 자율신경의 흥분 상태가 유지가 되었다가 다시 회복되는 단계인데, 자율신경이 지속적으로 흥분이 되어있는 상태가 유지되면 역치가 낮아져서 쉽게 반응을 하게 되거나 정상적인 반응의 정도보다 반응이 격렬하게 나타날 수 있습니다. 다만 이 단계가 자주 반복적으로 나타나는 사람은 저항기(Resistance Stage) 단계의 사람과 달리 반응이 지속되는 것이 아니고 상황만 벗어나면 다시 회복되는 경향이 있습니다.

임상적으로 평소 자율신경이 흥분되어 있는 경향을 나타내는 임상적 소견으로는 다음과 같은 것들이 있습니다.

1) 특정한 스트레스 상황이 되면 증상이 악화된다
2) 시각이나 소리, 촉각 등의 자극에 대해서 쉽게 과민한 반응을 보인다
3) 감정적으로 쉽게 짜증을 내거나 분노의 경향을 나타낸다

1)의 경우는 월경 때 증상이 급격히 악화되는 월경 전 증후군(Premenstrual Syndrome, PMS)이나 특정 상황에 극심한 불안을 야기하는 사회공포증(Social Phobia) 같은 것들을 예로 들 수 있겠습니다.

2)의 경우는 층간소음에 지나친 과민 반응을 하는 분이나 외상 후 스트레스 장애(Post-traumatic Stress Disorder, PTSD)와 같은 질환에서 자주 볼 수 있습니다.

3)의 경우는 정서적 충동을 스스로 컨트롤을 잘하지 못하는 환자분들을 예로 들 수 있습니다.

이처럼 반응기에 격렬한 증상을 나타내는 환자들을 치료하는 약재들로 대표적인 것들이 시호와 향부자처럼 이른바 소간리기(疎肝理氣)하는 약물들입니다. 자율신경의 흥분 상태는 한의학 서적에서 기울(氣鬱)이라는 용어로 흔히 표현이 되며, 자율신경을 안정시켜 역치를 낮추도록 하는 것을 이기(理氣)라고 합니다.

따라서 시호나 향부자를 군약으로 삼는 처방들 다수는 위의 임상적인 양상을 자주 호소하는 경우가 많습니다.

대표적인 처방으로는 시호제의 경우는 시호가용골모려탕, 사역산, 가미소요산, 억간산 등이 있습니다. 이러한 처방들은 현대 한의학의 연구에서 신경증을 치료하는 대표적인 것들로 알려져 있습니다.

향부자제의 대표적인 것들은 교감단, 향소산, 가미온담탕, 분심기음, 소음인 향부자팔물탕 등이 있습니다. 같은 자율신경 상의 문제라고 해도 시호제가 열증(熱證) 소견을 나타내므로 감정적으로 짜증과 분노 경향을 나타낸다면, 향부자를 위주로 하는 처방들은 상대적으로 본인의 감정을 배설하지 않아서 생기는 우울, 화병 경향을 나타내는 경향이 있습니다. 물론 시호제와 향부자제를 엄격히 짜증, 분노/ 우울, 화병이라고 나눌 수는 없겠죠. 그러한 경향이 있다고 생각을 하는게 좋겠죠.

시호, 향부자가 전체적인 자율 신경의 안정을 도모하는 약재라면 후세의 연구들은 좀 더 발전하여 인체 각 부위별로 보완하는 약재들을 개발해내게 됩니다. 시호를 대신 하여 협통을 치료하는 약들이 천련자, 여지핵, 청피 등이고, 향부자를 대신하여 통증을 대처하는 약이 오약, 평활근에 작용하여 운동능을 개선시키는 이기제들이 목향, 지실, 대복피 등 이러한 형태로 처방들에서 활용이 되고 있습니다.

2. 저항기(Resistance Stage)

저항기(Resistance Stage)는 스트레스 상황에 장기간 혹은 과도하게 노출되어 인체가 그에 대해 격렬하게 저항을 하고 있는 단계입니다. 부신에서 코티졸을 대량으로 분비하는 상황입니다. 이 시기의 특징은 어떠한 부위로 어떻게 혈액이 몰리고, 염증이 생성되며, 비정상적인 수분이 저류가 되고 있는가 하는 것을 판단해야 한다는 점입니다. 편중된 혈액과 염증은 화열(火熱)로 주로 표현되며, 비정상적인 수분의 저류는 습(濕)과 담음(痰飮)이라는 용어로 표현이 됩니다. 이러한 것들을 어떻게 효과적으로 처리할 것인가가 중대한 테마가 되는 시기. 포괄적으로는 실열(實熱)에 가깝다고 할 수 있겠습니다.

스트레스 상황에 장기간 지속적으로 노출되면 혈액은 특정한 부위로 편중이 되며, 반대로 순환량이 줄어든 부위는 장기간의 순환 저하로 혈액 순환 저하가 생깁니다. 이러한 상황이 어떤 쪽에 조금 더 극적으로 발생하느냐에 따라 한의학에서 이야기하는 한열(寒熱)의 편차가 발생을 하게 됩니다.

혈액이 편중되는 부위는 투쟁 도피 반응(Fight&Flight)에 따라 싸우거나 도망치는데 필요한 부위들로 혈액 분포가 형성이 되는데 대표적인 부위가 뇌, 심장, 간, 근육 등입니다. 뇌는 각성이 되도록 하여 빠른 대피를 하기 위해서 혈액이 편중됩니다. 심장은 빠른 혈액 순환을 도모하기 위해서 심박수가 올라가게 되죠. 간은 에너지 생산을 급격히 해야하기 때문에 혈액 편중이 생기게 되고, 생산된 에너지를 활용하기 위해서 근육으로 또한 편중이 생기게 됩니다.

반대로 순환량이 줄어드는 부위는 생존에 직결되지 않는 부위, 즉 위장관, 신장, 생식기, 피부 등입니다. 이러한 부위는 혈액 순환이 저하되고, 기능적으로도 저하가 되게 됩니다. 이러한 순환량 저하가 지속될 경우 대사의 저하가 생기게 되고, 해당 부위에 여러 가지 증상들이 나타날 수 있습니다.

혈액이 편중되는 부위인 뇌, 심장, 간, 근육 등에 지나치게 편중이 되는 것이 이 저항기의 가장 큰 문제가 됩니다.

1) **뇌로 지나치게 혈액이 편중되면** – 뇌압이 상승하여 두통이나 현기증과 같은 증상들이 생길 수 있고, 또한 여러 가지 두뇌 기능 상의 문제를 일으킬 수 있습니다. 이러한 상태를 개선하기 위한 약들이 이른바 간양상항(肝陽上恒)을 대처하기 위한 여러 약재들입니다. 청말의 장석순이 만들었던 처방들 즉 진간식풍탕, 천마구등음 등에서 주된 약재로 활용되고 있는 약재들인 셈이죠. 대표적으로 조구등, 천마, 국화, 대자석 등.

2) **심장으로 지나치게 혈액이 편중되면** – 심박수가 올라가서 두근거림을 자주 느끼게 되며, 가슴이 답답한 증상 등이 나타날 수 있습니다. 심계, 정충, 심번 등으로 한의학 용어에서 증상으로 표현이 되며 변증은 심열(心熱) 등으로 되는 경우입니다. 이를 대처하는 고방의 기본 약재들은 황련, 치자, 산조인 등이고 후세에 안신약(安神藥)으로 분류되는 여러 약재들 즉 주사, 자석, 용골 등도 그러한 역들을 합니다.

3) **간으로 지나치게 혈액이 편중되면** – 간으로 혈액이 편중되었다는 증거는 협통이나 숨을 쉬기 힘든 증상들로 나타납니다. 후자의 경우 간이 횡격막 아래에 굉장히 커다란 부위를 차지하고 있기 때문에 간으로 혈액이 편중되면 숨을 쉬기가 불편해집니다. 이렇게 간으로 지나치게 혈액이 편중된 것을 가장 잘보여주는 것이 〈상한론〉의 소시호탕 조문입니다. 고방에서는 이러한 것을 대처하기 위해 시호, 황금의 약대를 주로 활용하며(소시호탕, 대시호탕) 후세에는 천련자, 청피, 여지핵 등의 약재들이 주로 활용이 됩니다.

4) **근육으로 지나치게 혈액이 편중되면** – 근육만으로 지나치게 혈액이 편중되는 경우는 근육이 체열을 생성하는 기관이므로 체온이 높아져있고 지나치게 열을 많이 생성하여 문제가 생길 가능성이 있습니다. 땀이 굉장히 많고, 높아진 체열로 불감발한이 증가하여 갈증이 심해지는 등의 증상이 그러한 것이죠. 따라서 다한(多汗), 구갈(口渴) 등을 호소할 가능성이 높아집니다. 이에 대처하는 주된 약재는 석고로 생각됩니다. 백호탕이나 혹은 석고를 군약으로 쓰는 처방들의 경우 주치증을 여러 의가들이 양명열(陽明熱) 혹은 기열(氣熱) 등으로 표현을 해왔는데 이것이 바로 근육의 발열 작용으로 인해 체열이 지나치게 높아진 경우를 의미하는 것이 아닐까 생각하고 있습니다. 특징적인 인체 상의 징후가 없는데, 열이 많은 것 같다, 라고 할 때 석고제를 떠올릴 수 있지 않을까요.

혈액의 순환량이 줄어드는 부위는 크게 위장관과 신장으로 나누어 생각할 수 있습니다.

1) <u>위장관으로 혈액순환량이 지나치게 줄어들면</u> - 당연히 소화기능의 이상이 생기게 되겠죠. 소화기능의 이상이란 소화가 잘 되지 않고, 더부룩하며 가스가 잘 차고, 신물이 올라오고, 쓰린 느낌이 있는 등의 증상이겠죠. 이와 더불어 붓고 복통이 있을 수도 있겠죠. 아무튼 위장관의 문제는 스트레스 반응이 일어나는 가운데 혈액 순환량이 줄어들어서 생길 확률이 높다는 점. 이에 대해 위장관의 연동운동 저하를 개선하는 약은 창출, 후박 등의 방향화습약 위주로 구성된 처방이 되고(ex. 평위산), 소화능 및 대사저하가 시작되면 인삼 백출 등의 보기약 위주로 구성된 처방이 되며(ex. 사군자탕), 신물이 자주 올라오거나 쓰림이 심한 등 정상 이상의 위산과 염증이 일어날 경우 담음을 치료하는 처방 위주로 구성이 될 수 있습니다(ex. 이진탕).

<u>2) 신장으로 혈액순환량이 지나치게 줄어들면</u> - 소변량이 줄어들게 되므로 당연히 소변을 보는 빈도가 줄어들게 되고, 소변색이 짙거나 노랗게 될 가능성이 높아지게 됩니다. 따라서 복령, 택사, 저령 등의 이수지제 위주로 처방 구성이 이루어지게 되겠죠. 당연히 오령산, 저령탕 등이 주요 처방이 될 것이구요. 더불어 방광 혈액순환도 떨어지므로 방광에 염증이 자주 일어나고 방광이나 요도의 통증을 자주 호소할 수 있을 겁니다. 이에 대처하는 약들이 비해, 목통, 지부자, 활석, 차전자 계통의 이뇨통림약. 대표적인 약이 비해분청음.

<u>3) 하복강으로 혈액순환량이 지나치게 줄어들면</u> - 여성의 경우 하복강에 있는 자궁, 난소, 질에 문제가 생기게 되므로 생리통이 심해지고, 생리가 불규칙적으로 발생을 하며, 기타 여성생식기의 여러 가지 문제에 간접적으로 기여를 하게 됩니다. 이를 개선하는 것들이 하복강의 혈액 순환량을 늘려주는 약재들로 소회향, 량강, 오수유 등이 있습니다. 처방으로는 당귀사역탕이나 난간전 등이 대표가 되겠습니다.

이 저항기의 경우 혈액이 편중되는 뇌, 심장, 간의 경우 주로 위쪽이고 혈액순환량이 줄어드는 위장관과 신장, 하복강이 아래쪽이므로 대체적으로 한의학적으로 상열하한(上熱下寒)의 병리를 나타내는 경우가 많습니다. 초기 스트레스 반응에는 상열(上熱)이 문제가 되며 만성적으로 진행될수록 하한(下寒)이 더 문제가 됩니다.

3. 탈력기(Exhausted Stage)

탈력기(Exhausted Stage)는 부신 피로(Adrenal fatigue)가 심해진 상태로 부신의 기능 저하로 코티솔의 분비량이 급격히 감소하는 시기입니다. 코티솔은 적정량 분비될 경우 몸의 활력을 주는 호르몬이고 과도한 분비가 될 경우 흥분과 염증을 일으키는 호르몬인데, 분비량이 줄어들면 혈액 순환에 장애가 생기며, 대사가 저하되고 육체적 활력을 떨어트리게 됩니다. 따라서 신체적 활력이 떨어진 징후들을 나타나게 되고 이것이 진행될 경우 정신적 무력감 및 의욕 상실을 호소하는 단계로 점차 진행이 됩니다.

치료의 초점은 증상에 맞춰서 혈액순환의 저하(血虛)가 된 것인지, 전체적인 대사 상태가 저하된 건지(氣虛) 혹은 체온의 저하(陽虛) 등이 같이 병발된 것인지를 판단하는 것입니다. 한의학적으로 허증의 상태에 있는 경우가 많으며 이 경우 현대의학적인 약물 치료들이 반응을 잘 하지 않는 경우가 많습니다. 한방적으로 보약(補藥) 치료가 주효하는 경우가 많은 시기입니다.

혈액 순환량이 줄어들면(血虛) 아시다시피 혈색이 없어지고, 쥐가 잘나며, 어지러운 증상이 잘 생기고, 눈이 쉽게 피로해지며, 수면의 질도 떨어지는 경우가 많습니다. 여성의 경우 과소월경 양상이 잘 나타나게 되겠죠. 마른 사람(瘦人)에게 잘 생기게 되구요. 혈액 순환 상태를 완만하게 개선해주는 약대가 당귀, 천궁, 작약의 약대를 가지고 있는 사물탕입니다. 사물탕에서는 당귀, 천궁, 작약과 더불어 숙지황이 활용되어 영양을 보충하면서 전체적인 몸의 상태를 개선하는데 도움을 주고 있습니다.

혈액 순환능이 저하되었는데 반면에 그것을 보상하기 위해 맥박수가 빨리 올라가 있는 상태를 〈동의보감〉에서는 '혈허유화(血虛有火)'라고 표현하였습니다. 따라서 치료는 혈액 순환을 강화하면서 맥박수가 빨라진 것을 안정시키는 쪽으로 진행 되어야 합니다. 따라서 치자, 황련, 지모와 같은 약과 당귀, 천궁의 약을 함께 배오하는 쪽으로 처방이 됩니다. 대표적인 약이 청심보혈탕과 주사안신환, 자음강화탕 같은 약들입니다.

대사가 저하되면(氣虛) 가장 특징적으로 나타나는 것이 식욕이 줄어든다는 겁니다. 면역력의 저하도 동반되어 감기 등 감염성 질환으로부터 회복을 잘 못하게 됩니다. 몸이 나른하고 기력이 없는 상태가 자주 발생하며, 심해진 분들은 목소리에 힘이 없고 의욕이 없어지며 무기력, 정서적 무력감 등을 호소하게 됩니다. 대사가 저하된 것을 단순히 '피로하다'라고 표현하는 건 어폐가 있습니다. 대부분 대사 저하 환자의 경우 팔다리에 힘이 들어가지 않는다, 갑자기 힘이 빠진다, 이런 표현을 합니다. 그리고 혈압을 재어보면 대체로 최저혈압이 65 이하로 떨어져있는 경우가 많습니다. 심근수축력이 약해졌다는 뜻이죠. 심근수축력을 강화하는 약들이 황기, 육계, 부자 등인데 이들 약은 심근수축력을 강화하여 전체적인 몸의 대사 개선을 간접적으로 돕습니다. 인삼은 부신의 기능을 활성화시키고 직접적으로 신진대사를 향상시키는 약으로, 식욕부진 등 대사저하가 뚜렷할 때 대량으로 투약하면 좋습니다. 이러한 약재들을 적극 활용하고 있는 처방이 이동원의 보중익기탕입니다.

한의학 기본 생병리에 관한 이야기

생명은 에너지 생성을 위해 존재 한다

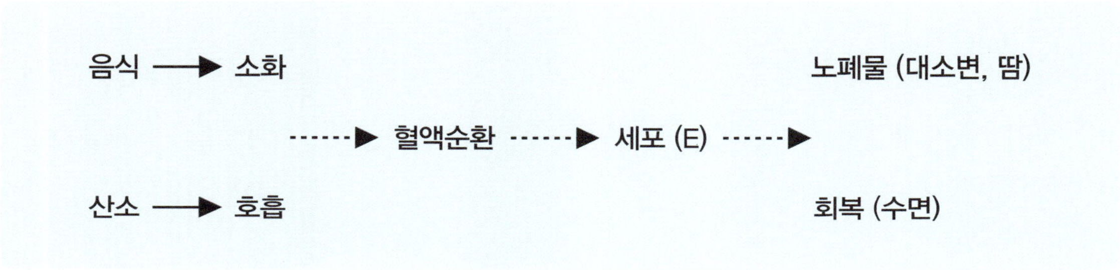

생물은 생존을 위해 존재합니다. 생존을 위해서는 당연히 에너지(E) 가 필요하죠. 세포는 영양과 산소를 받아서 E를 만듭니다. 그 때문에 인간의 건강에서 제일 큰 축은 정상적으로 먹고 있는지와 정상적으로 호흡하고 있는지, 가 됩니다. 왜? 그 두 가지가 안될 경우 정상적인 세포 대사가 안 되기 때문이지요.

환자분들은 대개 먹는 것과 호흡하는 것에서 기본적으로 정상적인 리듬이 깨어져있습니다. 먹는 거야 환자 본인도 자각하고 있는 문제이고 또 개선이 상대적으로 쉽습니다만, 호흡은 대개 환자가 자각을 하지 못합니다. 호흡의 정상 비정상은 자세와 근육 상태를 통해 간접적으로 판단할 수 있습니다. 이 부분은 뒤에 상세히 이야기를 하기로 하고요.

자, 먹고 호흡을 정상적으로 한다고 칩시다.

다음으로 중요한 것은 소화가 될 것입니다. 아무리 잘 먹더라도 소화를 정상적으로 못 시키면 문제가 되겠지요. 한의학에서 관찰한 바에 따르면, 소화가 안 되는 건 단순히 음식을 들여오는 문제에만 그치는 것이 아니라 전신의 기능 이상을 유발하는 중요한 인자가 됩니다. 한의학은 비위(脾胃)의 의학이다! 라고 해도 과언이 아닌 것이지요. 그래서 진단에서 제일 중요한 포인트는 소화가 정상적인가 아닌가를 판단하는 일이 됩니다.

그 다음으로 영향을 받는 건 체내로 들어온 영양과 산소가, 정상적인 혈액순환을 통해서 세포로 안전히 도착하는 일입니다. 혈액 순환이 여러 가지 이유로 문제가 있다, 이러면 마찬가지로 정상적인 신진대사에 문제가 생길 것입니다. 때문에 혈액 순환이 구체적으로 어떻게 문제가 있는지를 진단하는 지표들을 찾는 것이 치료의 큰 관건이 되겠지요.

자, 정상적으로 영양과 산소가 세포에 도착을 했습니다. 세포가 정상적으로 대사 활동을 하면 에너지(E)가 생길 것입니다. 세포의 기능이 저하되어 정상적인 세포 대사가 일어나지 않으면 공장이 돌아가지 못하므로 에너지 생성 자체에 난항을 겪게 될 것입니다. 이러면 가장 크게 타격을 입게 되는 부분은 체온이 됩니다. 체온이 정상적으로 유지가 안 될 경우, 호르몬이나 면역에도 문제가 생기게 됩니다. 이러한 경우에는 어떻게 세포의 미토콘드리아가 정상적인 기능을 회복하도록 할 것인가? 가 관건이 되겠지요.

정상적인 세포 대사 과정에 에너지와 더불어 물과 이산화탄소 및 여러 가지 대사산물, 노폐물들이 생기겠죠. 활성산소에 의한 세포의 손상도 발생을 할 것이고요. 정상적인 컨디션 하에서는 에너지 생산의 과정에서 생긴 물, 이산화탄소, 활성산소, 대사산물, 노폐물 등이 대소변, 땀, 호흡을 통해 외부로 배출이 될 것입니다. 이러한 배출 과정이 정상적으로 일어나지 못하면 누적이 되어 여러 가지 병리적인 물질로 기능을 하거나 여러 부적절한 증상들의 근원이 되겠지요. 땀과 대소변을 문진을 통해 확인하는 작업은 이처럼 노폐물의 제거가 정상적으로 일어나고 있는가를 체크하는 일입니다.

이러한 손상 및 세포 부산물의 처리는 주로 자는 동안 일어납니다. 세포의 손상 회복을 위한 영양 상태가 온전하지 못하거나, 수면이 부적절하여 충분한 휴식을 취하지 못한다면 만성적인 증상으로 진행이 되겠지요. 때문에 인체의 회복과 관련된 가장 중요한 축 가운데 하나가 정상적인 수면의 리듬입니다. 수면이 이상이 있다는 것은 회복을 정상적으로 못하고 있다는 뜻이지요.

그리고 먹고 숨쉬고, 혈액 순환을 해서, 세포 대사가 일어나 에너지를 생산하고, 노폐물을 처리하고, 자는 동안 에너지의 회복을 도모하는 모든 과정에 두뇌가 관여합니다. 스트레스를 받는 것은 그만큼 광범위하게 인체에 영향을 줍니다. 스트레스를 얼마나 받고 있나를 판단하고, 그것에 대해서 처리를 하는 것도 치료의 중요한 초점이 되겠지요.

이 정도는 중학생도 다 아는 이야기입니다. 다만, 중요한 것은 진단을 위해서는 이러한 유치해 보이는 기본적인 정보에 대해서 명확하게 인식하고 진단해야 한다, 라는 것이지요.

규칙적인 식사의 힘

우리는 음식을 왜 먹을까요? 여러 가지 중요한 이유가 있겠으나, 무엇보다 세포에서 에너지를 정상적으로 생산하기 위해서죠. 이 에너지 대사에서 제일 중요한 건 당연히 **포도당**입니다. 식욕이 극도로 저하되거나 혹은 다른 여러 가지 이유로 식사량이 극심히 저하된 환자들의 경우, 정상적인 당대사가 일어나지 않습니다. 때문에 치료에서 기본적으로 탄수화물 섭취량부터 무조건 늘려줘야 합니다. 반대로 탄수화물 섭취량이 지나치게 많은 경우 여러 대사 과정에서 염증이나 노폐물이 과도하게 생성이 됩니다. 생명의 가장 기본이 되는 건 포도당의 출입(出入)이라고 해도 과언이 아닌 셈이지요.

그러므로 환자의 컨디션을 진단할 때 제일 먼저 해야하는 질문은 식욕은 어떤지, 식사량은 어떠한지인 것입니다. 만약 환자 분의 식사량이 극악하다면 고민할 필요 없이 일단 당분이 많은 약재부터 들어가줘야 합니다. 어떤 것? 대추 용안육 교이 봉밀 등입니다. 반대로 지나치게 많이 먹는다면 탄수화물 섭취량부터 줄이는 것이 치료의 기본이 되겠지요. 식사량의 조절, 그 가운데서도 포도당의 조절이 기본 중의 기본이 되는 것입니다.

저의 경우 뭐 하나에 꽂히면 확신이 설 때까지 그것만 반복, 확인하는 스타일이라, 이 탄수화물 섭취 테마에 꽂힌 뒤로 식욕이 떨어지고 신진대사가 저하된 환자에게 지독하리만치 대추일물탕(대추 10)... 대추교이이물탕(대추 10 교이 5)... 대추교이감초삼물탕(대추 10 교이 5 감초 4)을 처방하면서 경과를 관찰했습니다. 재미있는 것이, 사실 냉정하게는 그냥 농도 짙은 대추차에 불과할 수 있는데도 이러한 환자들은 이 정도의 처방만 먹고도 눈에 띄게 좋아지는 경험을 많이 했습니다. 물론 반짝 회복을 하고서 신뢰를 어느 정도 형성한 다음에는 변방을 하는 경우들이 많습니다만, 적절한 탄수화물 식이가 그만큼 중요하다는 뜻이겠지요.

婦人藏躁, 喜悲傷欲哭, 象如神靈所作, 數欠伸, 甘麥大棗湯主之

체내에 포도당 저하가 극심해지는 징후를 잘 나타낸 표현이 〈금궤요략〉의 장조(臟躁)증입니다. 탄수화물 섭취량이 극도로 줄어든 환자의 경우 대개 감정기복이 심하고 눈물이 많으며, 하품을 자주 하거나 의욕이 저하된 모습을 보입니다. 이렇게 쓰고 보니 우울증처럼 보이죠. 대개 우울증 징후의 환자들 양상이 실제로 그렇습니다. 실제로 우울증에 탄수화물 섭취량 저하가 아주 큰 영향을 미친다고 합니다. 일반적으로 아미노산 가운데 하나인 트립토판이 BBB를 뚫고 들어가서 세로토닌으로 전환되는데, 이 때 포도당이 붙어야 BBB를 통과할 수 있습니다. 지나치게 탄수화물 섭취가 적으면 포도당이 적으니 당연히 트립토판 이동에 영향을 크게 받겠지요.

아울러 식사의 양만큼 **식사의 리듬**도 중요한 부분입니다. 혈당과 항상 같이 가는 호르몬이 코티졸(cortisol)입니다. 코티졸은 보통 당질코르티코이드로 번역되고, 체내의 혈당을 상승시키는 스테로이드 호르몬입니다. 코티졸은 오전에 분비량이 최대로 늘고, 오후가 되면서 줄어들지만 식사 전후로 해서 다시 늘었다가 줄었다가 합니다. 스트레스를 받고 있고, 식사 리듬이 불규칙하면 이 코티졸 분비 리듬에 악영향을 주기 때문에 대개 혈당이 가장 저하된 오전 6시~10시 경에 극심한 불안감/우울감/각성장애 증상이 나타나거나, 식사 후 식곤증이 심하게 오거나, 점심식사로부터 멀어지는 5시~7시 경에 극심한 저혈당 징후 같은 것이 발생하기도 합니다. 이런 경우는 무조건(이지만... 환자는 대개 잘 안 지킵니다) 식사를 가급적이면 규칙적으로 또 정상적인 양을 지켜 하는 것이 좋습니다. 최근의 연구들에 따르면 이 식사의 리듬이, 당연히 혈당의 리듬에 영향을 주고 혈당의 리듬이 전신의 대사 리듬에 영향을 주기 때문에 매우 중요하다고 이야기들을 많이 합니다. 규칙적인 식사의 힘!

식사량이 장기간 줄어들면, 제일 크게 대사량을 줄이는 장기는 바로 뇌입니다. 그래서 집중력 저하나 건망 등이 오게 되는 것이죠. 익히 알려져 있는 귀비탕은, 용안육으로 당분을 보충하고,

원지 복신 산조인으로 그러한 증상들을 개선하기 위해 조합된 처방이지요. 식사량이 줄었는데 뇌보다 자율신경에 더 영향을 받는다면 복령과 육계 등을 활용한, 영계감조탕 등으로 처방을 하는 것도 한 방법이 됩니다.

어쨌건 결론은, 정상적인 탄수화물 섭취를 하고 있는지, 양이 어떤지, 식사 리듬이 어떤지가 매우 중요하다! 그게 깨어지면 애초에 에너지 대사에서 시작 자체를 못하니까요.

포도당 식이와 관련된 추가 이야기

식이 특히 포도당과 관련해서 몇 가지 이야기만 더 보충합니다. 보통 체온이 상승하거나 두뇌의 각성이 지나쳐서 혈당 소모량이 큰 상황들이 있습니다. 이럴 때 탄수화물 요구량이 많아져서 폭식 경향이 생기고, 또 충분한 식이가 제공되지 않을 때 감각 과민이나 감정 과잉 양상들이 나타나죠. 우리가 당장 몇 끼만 굶어도 신경이 예민해지잖아요.

마찬가지로 대표적으로 증상이 나타나는 경우가 생리 전 증후군(PMS) 같은 것이 있을 때죠. 생리 전 증후군이 나타나는 환자들은 대개 스트레스에 취약하고... 여성 호르몬으로 인한 체온의 상승으로 에너지 소모량이 커져서 혈당이 그 즈음에 취약해집니다. 그래서 단 걸 허겁지겁 찾게 되거나 하루 중 당이 떨어지는 시기에 무드 스윙이 오게 되는 경우가 잦아집니다.

또 폭식증과 같은 식이장애 경향 환자들의 경우도 갑자기 자다가 일어나서 음식을 허겁지겁 먹거나 하는 경향이 나타나는 경우도 있습니다. 이런 환자들은 낮에 의도적으로 저혈당을 유도하는 식이 습관을 유지하면(저탄수화물 다이어트를 하면) 야간에 폭식 경향, 오전에 불안/우울 경향이 매우 두드러지게 됩니다. 규칙적인 식이 습관을 최대한 유도해야 치료가 가능해집니다.

두뇌의 각성을 유도하는 오렉신(orexin)의 경우 혈당이 저하되어 식욕 호르몬인 그렐린(ghrelin)이 유도가 될 때 분비량이 늘어납니다. 그래서 혈당이 불안정한 환자들은 야간에 음식을 먹지 않으면 불면증이 심해지는 경우도 많죠. 이 오렉신의 경우는 과량의 아미노산에도 반응을 하기 때문에, 만성 불면증 환자들의 경우 규칙적인 포도당 식이와 더불어서 지나친 육식을 피하는 것이 좋습니다. 불면증이 식사를 제 때 하지 않는 습관과 더불어 저녁에 치킨 등 육류의 야식으로부터 비롯할 수도 있다는 이야기입니다.

지금까지는 식이를 적게 해서 생기는 문제를 주로 이야기했지만, 당연한 이야기이지만, 그 반대의 경우가 훨씬 많습니다. 또한 당연한 이야기이지만 지나친 설탕의 섭취가 급만성으로 인체에 지대한 영향을 주고요. 몸에 염증이 자주 일어나는, 특히 피부염이 자주 발생하는 환자들의 경우 코티졸의 분비와 염증 반응에 탄수화물이 지대한 영향을 주기 때문에 일차적으로 과도한 탄수화물 식이 특히나 저분자 탄수화물을 줄이는 게 절대적으로 도움이 됩니다. 식사 이외의 간식거리들(esp. 설탕!)을 당연히 피해야 하죠. 고탄수화물 식이는 성장호르몬(GH)이나 IGF-1 같은 인자에 영향을 지속적으로 주기 때문에 손상된 세포의 회복에도 지대한 악영향을 미칩니다. 만성적으로 질환이 잘 회복되지 않는다, 라는 말은 가장 근본적인 자리에 식이 습관 특히 당대사와 관련된 식이 습관이 기저에 있을 확률이 높다! 라는 이야기입니다. 규칙적인 식사의 힘!

다만 추가적으로 이야기하고 싶은 건, 국내에 저탄고지 다이어트가 지나치게 평가절상 되거나, 반대로 설탕의 부작용이 지나치게 강조되는 경향이 있다고 생각을 합니다. 미국 연구 영향이 큰 거죠. 미국인들은 우리보다 압도적으로 탄수화물 섭취량이 많습니다. 오죽했으면 미국 운동선수가 나와서 한국 분식 몇 인분을 한꺼번에 먹으면서 건강한 식사라고 이야기하는 게 이슈가 될까요. 적당한 탄수화물의, 적당한 리듬으로의 섭취는 꽤 중요합니다. 그 점을 꼭 말씀드리고 싶었습니다.

그리고 이건 그냥 제가 환자 촉진하고 관찰하면서 알게 된 경향성인데, 당 대사가 불안정한 환자들은 대개 호흡에 문제가 유발되고 호흡 시 보조근으로서 흉쇄유돌근(SCM) 과사용 경향 이 있습니다. 반대로 대사가 왕성한 환자들은 호흡 패턴이 깨어질 때 상부승모근이나 대흉근,소흉근을 더 많이 쓰는 경향이 있는 것 같습니다. 그런 의미에서 갈근을 신근, 대추를 굴근 치료 시에 쓴다, 이렇게 나누는 분도 계시던데 너무 뭉뚱그려 이야기 하는 감이 없진 않으나 의미가 있다고 생각을 하고요. 그리고 개인적인 관찰에서 식이가 더 불안정해지거나 하면 복직근련급 등의 문제가 같이 동반되는 경우가 많았습니다.

초진 환자가 진료실을 들어오는데, 마른 환자가, 예민한 경향을 보이는데 SCM이 딱!! 서 있다, 그러면 당 대사가 불안정한 극도로 예민한 환자일 확률이 상당히 높습니다. 식사량이 줄어들어 있으면 대추 용안육, 복직근련급과 복통이 있다 그러면 작약 감초, 사각근 긴장이나 흉협고만 등이 동반된다, 감정의 업앤다운이 심하다면 시호 향부자, 대체로 사역산, 시호소간산, 가미소요산 등이 이런 경향을 다룹니다. 그리고 복직근련급과 더불어 SCM 압통이나 과긴장을 풀어주는 1번 선택

침구 경락은 족양명위경입니다. 나가노 침법 같은 데서는 같은 맥락으로 족삼리 아래 골 측면을 따라 놓는 위기 3점(胃氣3점)을 놓죠. SCM이나 복직근 긴장의 완화에 상당히 도움이 됩니다.

안정적인 호흡의 힘

앞에서 이야기 한 걸 정리하면, **에너지 생산에서 가장 중요한 핵심은 탄수화물이다!** 그리고 그 탄수화물을 적정량, 적절한 리듬으로 먹는 게 중요하다! 그래서 환자가 왔을 때, 식욕이 없다, 식사량이 적다, 식사 리듬이 제멋대로다, 그러면 일단 그러한 식이를 제 1번으로 생각하는 것이 좋다... 뭐 그런 이야기였고요.

지금부터는 호흡입니다. 호흡에서는 제일 중요한 게 당연히 **횡격막**이죠.

제가 호흡에 크게 관심을 가지게 된 계기가, 환자 성실히 보겠다고 촉진을 열심히 하면서 보니까 정상적인 호흡 패턴 가진 사람이 거의 없다는 것을 알게 된 것이었습니다. 대부분의 만성적인 질환자들이 호흡 주동근인 횡격막이나 늑간근을 잘 쓰지 않고(혹은 거의 못 쓰고), 호흡 보조근들을 쓰고 있습니다. 그 때문에 호흡 보조근 과긴장으로 여러 가지 증상이 유발되는 경우가 많더라고요. 만성적인 경항통, 견비통 환자들은 호흡 문제를 같이 동반하는 경우가 아주 많습니다.

호흡근은 다들 아시다시피, 주동근과 호흡 보조근으로 보통 나뉘지요. 책마다 조금씩 분류가 다르긴한데, 대체로 횡격막과 늑간근이 호흡 주동근이고 경부와 흉부의 근육들이 주로 흡기 보조근, 복부의 근육들이 주로 호기 보조근입니다.

횡격막의 컨디션 체크는 제가 생각할 때 복진 시 흉협고만 체크하는 것이 대체로 그 경향을 보여준다고 생각을 합니다. 복진의 '흉협고만'이라는 것이 정확하게 무엇일까 생각하면 여러 가지 설들이 많지만, 저는 개인적으로 횡격막의 과긴장, 횡격막 운동능 저하, 그로 인해 발생한 림프부종 이렇게 생각을 합니다. 흉협고만을 횡격막 긴장으로 해석하는 연구들도 일본에 여럿 있더라고요. 암튼 흉협고만이 있다는 건, 당연히 호흡이 정상적으로 안 되고 있을 뿐더러 호흡의 불안정성으로 일어나는 자율 신경 문제, 혈액순환이나 림프 순환의 문제, 자세의 문제 등 여러 문제가 복합적으로 존재할 수 있다는 것이지요.

횡격막이 인대로 흉복강에 전체적으로 연결이 되어있기 때문에 횡격막의 기능 이상은 흉-복 전신의 문제로 파급될 확률이 높아지겠지요. 일본의 고방가들이 시호제 빈도가 평균적으로 가장 높았던 건 그런 의미로 생각을 해볼 수 있습니다. 횡격막 문제로 호흡의 패턴이 안 좋아지면 전신에 문제가 파급된다, 치료에 있어 제일 중요한 것 가운데 하나가 호흡이다, 그렇게...

다만 시호만 흉협고만을 개선하는 것은 아니지요. 오히려 저는 흉협고만의 복증에서는 치료에서 반하가 더 중요한 역할을 한다고 생각을 합니다.

개인적으로 경험적인 관찰에 의해... 호흡에 관여하는

반하, 후박(ex.반하후박탕 등 소음인 처방들)
과루인, 전호(ex. 형방도적산 등 소양인 처방들)
마황 행인(ex. 마행감석탕 등 태음인 처방들)

복용 후에 직간접적으로 흉협고만의 개선에 도움을 주는 걸 관찰할 수 있었습니다. 어쨌건 호흡이 개선이 되어야 한다는 것이 중요한 부분이고, 안정적인 호흡의 힘!

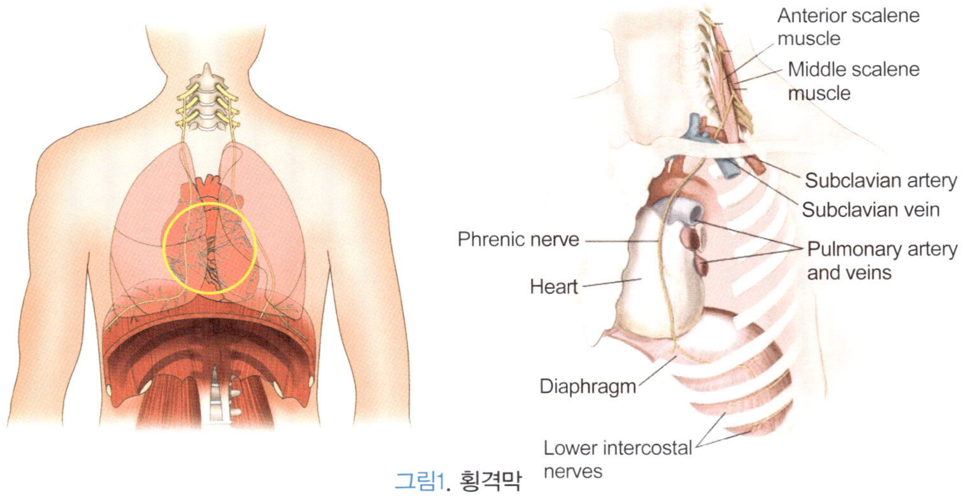

그림1. 횡격막

횡격막은 C3~C5에서 기시하는 횡격막 신경의 지배를 받습니다. 그리고 위의 그림 아래의 것과 같이 사각근 사이를 나오기 때문에 사각근의 과긴장에 영향을 상당히 크게 받을 수 있죠. 그래서 흉협고만 양상이 있는 경우에 사각근을 이완하는 여러 방식들을 적용하면 일시적으로나 장기적으로 횡격막 움직임 개선에 상당히 도움을 줍니다.

사각근의 긴장 문제는 침구 치료로는 대개 동측이나 대측의 수소양삼초경에서 주로 반응을 하는 경향이 있었고, 특히 중저, 외관, 지구 이런 혈위들이 잘 반응을 하더라고요. 이런 혈위들이 대체로 침구 문헌 상 전신의 문제를 다루는데 활용이 되어왔는데, 개인적으로는 횡격막의 개선에 따르는 효과가 아닐까, 생각을 하고 있습니다. 참고로 해보시면 좋겠습니다.

이렇게 사각근이나 횡격막 신경을 위주로 접근을 하더라도 개선이 잘 안되는 흉협고만은, 경험적으로 대체로 족태음비경근과 관련이 있는 것 같습니다. 족태음비경근 노선에 대해서 논란이 많긴 한데 저는 개인적으로 횡격막 일부와 장요근 이 족태음비경근에 속한다고 생각을 합니다. 횡격막 문제가 있을 걸로 추정되는 호흡장애 양상의 환자들이 대개 장요근 순행부위를 따라 압통이 발생하는 경우, 대부분 슬내측 관절부 주변 즉 음릉천~동씨침 신관 혹은 그 이하 삼음교까지 비경 라인을 따라 압통이 매우 흔하게 나타납니다. 즉, 횡격막 긴장으로 추정되면 어지간하면 동측 음릉천 압통이 있습니다. 그리고 동측의 족태음비경 대도나 태백 혈위의 강자극 이후에 장요근 긴장이나 동측의 흉협고만이 개선되는 경우 역시 상당히 많았습니다. 제가 매일 임상에서 확인해 보고 있는 가설이니 참고만 해보시기 바랍니다.

호흡 보조근

호흡 보조근입니다. 흡기에서의 호흡 보조근 대표는 흉쇄유돌근(SCM)과 소흉근입니다. 이 아이들만 기능을 하는 건 아니지만, 대체로 주인공들이 이렇다는 거죠.

횡격막의 기능이 저하되어 정상적인 흡기가 안 되면 어떻게 될까요? 이 SCM과 소흉근이 주로 과활성화가 됩니다. 횡격막의 weakness는 대사가 저하된 환자들이나 운동이 부족한 환자들이 호흡 패턴이 심하게 깨어져 있을 때 잘 나타나겠지요. 그래서 SCM 부착부인 유양돌기 하 예풍혈이나 완골혈 이런 부위 압통이 쉽게 나타나고, 소흉근 부착부에 해당하는 중부혈 운문혈 이런 혈위에 압통이나 긴장이 쉽게 나타납니다.

그리고 또 재미있는 것이, 예풍이나 완골 압통이나 SCM 긴장이 심한 환자들의 경우 동측에 곡지나 수삼리 부위 긴장이나 압통이 심하게 나타납니다. 중부나 운문혈의 긴장 압통이 심한 경우는 동측의 척택 공최혈에 긴장이나 압통이 심하게 나타나고요. 이 증상이 만성화 되면 척택이나 곡택의 울혈이 심하게 나타나는 경우들도 많습니다. 팔을 촉진할 때 척택이나 곡택 울혈이 있으면 대체로 호흡 특히 흡기에 문제가 있는 경우가 상당히 많습니다. 당연히 곡지-수삼리 자침/척택-공최 자침/척택-곡택 방혈이 도움이 될 수 있지요. 호흡이 불편한데 척택이나 곡택 부위 울혈이 있다, 그러면 해당 부위 자락이나 방혈 하시고 경과를 한 번 보시기 바랍니다. 상당히 효과가 좋습니다.

그리고 복직근의 경우 관찰 상으로 조금 특수한 경향을 보이는 것 같습니다. 상부복직근과 하부복직근이 조금 다른 양상으로 잘 나타납니다. 크게 이야기하면 복직근련급, 심하비경과 소복함몰 인데요. 복직근의 신경 지배를 서로 달리하기 때문인 것 같기도 하고요.

흉추 신경 가운데서 T12 같은 경우 요추랑 같이 작용하는 경우도 많고, 상대적으로 상부복직근은 횡격막 기능이 저하된 경향의 환자가 흡기와 더불어서 호기가 떨어질 때 과긴장이 유발되는 경향이 있는 반면, 하부복직근은 흡기가 약한 환자에게서 오히려 힘이 빠지는 경향이 잘 나타나는 것 같습니다. 하부복직근의 약화 즉 복진 상 제하함몰이 나타나면 보통 숨을 들이마시는 것이 적어서 대사가 저하되는 경향이 잘 나타납니다.

그래서 상부복직근의 과긴장은 대체로 SCM의 과긴장과 함께 가는 경향이 생기고, 대추, 작약, 감초, 인삼 등의 약들과 작용을 하고, 하부복직근의 탈력(소복함몰)은 소흉근의 과긴장과 함께 가는 경향이 있고, 부자, 파극천, 음양곽, 보골지 등 보양지제와 함께 가는 경향이 있습니다. 원래 제하함몰은 〈금궤요략〉에서 팔미지황탕의 주치증이었죠.

어쨌건 환자들을 보면 횡격막의 기능저하가 동반될 때 보상작용으로 SCM과 상부복직근 긴장(심하비경, 복직근련급)이 동반되는 타입과, 소흉근과 하부복직근 탈력(소복불인, 제하함몰)이 동반되는 타입들로 나눌 수 있습니다. 전자는 주로 보기제를 쓰는 소음인 타입, 후자는 주로 보음/보양제를 필요로 하는 소양인 타입, 뭐 이렇게도 볼 수 있다 이런 이야기입니다.

그리고 복사근이나 복횡근 체크도 해보는 게 좋더라고요. 보통 상부승모근 긴장이 심해서 혈압상승, 후두통, 견정압통 등의 쉽게 유발되는 환자들의 경우, 대개 횡격막의 과도한 긴장으로 흉협고만이 유발됨과 동시에 복사근이나 복횡근의 과긴장이 쉽게 유발되어 있는 경우가 많습니다. 족소양담경의 대맥혈 부위를 누르면 딱딱해져있거나 압통 심하게 호소하는 환자들이 꽤 많고요.

제 생각에는 제일 중요한 건 복횡근 긴장인 것 같은데 이게 복압을 상승시켜서 여러 가지 문제를 유발하는 것 같습니다. 복횡근 긴장 타입의 환자는 복부가 전반적으로 딱딱한 경향을 보이고, 만성적으로 변비가 있거나 하는 환자들이 과긴장 양상을 보이는 경우가 많습니다. 더불어서, 상부승모근 사각근 SCM 의 과도한 긴장이 유발되어 있는 경우도 많고요. 처방으로 가면 상부승모근이나 후두근 풀어주는 것이 갈근제, 복부 긴장을 강하게 이완 시키는 게 대황제, 대강 이렇게 갑니다. 이것이 조현병 같은 극심한 정신병력 환자들에게서는 거의 공통적으로 나타납니다. 그때 대맥혈을 심자하여 강하게 자극하면 긴장이 풀어지는 경우들이 많더라고요.

나가노 침법에서는 견관절 질환 치료할 때 꼭 대측 대맥을 같이 풀어줍니다. 대맥 주변부 긴장이 심한 환자들은 대개 하지 외측 라인 따라서 과긴장이 유발됩니다. 보통 양릉천이나 아랫 부위 긴장이 많이 발생하고, 치료 시 양릉천 자침으로 상당히 이완되는 경향을 나타내는 경우가 많습니다. 양릉천이 전신의 근육에 관여한다고 해서 근회(筋會)라는 이름이 붙게 된 것이, 개인적으로는 복사근이나 복횡근의 과긴장을 줄이고 이차로 횡격막이나 상부승모근 SCM 사각근 등 호흡과 관련된 근육의 긴장을 줄여줘서 그런 것이 아닐까, 개인적으로 그렇게 생각을 하고 있습니다.

그리고 마지막으로, 보통 흉협고만이 심한 타입들이 복사근/복횡근 긴장이 같이 갑니다. 이게 수소양삼초경(횡격막 이완) 족소양담경(복사근 복횡근 이완)이 지구+양릉천 혹은 외관+구허, 이런 식으로 같이 쓰는 이유가 아닐까 그런 생각을 하고 있습니다. 참고로 해보세요.

호흡의 리듬

호흡과 관련된 근육의 움직임의 조절은 크게 세 가지 로 나눌 수 있습니다.

1) 하나는 의식적인 조절입니다

운동피질과 관련된 체성신경계는 아시다시피 내 의도에 의해 움직이죠. 힘을 줄 때도 의도에 의해 움직이지만, 반대로 힘을 뺄 때도 내 의지에 따라 움직입니다. 때문에 과긴장이 일어난 근육들은 말 그대로 의도를 가지고 힘을 빼는 게 좋고, 반대로 탈력이 일어난 근육들(ex. 하부복직근, 골반저근육 등) 은 의도를 가지고 힘을 주는 게 좋습니다. 의도를 가지고 힘을 주는 일들은 운동 등을 통해 많이 하지만 의도를 가지고 힘을 빼는 일들을 사람들이 많이 하지 않습니다.

2) 두 번째는 뇌간, 소뇌 등의 반사를 이용한 방법입니다

뇌간과 소뇌 차원에서 무의식적으로 몸의 근육과 인대를 지속적인 체크를 해서 상태를 수시로 보정을 하고 있죠. 근방추과 GTO 등 고유수용체를 이용해서. 더 설명드릴 필요 없이 다들 많이 아시죠.

다만 스트레스로 인해 만성적으로 컨디션이 악화될 때는 대체로 신체의 굴근은 과긴장 양상, 신근은 이완성 긴장 양상, 이렇게 바뀝니다. 그래서 수축과 이완시키는 반사를 이용해서 몸을 정상적으로 돌려놓는 작업들이 필요할 수 있습니다. 침이나 MET, 여러 수기치료나, 굴근에 힘을 줬다가 빼는 점진적 근육 이완도 도움이 되고요.

3) 호흡을 이용한 조절입니다

이것도 잘 아시다시피 자율신경계통을 담당하는 뇌간의 핵들은 거의 유일하게 호흡을 통해서만 전신의 반응이 조절되죠. 흡기 시는, 교감 신경핵의 흥분을 유도하여 전신의 긴장이 일어나고, 호기 시는 미주신경핵의 흥분을 유도하여 전신의 이완이 일어나고 그렇게 움직이고 있죠. 이런 호흡에 의한 자율신경의 조절은 단순히 내장 기관에만 작용을 하는 게 아니라, 전신의 근육에도 직간접적으로 작용을 하죠. 때문에 호흡이 불안정해지면 전신의 근육 긴장이 일어날만한 토대가 만들어지겠지요.

자, 호흡이 문제가 있는 환자가 왔다고 칩시다. 대부분은 흡기와 호기의 밸런스가 깨진 양상으로 호흡을 하고, 호흡 보조근의 과활성화로 경부나 흉부 또는 복부 근육의 문제가 생기게 되죠. 어떻게 최대한 이완을 시켜서 호흡을 편안하게 만들어주느냐?

첫째, 뇌간의 반사를 이용해서 굴근에 힘을 줬다가 빼는 방식으로 이완을 할 수 있습니다. 저 같은 경우 '점진적 근육 이완법'에서 하는 방식인데 그냥 환자에게 몸의 굴근 전체를 힘을 줬다가 빼라고 합니다. 있는 힘껏 굽히는 근육들에 힘을 줬다가 빼면 근육이 이완되는 효과가 바로 나타납니다. 구체적인 근육을 구별해서 하지 않는 이유는, 이렇게 쉬운 방식으로 연습해야 환자가 집에 가서 그걸 따라 하기 때문입니다.

둘째, 그러고 나서 누워서 심호흡을 시킵니다. 크게 들이쉬고, 길게 내쉬고. 자율신경의 활성화를 위한 방법이고요. 그렇게 하면서 셋째, 경부나 흉부나 복부에 힘이 들어간 부위를 숨을 내쉬면서 의도를 가지고 힘을 빼라고 합니다. 줬던 힘을 의식적으로 빼도록 통제를 하는 것이지요.

세 가지를 하고 난 다음, 전신의 신경 재활을 위해, 목 관절과 허리 관절 및 견관절 돌리기를 시킵니다. 이건 동씨침법의 동기요법 하는 것처럼 신체의 리듬이 변화된 걸 구심성 신호로 올려보내기 위한 일종의 신경 재활 훈련입니다. 참고로 해보시면 좋겠고요.

호흡의 리듬에서, 일반적으로 흡기:호기의 비율은 1:2~5:6 사이 정도가 정상이라고 합니다.생각보다 내쉬는 숨의 빈도가 많고 또 길죠. 환자분들을 관찰을 해보면 호기를 기준으로 하면 정상 기준으로,

과호흡 ------------------------------ 정상 ------------------------------ 과소호흡

이 좌우를 왔다 갔다 하는 걸 볼 수 있습니다. 과호흡은 단기 스트레스를 극심하게 받고 있거나 또 실제로 과호흡증후군이나 공황발작 일어난 환자에게서 잘 관찰되죠. 그렇지만 일상생활에서 과호흡 양상으로 나타나는 환자는 많지 않고요. 호흡 문제가 심한 분들의 경우 안정 시에 대부분 과소호흡 양상을 나타냅니다. 흡기나 호기를 정상적으로 하지 않기 때문에, 조금만 호흡이 필요한 활동을 해도 숨이 차게 됩니다.

걷거나 계단 올라가면 남들보다 숨차죠? 네
친구랑 이야기하면 숨이 차거나 엄청 피곤해지죠? 네
가끔 컨디션 안 좋으면 숨이 안 들이쉬어져서 답답하죠? 네

대체로 이런 문진 상의 경향을 보이는 분들인 거고요.

이것이 확정적으로는 눕혀놓고 크게 들이쉬고 내쉬고 하는 환기 호흡을 몇 번 해보면 바로 티가 납니다. 과소호흡을 하고 있는 분들은 환기가 일어나면 대부분 바로 어지러움이 나타납니다. 실제로 이 때문에 환자분들이 호흡 연습하기 두려워하고, 또 평소에는 호흡량을 높이는 유산소 운동들을 싫어하거나 두려워하는 경우들이 많습니다.

호기를 제 때 하지 않고 계속 참았다가 억지로 하는 일이 바로 '한숨'입니다. 평소 한숨 많이 쉰다는 것은 호흡의 리듬이 그만큼 상태가 안 좋다는 뜻입니다. 이런 경우에는 무조건 호흡 연습을 하는 것이 절대적으로 좋습니다. 연습을 열심히 하는 환자분들은 호흡이 심하게 문제가 있는 분들의 경우 처음에 며칠은 호흡하면 핑 도는 느낌이 들 수 있습니다. 그러나 얼마 지나지 않아 환기량이 늘어난 호흡 패턴에 익숙해지기 때문에 뒤에는 어지러움이 나타나지 않습니다. 호흡량이 줄어들어 있는 환자분들은 대사가 줄어들어있다는 뜻이나 마찬가지고 또 고산지대와 같은 저산소 환경에서 나타나는 고산병의 만성적인 버전과 비슷한 양상으로 병이 진행이 되는 것입니다.

(1) **급성고산병**(Acute Mountain Sickness, AMS)

고소 도착 후 12~24시간에 증상이 나타나서 약 3일째부터 증상이 경감된다. 주된 증상들은 불면증, 두통, 피로감, 짧은 호흡, 어지러움, 식욕부진, 오심, 구토, 졸림, 하품, 불안증 등이다. 임종 시에 흔히 보는 체인-스톡스 호흡을 야간에 경험 할 수 있다(호흡을 약 10회 정도 빨리 한 후 호흡을 아주 천천히 하거나 호흡하지 않는 시간이 약10초 전후되는 호흡양상이다).

[네이버 지식백과] 고산병 [high altitude sickness, 高山病](산업안전대사전, 2004. 5. 10., 최상복)

복식호흡은 왜 할까요?

한 마디로 이야기 할 수는 없겠습니다만 대체로는 환기량을 최대로 늘리기 위해서 하는 것입니다. 들어오는 공기의 양을 늘리고, 내보내는 양을 늘리기 위해서죠. 배를 오르내리는 것이 핵심이 아니고, 횡격막을 쓰는 호흡의 결과물이 배가 오르내리는 것입니다.

문제는 이런 호흡의 선후를 착각한 사람들이 배만 오르내리면 된다고 생각을 하는 것인데요. 그냥 배만 오르내리는 건 상당히 심각한 문제를 야기할 수도 있습니다. 앞에서 과소호흡을 많은 분들이 한다고 말씀드렸죠. 이 과소호흡의 핵심은, 숨을 충분히 내쉬지 않는다는데 있고요. 대부분의 만성질환자, 스트레스를 과다하게 받는 분들은 충분한 호흡 내쉬기를 하고 있지 못합니다. 반대로 들이쉬기는 힘을 줘서 하고 있죠. 호흡 보조근을 과도하게 써가면서요. 이런 상황에서 횡격막을 쓰지 않고, 복부만 오르내리기를 하면 마찬가지로 대부분 흡기 보조근만 과사용하게 되고, 호기를 정상적으로 못하기 때문에 과-흡기 양상으로 교감신경 톤만 올라가는 결과를 낳습니다. 복식호흡이랍시고 호흡을 연습 실컷 했더니, 숨쉬기가 오히려 더 힘들고 심장 빨리 뛰고, 상기되어 어지럽고 두통 생기고, 이런 주화입마(?) 양상이 되는 것이죠.

핵심은 먼저 충분히 내쉬는 것이 연습이 되어야 한다는 것이고, 내쉬고 난 다음 호흡 보조근이 아니라 호흡 주동근 위주로 호흡을 하는 호흡의 리듬이 재활 훈련이 되어야 한다는 것입니다. 그렇게 하면 복부를 내미는 복식호흡을 따로 하지 않아도 숨을 쉬는 것만으로 복식호흡이 자연스럽게 됩니다. 숨을 충분히 내쉬는 게 편안할 만큼 호기 연습을 할 것. 그게 먼저 선행이 되어야 한다는 것이지요.

안정적인 호기 상태에서는 골반기저 근육도 같이 수축이 되는 것이 좋습니다. 하부복직근이나 복횡근의 골반 부착부 등의 힘이 약해져 있으면, 호기 시에 이러한 근육들이 충분히 액티베이팅이 안되고 탈항, 치질, 빈뇨, 생식기 질환 등 여러 가지 하복강의 문제에 간접적인 원인이 되기도 하죠. 그래서 하복부에 뜸이나 온침이나 여러 가지 강화 연습을 하는 것은 호흡의 안정성 나아가서 코어 근육의 안정성과 복강 내 장기의 기능 안정화를 위해 매우 중요한 문제가 됩니다. 단전호흡 같은 걸 옛사람들이 괜히 열심히 한 게 아니죠. 하복부와 골반저근육의 안정화는, 전신의 상태를 위해 매우 중요한 요소일 수 있습니다. 호흡 연습을 할 때도 숨을 내쉬는 시기에 최대한 배꼽을 척추에 닿게 힘을 주고 아랫배와 골반저에 힘을 주도록 연습을 해야합니다.
이러한 근육들은 당연히 운동을 통해서도 강화가 될 수 있습니다만

1) 핵심은 호흡의 리듬 안정화다
2) 호흡 리듬 안정화의 핵심은 횡격막이다
3) 횡격막의 리듬에 문제가 생기면 여러 전신적인 문제로 파급된다
4) 특히 전신 대사에 영향을 주기 때문에 만성적인 질환의 근원이 된다
5) 문제 개선을 위해서는 안정적인 호흡 리듬 회복이 중요하며, 특히 안정적인 내쉬기가 중요하다
6) 내쉬기부터 천천히 하는 연습을 하고, 여러 보조근의 이완을 통해 호흡 리듬을 재학습시켜야 한다

정리하자면 그런 이야기입니다.

호흡 치료 케이스

호흡 관련해서 몇 가지 최근 케이스들 이야기를 해봅니다.

2020년 7월 14일 첫 초진한 환자
남성, 50세
(주소) 호흡 불안 심함, 경계 정충
내원 시 원장실에 몸과 손을 떨면서 들어옴
5년 전 형의 죽음과 대형 차 사망 사고 목격 이후 불안
호흡 곤란으로 응급실 수차례 감
몇 달 전에 애지중지 한 아들이 응급실에 간 이후 극심한 신경 반응 양상
일상적으로 불안한 생각이 침습적 양상을 나타내고,
신체적으로는 하루 불규칙하게 심계항진이 심하게 나타나며,
가슴이 답답하여 숨쉬기 힘들고 홍조와 떨림이 종일 반복됨
갑갑한 곳은 과호흡 양상 발생으로 전혀 못 감
일상 생활 불가하고... 이렇게 살아 무얼하나... 죽고 싶다는 생각이 계속 듦

맥부활
설백태
안면홍
흉협고만
소흉근 긴장 심함
양측 승모근 과긴장 양상

이 환자 분은 치료 의지가 굳건했는데, 이는 아들이 스쿠버다이빙을 하는데 아빠랑 같이 하고 싶다는 이야기를 자주 하기 때문이었습니다. 아들이 스쿠버다이빙을 몇 년 째 했는데 같이 하려고 할 때마다 물만 봐도 폐소공포증 양상의 과호흡이 와서 중단했고요. 그래서 목표를 스쿠버다이빙 하는 걸로 목표를 잡았습니다.

일단 횡격막 부위 긴장이 매우 심합니다. 보조근 체크를 해보니 소흉근 긴장이 매우 심하고, 소흉근 부착부 압통, 양측 승모근은 돌덩이처럼 굳어져 있고 잡으면 아파합니다. 이를 통해 호흡 패턴이 매우 안 좋음을 알 수 있죠. 전체적으로는 기울 → 담음 → 화열 양상을 그대로 보여주고 있습니다.

초진 시 눕혀놓고 심호흡을 다섯 차례 시켰습니다. 이런 호흡부전 패턴의 환자들은 조금만 호흡을 해도 대개 어지럼증이 발생을 합니다. 아니나 다를까 핑… 도는 양상이 나타납니다. 그래서 겁먹지 마시고 이것 때문에 문제가 있으니 더 연습 하시라고 해서 몇 번 더 시켰습니다. 그러고 나서 체크 하니 승모근 긴장이 이완 되었고, 횡격막 긴장이 현저하게 떨어졌습니다. 앉아서 숨쉬어보라고 하니까 훨씬 편해졌다고…

"호흡이 진짜 문제가 있었네요"

호흡하는 법 알려주고 하루에 10분 이상 하라고 이야기 했습니다.

처방은,

가미온담탕 가감
복령 10, 향부자 6, 지각 4, 길경 3, 반하 4, 맥문동 3, 감초 2, 시호 3, 진피 5, 황련 2

한 주 지나서 왔는데 안색이 놀랄 정도로 너무 편해져서 온 겁니다. 환자 본인도 자기가 열흘 전까지 몇 년간 왜 그렇게 힘들었는지 모르겠다… 놀랄 정도로 편하다… 이렇게 이야기를 하고요. 물어보니 그새 아들과 스쿠버다이빙 하겠다는 일념으로 하루 2시간씩 호흡 연습을 했다고 하네요.

복진 상 흉협고만 현저하게 줄어들고, 안색이 붉은 기가 가시고, 상기 양상이 현저하게 줄어들었습니다. 그러고는 2주 뒤에 아들이랑 스쿠버다이빙 했습니다. 첫 시도 때는 호흡 발작이 있었는데 억지로 통제하고 참았고, 그 이후의 시도에서는 증상이 없음. 일상생활에서도 호흡과 관련된 시그널이, 4개월 째 전혀 안 나타났습니다.

처방만으로도 도움이 되기는 하는데, 이 경우는 아들에 대한 애정이 연습으로 이어져서 좋아진 케이스라고 생각이 됩니다. 당연히 흉근 긴장이나 승모근 긴장, 횡격막 긴장 같은 경우 현저하게 줄어들었고요.

위의 환자가 좋아지면서, 비슷한 환자를 보내줬습니다.

2020년 7월 31일 초진
45세 여성
(주소) 공황발작, 호흡곤란, 우울감

본 환자는 4년 간 공황발작 양상으로 양약을 계속 복용해왔으며
그럼에도 불구하고 개선이 안 되어서 일상 생활 불가
대중교통 이용 불가... 운전도 조금만 답답해도 불가...
우울감이 심해질 때가 있어서 눈물이 자주 남
집에서 커튼 치면 답답하고,
조금만 숨이 안 쉬어져도 다리에 힘 빠지는 느낌, 손에 땀이 심하게 난다

맥미부활
설무태 담홍
우측 흉협고만 및 압통 현저
우측 흉쇄유돌근 긴장
흉추 압통
심하부 긴장 심함
우측 장요근 압통
우측 음릉천 압통

대중교통 이용과 운전을 전혀 못하고 집 가까운 거리만 걸어서 생활하는 환자입니다. 그래서 운전하는 걸 목표로 삼았고요.

좌우측에서 한쪽 횡격막 과긴장이 있으면, 보통 동측의 승모근 긴장이 심하고 거의 대부분의 환자 동측 음릉천 부위 압통이 나타납니다. 똑같은 패턴의 노인 환자는 대개 편측 견비통이나 슬내측통으로 내원하고요. 아마 호흡-자세 패턴에 따른 양상인 것으로 추정이 되고, 좀 더 본질적인 치료를 위해서는 호흡 패턴 교정도 해주는 게 좋겠죠. 본 환자도 눕혀 놓고 호흡 몇 번 연습시키니까 긴장이 어느 정도 이완, 호흡 연습 안내해주고, 집에서 명심하시고 하라고 했습니다. 근데 또 잘 안하대요... 쩝...

여튼 처방은,

반하후박탕 가미
복령 12, 반하 4, 후박 6, 자소엽 4, 창출 4, 감초 3, 대추 10, 교이 5

실제로 경과 상 호전은 여러 부위들 압통으로 체크합니다. 심하부 긴장, 흉쇄유돌근 긴장, 흉협고만 등 이러한 증후들이 개선되는 속도랑 환자들이 편해지는 속도가 얼추 비슷합니다.

본 환자는 기울 → 기허로 넘어가는 패턴에 있는 흉민 환자라, 반하후박탕에 감맥대조탕의 의미로 대추와 교이 가미했습니다. 치료 두 달 쯤 되니까 증상들 전반으로 개선되어 자신감이 생긴다고 하더라고요. 자신감이 생겨서 운전이나 대중교통 이용해 봐도 되느냐고 해서, 천천히 단계를 높여가면서 테스트 해보라고 했습니다.

오늘... 진료실 들어오는데 화색이 가득...

"원장님 좋은 소식이 있습니다."
"뭔데요?"
"오늘 송파에서 여기까지 운전해서 왔어요."

울면서 고맙다고 하고 갔습니다...

호흡 연습 잘 안 한다기에, 아직 완전해지려면 더 연습하셔야 한다고 하고 보냈습니다.

혈액 순환

혈액 순환은 대략 항진과 저하로 문제를 나눌 수 있고, 시간 순서에 따라 주로 **진 → 편중 → 저하** 이런 식으로 간다, 고 이야기 할 수 있습니다.

혈액 순환에는 여러 요소가 관여하지만, 제일 크게 관여하는 건 당연히 **교감신경**이죠. 교감신경은 알파와 베타 수용체로 나뉘고요. 중추성으로 교감신경 흥분이 일어날 때는, 투쟁-도피 반응(fight&flight)에 의해 생존에 필요한 두뇌, 심장, 골격근, 간 등으로는 혈관이 확장되어 혈류량이 늘어납니다. 반면 생존에 당장 필요하지 않은 소화기나 비뇨생식기계, 말초 정맥, 피부 일부는 혈류량이 줄어들고요.

혈액 순환의 항진이 일어났다, 의 제 1 징후는 당연히 혈압과 심박수의 상승입니다. 이해하기 쉽죠. 그래서 진료 시에 매번 꼭 혈압과 심박수를 재어보시는 것이 좋습니다. 이것이 가장 기본적이고 중요한 바이탈 사인이기 때문입니다. **갑자기 혈압과 심박수가 상승이 되었다**, 그러면 안신지제, 청열지제, 청허열지제가 주로 작용할 타이밍입니다. 석고, 황련, 고삼, 생지황 및 은시호, 청호, 지모, 지골피...

이 때 실열 양상일 때는 체열의 상승이 동반되기 때문에 주로 백태/황태가 낍니다. 백태와 황태는 대사가 항진되고 염증 반응이 일어나고 있다는 사실을 보여줍니다. 반면 허열 양상일 때는 대사의 항진이 동반되지 않은 흥분 양상이라, 태가 거의 없다고 보시면 되고요.

처방으로 보면, 實熱일 때는 백호탕, 삼황사심탕, 황련해독탕, 천왕보심단... 이렇게 처방을 하는 것이지요. 반면 태가 없는 허열 양상일 때는 서각지황탕, 청호별갑탕, 자음강화탕... 이런 식으로 처방을 할 수 있습니다. 자음지제+청허열지제+청혈량열약 등의 조합으로 가는 것입니다. 두 가지는 태의 유무로 크게 나뉜다, 라는 것이 포인트가 됩니다.

이 때 진단 상 중요한 포인트는, 혈압 상승 및 심박수 상승에 대소변의 양상이 시사하는 바가 크기 때문에 꼭 **대변과 소변 및 갈증을 체크**해야 한다는 것입니다. 대소변에 뚜렷한 문제가 있다면 후박이나 대황 등의 약이나 복령 택사 등의 약을 배오를 하는 걸 고려해보시는 게 좋고요. 이 징후에서는 소변불리 → 부종 → 갈증 양상으로 진행되기 때문에 꼭 소변불리와, 부종 양상과 갈증 패턴을 판단하는 것이 좋습니다. **당연히 약이 잘 반응할 때 대소변의 변화와 더불어서, 혈압과 심박수 저하가 같이 나타납니다.** 그러한 변화를 진단 및 치료의 요결로 삼으시는 것이 좋습니다.

만성화 되어 가는 과정 중에는 혈액 순환의 상대적 편중이 생깁니다. 그래서 손발이 차가워지거나, 복강이 혈액순환이 안 되는 징후가 동반되어 수족궐냉, 하복냉, 복부냉통 등의 증상이 동반이 됩니다. 반면 흉강이나 두면부로 혈액의 편중이 생기지요.

이렇게 만성적으로 혈액순환이 저하 되어갈 때 **제1 증상은 손발이 차가워지는 것입니다.** 환자분께 꼭 손발이 자주 차가워지는지를 물어보는 것이 좋습니다. 여성분이라면 더더욱 그렇습니다. 이런 경우는 당귀 천궁 등의 보혈지제나, 오수유 세신 등의 온리지제, 혹은 도인 홍화 계혈등 등의 활혈거어지제가 기본이 되고 거기에 청열약이나 평간약, 안신약 등이 함께 배오가 되는 것이지요. 대표적인 처방이 온청음, 진간식풍탕, 천마구등음, 당귀사역탕 이런 것들이죠.

더 진행되어 전신의 혈행이 저하된다고 할 때는 보기보혈, 활혈거어가 한꺼번에 하는 양상으로 가는 거죠. 이 때는 심박출량을 높여주기 위해 황기나 부자와 같은 보양지제가 함께 배오가 되는 것입니다. 일반적으로 교과서적으로 어혈증이라고 이야기하는 건, 보통 시간 상 한참 지난 이 타이밍의 징후를 이야기하는 것 같습니다. 혀를 진단할 때, 어반이 있거나, 청근 노창이 전신으로 심하게 나타나거나, 야간에 반복되는 일점통 양상이 있거나 하는 것을 주증으로 삼죠. 황기+당귀+활혈거어약 이런 식으로 처방을 하게 되고, 대표적인 약이 보양환오탕(의림개착) 같은 약들이 되는 것이죠.

최종적으로 혈압과 심박수가 같이 떨어져있다, 맥이 세약하고, 대사가 저하되어 힘이 없고 의욕이 떨어지며, 잘 붓거나 한다, 이런 경우에는 인삼, 건강, 부자, 오수유 등이 군약이 되어 해결하는 영역이 될 거고요. 보통 보중익기탕가부자 혹은 진무탕이나 사역탕과 같은 처방들이 주로 쓰이는 군이 됩니다. 이 때 쯤 되면 혈액순환 저하와 더불어 대사 저하가 뚜렷해지기 때문에 오한(惡寒)이 아주 뚜렷하게 나타나는 경우에 해당합니다.

정리하면,

1. 혈압과 심박수를 꼭 재어보는 것이 좋다
2. 손발이 차가운지를 혈액 순환 양상의 1번으로 본다
3. 항진 → 편중 → 저하 가운데 어느 단계에 와 있는지를 판단한다

두면부 혈관 분포

경동맥은 내경동맥과 외경동맥으로 분지되어 올라갑니다. 내경동맥은 주로 두뇌로 직접 들어가고, 외경동맥은 여러 분지로 갈라져서 안면부의 근육, 피부로 뻗어가게 되고요.

내경동맥 루트에서 참고로 하면 좋은 게 두 가지가 있는데, 비강으로 빠지는 루트와 눈 밖에서 이마로 빠져나가는 두 가지 루트입니다. 비강으로 빠지는 루트가 내경동맥의 지배를 받기 때문에 두개내압의 상승 등에 영향을 받고, 내압 상승 시 코피가 나거나 할 수 있죠. 마찬가지로 비염이나 축농증 등의 증상에도 갈근이나 조구등 등 두개내압의 혈압 강하에 관여하는 약물들을 쓸 수 있는 이유가 되기도 하고요. 갈근금련탕, 갈근탕가천궁신이, 조등산, 태음인 갈근해기탕, 태음인 열다한소탕 등등. 이걸 참고하면, 급만성의 두개내압 상승에 비강 출혈을 시키는 것도 한 방법이 되겠죠. 고래로 임상가들이 많이들 써온 방법이기도 하고.

목내자와 이마부를 영양하는 혈관들, 즉 안와상동맥과 도르래동맥의 경우 특이하게도 내경동맥의 일부 분지가 외부로 빠져나온 것입니다. 그래서 두개내압 상승의 일부를 반영하죠. 때문에 전신 혈압 상승이 심하거나, 정서적으로 불안한 스트레스 환자들의 경우, 눈 주변이나 이마가 붉어지는 경우가 아주 많습니다. 그래서 망진 시 이마 부위를 폐열이나 심열 이야기를 해온 거죠. 이렇게 이마가 붉어진 혈압/심박수 상승 환자는 큰 고민 없이 황련을 군약으로 생각해도 됩니다.

그리고 이 부위가 재미있는 것이, 이마에서 전발제에 있는 혈위들 대부분이 주치증 정리를 해보면 안신(安神), 안질환, 비질환을 주치합니다. 대표적으로는 인당이나 찬죽 이런 혈자리고,이게 내경동맥과의 연관성이 있지 않나 추정해 볼 수 있습니다. 혈위의 과학적 연구 결과 역시 이런 부위의 혈위들이 대부분 GABA나 노르에피네프린에 작용을 하는 것으로 알려져 있습니다. 저는 루틴으로 전발제 혈위나 인당 찬죽 같은 곳을 놓는 경우가 아주 많습니다.

외경동맥의 경우, 내경동맥 제외한 거의 모든 안면부에 관여한다고 보면 되는데, 아마 큰 혈관 분지들이 일어나는 곳들이 크게 관여를 하는 것 같고 또 진단처나 치료처가 되는 경우들이 많은 것 같습니다. 측두부에 울혈이 일어나기 쉬운 부위는 대략 각손~ 태양혈 사이 주변부 쯤 될 텐데, 족소양담경과 수소양삼초경이 얽힌 부위고, 이 부위는 기본적으로 스트레스에 취약하고, 압통이 굉장히 잘 발생하는 부위이기도 하고요. 그리고 촉진 상으로 신기하게도 사각근 긴장이 심한 분들이 더 심하게 압통이 나타납니다. 일본 침구 의가들 가운데서 저 부위 자침이나 자락을 안면부 질환에서 신효라고 하는 사람이 많더라고요. 저는 압통이 나타나면 지압을 하거나, 가볍게 자락하는 형태로 하고 있습니다.

아래턱 주변의 지창, 협거 이런 부위는 대체로 SCM 긴장이 심한 타입에게 잘 나타나고, 이를 평소 이를 앙 다물고 있거나, 턱의 움직임이 많지 않은 사람들에게서 긴장이나 압통이 잘 나타나는 경향이 있고, 또 여기를 지압하거나 천자해서 이완시키면 목의 긴장이 한결 편해지는 경우가 많습니다. 또 턱의 움직임이 안면부 림프 움직임에도 상당히 영향을 준다고 합니다. 고치법이나 이런 게 필요한 환자들에 해당하겠죠.

복부의 혈액순환

심장에서 복부대동맥으로 혈관 흐름이 내려오면,

celiac
superior mesenteric
inferior mesenteric
renal

이렇게 네 부위로 나눠서 복부 동맥 순환이 일어납니다.
celiac이 우측에서는 간동맥 분지를 뻗어서 간에서 산소를 대고, 좌측에서는 위와 비장에 혈액순환을 도모하며, superior mesenteric 이 소장과 대장의 대부분, inferior mesenteric이 하부 직장을 관할을 하고 있습니다. renal은 말 그대로 신동맥이고요. 위치로는 구미~중완 정도가 celiac과 관련이 있고, 수분, 천추, 대거 이런 혈위들이 superior mesenteric 과 관련이 있고, 하복부 여러 혈위들이 inferior mesenteric 과 관련이 있을 수 있다, 그렇게 이해하시면 됩니다.

간문맥도 다 아시죠.

소화기 동맥들 배부분은 장기의 정맥을 거쳐서, 특히나 소화된 영양이 간문맥을 통해 간으로 들어가고, 간동맥은 다이렉트로 산소를 실어 나른다.

스트레스를 받으면 교감신경의 작용으로 위장관의 혈관들은 대부분 수축하기 때문에 혈류량이 줄어듭니다. 간문맥도 혈류량이 줄겠죠. 반면 산소를 실어 나르는 간동맥은 혈류량이 늘어납니다. 지속적인 스트레스가 누적이 되면, 간이 무리한 대사를 하게 되고 문맥이 정상적으로 순환을 시키지 못해, 간문맥 울혈이 천천히 진행된다, 대강은 그런 이야기고요.

소화기의 혈액 순환과 관련해서는 크게 氣分과 血分을 나눠서 생각해야 하는데요. 氣分은 대체로 신경이나 림프, 조직압 등과 관련이 되는 것들이고, 血分은 대체로 동정맥 순환과 관련이 되는 것들입니다.

소화기 氣分의 문제는 주로,

1) 장관 운동의 저하로 인한 가스, 창만, 변비
2) 소화 효소나 호르몬 분비 문제로 인한 식체, 식욕부진
3) 설사, 복통, 부종

이렇게 나타나고

소화기 血分의 문제는 복강과 문맥 혈액순환의 전반적인 저하로,

1) 복냉, 수족냉증, 전신 말초혈관의 울혈
2) 과민성대장증후군
3) 치출혈, 두통 등

따라서 氣分의 문제를 해결하기 위해서는 이기제, 보기제, 소식지제, 방향화습약, 이수지제 이런 것들로 치료하게 되고, 처방으로 보면 평위산, 사군자탕, 이중탕, 오령산, 위령탕, 생간건비탕 이런 처방군이 주로 선택됩니다. 반면 血分의 문제는 보혈지제, 행혈지제, 활혈거어약 이런 식이 되겠지요. 처방은 사물탕, 도홍사물탕, 당귀수산, 보양환오탕, 단삼음 이런 식으로 흘러갑니다.

소화기 복진 좌우 구별

여담으로, 저는 아사다 소하쿠(천전종백)를 굉장히 좋아합니다. 의가의 투약은 각자의 취향이긴 한데, 개인적으로 투약에 있어서 〈물오약실방함구결〉과 〈귤창서영〉 영향을 상당히 크게 받았습니다. 아사다 소하쿠는 고방을 기본으로 해서 수당대 의서 처방들을 위주로 사용하는 절충파인데, 실전 임상가 스타일이라, 참고해서 보시면 도움이 되는 부분이 있습니다.

이 분이 복진 시 좌우 구별을 하는데, 이 방법이 일본 임상 의가들의 일종의 스탠다드가 되었지요.

1) 우측 협통이나 현벽의 경우

a. 소시호탕 〈상한론〉가 작약 청피(열증의 경우)
시호 5 황금 인삼 3 반하 감초 2.5 생강 2 대조 6 청피 작약 3

b. 양지탕 〈요치대개〉(한증의 경우)
복령 5 계지 3 감초 2.5 대조 6 반하 2.5 양강 2 지실 4

2) 좌측 협통이나 현벽의 경우

a. 시함탕 〈본조경험〉
시호 8 황금 인삼 4 감초 2.5 생강 2 대조 6 반하 5 황련 1-1.5 과루근 4

b. 시호소간탕 〈의학통지〉
시호 8 작약 지실 4 감초 2.5 향부자 천궁 4 청피 2

c. 연년반하탕 〈외대비요〉
반하 2-3 시호 4-6 별갑 길경 오수유 지실 빈랑 인삼 3-4 생강 2

d. 화간음 〈옥안〉
당귀 작약 지실 4 청피 회향 목향 2 삼릉 사인 3 시호 5

이러한 상부 소화기 문제에 주로 소시호탕 가미방을 활용하고 있습니다.

우측 협부 문제의 경우 대개 水氣의 정체를 좀 더 고려해서 영계출감탕 변방에 해당하는 양지탕을 활용하는 경우가 많습니다. 임상적으로 환자들의 양상이, 소시호탕 가 작약 청피를 쓰는 경우는 압통이 없고 횡격막 긴장이 두드러지는 흉협고만 위주이지만, 양지탕과 같은 영계출감탕 가미방을 쓰는 경우는 대개 흉협 주변 부위가 부어 있어서 복진 시 압통이 발생하며, 물소리나 압통이 뚜렷하게 있습니다.

반면, 좌측 협부의 문제는 대개 血分과 관련된 혈액 순환 정체가 주로 발생을 하지요. 좌측 상복부 혈관 경로를 보시면, 복부대동맥이 내려오면서 일부 동맥이 분지를 하여 위와 비장으로 들어가고, 이렇게 분지된 혈관 가운데 또 일부가 최종적으로 췌장으로 분지가 되어 들어갑니다. 때문에 좌측에 위치한 장기인 위나 비장, 췌장의 경우는, 혈액 순환에 상당히 민감하고, 특히나 만성적인 질환에서는 더욱 그렇습니다. 그래서 당귀나 오수유, 단삼 이런 혈분의 정체를 개선하는 약재들이, 상복부 좌측의 문제(통증, 불편감, 탄산, 조잡 등)를 치료할 때, 특히 만성적인 질환에서 많이 가미되는 것을 볼 수 있습니다. 오수유를 황련과 같이 쓰는 유명한 처방인 좌금환이 만성적인 탄산, 조잡증에 쓰이고, 시호제에 오수유를 가미한 연년반하탕의 경우는 원래 급만성 췌장염 치료를 위해 만들어진 처방이지요.

정리를 하면,

상복부에 해당하는 흉협부의 좌우 구별에서

1) 우측은 氣分의 문제와 水氣 정체가 생기기 쉽다
따라서 이기제, 건비조습제, 이수제가 잘 활용된다

2) 좌측은 血分 문제가 생기기 쉽다
따라서 보혈제, 활혈거어제가 잘 활용된다

한약 복약 후 복통 설사

한약 복약 후에 설사 하는 것이 무조건 패증이 아닙니다. 특히나 이기제나 거담제의 경우에는 부교감신경과 관련이 많기 때문에 부교감신경 활성 반응 및 장관 운동능 상승으로 일시적으로 설사하는 경우들이 많습니다. 이걸 예전에는 명현이라고 불렀을 것 같습니다. 예민한 환자들의 경우 계속 복용하면서 경과를 보면 조금 지나서 증상이 사라지는 경우가 매우 많습니다.

보통 복용 후 회복 반응 양상에서 빈도를 보면,

1. 며칠 간의 설사(제일 많음)
2. 두통
3. 탈력감, 무기력
4. 몸이 뜨거운 느낌
5. 발한

이러한 경우 계속 복용을 하더라도 보통 증상이 며칠 안 갑니다. 치료 예후가 좋은 경우는 일시적으로 설사를 하더라도, 설사를 하는 중에 그렇게 쳐지거나, 복통이 심하거나 하지 않고요. 그래서 투약 전에 미리 설사, 두통, 무력감 등이 나타날 수 있다고 고지를 해주는 것이 좋습니다.

보통 이기제들에서 반응이 제일 크게 나타나는 경우가 많고, 이기제들에 의한 복부의 반응은 거의 순증에 해당합니다.

结论：理气中药木香､大腹皮、砂仁､厚朴、陈皮有明显的促进胃排空作用；木香、大腹皮作用明显强于砂仁､厚朴、陈皮；木香的作用优于西沙必利.
枳实、大腹皮、陈皮、香附、砂仁、苦楝子有促进小肠传输功能. 木香、大腹皮能明显改善L-Arg所致胃排空障碍. 木香、大腹皮对L-Arg所致小肠传输功能障碍无改善作用.

木香､大腹皮、砂仁､厚朴、陈皮가 胃의 배출운동에 영향을 준다；木香、大腹皮는 砂仁、厚朴、陈皮보다 강한데, 木香은 위장운동촉진제인 cisapride보다 강력하다.
枳实、大腹皮、陈皮、香附、砂仁、苦楝子는 소장의 연동운동을 촉진하는데, 木香、大腹皮은 L-Arginine로 인한 위의 배출장애를 개선한다. 木香、大腹皮가 L-Arginine로 인한 小肠의 운동장애에는 개선작용이 없었다.

정리하자면, 이러한 반응은, 위의 중국 논문 자료(윤성중 원장님 자료)처럼 대부분의 이기제가 장관 운동에 관여하기 때문이고, 스트레스로 장관 운동이 저하되었다가 이기제들에 의해 장관 운동이 늘어날 때 반응이 많으며, 대개 임상적인 관찰 상 2-3일 이내로 회복됩니다. 예민한 환자에게 허다하게 나타나는 반응이에요. 미리 고지를 해두면, 이기제나 거담제에 의한 설사는 뭔가 몸이 가벼워지는 느낌이 들기 때문에 환자분들이 컴플레인을 거의 안 합니다.

반대로, 복통이 심하게 일어나거나 하면 잘못 처방 되었을 가능성도 염두에 두는 게 좋고요. 일반적으로 복용 후 복통 설사의 패증이 잘 일어나는 제일 많은 경우는, 태가 두껍게 끼거나 니태처럼 지저분한 태 양상을 보이는 환자에게 신온지제가 과하게 들어간 경우입니다. 자극에 예민한 상태인데 더 자극을 줘서 생기는 거죠. 반대로 복용 후 갑자기 백태나 황태가 확 늘었다고 하면 약의 패증을 고려를 해보아야 합니다. 그래서 꼭 복약 전후에 태의 양과 유무를 체크해보시는 게 좋습니다. 일반적으로 과하게 신온지제 처방된 경우에는 설태가 더 두껍고 지저분 하게 낍니다.

질윤하거나 기름진 보혈제나 보음제(ex. 숙지황, 육종용 등)의 소화불량 반응에 대해서도 걱정하는 경우가 많지만, 연구 상으로도 그렇고 관찰 상으로도 과량만 아니고 사인 대복피 목향 등 이기제가 배오되면 대개 설사할 정도의 반응은 잘 나타나지 않습니다. 그래서 장관 운동이 저하된 경향의 환자는, 보통 중완 천추 압통 등으로 잘 나타나는데 이런 경향 환자들은 꼭 보혈제 보음제 처방할 때 이기제를 같이 배오하는 것을 고려하는 게 안전하다고 생각합니다.

두경부 림프의 순환

동정맥의 혈액 순환과 더불어서 림프 순환도 중요합니다. 림프는 다 아시다시피 자체 동력으로는 못 움직이고, 근육이나 대기압 같은 외부의 압력과 호흡의 추동력에 의해서 매우 천천히 움직입니다. 그래서 호흡과 더불어서 외부에서 지압으로 인위적으로 흐름을 유발하는 것이 도움이 되죠. 림프 드레나지(lymph drainage) 같은 마사지 방법들도 참고해보시면 좋습니다.

어쨌건 림프가 두경부에서 중요한 이유는, 일단 편도에 관여를 하기 때문이고, 두 번째는 뇌의 림프에 해당하는 글림프 시스템 때문입니다.

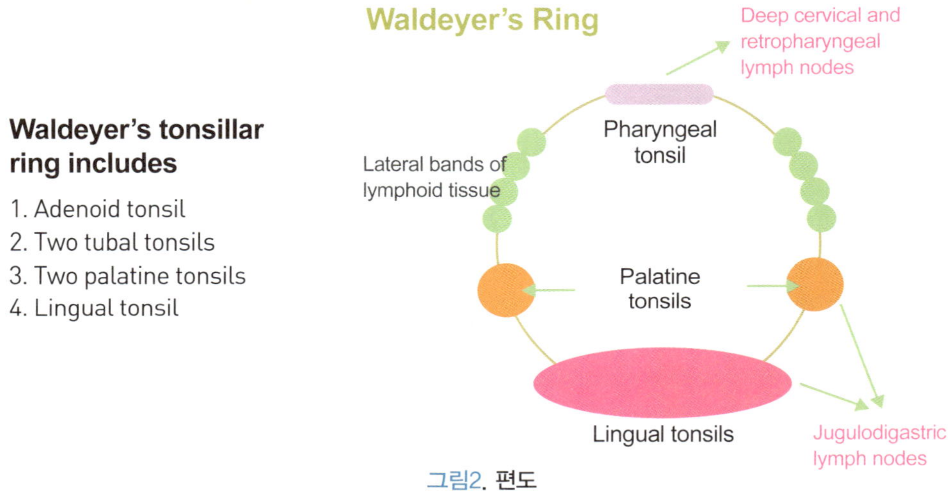

그림2. 편도

편도는 위의 사진과 같은 링을 이루고 있고, 아시다시피 외부에서 들어오는 면역 계통에 관계를 하죠. 만성적인 질환 특히 만성적인 염증 상태에서는 이 편도의 순환이 정상적으로 이루어지지 않아 1차적인 방어선이 무너져서 질환이 계속 유지가 되기도 합니다.

편도는 외경동맥에서 분지하는 혈관의 지배를 받기 때문에 두경부의 혈액 순환이 정상적으로 이루어지지 않으면 컨디션의 영향을 받습니다. 편도 주변부 림프가 순환이 정상적으로 일어나지 않으면 편도 주변부가 부어서 코골이나 수면 무호흡에도 영향을 줄 수가 있습니다. 굉장히 중요한 문제지요. 이 편도를 경유한 림프는 경부 림프절 로 노선이 빠집니다. 경부 림프절의 정체가 있으면 영향을 받겠지요. 그래서 목 주변부를 풀어주고 림프 순환을 보조해주는 것이 치료적으로 여러 가지 이점이 있습니다.

최근에는 림프와 관련하여 글림프가 각광을 받고 있죠. 글림프는, 두뇌에도 림프 처럼 기능을 해서 CSF를 걸러 뇌의 상태를 좋게 하는 시스템입니다. 수면 습관의 문제 등으로 이 문제가 해결되지 않으면 치매나 파킨슨 중풍 등 뇌질환의 원인이 되기도 한다는 거고요. 최근에 밝혀져 많은 연구가 이루어지고 있습니다.

여튼 이 글림프도 역시 마찬가지로 수면 중에 경부 림프절을 경유해서 내려갑니다. 이런 경부 림프절 부위들이 일반적으로 림프 드레나지에서 중요하게 보는 포인트들이고, 가벼운 지압과 문지르기로 압력을 가해 림프 순환을 좋아지게 하는데 도움을 줄 수 있습니다.

예전에 나가노 침법 같은 경우, 나가노 기요시 선생은 만성질환에는 대부분 편도 문제가 기저에 깔려있다고 생각을 했습니다. 그래서 대추, 천유, 수삼리, 조해 등 면역 계통에 관여하는 혈위를 루틴으로 놓곤 했습니다. 예풍이나 완골, 천유나 천용 같은 혈위들의 가벼운 천자는 림프 순환에 도움을 줄 수 있습니다. 사암침에서는 대장정격 쓸 때 경부 림프절 비대를 꼭 확인하고 썼죠(지산의 안). 경험적으로도, 수양명대장경이 주로 이러한 면역 계통에 1차적으로 작용을 합니다. 편도의 만성적인 염증과 관련해서는 연곡이나 조해 등 족소음신경이 관여를 하고요. 나가노 선생은 경험을 통해 그러한 면역 계통 조합이 만성 면역 기능 부활에 도움을 준다고 본 것이지요.

그리고 림프는 전신을 순행하는데 좌우 경로가 서로 다릅니다. 우측은 흉강에서 올라온 림프만 우측 쇄골하정맥에 붙어서 들어가고, 좌측은 하지, 복강, 흉강의 전신 림프가 좌측 쇄골하정맥에 붙어서 들어갑니다. 그래서 좌측 문제가 생기면 상대적으로 전신의 림프 순환에 영향을 줘서 수액대사와 관련된 증상을 야기하기가 쉬울 수 있습니다.

전신 림프의 순환

동정맥 혈액 순환은 안정 시 횡격막 이상과 횡격막 이하 부위가 대체로 1:2 정도의 분포를 보입니다. 정상적으로는 안정을 취하고 있을 때는 복부와 하지로 혈액 순환량이 더 많아야 합니다. 근육량도 대체로 상부 : 하부가 1:2 정도 되지요.

그런데 대부분의 현대인들이 앉아서 일을 하고 다리를 잘 안 쓰지요. 대신 머리는 지나치게 많이 씁니다. 그래서 머리는 충혈이 쉽게 되고, 하지는 정맥 환류가 잘 안 되어서 잘 붓고 정맥류가 되고, 그렇게 되는 거죠. 건강의 핵심은, 머리를 덜 쓰고 하지부로 혈액 순환량을 늘려줘야 한다, 그런 이야기이고요.

림프절 그림 보시면, 림프절은 대부분 관절 주변부에 몰려 있습니다. 왜? 림프 자체로는 흐름이 잘 안 일어나니까, 관절이 움직이는 힘을 동력으로 순환이 일어나는 것이지요. 계속 의자에 앉아 있는 생활을 해서 하지 근력이 떨어지면, 특히 슬관절과 고관절의 굴신 운동이 일어나지 않으면, 정맥과 림프 순환에 상당히 문제가 생길 수 있지요. 알려져 있는 운동인 스쿼트나 참장 자세는, 일단 기본적인 목표가 복부와 하지부의 근육 효율을 향상시켜서 해당 부위에 혈류량 자체를 늘리는 것이 첫 번째이고, 그 외에도 의도적으로 고관절과 슬관절 굴신을 유도하여 림프 순환을 개선하는 것입니다.

관절 굴신 운동하기가 대관절 귀찮다면, '발목 펌프 운동'처럼 발목 관절 주변부 펌핑하는 것도 가벼운 효과는 낼 수 있습니다(발목 펌프 운동 검색해보세요). 이 운동은 비복근, 가자미근을 자극하여 강화시키고, 발목관절과 슬관절 림프의 흐름을 자극을 하기 때문입니다.

어쨌건 슬관절, 고관절, 견관절, 주관절의 굴신이나 회전은 자주 하는 것이 좋다, 라고 볼 수 있고, 반대로 그 부위에 울혈이나 부종이 있다라는 말은, 상지 하지의 정맥이나 림프 순환이 정상적으로 안 되고 있다는 의미이기도 하겠지요. 척택 곡택(상지) 혹은 위중(하지) 이런 곳들에 청근이 있다면, 방혈하는 것이 일단 전신 상태 개선을 위해서는 도움이 됩니다.

말초 모세혈관에는 글로뮈(glomus)라고 하는 측부 순환로가 있는데, 연구에 따르면 이 부위가 혈액 환류에 상당히 큰 영향을 준다고 합니다. 그래서 글로뮈의 흐름을 강화하는 것이 혈액 순환에서 상당히 도움을 줄 수 있을 수도 있겠죠. 몇 몇 연구 상으로는 손톱 주변부의 정혈 자극이 이 글로뮈의 흐름에 도움을 준다고 합니다. 고래로 많이 의도하고 써온 방법이죠. 소상, 은백 대돈 자락.

그러면 동맥 순환은 어떻게 개선을 도움을 받을 수 있을까요? 보통은 동맥 박동처가 가장 큰 영향을 주지 않을까 싶습니다. 주로 원혈(原穴)들지요. 12경맥 혈위 중에서 제일 액티브 한 반응을 하는 게, 보통 진단처로 많이 쓰는 태계랑 태연이지요. 신정격을 쓰는 이유랄까요. 태계와 태연은 잘 자침된 경우 침병이 흔들리는 모습이 확연하게 나타납니다. 그리고 시간이 지나면서 맥상이 변화하고 또 혈압이 저하된 경우 혈압이 일부 상승하고, 혈압이 높아진 경우에는 혈압이 일부 떨어지게 되고요.

정리하면,

1) 손 끝 정혈의 자극은 글로뮈를 자극하여 말초 혈행을 개선시킬 수 있다
2) 관절 주변 혈위들의 자극이나 움직임은 림프의 순환을 개선시킬 수 있다
3) 동맥 박동처 즉 원혈의 자극은 동맥의 순환을 개선하는데 도움을 줄 수 있다

중력부하 패턴

자세에 따라 중력부하를 받는 것에 대해서, 개인적인 경험을 잠시만 이야기를 합니다. 저 같은 경우 하지부 근육 긴장 양상 관찰을 많이 합니다. 보니까 일정한 패턴이 있더라고요. 제가 관찰해 본 것은 대략 세 가지 패턴 입니다.

첫 번째는 전면부 전외측(위경 담경 라인)으로 텐션이 걸리는 경우입니다.

이런 경우는 보통 장경인대 긴장과 압통이 뚜렷하며, 전경골근을 따라 전면부 긴장이 뚜렷하거나, 담경 라인을 따라 외측 복사뼈 위쪽 양구~양교 이런 부위 긴장이 심한 경우가 많습니다. 양구~양교는 압통은 잘 안 나타나는데 전경골근 압통을 심하게 호소를 하고요. 위쪽으로는 복횡근이나 복사근 긴장이 나타나서 대맥혈 주변으로 긴장이 파급되는 경우가 많습니다. 저의 경우 족소양담경의 대맥, 양릉천, 양구, 현종 이런 혈위에 침을 놓거나 근막 이완을 하거나 족양명위경 하퇴 전면부를 자침하거나, 근막 이완을 하거나 합니다.

두 번째는 하퇴 내측(비경 간경 라인)으로 긴장이 유발되는 경우입니다.

이런 경우 주로 음릉천~ 삼음교 라인 상 으로 압통이 있습니다. 장요근 압통도 심하게 나타나는 경우가 많고, 주로 횡격막 긴장이 심한 타입 양상이라 흉협고만이 동반되는 경우가 많고요. 이런 경우, 족태음비경 복모혈인 장문혈에도 압통이 잘 나타납니다. 저 같은 경우 족태음비경의 대도 삼음교 음릉천을 많이 놓습니다. 동씨침의 하삼황혈도 비슷한 의미라고 생각을 합니다.

세 번째는 비복근 가자미근(신경 방광경 라인) 쪽으로 텐션이 심하게 걸리는 경우입니다.

비복근 경직이 심하거나.. 압통이 심하게 나타나며, 주로 후두 강직이나 승모근 긴장이 심하게 나타납니다. 주로 다혈질의 남성의 혈압 상승이나 요통, 항강 이런 증상이 잘 오는 타입들에게 많습니다. 당연히 비복근 가자미근의 긴장 부위를 주로 자침을 합니다.

하지부 신경이 지나가는 부위도 의미가 있을 수 있습니다. 하지부 신경의 핵심은 좌골신경이고 그 분지가 경골신경과 비골신경입니다. 이 부위의 순행 상 신경의 포착이 일어나기 쉽기 때문에 해당 부위들 풀어주는 것이 전신의 이완 반응을 유도하는데 도움을 줄 수 있습니다. 침으로 풀어주건, 지압을 하건, 문지르기를 하건 말이죠. 이러한 부위를 풀어주는 것이 여러 고유 수용체 자극에 도움을 줄 수 있고, 전신의 자세 나아가 대사에 도움을 주는 부분이 있을 겁니다.

스트레스의 병리 과정

모든 만성병은 스트레스로부터 시작된다, 가 제 개인적인 견해인데 그러한 병리 과정을 제일 잘 보여주는 의가가 주단계-섭천사-왕태림(왕욱고) 라인입니다.

주단계가 간기울결에 대해서 기본적인 정의를 했고
그 과정의 큰 그물을 섭천사가 짜고
왕욱고가 최종적으로 병리와 치법을 정리를 했다

대략 그렇게 보시면 되고요.

섭천사의 의론을 왕욱고가 정리 및 발전을 시켰는데, 내용을 정리해서 보면,

1) 칠정에 의한 肝氣의 울결이 병의 기본이 된다
2) 기울이 오래되면 化火 한다
3) 화가 오래되면 肝風이 동하여 여러 신경계통 증상들이 발병한다

肝氣, 肝火, 肝風의 세 가지 정의를 내린 것입니다.
조금 더 디테일하게 보면,
간기울결증은 스트레스(七情傷)로 신경이 과민해지는 초기 단계를 의미하고,

1. 감각이 예민해지거나
2. 감정이 예민해지거나
3. 근육 긴장이 심해지거나, 장관 운동이 떨어져서 가스가 차거나

그런 양상으로 증상이 나타납니다. 이 때는 주로 소간이기 하는 방법을 선택을 해야겠지요.

이 단계가 오래되거나 심해지면 간화상염증, 간경습열증이 되는데, 기가 上衝하여 두통, 안면홍조, 눈충혈, 항강 등 혈압상승 징후가 나타나고, 下注하면 비뇨생식기계의 염증이나 융폐 가 생깁니다. 주로 실증 양상을 띄는 체격 조건이 좋은 타입일 것이고, 청간사화 하는 방식의 치료법이 위주가 되겠지요.

이 단계에서 더 진행되어 신경의 흥분이 점차 더 심해져서 두통, 어지럼증, 마비감, 떨림 등 신경 계통이 나타나면 그것을 肝風內動 증이라고 하는데, 실증 양상에는 중진안신 평간식풍 치법을 사용하는 것이 위주가 됩니다.

간화가 오랫동안 치성하여 음액의 소작시켜 간신이 휴허해지는 양상이 되면 간양이 상항을 하게 됩니다. 이 때도 마찬가지로 두통, 어지럼증, 마비감, 떨림 등의 신경계통이 나타날 수 있습니다. 앞서 간풍내동 하는 경우에는 평간식풍 하는 약이 위주가 되지만, 이렇게 간신휴허를 거쳐서 간양상항한 양상에는 자음 평간잠양을 더 위주로 하게 되지요. 이러한 허증 양상의 신경 계통 증상 환자는 대체로 마르고 예민한, 고령의, 고혈압, 현훈, 두통 환자로 생각을 하시면 될 겁니다.

간양상항 → 간풍내동의 경우는, 실증이고 유여하기 때문에 혀가 붉고 백태가 끼기가 쉽고, 맥이 실맥 양상일 확률이 높고, 간신휴허 → 간양상항의 경우는, 허증이고 특히 진액 휴손이 심하기 때문에 설무태, 설홍강, 맥이 세삭할 확률이 높습니다.

만성병의 병리적인 진행 과정

후세방적인 병리 관점에서 병이 진행되어 가는 과정은 사실 정리하자면 흐름이 많지만, 대략 크게 세 카테고리로 나눌 수 있습니다.

1) 기울화습 → 습생담 → 담생열 → 열극생풍
2) 기울 → 구울화화 → 혈허 → 음허 → 혈허유화, 간양상항
3) 기울 → 기허 → 양허 → 신허수범

특정 증후군 양상이 어느 날 뜬금없이 갑자기 생기는 게 아니지요. 대략 이러한 시간 경과를 거치면서 악화되면서 병리적인 양상이 바뀌어 가는 것입니다.

1)의 경우 환자분들이 소위 말하는 痰火, 濕熱 양상을 뚜렷하게 호소합니다. 가슴이 답답하고, 숨쉬기 힘들고, 신물이 올라오고, 속 쓰리고, 신체에 여러가지 부종, 염증 양상을 나타내는 경우죠. 그래서 주요 치법이 淸熱祛痰安神, 化濕利水 이런 식이 되고요.

2)의 환자분들은 혈액 순환 저하로 진행되어 가는 과정이죠. 쉽게 말해서 스트레스 받아서 흥분이 되면서 혈행이 저하되고, 여러 가지 신체적인 문제들이 야기되는 경우에 해당합니다. 혈허로 진행되는 과정에 보통 수족이나 복부가 냉해지는 양상들이 잘 나타나게 되고, 음허가 진행되면서는 상충 양상으로 나타나게 됩니다.

3)의 환자분들은 대사가 저하되어 소화가 안 되고, 설사를 자주 하거나, 식욕이 떨어지거나, 추위에 민감해지는 양상으로 진행되는 거죠. 더 디테일하게 나눌 수 있지만 일단 대략적으로만 보자면 그렇다는 거고요.

요약하면,

기울 → 담화
기울 → 혈허
기울 → 기허

이런 양상으로 진행이 된다, 는 것입니다. 기울이 만병의 시작입니다!

스트레스의 영향

신체는 병리적으로 진행될 때 스트레스의 영향을 직간접적으로 받습니다. 그래서 스트레스를 얼마만큼 받고 있는지, 신체적 부하가 얼마나 걸려있는지 보는 것이 좋지요. 스트레스를 받을 때 뇌간 수준에서 크게 두 가지 방향으로 대응을 합니다. 신체적으로 긴장 상태가 심해지거나(output)... 감각이 예민해지거나(input). 이 두 가지 상태를 변증명으로 간기울결이라고 합니다. 소위 이기제로 분류되는 약들의 효능 주치를 살펴보면- 긴장을 이완시키거나(강기, 행기도체), 감각의 예민함을 줄여주거나(이기지통) 하는 것들이 대부분이죠.

(1) 신체적으로 긴장 상태가 심해지는 경우

인체에서 제일 먼저 변하는 건 호흡이고, 대체로 흡기〉호기 양상을 보입니다. 횡격막의 긴장이 유발되기 때문에 횡격막 긴장이나 나아가 흉협고만 양상이 진행이 됩니다. 이게 심해지면 들숨이 잘 안되는 양상으로 가겠죠. 숨을 안 내쉬고 계속 참고 있으니까요. 그리고 호흡 보조근들의 과사용으로 가서 자세의 변위들이 유발됩니다.

이 상황을 다루는 주요 약물이 시호죠. 시호는 횡격막의 긴장에 직접 작용을 합니다. 과긴장이 심해서 호흡 보조 근육의 경직이 심해지면, 작약 대추 감초 이런 게 같이 배오가 되는 것이고, 과긴장으로 통증이 심해지면 지실 등 이기지통하는 약물이 같이 배오가 되는 것이고요. 루틴으로 쓰는 처방이 사역산, 그렇게 되는 것이지요.

아울러 스트레스는 자율신경 계통에 직접 영향을 주고, 특히 위장관 운동능에 영향을 줍니다. 그래서 gas에 의한 창만이 심해지게 되는 것이지요. 목향, 사인, 후박, 대복피 등등 이기제라고 불리는 것들이 대부분 장관 운동에 직접 영향을 줍니다.

(2) 감각이 예민해지는 경우

감각이 예민해지게 되면, 오관이나 신체 감각이 과민해지거나 정서적으로 업앤다운이 심해지는 양상으로 가게 됩니다. 왜? 뇌 안으로 들어오는 구심성 정보의 양이 불필요하게 많아지니까요.

오관이 예민해지는 경우는, 자극의 양상에 따라

1) 소리는 깜짝 놀라거나, 작은 소리가 지나치게 거슬린다
2) 빛은 눈부심이 심하거나, 눈이 금방 피곤해지거나, 빛 번짐 같은 게 심해진다
3) 냄새와 맛은 정상적으로 맡지 않아도 될 냄새나 맛이 지나치게 예민하게 느껴진다
4) 통증은, 느끼지 않아도 되는 신체의 통증이 감각되어 온 몸이 이 곳 저곳 돌아다니면서 아프거나, 연부 조직의 손상 정도에 비해서 지나치게 아프다

(3) 감정의 업앤다운이 심해지는 경우

감각의 과민으로 감정까지 스윙이 일어나는 경우에는 짜증이 잦아지고, 감정적으로 업앤다운이 심해지고, 이유없이 눈물이 나고, 그렇게 됩니다. 이 상태를 다루는 본초들이 대체로 소간리기를 주치하는 향부자나 시호에 해당하고, 통증이나 오관 감각에 작용하는 약들이 대체로 이기지통의 주치증을 가진 이기제들에 해당하게 되고요.

정리를 해보면, 스트레스에 의한 초기의 간기울결증은

1) 신체적 과긴장 특히 호흡
2) 가스나 창만 등 위장관 운동능의 저하
3) 감각의 과민
4) 감정의 업앤다운

이렇게 나타나게 되는 것입니다. 다른 간기울결 변증 자료들을 참고하시면 더 도움이 될 것입니다. 이 상태를 지나면 肝氣鬱結 → 肝鬱化火 양상으로 갑니다. 본격적인 흥분 양상으로 가는 거죠. 더 진행되면 열독과 습열의 염증으로 진행이 되는 것이고요. 신체가 대사 활동을 항진하기 위해서 흥분 양상으로 진입할 때는 크게 1) 체온 2) 혈압 3) 혈당의 세 가지 차원에서 흥분이 일어납니다.

(1) 체온이 급격히 상승한 징후는 어떤 게 있을까요?

더위 먹었을 때를 생각해보시면 됩니다.

1) 더위를 많이 타거나(惡熱)

2) 땀을 많이 흘리거나

3) 얼굴이 붉어지거나

4) 갈증이 심해지는 것이지요

이 징후를 일본에서는 氣熱 이라고 합니다.

백호탕 계열이거나, 변폐가 더 심해지게 되면 승기탕류로 가는 것이지요.

(2) 혈압이 급격히 상승한 징후는 어떤 게 있을까요?

화를 심하게 내고 있을 때를 생각해보시면 됩니다.

1) 뒷목이 뻣뻣해지고

2) 두통 현훈 이명 난청 등이 생기거나

3) 가슴이 답답하고 숨쉬기 힘들어지고

4) 심장이 빨리 뛰고 하는 징후가 생기거나 하겠지요.

혈압은 신체에서

1. 경동맥
2. 심장
3. 신장세동맥

크게 이렇게 세 군데에서 체크를 합니다.

그래서 보통 혈압을 조절하는 약재들의 타겟이

경동맥압이 상승하는 것을 줄여주거나(평간약)

심장이 흥분하는 것을 줄여주거나(청심약)

신장으로 소변을 빼버리는 것(이수약)으로 조절을 하는 것이지요.

경동맥압의 상승을 직접 줄여주는 약물들이 대체로 조구등 천마 석결명 모려 국화 등에 해당하는 평간약 계열입니다. 심장의 흥분을 줄여주는 약물들이 대체로 황련 생지황 고삼 등... 청열약 계열이고요. 신장으로 소변을 빼버리는 약들이 대체로 목통 택사 복령 차전자 등 이수제 계열이지요. 신체의 병리적 징후가 변하는 걸 환자가 호소하는 그대로 따라가면 됩니다.

(3) 혈당이 급격히 상승한 징후는 어떤 게 있을까요?

혈당은 단시간의 상승이 직접적으로 증상을 유발하지는 않지만, 대개 혈당이 상승했을 때는 불안 불면 등의 중추신경 흥분 반응이 두드러지게 나타나거나, 떨림 발한 등 말초신경 흥분 반응이 나타날 수 있겠습니다. 혈당에 대한 자세한 이야기는 뒤에 다시 정리하기로 하겠습니다.

프레그레놀론 스틸

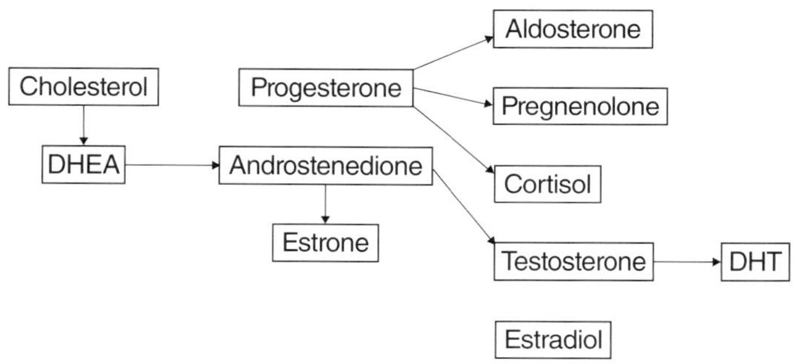

스트레스는 성호르몬과 매우 밀접한 관련이 있습니다. 둘 다 콜레스테롤 기원이고요. 위 그림과 같이 콜레스테롤이 프레그네놀론(pregnenolone)이라는 전구물질로 전환이 되어 코티졸(cortisol)로 전환되는 경로를 따라 가거나, DHEA나 테스토스테론, 에스트로겐 등의 성호르몬으로 전환되는 경로를 따라 가거나 이렇게 갈라지게 됩니다. 스트레스를 지나치게 받는 경우, 코티졸 요구량이 많아져 프레그네놀론이 코티졸로 전환되는 양이 많아져서 상대적으로 DHEA와 성호르몬 전환량이 줄어들게 됩니다. 그 때문에 여러 가지 만성적인 문제가 발생을 하게 될 수 있는 것입니다. 쉽게 이야기하면 스트레스를 받으면, 성호르몬에 문제가 생길 수 있다는 것이지요. 이를 프레그네놀론 스틸(pregnenolone steal)이라고 합니다.

때문에 성 호르몬과 관련된 여성, 남성의 생식기 질환에서 제일 먼저 확인해야 하는 것이 장기 스트레스의 여부입니다. 이런 이유에서 고전에 생식기 질환에 시호나 향부자를 군약으로 쓴 처방례가 적지 않지요. 여성의 경우 성욕이 저하되거나, 월경 주기에 이상이 생기거나, 혹은 나아가 생식기계에 여러 기질적인 이상이 발생을 하거나 하는데 관여를 하고요. 남성의 경우에도 성욕이나 기타 성기능 장애에 스트레스가 절대적으로 큰 영향을 미치게 되는 것입니다. 양질의 콜레스테롤 섭취와 더불어 스트레스의 정상적인 관리가 생식 문제의 치료에 있어 큰 틀이 된다, 그렇게 정리할 수 있습니다.

임상적으로 보면, 꼭 사물탕이나 어혈지제처럼 생리주기나 생리통과 관련된 처방을 하지 않더라도, 변증을 명확하게 하여 신체적인 개선이 되면 시간이 지나면서 생리주기가 정상으로 회복되거나 생리통이 줄어드는 경향을 보이는 경우가 많습니다. 저의 경우는 생리통이 심한 환자들의 경우 치료하면서 2개월, 3개월 차 생리 때 생리통이나 생리전증후군을 꼭 관찰하라고 이야기합니다. 스트레스가 줄어들고, 신체적 긴장이 이완되며, 대사가 안정되는 양상으로 진행된 환자들은 굉장히 높은 확률로 생리통이 줄어드는 경과를 보입니다. 말한 것이 실제로 일어나면 환자들이 더 신뢰를 하게 되죠. 단, 개인적인 관찰에 따르면 단기간에 생리통을 완화하여야 하는 상태에, 생리통이 완화되는데 가장 큰 도움을 주는 약재는 목단피인 것 같습니다. 생리통이 극심해서 진통소염제를 다량으로 복용하거나, 생리 때마다 응급실을 가거나, 생리 전에 심각한 생리전증후군 양상을 보인다면 변증 후 목단피를 가미하거나 당귀작약산이나 계지복령환과 같이 구어혈제를 같이 복용하는 것도 한 방법이 될 수 있습니다.

체온의 조절

앞에 신체적 흥분이 유발될 때는

1) 체온
2) 혈압
3) 혈당

세 가지가 상승을 한다고 말씀을 드렸습니다.

체온을 좀 더 세밀하게 이야기 해 봅니다. 체온이 상승한 상태를 氣分의 열이라고 했지요. 〈상한론〉과 온병 의가들이 이 과정을 잘 묘사하고 있습니다. 체열이 높아 고열로 간 직후에 고열, 발한, 구갈이 심한 상태는, 백호탕 가미가 주치를 합니다. 계속 고열이 떨어지지 않으면 기기불리가 생기게 되고 특히 변폐가 되면 승기탕 류의 탕증로 넘어가게 되고요. 여기까지가 대략 위-기-영-혈 변증에서, 위-기분의 문제에 해당을 합니다.

만성적으로 체온이 쉽게 상승하는 경우는 갑상선의 문제인 경우가 많겠지요. 최근에는 시상하부-뇌하수체-갑상선 축(H-P-T axis)에 대한 연구가 많이 진행되고 있는데, 갑상선의 문제도 스트레스로부터 기인하는 바가 많다는 것이 점차 확인되고 있습니다. 보통 스트레스의 기본축인 시상하부-뇌하수체-부신 축(H-P-A axis)의 흥분을 조절하는 한약재 가운데 대표가 시호라고 연구가 많이 되어있습니다. 반면 이 HPT axis에 크게 관여하는 약재 가운데 하나가 하고초라고 합니다. 그래서 고래로 갑상선기능항진증과 관련된 처방이 하고초가 가미된 처방들이 많이 있습니다. 여담이지만, H-P-G axis 라고 해서 시상하부-뇌하수체-생식기 축에 대해서도 연구가 많이 되고 있는데 여기에 제일 크게 작용하는 약재는 초룡담이라고 합니다. 시호, 하고초, 초룡담이 고전에서는 모두 肝氣에 작용을 한다고 이야기를 해왔지요.

암튼 체열이 계속 높아서 발한을 계속해서 체액량이 줄어들면 어떻게 될까요. 일단 혈압이 낮아지겠죠. 온병에서는 혈압이 극도로 낮아져 맛탱이가 가는 단계를 熱入心包라고 해서 의식이 흐리멍텅해지거나 불안 반응이 나타나거나 하는 양상으로 봅니다. 이 단계에는 체액보충을 위해 자음하면서 상황에 따라 개규성신, 청열안신을 해야하는 거고요. 청영탕, 청궁탕, 안궁우황환, 지보단 등등.

이 경우를 제외하고는 온병학에서 영혈분증은 대부분 후유증의 회복과 관련된 것들을 다룹니다. 야간에 오심번열, 도한, 불면 다몽, 불안 등의 증상이 악화되는 것을 血熱 이라고 하고, 체액손실을 회복하기 위한 야간에 혈관과 관련된 보상 반응을 나타내는 것들을 이야기하죠. 이 경우 치료는? 청열 + 자음 + 양혈지혈, 이런 식으로 혈관에 작용하는 약들을 쏟아 붓는 겁니다. 보통 후대 의가들이 서각지황탕 가미를 루틴으로 많이 써왔습니다.

반면에 면역 반응이 야간의 회복기에 나타나기도 합니다. 이를 虛熱 이라고 합니다. 혈열과 겹쳐서 나타나기도 하는데 대체로 이러한 환자들은 혈액순환이 저하된 혈허 양상을 끼고 반응이 나타납니다. 그래서 주로 수족이 냉한 양상과 복부가 냉한 양상을 기본으로 깔고, 두면부로 상충하는 안면홍조 두통 등의 혈관 반응과 더불어서, 야간에 코막힘이 심해지거나, 피부 가려움이 심하거나(혈허동풍), 기침이 심해지는 양상(야수) 으로 나타나죠. 이런 경우에 치료는? 사물탕이나 육미를 깔고, 맥문동 천문동 천화분 산약 등의 자음제와, 지모 황백 오미자 지골피 청호 등의 청허열약이 붙는 구조가 기본이 되죠. 대략적으로 혈열은 흥분 양상, 허열은 혈허 양상 러프하게 그렇게 생각을 해도 좋겠습니다.

정리를 하면, 발한과다로 체액 부족이 심해져갈 때 나타나는 여러 증상들을 다룬 게 온병이고, 탈수로 구강이나 호흡기 문제가 생기면 폐음허고, 탈수로 소화기 문제가 생기면 위음허고 그렇습니다.

혈압의 조절

넋두리 비슷하지만, 제 팔자인지 모르겠는데 저한테는 보통 가벼운 환자가 잘 안 옵니다. 진료실 문 열고 들어오면 저 사람이 다음 주에 살아있을까 싶을 환자들만 오고요. 그런 생활을 계속 하다 보니, 진단에 강박이 있습니다. 무조건 살려야 한다는 생각 때문에요. 맥진, 복진, 설진, 망진을 환자와 장시간 상담하는 중에도 계속 하고 있습니다. 집에 가서도 환자 얼굴 계속 생각하고, 의서들, 임상 서적들, 논문들 계속 찾아보고 그런 삶의 반복이지요. 그렇게 계속 관찰하며 보는 일이 누적되다보니, 요즘은 비교적(?) 어렵지 않은 환자는 눈빛, 안색, 호흡, 자세 이런 것만 대강 망진해도 다른 별도의 진단 없이 병기와 처방이 떠오릅니다. 어떻게 생활하는지, 평소 무슨 생각하는지, 다른 증상이 어떤지, 때려 맞춰 이야기하면 환자가 얼추 맞다고 신기하다고 하고요. 저는 그냥 관찰해 온 통계적인 이야기를 했을 뿐인데. 神氣 라는 게 별 거 아니라는 생각이 드는 요즘입니다.

여튼 저는 그러한 지표들 가운데 혈압에 특별한 강박이 있습니다. 제 진료실에서는 혈압이 낮아져있는 환자는 치료 종결 전에 혈압이 어느 정도 높아져야 하고, 혈압이 올라가 있는 환자는 치료 중에 무조건 일정 수준 이하로 떨어져야 합니다. 그게 치료 경과 상 상당히 중요한 변화에 해당하기 때문입니다.

혈압은,

경동맥

심장

신장

복부대동맥 에서

자율적으로 체크를 하고 조절을 하고 있습니다. 때문에 혈압이 상승했다는 말은 그 부위들에 혈압을 상승시켜야 할 만한 상황이 발생해서 올라갔다는 뜻이지요.

두개내압이 올라가는 것은, 혀의 색과 인영맥으로 기본적인 판단을 할 수 있습니다. 혀는 외경동맥 분지 일부가 빠져서 혈액순환을 유지하고 있기에, 이러한 경동맥의 혈압을 강하하는 것을 목표로 하는 약들이 주로 본초학에서 평간약으로 분류되어 있는 약재들입니다. 조구등 천마 석결명 용골 모려 영양각 국화 상지 등. 보통 간화상염으로 인한 실증 양상에서는 흉강이나 복강에 특별한 징후가 없으면, 태음인 갈근해기탕(갈근, 승마)이나 고방 갈근금련탕에 평간약들을 가미하는 것이 효과가 좋습니다. 평균적으로는 흉협고만, 심하비경 등을 동반한 혈압 상승 환자가 많지요. 이런 경우는 대시호탕에 조구등 용골 모려 등의 평간약 가미를 하는 것이 효과적입니다. 반대로 마르고 긴장감이 심한 손발이 찬 환자들의 경우는 자음제 + 평간약들이 주로 쓰이지요. 천마구등음, 평간식풍탕 등이 대표적이고요.

심장과 신장의 문제로 혈압이 상승할 경우에는, 양쪽 영역에서 주로 같이 문제가 생기기 때문에 淸心과 利水를 같이 하는 것이 치료에 유리합니다. 소변불리가 있으면 금상첨화이지만, 꼭 없다고 하더라도 보통 흉민, 경계, 정충 등의 문제가 있고 맥이 실한 경향이면 경험적으로 황련 + 택사 혹은 생지황 + 목통 이런 조합이 제일 루틴하게 반응을 합니다. 다 같이 가미를 하면 소양인 도적강기탕 쯤 될까요. 암튼 청심과 이수를 하는 게 좋다, 그리 볼 수 있는 것입니다.

복부대동맥이 뛰고 있는 경우는 여러 가지 상황에 따라 조금 달라지는데, 보통은 수기의 상충으로 인한 양상이 제일 많고, 심해지면 분돈 양상이 됩니다. 복령 + 육계 이런 조합이 기본 루틴입니다. 혀가 심하게 붓거나 얼굴이 붓는다거나 하는 水氣 증상이 더 심하고 하면 택사 백출 더 고려를 해볼 수 있습니다. 반대로 불안감을 동반하거나, 혀가 火氣로 말라 들어가는 양상을 나타내며 복부대동맥이 심하게 뛴다면 계지감초용골모려탕 등을 베이스로 처방을 할 수도 있고요.

그리고, 이렇게 평간 청심 리수 등에만 혈압이 반응은 하는 건 아니고 보익제에도 반응을 하는 경우들도 더러 있습니다. 허증이 심해진 것에 대한 보상성으로 혈압이 상승을 하는 경우로 볼 수 있겠지요. 중기부족 환자의 陰火 경향에도 보중익기탕 가미방 계열들이나 반하백출천마탕 계열들이 반응을 하는 경우도 있지요. 다만 혈압 상승 양상의 흔한 패턴은 아니고요.

혈압 치료 – 선재광 원장님의 예

저야 혈압 강하만 목표로 해서 치료를 하는 경우는 잘 없으니까요. 고혈압 환자 많이 보시는 선재광 원장님 자료 정리한 것 첨부해서 드립니다. 제가 앞의 글에서 이야기를 안 한 것이 있는데, 氣鬱에도 일시적인 혈압 상승이 잘 생깁니다. 스트레스 받아서 불안이나 분노 같은 양상이 동반될 때 일시적으로 잘 생기는 것이지요. 이러한 경우는 보통 이기지제에 상당히 잘 반응을 합니다. 저 같은 경우 가미온담탕을 그런 경우 루틴으로 많이 써왔는데, 아래의 내용에서 선재광 원장님도 35% 정도의 환자에게서 귀비온담탕증이라고 이야기를 하시네요.

대체적으로 선재광 원장님께서 고혈압 치료 할 때,

1형. 스트레스로 인한 고혈압 – 귀비온담탕
2형. 수면 부족 및 체력 저하로 인한 고혈압 – 지백지황탕
3형. 소화기 기능 이상으로 인한 고혈압 – 대시호탕
4형. 호르몬 이상 및 극심한 체력 저하 – 공진단

처방을 대강 이렇게 나눠서 투약하시는 것 같네요.

A. 1형 고혈압

1) 정신적 스트레스로 상반신의 심, 폐, 심포 경락에 이상이 생겨 생체 에너지가 아래로 내려가지 못해서 생긴다
2) 스트레스가 많은 현대인에게 가장 많이 발생하며, 전체 고혈압 환자들 중 35%가 1형 고혈압이다.
3) 천심단으로 심, 폐, 심포의 기능을 강화하고, 보명단으로 기혈을 강화한다.

처방: 천심단
당귀 용안육 산조인 원지 황기 백출 백복신 반하 진피 치자 청피 향부자
감국 고본 구기자 사인 산사 신곡 형개 4 목향 지실 2 감초 생강 3 대추 2

B. 2형 고혈압

1) 과로와 수면 부족으로 하반신의 비, 간, 신 경락에 이상이 발생해 생체 에너지가 위로 잘 올라가지 않아서 생긴다
2) 전체 고혈압 환자 중 25%가 2형 고혈압이다
3) 지신단으로 비, 간, 신 경락의 기능을 강화시키고, 선몽단으로 전신의 기를 소통시킨다

처방: 지신단

숙지황 16 산약 산수유 8 목단피 택사 적복령 6

우슬 속단 방풍 독활 형개 4 지모 황백 자감초 2 생강 3 대추 2

C. 3형 고혈압

1) 불규칙적이고 무절제한 과음, 과식으로 생체 에너지가 가운데서 상하로 소통이 안되서 비, 위 경락 이상으로 생긴다
2) 전체 고혈압 환자 중 20%가 3형 고혈압이다
3) 인위단으로 비위 기능을 강화하고 경락의 기를 소통시킨다.

처방: 인위단

백출 백작약 백복령 당귀 6

시호 산사 나복자 신곡 석고 반하 4 지실 대황 2 생강 3 대추 2

D. 4형 고혈압

1) 임신한 여성과 폐경 이후의 여성들은 어혈이나 빈혈 등으로, 남성들은 생체 에너지 저하로 혈액순환 장애로 생긴다
2) 여성은 여성호르몬, 남성은 생체 에너지 문제로 생기며 약 20%가 4형 고혈압이다
3) 보명단으로 기혈을 강화한다.

처방: 보명단

사향 녹용 산수유 당귀 에 가미

기타 활용 처방

선몽단

장뇌삼 군약

육미지황환

숙지황 16 산약 산수유 8 목단피 택사 적복령 6

팔미지황환

숙지황 16 산약 산수유 8 목단피 택사 적복령 6 육계 부자 2

강압단

황정 하수오 상기생 택사 20

감국 산사 초결명 단삼 희렴 15

혈당과 대사

신체가 흥분할 때 혈당이 올라가는 여러 가지 이유가 있겠지요. 혈당은 주로 식사와 소화 그리고 신진대사 및 스트레스와 항상 함께 갑니다. 혈당을 올리는 대표적인 호르몬이 코티졸이기도 하고요.

1) 일단은 많이 먹어서 문제가 될 거고...

2) 대사가 왕성해져서 체온이 상승하는 경우에도 혈당을 상승시켜야 할 거고...

3) 스트레스 받아서 뇌의 포도당 요구량이 늘어나도 혈당을 상승을 시켜야 할 거고...

4) 반대로 세포 대사가 저하되거나 인슐린 저항성이 생겨서 세포로 밀어넣는 게 안될 때...

1) ~ 3) 에 해당하는 경우가 대체로 실증에 해당하는 경우고,

4)에 해당하는 경우가 허증에 해당하는 경우이지요

1) ~ 3)의 병기를 잘 보여주는 임상가가 통샤오린(동소림) 선생이죠.

4)의 병기를 잘 보여주는 임상가는, 당뇨의 주요 병기를 기음양허로 해석한 주천위(축심여) 선생입니다.

1)의 경우처럼 많이 먹어 문제가 되는 것은, 지질 대사에 관여하는 약들이 기본적으로 깔리는 게 좋아서 많이 가미되는 약재가 산사, 호장근, 홍국 이런 것들이죠.

2)처럼 대사가 왕성해져서 체온이 올라간 건 앞서 체온 이야기 할 때 이야기 한 것처럼 발한, 홍조, 구갈 등이 동반될 때 쓰는 백호탕, 백호가인삼탕, 대청룡탕 이런 석고제들입니다.

3)처럼 스트레스를 받아서 혈당이 상승할 여건이 지속되는 경우에는 胃熱 로 진단할 수 있고, 통샤오린 선생이 많이 쓰는 것처럼 황련 을 기본적으로 깔고 들어가는 경우에 해당합니다. 참고로 통샤오린 선생은, 황련을 쓸 때 반하사심탕이나 건강황련황금인삼탕의 처방처럼 고래로... 신개고강(辛開苦降) 이라고 해서 매운 맛은 열어주고 쓴 맛은 내린다는 걸 참고하여 황련과 건강을 항상 함께 배오를 합니다. 이러면 중초 기기의 승강을 도와줘서 소화의 부담이 줄어든다는 건데, 실제로 소화기가 약한 환자들의 경우... 황련제 쓰면 속쓰림이나 울렁거림이 잘 생깁니다. 건강 배오하면 그게 훨씬 덜해지는 게 실제 임상에서도 많이 확인이 됩니다. 참고하시면 좋을 것 같습니다.

4)처럼 대사가 저하되어 세포 활동이 저하되거나 하는 경우는 변증 상 기허(氣虛)나 기음양허(氣陰兩虛)로 가는 건데, 이 때는 보기제, 자음제들이 주로 작용을 하죠. 축심여 선생 책을 보시면 알 수 있고, 이 분이 만든 기본 처방 가운데 '강당대약방' 이라는 처방이 있습니다. 황기-산약, 창출-현삼을 대대로 쓰는 걸 초기에 강당대약 이라고 했고, 뒤에는 산약을 생지황으로 대체하고, 황기-생지황, 창출-현삼, 갈근-단삼, 이렇게 세 가지 약대로 조성된 처방을 기음양허 형 당뇨의 기본 처방으로 썼죠. 이런 조성을 쓸 환자는 이미 신진대사와 혈당 문제가 만성적으로 파급된 허증의 환자에 해당한다고 볼 수 있겠습니다.

대개 1)~3) 에 해당하는 환자는 통샤오린 선생 이론의 유행과는 별개로, 한의원 1차 진료 현장에서... 당뇨병 환자로 볼 일은 많지 않을 거라고 생각을 합니다. 통샤오린 의안을 보면 대개 다른 질환으로 검사했다가 혈당이 높아서 트랜스를 한 당뇨병 약 복용을 안 하는 환자들이 압도적으로 많지요.

그래서 나이드신 분들의 오래된 당뇨 증상 개선에는 4) 로 접근해야 할 일이 많을 거고, 1) ~3) 에 해당하는 경우는 대개 스트레스를 극심하게 받고 있는 환자들이나... 대사증후군 초기 환자군들이고, 통샤오린 선생처럼 황련을 대량으로 써야하는 경우는 혈압상승, 심계항진, 불면, 떨림 등 교감 신경의 흥분 징후가 뚜렷하고, 체중이 현저하게 높은 타입의 환자들입니다.사실은 불면 불안 공황 등... 일차 의료에서 다른 질환으로 오는 환자분들이 타겟일 확률이 더 높지 않을까 생각이 됩니다. 재미있는 게 이런 환자들은 스트레스에 대한 몸의 대응으로 혈당 상승이 일어나는 경우가 많아서 인위적으로 혈당만 떨어트려버리면 불면이나 불안이 극심해지는 경우들이 많습니다. 그래서 꼭 불안이나 불면이 극심할 때는 최근에 혈당 강하제나 혈압 강하제 복용하지 않았는지 확인해 보시는 것이 좋습니다.

그리고 4)에 해당하는 허증으로 빠지면, 체온이나 대사 혹은 성호르몬이 크게 관여를 하기 때문에(혈당에 성호르몬도 관여를 크게 합니다...) 補腎 하는 약재들이 더 고려되어야 하는 경우가 많아져서 단순히 강당대약방으로 대처하기도 힘든 부분이 있겠지요.

혈당 치료 - 통 샤오린 선생의 예

통 샤오린 선생이 당뇨병의 병기를 관찰한 것에서 새로운 점은 크게 세 가지 입니다.

1. 당뇨병은 울-열-허-손의 시간 단계를 거쳐서 진행된다
2. 비만한 환자의 당뇨는 고전에서 '비단'에 가깝고, 마른 환자의 당뇨는 고전에서 '소단'에 가깝다. 서로 병기가 다를 수 있으며, 고전에서의 소갈은 이미 진행되고 있는 당뇨 일부를 묘사한 것이다
3. 당뇨병의 혈관합병증은 낙맥이론으로 접근해서 관찰할 수 있다

제가 오랫동안 질병의 시간 순서에 따른 변화를 이야기를 해왔는데... 새삼 비슷한 관점이라 재미있었고요. 이 때 비만한 환자의 당뇨(비단)는 주로 '중만내열(中滿內熱)' 양상이 주요 병기이고, 마른 환자의 당뇨(소단)는 주로 '비허위열(脾虛胃熱)' 양상이 주요 병기라고 보고 있습니다. 비단은 중만내열에서 중만을 위주로 흘러가는 양상과 내열을 위주로 흘러가는 양상으로 나뉘게 되고요.

병기의 진행 과정을 비단과 소단으로 나누어서 정리를 해봅니다.

A. 비단 환자의 중만내열에서 중만 위주로 흐름을 정리해보면

중토옹체(후박삼물탕) → 위장실열(대황황련사심탕) → 비허위실(반하사심탕,건강황련황금인삼탕) → 비양허손(이중환) → 비신양허(금궤신기환, 부자이중환)

B. 비단 환자의 중만내열에서 내열 위주의 환자 흐름을 정리하면

토옹이목울(사역산) → 간위울열(대시호탕) → 상열하한(오매환) → 비신양허(금궤신기환,부자이중환)

C. 소단 환자의 비허위열은 다음과 같은 흐름을 가집니다.

비허위열(건강황련황금인삼탕) → 기진양상(백호가인삼탕) → 간신음허(지백지황탕) → 음양양허(금궤신기환) → 비신양허(부자이중환)

당뇨병의 기본 치법은 크게 여섯 가지로 나뉩니다.

1. 고산제첨
2. 개울청열
3. 조리위장
4. 보허사실
5. 조보허손
6. 활혈통락

첫째, 고산제첨은 고미와 산미로 첨 즉 당을 조절을 한다는 뜻입니다.

이 때 쓰는 치법은 청기염음법과 청화견음법으로 나뉘는데, 전자는 고미 위주로 청열을 하여 혈당을 떨어트리는 연매환과 같이 황련, 황금, 황백, 오매 등의 약물을 쓴다는 것이고, 후자는 산미의 수렴 위주에 좀 더 치중하여 지백지황탕에서 산수유 위주로 약물을 쓴다는 것입니다.

둘째, 개울청위는 고미 위주로 중만내열인 간위울열과 위장실열을 제거한다는 뜻입니다.

이 때 쓰는 치법은 개울청위법과 사열통부법이 있는데, 전자는 간위울결증을 개선하기 위해서 대시호탕 같은 이기 청열 약물을 쓰는 방법이고, 후자는 위장실열증을 개선하기 위해 대황황련사심탕 같이 실열을 청하는 약물을 쓰는 방법입니다.

셋째, 조리위장은 기기의 실조를 개선하여 설사와 창만을 다룬다는 뜻입니다.

이 때 쓰는 치법에는 신개고강법과 소도강탁법, 통부활혈법이 있습니다. 신개고강법은 사심탕류의 경우와 같이 신미와 고미를 함께 써서 상열하한을 다루는 경우, 소도강탁법은 소함흉탕 가미방으로 강탁하는 약과 산사 홍곡 등 지질에 직접 관여하는 약을 같이 배오하는 경우, 통부활혈법은 도인승기탕과 같이 통부활혈을 도모하는 경우에 해당합니다.

이까지가 대체로 울-열-허-손에서 울-열에 해당하는 치법에 해당하고,

넷째, 보허사실은 보허와 사실을 같이 해줘야 하는 상태를 말합니다.

치법에는 청열보비법, 청열익기법, 사화양음법이 있습니다. 청열보비법은 건강황련황금인삼탕처럼 비허위열을 다루는 소단 환자에게 적용하는 방법입니다. 청열익기법은 청열과 익기를 같이 해줘야 하는 상태의 치법으로 백호가인삼탕이 대표적이고, 사화양음법은 음허화왕 양상으로 지백지황환 합 당귀육황탕을 주로 사용을 합니다.

다섯째, 조보허손은 기음 양상의 양상에 보기와 자음을 해줘야 하는 상태를 다룬다는 뜻입니다.

치법으로는 자음윤조법, 익기양음법, 음양쌍보법, 온보소화법이 있습니다. 자음윤조법은 음허〉조열인 양상으로 대표적인 처방은 과루모려산입니다. 익기양음법은 기허와 음허가 뚜렷한 경우로 대표적인 처방은 황기, 오미자, 맥문동, 인삼의 생맥음입니다. 음양쌍보법은 더 진행되어 음허와 양허가 모두 뚜렷한 상태로, 금궤신기환 가미방을 써야하는 상태의 치법이고요, 온보소화법은 양허가 극심해진 양상으로 소화부족을 치료하기 위해 우귀환 같은 처방을 사용합니다.

여섯째, 활혈통락은 낙맥의 정체를 개선하기 위해 치락을 해야하는 상태(혈관합병증)를 다룬다는 뜻입니다.

치법에는 신향소락법, 화어통락법, 파혈통락법, 양혈통락법, 지혈녕락법, 보허통락법이 있습니다. 신향소락법은 신감발산을 활용한 방법으로 이기행체를 위주로 한 단삼음을 사용하는 시기입니다. 초기겠죠. 화어통락법은 신향소락법보다 더 진행된 상태를 다루는 것으로 혈부축어탕 같은 처방이 필요한 시기의 치법이고요. 파혈통락법은 어체가 더욱 심해져서 충류를 써야 하는 시기로, 저당탕 같은 처방을 쓰는 시기입니다. 양혈통락법은 안저에 병변이 생겼을 때 주로 쓰는 방법으로, 청영탕과 서각지황탕 등의 처방을 쓰고요. 지혈녕락법은 손맥이 손상되고 고섭작용이 문제가 생겨 지혈이 잘 되지

않는 시기를 다루는 것으로, 운남백약 같은 약재를 씁니다. 보허통락법은 보기를 하면서 활혈을 하는 치법을 이야기하며, 보양환오탕과 같은 처방을 쓰는 시기입니다.

정리를 하자면,

통샤오린 선생은 울열의 시기를 임상적으로 가장 흔하게 보는 단계로 보았고, 변증에서 간담울열, 위장실열, 비허위열 등의 병기를 가장 많다고 보았습니다. **이 시기 제일 많이 쓰는 약물은 황련이며 황련의 용량이 절대적으로 중요해 대량으로 사용을 해야한다고 합니다.**

이 단계를 지나서 만성적인 당뇨병의 시기에는 병사가 낙맥으로 들어간 것이 문제가 되며, 이 때는 낙맥이론에 따라 병기를 재구성하여 기체, 혈어→담어→허손의 상태에 따라 낙맥을 치료해야 한다고 보았습니다.

사하법의 활용

사하(瀉下) 특히나 대변을 사하하는 통부(通腑)는 고래로 열증의 치트키 같은 역할을 해왔지요. 장자화도 그렇고, 요시마스 토도(길익동동)도 그렇고요.

급만성의 극심한 증상을 호소하는 질환들은, 최종적으로 氣分에서는 기기불리로 인한 변폐로 가고, 血分에서는 어혈로 갑니다.

사하의 목표는 리열(裏熱)을 내리는 것인데 이 때 말하는 리열은 정확하게 뭘까요? 이제껏 흥분 파트에서 이야기 해 온 흥분과 관련된 것들을 한꺼번에 완화를 시키는 것이지요.

1) 체온 – 자한, 구갈, 홍조, 오열 등
2) 혈압 – 두통, 현훈, 항강, 구건, 비건, 안충혈, 흉민, 경계정충 등
3) 혈당 – 기타 스트레스나 불안과 관련된 징후들

그래서 사하를 시켜야 할 때는 이러한 세 가지 흥분 징후가 뚜렷하고 장관 움직임이 둔화되어 변폐가 진행된 상태를 목표로 잡습니다.

그런데 반대로 이야기하면, 체온이나 혈압이나 혈당에 해당하는 것들 하나에만 치중되어 문제가 있을 때는 사하가 여러 가지로 부정적인 결과물을 낳을 수 있겠죠. 그것도 마찬가지로 세 가지 축의 저하, 체온 저하–혈압 저하–혈당 저하겠죠.

일반적으로 하기, 사하를 시켜야 되는 환자들은 **기체 → 기기불리 → 리열 → 변폐** 이런 과정을 거칩니다. 때문에 대개 어느 정도까지는, 지실, 지각, 목향, 사인, 대복피, 후박 등의 이기제들만으로 충분하고, 심지어는 기허가 심한 환자들은 소량의 저러한 이기제만 하더라도 혈압이나 혈당이 급격히 떨어지는 징후를 나타내어 사이드가 나기도 합니다. 그래서 세분화해서 잘 판단해야겠지요.

습열의 증치

습열이 말은 쉽지만, 개인적으로 참 이해하기 어려운 단어라고 생각을 합니다. 이게 시대마다 지칭하는 증상들이 상당히 달라져서, 한 마디로 이거다! 이야기하기가 상당히 난해합니다.

습열의 기본적인 병증은, 금원사대가인 유하간와 주단계를 거쳐 〈의학입문〉에서 정리가 됩니다.

〈의학입문〉 내용을 대략적으로 정리해보면,

1) 습이 여러 종류가 있지만, 습열이 제일 많다.
2) 소변색이 짙고, 갈증이 있는 상태가 습열이다.
3) 얼굴색이 검고, 마르며 고량후미를 먹는 사람에게 잘 나타난다.
4) 습열의 기본 치법은 청열, 조습, 보중이다.
5) 통용 처방은 이진탕이나 평위산 加 상백피
6) 살이 찐 사람은 多濕하므로 加 창출 활석
7) 마른 사람은 多熱하므로 加 황금 작약
8) 습이 상초에 있으면 加 강활, 창출 微發汗, 열이 있으면 加 황금
9) 습이 중초에 있으면 加 저령, 택사, 열이 있으면 加 황련
10) 습이 하초에 있으면 加 승마 방풍 승제, 열이 있으면 加 방기 황백 용담초
11) 實하면 공하하라

습열에 대해서는 〈의학입문〉에 구체적으로 또 언급이 됩니다.

1) 습으로 열이 생기거나, 열로 습이 생긴다.
2) 모든 설사, 하리, 수종, 고창, 황달, 유정, 백탁, 산통, 요통, 각기가 습열이 하류하여 생긴 것이다.
3) 상초는 加 황금, 허한 경우는 천문동 맥문동
4) 중초는 加황련, 허한 경우는 백출 복령 갈근
5) 하초는 加 용담초 방기 황백
6) 허한 경우, 살찐 사람은 加 창출 남성 활석, 마른 사람은 加 우슬 빈랑 도인 홍화

결국 의학입문에서 보고자 했던 습열은, **간단하게 보자면 수액대사나 부종과 가장 관련이 있고, 외증으로는 구갈과 소변색이 짙은 것이 나타나는 경우로 정의를 할 수 있습니다**. 다만 이게 〈의학입문〉 내에서도 燥, 火, 積熱, 痰火 등과 비슷하므로 서로 구별이 되어야 합니다. 이러한 습열의 기본 정의가 온병학을 거치면서, 특히 설생백의 〈습열조변〉에 이르러 거의 완성에 가까운 변증-치법-처방으로 정리가 됩니다.

주단계와 〈의학입문〉을 거쳐 〈습열조변〉으로 넘어가는 온병 의가들은 습열을 상당히 중시합니다. **〈의학입문〉에서는 風熱, 痰熱, 濕熱이 백병의 근원이라고 하기도 했습니다.** 〈의학입문〉의 관점에서 거의 모든 병리에 일단 습을 먼저 깔고 가고, 거기에 열이 붙은 것을 가장 주된 병리로 보기 때문에 그렇습니다.

〈의학입문〉에 정리된 濕증을 보면,

1) 상초의 습은 기침과 천식이 있고, 머리를 뭔가로 싸맨 것 같다
2) 중초의 습은 누렇게 얼굴이 뜨고(浮黃), 몸이 붓고, 배가 빵빵하고, 배꼽 아래가 굳거나, 설사를 한다
3) 하초의 습은 요각통이 생기고, 소변이 짙어진다

대체적인 습증 양상이 이렇게 되겠는데, 수액대사 문제가 있을 때의 전반적인 증상을 다 언급하고 있다고 볼 수 있습니다. 습열은 이러한 습증 양상에 신경의 흥분이나 염증이 동반된 것이라고 보면 되겠지요. 습열의 정확한 정의를 위해, 비교를 위해서 담증을 이어서 봅니다.

먼저 痰의 정의입니다.

1) 처음 증상이 일어날 때, 두통 발열하여 외감표증과 유사하다
2) 오래되면 조열, 해수하고, 밤에 더해서 내상음화(음허화동)와 유사하다
3) 담음이 흘러들면 사지관절이 아파서 풍증과 유사하다
4) 담증은 가슴이 그득하고, 먹는 것이 줄고, 살색이 병들기 전과 유사하다
5) 맥이 활하며 불균정하다

습과 다르게 담증은 대체로 호흡기와 소화기에 국한해서 이야기를 하고 있습니다.

다음은 담의 분류 입니다.

1) 濕痰 – 비에 담이 생겨서 사지권태, 복통, 종창, 설사 하는 경우
食痰 – 이게 더 심해져서 식적어혈을 끼면 유형의 덩어리가 지는 경우
痰이 위완에 머물면 구토 탄산 조잡이 생긴다

2) 火痰 – 상충하여 두면이 불타듯이 열이 나는 경우
酒痰 – 火痰이 있고, 음주로 구역감이 있고, 트림하고, 팔과 옆구리가 아픈 경우

3) 燥痰 – 폐에 담이 생겨서, 털이 마르고, 얼굴이 마른 뼈처럼 하얗게 바뀌고, 인후가 건조하고 입이 마르며, 해수 천급하는 경우, 조담이 오래되면 老痰과 鬱痰이 된다

4) 氣痰 – 칠정상으로 담이 인후와 흉격에 정체해서 흉협비만한 경우
熱痰 – 담이 심규를 막아, 정충 전광하고, 잘 때 기괴한 일을 겪는 경우

5) 風痰 – 간에 담이 생겨서 현훈, 두풍하고, 눈꺼풀이 떨리고, 눈이 뻑뻑하고, 귓바퀴가 가렵고, 협늑창통하고, 좌우탄탄, 마목, 손발이 굽어서 못 걷는 등의 기이한 증상이 나타나는 경우

6) 寒痰(虛痰) - 腎에 담이 모인 경우로, 다리와 무릎이 시큰하며, 요배가 굳고 아프고, 사지 관절이 차고 저리며, 뼈까지 아픈 경우

이렇게만 보면 전신에 담이 아닌 게 없지요. 이것만 가지고 담의 진단을 좁혀서 판단하기가 쉽지가 않습니다. 그래서 진단을 할 때는 기본적인 담의 정의 즉 '가슴 그득하고, 먹는 것이 줄고' 를 기준으로 판단을 하는 것이 개인적으로는 좋더라고요.

습과 담을 크게 대별해서 정리해보면, 습증은 전신의 수액대사와 관련이 더 크고, 담증은 호흡기 및 소화기의 문제를 기본으로 신경 계통의 문제가 동반된 경우라고 볼 수 있습니다. 저는 담증을 주로 호흡기계 문제의 비중이 큰 것으로 해석을 하고 있습니다.

〈의학입문〉은 병리적인 모델을 十病九痰에 가까운 스탠스를 취하고 있고, 치료법도 사실 상 기승전 이진탕에 가깝습니다. 이진탕 가미가 〈의학입문〉의 꽃이라고 저는 그렇게 생각을 합니다. 담의 치법은 여러 차례 이야기 한 바와 같이 順氣 化痰입니다. 기울증 -〉 담음증으로 병증이 넘어오기 때문에 순기 치법을 꼭 고려를 해주는 게 좋지요.

다음은 습열의 섬세한 진단을 위해, 火와 熱의 정의로 넘어갑니다.

먼저, 화는 實火와 虛火로 구별이 됩니다.

1) 實火 - 목이 마르고, 대소변이 막히고, 열이 끊이지 않는 경우
2) 虛火 - 열의 끊김이 있고, 입이 마르지만, 갈증이 없는 경우

實火와 虛火는 일단 갈증에서 가장 큰 차이가 나는 것 같지요. 보통 실화는 구갈을 위주로 하고, 허화는 갈증이 없거나, 구건을 위주로 합니다. 實火는 대사의 항진으로 중심 체온이 실제로 상승한 경우에 해당되고, 석고, 황련, 대황 등 瀉火하는 약들을 쓰는 경우입니다. 이 실화와 비교해봐야 하는 비슷한 증상이 〈의학입문〉 내에서는 積熱에 해당합니다.

〈의학입문〉에서 본 적열은 입 마르고, 번열, 갈증, 대변이 막히는 증상을 위주로 하고, 積熱 역시 實熱과 虛熱로 나누어집니다.

積熱實熱을 정리하면,

1) 上焦熱 – 구강 건조, 입냄새, 혀가 문드러지고 입술이 헌다
2) 中焦熱 – 흉만, 건구, 갈증
3) 장부의 열 – 대소변폐

정리를 해놓고 보면 實火와 積熱實熱은 용어를 달리 쓰고 있긴 하지만, 큰 구별은 안되는 것 같습니다. 구별이라면 실화는 체온이 상승한 것에만 국한되지만, 실열은 염증이 일어난 것까지 포괄하는 개념이라는 정도고요. 어쨌건 두 가지 모두 구갈, 대소변폐로 증상이 진행 되어가는 열증의 경우에 해당한다고 볼 수 있겠습니다. 그런데 앞에서, 습열의 정의도 같은 양상(구갈, 대소변폐)이었죠. 어찌보면 매우 비슷하죠. 그래서 화열이냐, 습열이냐의 섬세한 진단이 필요하고, 이것이 온병학의 큰 테마가 됩니다. 온병학의 위기영혈 변증으로 시대적으로 넘어가기 전에 〈의학입문〉이 힌트를 준 것으로 생각되는 것이, 이 실열 파트에서... 氣分과 血分을 구별을 한 것입니다.

1) 氣分實熱은 백호탕이나 패독산 가 형개 청피 백출을 쓰라
2) 血分實熱은 사순청량음(당귀 작약 대황 감초)을 쓰라
3) 氣血具實熱은 열은 모두 心에 속하고 음혈을 상할 수 있으니 주사안신환을 쓰라

허화와 허열도 마찬가지로, 기분과 혈분으로 나뉩니다.

1) 氣虛火盛 – 노권으로 위를 상하여 무력하고 신열한 경우, 보원탕 보중익기탕 사군자탕 가미들 쓰라. 큰 병이나 토사 후에 신열이 불타듯하고 명문맥이 허탈하면 신열한 약으로 보양을 해야하니, 건강 부자류를 쓰라
2) 飮食鬱火 – 생랭물에 다치거나, 음식불화로 양기가 억울되는 경우 사지가 불타는 듯 할 때는 승양산화탕을 쓰라

3) 血虛火動 - 색욕에 상해서, 오후 발열하는 경우에는 자음강화탕, 가미소요산을 쓰라
4) 氣血具虛熱 - 승양과 자음을 겸용해야 한다, 십전대보탕 인삼양영탕 가 지모 황백

이어서 燥 파트를 정리해 봅니다.
燥의 증상에서 핵심은,

1) 살이 튼다
2) 피부가 딱딱해진다
3) 갈증이 생긴다
4) 대소변폐가 생긴다

조는 음허가 극심해진 양상에 준해서 생각을 할 수 있는데, 여기서도 갈증과 대소변폐가 위주가 됩니다. 이것도 증상만으로는 또 실열이나 습열하고 비슷하죠. 그래서 세심하게 변증할 기준들이 더 필요해지는 것입니다. 그러한 진단의 기준이 온병학에서는 바로 설진이 됩니다. 실화, 실열증은 체온이 상승하여 백태 황태가 끼며 설태가 점차 건조해지는 양상이고, 습열증은 혀가 붓거나 끈적끈적한 니태가 끼는 양상이며, 조증은 설태가 사라지고 혀가 건조해지는 경과를 보이는 경우입니다.

痰火로 이야기를 넘어가면, 〈의학입문〉에서는 열을 최종적으로 크게 세 가지 포인트로 놓고 갑니다. 풍열, 담열, 습열이 그것입니다.

1) 風熱
풍열은 일반적인 염증 반응 특히 오관과와 피부과에 준하는 양상으로, 두목종통, 현훈안혼, 목적이롱비색, 구조설건, 잇몸 출혈, 반진 등의 증상을 이야기합니다.

2) 痰熱
담열(담화)는 담+열로 생기는 증상으로, 인통후폐, 흉색흉비 등 목과 가슴이 답답하고 막히는 양상이고요. 심해지는 경우 전광, 경계, 정충, 건망 등 신경정신과적 문제로 진행이 된다고 봅니다. 대표적인 처방이 그 유명한 소조중탕(소함흉탕 변방)입니다.

3) 濕熱

> **습열은, 앞에서 정리한 바와 같이 상중하초의 수액대사와 관련이 있어서 황금, 황련, 황백을 깔아놓고 상중하초의 상황에 맞춰서 처방하는 것으로 이야기를 하고 있습니다.**

여기서도 담증을 호흡기계와 신경 계통의 주요 문제로 해석을 하고 있는 것으로 볼 수 있습니다. 스트레스로 인한 흉격의 문제 전반이 痰火라고 볼 수 있는 것이지요.

이상이 〈의학입문〉에서 바라본 습증, 담증, 화증, 적열증, 조증, 열증에 대한 구별의 대강입니다. 이어서 설생백의 〈습열조변〉으로 습열에 대한 정리를 해봅니다.

설생백의 〈습열조변〉은 이러한 습열 양상을 조금 더 구체적으로 묘사를 하고 있습니다. 〈의학입문〉이 잡병에 준해서 정리한 습열이라면, 〈습열조변〉은 급성기 질환의 관찰에 따른 습열을 정의한 것으로 이해할 수 있습니다.

〈습열조변〉에서는 정국 변증, 변국 변증이라는 것이 있는데요. 정국은, 습열증이 비위 증상 중심으로, 오한오열, 흉비, 구갈불인음, 사지권태 증상 등의 증상을 호소하는 루틴한 경우를 이야기하고, 변국은 습열이 시간이 지나 化熱하거나 化燥 하는 증상으로 바뀐 병기를 이야기를 합니다.

설생백이 이야기 한 습열증의 주요 증상을 간단하게 정리를 하면,

1. 오한(惡寒), 오열(惡熱)
2. 한출(汗出)
3. **흉비(胸痞) (이걸 설생백은 가장 강조합니다)**
4. **설백태(舌白苔) 혹 황태(黃苔)**
5. **구갈불인음(口渴不引飮) - 목이 마르나 물을 마시지는 않는다**

설생백은 이러한 습열증에서 습과 열에서 습을 위주로 치료를 해야 한다고 보고 있습니다. 그래서 습을 제거하기 위한 氣化가 중요하고, 氣化를 위해 선폐하는 것을 무조건 일순위로 잡아야 한다는 것이죠. 그래서

상초에서 선폐를 위해 **길경 지각 행인** 등

중초에서는 화습을 위해 **곽향 빈랑 후박 초과 백두구** 등

하초에서는 리수를 위해 **복령 목통 육일산(활석)** 등

이렇게 쓸 때 무엇보다 **길경 지각 행인**을 상당히 중시해서 쓰고 있습니다.

〈의학입문〉과 〈습열조변〉을 통해 습열에 대해서 정리를 해보았는데요.

두서없이 흘러온 이야기를 정리를 해보면,

습증은 수액대사나 부종과 관련이 크다.
상중하초 어디에 부종이 있느냐에 따라서 치법이 조금씩 달라진다.
부종의 개선에는, 선폐가 가장 중요한 점일 수 있다.
상중하초의 습증과 더불어 해당 부위의 열증 양상을 나타내는 것이 습열증이다.

담증은 전신에 관여하나 주로 호흡기와 소화기나 신경 계통 증상과 관련이 크다.
흉격의 반응이 스트레스 증상과 함께 나타낼 때 담화일 수 있다.

야간에 인체에서 일어나는 일들

야간이 되면 인체에는 어떤 일이 일어날까요?
여러 신경, 호르몬의 반응으로 대사 활동이 저하되어 흥분의 반대 상태가 일어납니다.

1) 체온이 떨어지고
2) 혈압이 떨어져서 혈류량이 떨어지고
3) 혈당이 떨어지고

특정 문제가 야간에 일어난다 이러면 이 세 가지 가운데 문제가 주로 있는 것입니다. 이게 야간이 아니라 만성적으로 늘 떨어져 있는 상태가 한의학적으로 허증에 해당을 하는 것이지요. 체온이 떨어지면 양허, 혈류량이 저하되면 혈허, 혈당이 떨어지면 기허.

'잠이 와야 하는데 잠이 안 온다...'

떨어져야 하는 체온, 혈압, 혈당이 안 떨어지고 있을 확률이 높죠. 스트레스를 지속적으로 받아서 큰 흥분이 계속 유지되어 안 떨어지고 있거나, 반대로 세 가지가 다 너무 떨어져 있어서 더 떨어질게 없을 경우.

혈당이 야간에 왕창 떨어지면 어떻게 될까요?

일단 배고파서 뭔가를 자꾸 찾아 먹게 됩니다. 당이 떨어져서, 저혈당 양상의 증상들 즉 두근거림, 손떨림, 불안함이 나타나고요. 그렇지만 혈당의 저하에 따른 신체 반응은 대부분 자는 동안보다 아침에 일어나서 코티졸 분비량이 늘 때 더 심하게 일어나기 때문에, 혈당 문제로 인한 증상은 환자분들이 대부분 오전 6시~10시경에 심하게 반응을 합니다. 실제로 대부분의 우울증, 불안장애 이런 환자들이 오전에 증상이 평균적으로 제일 심하게 나타납니다.

혈액순환이 야간에 급격히 떨어지면 어떻게 될까요?

혈압이나 혈류와 관련된 문제들은 야간에 증상이 더 두드러집니다. 혈액 순환이 줄어들어 있는 분들이 야간에 혈류량이 줄어들어버려 증상이 생기니까요. 대표적인 것이 가려움 같은 거죠. 특정 부위의 일점 통증도 마찬 가지고요. 혈액 순환의 문제로 인해 생기는 문제인 것입니다.

그래서 여러 문헌에,

혈당이나 대사와 관련된 氣의 문제는 오전에 심해지고
혈압이나 혈류와 관련된 血의 문제는 야간에 심해진다는 말을 하는 것입니다.

실제로 임상적으로 관찰해 봐도 그렇지요.

반대로 혈류량이 지나치게 늘어서 국소부위 충혈이 심해져도, 야간에 가려움이 생길 수 있습니다. 이게 血熱인 양상이고요. 이 대목에서 혈허동풍과 혈열생풍으로 변증이 갈리게 되는 것이죠.

두 가지 환자 타입의 진단은 주로 낮에 손발이 차가운지 아닌지가 핵심이 됩니다. 혈열 타입의 환자는 대개 낮 기준으로 안면 홍조가 뚜렷하고, 손발이 뜨거운 경향이 잘 생기고(오심번열), 심박수가 높아진 경향이 있습니다. 반대로 혈허 환자는 대개 낮 기준으로, 손발과 복부가 차갑고, 우리가 잘 알고 있는 단백질 대사와 관련된 손톱, 피부, 머리카락 등의 문제를 동반된 양상을 보입니다. 여기에 하지불안증후군, 도한 같은 문제까지 끼면 신경 계통의 흥분을 유발하는 불안과 관련된 것들을 같이 감안을 해야 하기 때문에 이기지제, 청열지제, 안신지제를 더 감안을 해야 하고요. 실제로, 불면, 다몽, 도한, 하지 불안 증후군 증세, 야간 소양증, 안면홍조, 생리통, 수족냉증 등은 불안장애 계열 환자의 血分 증상 루틴에 해당합니다.

핵심은, 혈허냐, 혈열이냐?

어쨌건 낮 12시와 밤 12시를 기준으로, 낮에는 생리적인 흥분이 나타나고 반대로 밤에는 생리적인 안정이 나타나기 때문에, 체온, 혈압, 혈당...의 상승과 하강에 따른 징후들을 체크해보는 것이 좋다, 그에 따른 신체의 생리적/병리적 반응이 문헌에 기록된 핵심 증상들의 표현이다 그렇게 정리할 수 있습니다.

氣虛와 血虛

氣虛과 血虛 이야기를 잠깐만 정리해 봅니다. 氣分과 血分을 먼저 간략히 정리하면, 氣分과 血分이라는 용어는 여러 가지 의미로 쓰이고 있으나, 대체로는 血分은 혈관 계통의 문제를 뜻하고, 氣分은 血分을 제외한 그 외의 신경, 세포대사, 면역, 호르몬 이런 것들의 영향을 포괄하는 개념으로 주로 쓰입니다.

氣分의 문제 특히 氣虛는 그 과정에서 주로 식욕, 소화, 당 대사와 관련이 됩니다. 그래서 혈당이 가장 떨어지는 오전에 문제가 주로 생기게 되고, 혈당이 급격히 떨어지기 쉬운 오후에 영향을 크게 받습니다. 이게 좀 더 심해지면 보통 식사 후에 맥을 못 추는 식후도포, 식곤증 양상으로 나타나게 되고요.

식욕이 저하되어있다.
생활습관 문제(ex. 저탄고지 다이어트)로 식사량이 너무 떨어져있다.
오전에 여러 가지 증상으로 너무 힘들다(잠이 안 깬다, 불안하다, 어지럽다 등).
식사 직후에 여러 가지 증상들이 나타난다.
오후 4시~8시가 되면 맥을 못 춘다.

이런 증상들에 해당하게 되는 것입니다. 따라서 단순히 포도당 공급을 해야 한다면, 대추 교이 봉밀 용안육(ex. 감맥대조탕) 등이 선택이 되는 것이고, 혈당과 연관된 문제들이 뚜렷해지면 사군자탕이나 육군자탕이 선택지가 되는 것이고, 여기에 혈당 저하로 인해 보상성 흥분 징후가 나타나게 되면 대체로 陰火로 볼 수 있고, 승양하는 처방들로 가게 되는 거죠. 보중익기탕이나, 조중익기탕, 승양익위탕, 승양산화탕 등.

이와는 반대로 血分의 문제는 주로 수면과 관련이 크고 때문에 회복과 더 관련이 큽니다. 그러한 수면 시 회복에 관여하는 단백질 대사와 관련이 있습니다. 그래서 血虛의 주요 징후가 모발, 손톱, 피부, 위장관 등 단백질과 관련이 많은 부위들에서 주로 티가 나고, 또 혈육유정지품이라고 부르는 동물성 약재들을 혈허증이나 음허증에 가미할 때, 녹각교, 아교, 귀판교 등 단백질 아미노산을 직접 공급하거나 단백질 지질 대사에 관여하는 약재들을 많이 쓰게 됩니다.

혈허증은 시간이 지나면서 수면이 문제가 생기고, 뇌와 신체의 회복력이 점차 저하되는 쪽으로 가기 때문에,

1. 뇌-신경 계통의 증상(불안 불면 다몽 경계 정충 건망 등)
2. 손발이나 복부가 차가운 경향
3. 안색이 창백
4. 야간에 증상들이 더 심해지는 양상
5. 조직의 손상이나 만성 염증이 회복이 잘 안되는 경향

뭐 이러한 양상들이 주로 생기게 되는 것입니다.

뇌-신경 계통의 문제들(ex. 불안 불면 다몽 경계 정충 건망 등)은, 〈동의보감〉 神門을 보시면, 대부분의 처방이 사물탕에 청열지제, 안신지제를 배오한 형태인 것을 볼 수 있습니다(ex. 사물안신탕, 청심보혈탕 등). 손발이 차가워지는 경향은, 사물탕에 이기활혈거어약과 보양약을 배오한 당귀사역탕과 같은 처방들을 활용하게 되는 것이고요. 야간에 증상들이 나타나거나, 만성적인 조직 손상이 쉬이 회복 안 되는 것은, 염증에 관여하는 청열해독약(연교 우방자등)이나 청허열약(지모 황백 등)과 더불어 영양 상태가 좋지 않은 것을 개선하는 보음제와 여러 동물성 약재(녹각교, 아교, 귀판교 등)를 같이 배오하여 치료를 하는 것이지요.

이러한 기허와 혈허, 둘의 구별은 기본적으로는 식욕에서 큰 차이가 나타납니다. 그래서 진료에서 식욕과 식사량의 정도를 무조건 체크를 해봐야 합니다. 〈동의보감〉에서는 큰 틀을 구중유미(口中有味), 구중무미(口中無味)로 하고 있죠. 입맛이 없어서 식사량이 현저히 줄어들어버리면, 기허증으로 직행하기 쉬워지니까요. 기허 환자는 식욕이 꼭 저하되지 않더라도, 위에 언급한 바와 같이 오전~ 오후의 특정 시간에 위에 적어둔 혈당 저하 징후를 보이는 게 특징이므로 그 증상을 먼저 꼼꼼히 문진을 통해 감별을 하는 것이 좋습니다.

혈허증이나 음허증을 확실히 진단하려면, 꼭 수면의 상태를 꼼꼼하게 물어보시는 게 좋습니다. 수면 상태가 안 좋다는 말은 회복력이 현저하게 떨어져있다는 뜻이고, 한의학으로 치면 간장혈(肝藏血)과 신장정(腎藏精)이 안 되고 있다는 뜻입니다. 이 부분에서 많이 놓치는 것이 꿈을 많이 꾸는지(多夢), 소변을 보기 위해 자주 깨는지 등의 증상을 체크를 안 하는 것입니다. 두 가지 다 淺眠의 대표적인 증상에 해당하고, 회복력이 저하되게 하는 중요한 포인트가 됩니다. 이런 징후가 뚜렷하다면 보혈지제와 더불어서 복령, 복신, 영지와 같은 안신지제를 꼭 같이 배오를 할 필요가 있습니다.

陰火와 血熱

앞에서 이야기 한 것처럼, 기허증이 심해지면 소화나 당대사가 불안정해지기 때문에 일반적으로는 신진대사가 저하됩니다. 신진대사가 저하되면 중심 체온이 현저하게 저하됩니다. 그렇게 악화되어 가는 과정이 기허증 → 양허증으로 가는 것이지요. 증상으로 보면, '오한 맥미세 단욕매' 하는 소음병 양허 증상이 나타나게 되는 것입니다.

반면에 대사가 저하되는 과정 중간에, 보상 작용으로 흥분 양상이 나타나는 경우가 생기는데 이를 이동원 선생이 陰火 라고 표현했습니다. 내상발열의 한 유형이죠. 다만, 이동원 이후에 많은 의가들이 命門, 相火, 心火 등등으로 설들이 많아져서 복잡해졌으므로 정리가 필요한 부분은 있고요.

어쨌건, 기허의 변형된 한 증상군으로 陰火 라고 부를만한 발열, 흥분의 양상이 있을 수 있다, 그런 것이죠. 이동원 선생이 음화로 진단한 시기에는 못 먹고 굶는 사람들이 많았기 때문에 상대적으로 흔하게 있었겠습니다만, 현대에도 陰火로 진단될만한 환자가 실제로 많을까요? 제 생각에는 아무래도 기허 환자는 陰火보다는 양허로 빠질 확률이 훨씬 크다고 생각을 합니다. 그래서 대사에 문제가 있으면, 체온이 어떠한지 체온과 관련된 질문들을 꼼꼼하게 하는 것이 좋습니다.

1. 추위 많이 타는지?
2. 잘 때 이불을 덮고 자는지?
3. 환절기 온도 변화에 민감한지? 환절기에 감기 쉽게 걸리는지?
4. 에어콘 영향을 크게 받지는 않는지?
5. 추위 변화에 따른 한랭 알러지 같은 건 없는지?

血熱은 정반대 개념인데, 유완소 주단계 등을 거치면서 온병 의가들이 정리를 좀 더 명확하게 했고요. 문헌에서 心火에서 비롯된다고 이야기를 합니다. 心火는 스트레스로 인한 신경의 흥분으로 혈압이 상승하고 혈류량이 늘어나는 징후가 뚜렷한 것을 이야기를 하고, 血熱은 그 와중에 동맥 혈관의 확장이나 정맥이나 모세혈관 충혈이 심해지는 걸 말하지요. 그래서 혈열이라고 할 때는 말초 동정맥, 모세혈관과 관련된 징후들이 뚜렷할 때를 이야기합니다.

청대 온병학에서는 위기영혈변증에서 영혈분증으로 오면, 혈관 충혈로 인해 오심번열, 불면, 도한, 광증, 섬망 등의 증상이 뚜렷해지고, 또 피하 출혈이 생겨서 어반 증상이 전신에 나타나는 반응을 보이는 걸 관찰했습니다. 이 때 이러한 울혈을 개선하고, 止血을 하는 형태의 처방들과 약재들을 주로 쓰게 되는데 대표적인 게 淸血熱, 凉血止血 하는 약들입니다. 대표적인 처방이 서각지황탕(서각 생지황 적작약 목단피)입니다. 서각지황탕은 본디 급성기 출혈에 지혈을 위해 만들어진 처방인데, 온병 의가들이 방의를 폭 넓게 쓰게 된 것입니다. 명-청대를 거치면서 중국에서는 혈열 개념이 굉장히 뚜렷해졌는데, 한국에서는 주로 〈동의보감〉 베이스로 임상을 하다 보니, 한국 임상에서 익숙한 개념은 아닙니다. 반면 중국에서는 거의 루틴으로 쓰이다시피 하는 것이고, 이 혈열이 심화된 증상이 어혈이기 때문에, 혈열과 어혈 연구가 상당히 심도 있게 정리가 되었습니다. 아래 〈피부의 치료와 혈열〉 파트에서 주런캉 선생의 처방 활용을 잘 참고해보시기 바랍니다.

피부의 치료와 血熱

피부 진료는 별도로 잘 하시는 분들이 많으니까, 제가 특별히 디테일 한 이야기를 드릴 건 아니고요. 유명 중의들 가운데, 주런캉 선생의 피부 치료 처방을 위주로 간단하게 정리 및 해설을 해봅니다.(「주런캉 피부외과의안」이라는 책을 참고하세요)

주런캉 선생을 비롯하여 여러 피부 전문 중의사들은 대체로 피부 질환에서 피부의 상태와 설진을 바탕으로 한열과 조습을 주로 고려하여 진단 및 치료를 합니다.

1) 풍+열(가벼운 소양감과 발적 위주)

a. 열 → 열독(발적과 극심한 소양감 위주)
b. 열 → 습열(진물과 화농 위주)
c. 열 → 혈열 → 혈조, 어혈(충혈, 어혈 양상과 건조감 위주)

2) 풍+한(한랭 두드러기)

대체로 이렇고요. 뚜렷한 풍한증은 흔한 경우는 아니고요, 대체로 만성적인 피부 질환은 주로 血分의 문제이며, 열독과 습열 및 혈열과 혈허의 구별로 판단하여 치료를 하는 것을 볼 수 있습니다. 〈동의보감〉의 피부 관련 처방들도 비슷한데, 앞서 말한 바와 같이 血熱의 변증 비중이 현대에는 조금 더 높아진 경향이 있습니다.

처방들의 본초 구성을 보면,

1) 가려움 해소

a. 발산소풍지양 – 형개 방풍 강활 독활 승마 고본 백지 위령선 선의(선태) 오사 부평 마발 우방자 박하

b. 제습지양 – 백선피 지부자 백질려 백강잠 희렴초 해동피 고삼 사상자

2) 소염

a. 청열 – 황련 황금 황백 치자 인진

b. 청기열 – 석고 지모 죽엽

c. 청폐열 – 황금 비파엽 상백피 (여드름, 주사비에 특수하게 쓰임)

d. 청열해독 – 감초 금은화 연교 대청엽 판람근 마치현 포공영 자화지정 반지련 초하거 토복령 인동등 조휴

3) 말초 혈액순환 개선

a. 량혈 – 서각 생지황 목단피 적작약 괴화 자초 천초 택란

b. 보혈/활혈 – 당귀 천궁 단삼 도인 홍화 유향 몰약

c. 자음 – 숙지황 현삼 맥문동 천문동 하수오 석곡 옥죽 사삼 천화분 구판 별갑

4) 소화기 기능 개선

a. 건비조습 – 평위산(진피 창출 후박)/오령산(택사 복령 저령), 목향 오약 등

b. 청열리습 – 육일산(활석), 목통, 차전자

c. 보기 – 황기

5) 사마귀 항바이러스

a. 마치현, 노봉방, 의이인, 자초 등을 특별한 약재로 쓰고 있습니다

대략적으로 이런 흐름으로 가는데, 선생의 의안에서는 血熱 → 血燥 양상 이 비중이 제일 높은 것으로 보입니다. 그래서 많은 의안에서 청혈열하는 생지황 목단피 적작약 자초를 기본으로 깔고 갑니다. 전체적으로는 피부 질환 비중이, 열〉한, 조〉습 경향이라고 할 수 있겠네요. 물론 열 → 조로 가는 과정에도 수기의 정체가 생길 수 있기 때문에 화습리수를 같이 하는 경우도 많고, 습열 양상에도 자음을 같이 하는 경우들도 많습니다. 임의 용지 해야 할 듯 하고, 실제 운용되는 처방

기본방들 보면서 고려를 한 번 해보세요.

A) 소풍약류

가려움이 위주가 되는 병증을 줄이는 처방군입니다

1) 량혈소풍산

생지황 당귀 / 선의 고삼 백질려 / 석고 지모 / 형개 생감초

[효능] 소풍청열

[주치] 지루성피부염, 인공두드러기, 장미색비강진

2) 양혈소풍산

숙지황 당귀 / 형개 / 백질려 고삼 / 창출 마자인 감초

[효능] 양혈윤조, 소풍지양

[주치] 지루성피부염, 피부소양증

3) 소풍청열음

형개 방풍 부평 선의 / 당귀 적작약 / 대청엽 황금

[효능] 소풍청열

[주치] 급성 두드러기

4) 거풍승습탕

형개 방풍 강활 선의 / 복령피 진피 / 금은화 감초

[효능] 거풍승습, 좌이청열

[주치] 구진성 두드러기, 피부소양증

5) 고위어풍탕

황기 방풍 백출 / 계지 적작약 백작약 생강 대조

[효능] 조영고위, 이어풍한

[주치] 한랭두드러기

6) 건비거풍탕

창출 진피 복령 택사 / 형개 방풍 강활 / 목향 오약 / 생강 대조

[효능] 건비리기, 거풍산한

[주치] 위장형 두드러기

7) 활혈거풍탕

당귀미 적작약 도인 홍화 / 형개 선의 / 백질려 감초

[효능] 활혈거어, 화영소풍

[주치] 만성 두드러기, 피부소양증

8) 지양식풍탕

생지황 현삼 당귀 단삼 / 백질려 / 하용골 하모려 자감초

[효능] 양혈윤조, 식풍지양

[주치] 피부소양증, 음낭소양증, 여성음부소양증

9) 양혈식풍방

황기 / 당귀 백작약 천궁 홍화 / 현삼 / 형개 백질려 감초

[효능] 양혈윤조, 소풍지양

[주치] 피부소양증(노년성)

10) 오사구풍탕

오사 선의 형개 방풍 강활 백지 / 황련 황금 / 금은화 연교 감초

[효능] 수풍청열, 패독지양

[주치] 만성 두드러기, 피부소양증, 범발성 신경피부염, 편평태선, 결절성 양진

B) 제습약류
붓거나 화농되거나, 진물이 생기는 것이 위주가 되는 처방군입니다

1) 리습청열방

생지황 황금 / 적복령 택사 차전자 목통 육일산

[효능] 리습청열

[주치] 급성습진, 하지단독, 대상포진

2) 건비제습탕

창출 백출 후박 진피 / 복령 저령 택사 육일산 / 계지

[효능] 건비리습

[주치] 범발성습진, (수포형) 대상포진, 천포창

3) 자음제습탕

생지황 현삼 당귀 단삼 / 복령 택사 / 백선피 사상자

[효능] 자음양혈, 제습지양

[주치] 아급성습진, 만성음낭습진, 천포창

4) 방향화습탕

곽향 패란 / 창출 진피 복령 택사 / 백선피 지부자

[효능] 방향화탁, 건비리습

[주치] 아급성습진, 화폐상습진, 만성습진

5) 소아화습탕

창출 진피 맥아 / 복령 택사 육일산

[효능] 건비화습

[주치] 영유아습진

C) 청열약류
발열, 발적, 발진, 소양감 등이 위주가 되는 처방군입니다

1) 피염탕

생지황 목단피 적작약 / 지모 석고 죽엽 / 금은화 연교 생감초

[효능] 청영량혈, 설열화독

[주치] 약물성 피부염, 접촉성 피부염, 식물광선피부염

2) 증액해독탕

생지황 현삼 맥문동 석곡 사삼 천화분 단삼 적작약 별갑 구갑 생감초 / 금은화 연교

[효능] 양음증액, 청열해독

[주치] 박탈성 피부염, 홍피증

3) 소염방

황련 황금 / 목단피 적작약 / 조휴 금은화 연교 생감초

[효능] 청열해독소종

[주치] 절종, 모낭염, 농포증, 단독, 무좀감염

4) 량혈청폐음

생지황 목단피 적작약 / 황금 상백피 비파엽 / 지모 석고 생감초

[효능] 청폐위경열

[주치] 여드름, 주사비

5) 백비1호방

생지황 생괴화 자초 / 산두근 백선피 초하거 대청엽 황약자

[효능] 량혈청열, 해독치창

[주치] 건선의 진행기

6) 백비2호방

토복령 인동등 생감초 판람근 위령선 산두근 초하거 백선피

[효능] 청열해독, 거풍제습

[주치] 건선 초기

7) 거우2호방

마치현 노봉방 생의이인 자초

[효능] 해독거우

[주치] 편평사마귀, 보통사마귀, 물사마귀

8) 거우3호방

마치현 패장초 자초 대청엽

[효능] 청해우독

[주치] 편평사마귀, 물사마귀

9) 거우4호방

숙지황 당귀미 적작약 백작약 도인 홍화 / 우슬 적소두 산갑편

[효능] 활혈우독

[주치] 다발성 보통사마귀, 발바닥 사마귀

D) 기타 처방

1) 피선탕

생지황 당귀 적작약 / 황금 / 고삼 창이자 백선피 지부자 생감초

[효능] 량혈윤조, 거풍지양

[주치] 범발성 신경피부염, 피부소양증, 구진성습진

2) 풍선탕

생지황 현삼 단삼 당귀 백작약 천초 홍화 / 황금 / 고삼 창이자 백선피 지부자 생감초

[효능] 양혈화영, 소풍지양
[주치] 범발성 신경피부염, 피부소양증

3) 통락활혈방
당귀미 적작약 도인 홍화 / 왕불유행 천초 택란 우슬 / 향부자 청피
[효능] 활혈거어, 통경활락
[주치] 결절성 홍반, 경결성 홍반, 하지결절증

진단 : 水와 火의 설진 구별

최근에 유도주 선생의 〈의론의화 100칙〉을 읽어보았습니다. 대가의 품격이랄까, 개인적으로는 상당히 큰 감명을 받으며 읽었네요. 유도주 선생께서 가장 중요하게 생각하는 건 水火 라고 생각을 합니다. 굉장히 많은 지면을 수와 화의 진단에 할애를 하고 계십니다. 저도 병리적 과정에서 가장 중요한 것 가운데 하나가 '넘치는 물과 불을 어떻게 조절할 것인가', 라고 생각하기에 공감을 했고요. 책에 그 과정에 대한 진단의 정리가 잘 되어있습니다.

인체의 水火에 대한 상태를 가장 잘 판단하는 방법 가운데 하나가 개인적으로는 설진 이라고 생각을 합니다. 水火의 판단을 진액의 유무로 추측을 하는 방식이라고 할 수 있는데요.

물이 넘친다, 라는 말은 결국 인체에서 양기가 저하되는 과정이고, 대체로 아래와 같은 세 가지 양상으로 나타날 수 있습니다.

水氣가 有餘한 증상
1) 혀가 팅팅 붓는다
2) 혀에 침이 많이 고인다
3) 지저분한 태가 많이 생긴다

유도주 선생님은 이렇게 水滑한 설진 양상을 水氣의 진단에 굉장히 많이 활용하고 있습니다. 그러한 경향성을 보일 때 주로 영계제를 기본으로 활용하셨던 것 같고요. 영계제가 아니라면 소

청룡탕이나 혹은 양기 저하가 뚜렷한 경우 건강 부자로 넘어가는 과정으로 보신 것 같네요.그래서 책에 영계제 언급이 굉장히 많고 또 소청룡탕의 디테일한 감별에 대한 내용이 많습니다.

택사탕(택사, 백출)처럼 한 큐에 수기를 소거해야하는 환자는, 혀가 놀랄 정도로 비대하다, 라고 이야기를 하고 있습니다. 저의 경우도 극심한 현훈 환자가 설진을 하는데 혀가 팅팅 불어서 꺼내기가 힘들 정도의 상태를 보여서, 택사 백출 목통 등으로 강하게 리수를 해서 치료를 도와준 적이 있네요. 임상적으로 참고할만한 내용인 것 같습니다.

반대로 火가 치성한 환자들은,

火氣가 有餘한 증상

1) 혀가 붉다
2) 시간이 지나면서 붉은 색이 점차 어두운 붉은 색(홍강설)으로 바뀌어 간다
3) 설태가 점차 두껍고 건조하게 끼거나, 나아가 황태로 바뀐다
4) 구강 전반이 건조한 양상, 갈증과 입마름이 심해진다
5) 이 火가 진액을 소작하면, 점차 태가 줄어들고, 혀 표면이 말라 들어가는 양상으로 갑니다

설진이 맥진과 마찬가지로 모든 걸 알려주지는 않지만, 이처럼 대략적인 신체의 水火와 燥濕 경향은 상당히 많은 정보를 알려줍니다. 이 큰 틀 안에서 뒤섞여 나타나는 게, 습열이고 담음이고 어혈이고 그렇지요. 어쨌건 임상 진단에서 설진은 상당히 중요하다, 그 이야기를 하고 싶었습니다.

진단 : 망진의 기초

망진 이야기를 간단하게 해봅니다.

망진의 기본은 氣와 血의 상충, 하함 여부를 판단하는 것이라고 생각을 합니다. 그 상황에 따라 下氣 시켜야할지, 淸熱을 해야 할지 자음청열을 해야 할지가 결정되니까요.

肝氣가 상충하는 경우는 대부분 동공이 확장되고, 산대됩니다. 스트레스 받고 중추와 자율신경

이 흥분해 있는 것이지요. 승모근이나 사각근, 흉쇄유돌근 긴장 등으로 어깨가 올라가 있는 모습으로 나타나고요. 동공이 산대된 것이 어떤지 잘 모르겠으면, TV에 나오는 연예인 관찰 많이 해 보시면 됩니다. 이게 더 심해져서 자살 충동이나 이런 수준의 환자 레벨로 가면 脫氣 양상이 되어, 대체로 동공산대가 심해지고, 안광이 심해지고, 동공지진 양상으로 가만히 있지를 못하고, 눈 깜빡임이 심해지고 그렇게 바뀌게 됩니다.

이 上氣의 정도에 따라 降氣하는 시호, 향부자와 平肝하는 조구등, 천마, 대자석, 용골, 모려 등을 선택하게 되는 것이지요. 이 때 침구에서는 대체로 백회 자침이 상당히 도움이 됩니다.상기 경향의 환자는 백회 작탁을 조금 하고, 심호흡해보라고 하면 금방 상대적으로 편해지는 걸 볼 수 있습니다.

血의 상충은, 얼굴이 붉어지는 것으로 가늠을 할 수 있지요. 대체로 안면의 T존과 U존은 다른 혈관 트랙(내경동맥과 외경동맥)을 따르기 때문에, 일단 턱이나 볼(관홍) 등이 붉은지를 보는 것이 좋고요. 대개 이마의 T존이 심하게 붉어진 환자나 그 곳에 여드름이 잘 생기는 환자는 두뇌의 흥분이 극심한 양상인 경우가 많습니다. 불안 증상을 호소하던 환자가 이마에 갑자기 붉은 빛을 심하게 띄면서 조현병 증상을 나타내며 악화된 경우가 제 개인적으로 최근에만 두 번이나 있었습니다. 그래서 예후 판단할 때 항상 유심히 그리고 조심스럽게 봅니다.

혈이 상충하는 경우는 크게 실열과 허열로 나눌 수 있고, 이러한 실열과 허열은 망진만으로 구별이 다 되지 않기에, 맥과 전신의 징후에 따라 세밀하게 진단을 할 수 있습니다. 맥이 부, 실, 활, 삭 경향이면 당연히 실열에 해당하기 때문에 청열 치법을 위주로, 황련 황금 석고 대황 등의 본초가 선택될 확률이 높아지겠지요. 반면 맥이 세삭한 경향에 더 가깝고, 손발이나 복부가 냉한 경향이라면 허열일 확률이 높고, 지모 황백 지골피 청호 등의 약재가 선택될 확률이 높아집니다.

망진 상 얼굴이 누렇게 뜬 경우는, 대부분 비기허에 준해서 판단을 할 수 있고, 꼭 소화기의 문제 특히 식욕이나 혈당과 관련된 이슈가 없는지 확인을 해보는 것이 좋습니다. 만약 식욕이나 혈당 문제가 있다면 치료는 보중익기탕이나 육군자탕 가미에서 시작하는 것이지요.

얼굴이 혈색 없이 하얀 경우라면, 말초 혈액순환이 약한 혈허일 확률이 매우 높고, 당귀 천궁 오수유 등 보혈지제가 일차로 선택될 확률이 높아지지요. 혈허로 인해 간양이 상충하는 경우는 얼굴이 흰데도 홍조 경향으로 상충하는 양상을 나타내기도 합니다. 그런 경우는 전체 증을 판단하여 음허 경향이라면 지모 황백을 쓰는 것이고, 아니라면 인화귀원하는 육계 등으로 가는 것이지요.

얼굴이 혈색이 좋지 않은 검은 경향이라면 양허인 경우가 많고, 거기에 얼굴이나 몸이 붓는 경향을 보인다면 대개 양허수범증일 확률이 높아집니다. 물론 양허가 뚜렷하게 나타나지 않는 경우도 있긴 하지만 대개는 水氣의 상충을 먼저 고려해 봄 직 하죠.

이처럼 망진만 가지고 모든 걸 판단할 수는 없겠지만, 대체적인 경향이 그러하다는 것입니다.

수면에 대한 기본적인 이해

수면에 대한 과학적 연구는 그렇게 오래되지 않았습니다. 1970년대부터 시작하였으니 이제 막 40년 남짓한 기간 동안 이루어진 셈이죠. 그나마도 본격적인 연구는 90년대 들어와서 이루어졌습니다. REM(Rapid Eye Movement)에 대해서 밝혀지기 시작하면서 수면에 대해 전체적인 그림이 형성될 수 있었습니다.

수면은 크게 5 단계에 걸쳐서 진행이 됩니다.

1,2 단계는 얕은 수면 단계입니다. 사람마다 개인차가 있지만 건강한 사람의 경우 짧은 시간동안 이루어져서 3,4 단계의 깊은 수면으로 진행이 됩니다. 건강하지 못한 사람의 경우 1,2 단계가 길어지고 반대로 3,4 단계가 짧아져서 숙면을 취하지 못하게 되므로 피로나 질병의 회복이 늦어지게 됩니다. 또한 1,2 단계가 길어지는 경우 REM수면의 여파가 1,2 단계에 까지 이어져서 꿈이 생생히 기억이 난다거나 잠을 전혀 잔거 같지 않은데 아침이 밝았다거나 하는 등의 증상을 호소하게 됩니다. 따라서 수면에 관한 치료는 결국 3,4 단계의 수면을 얼마나 잘 유지를 시킬 것인가 하는 것에 달려있다고 해도 과언이 아닙니다.

3,4 단계는 깊은 수면 단계로 뇌파 상 델타파와 같은 서파가 발견되기 때문에 서파 수면이라고도 합니다. 이 때가 되면 사람의 몸에 호흡 근육을 제외한 모든 근육의 긴장이 이완되어 아무런 힘을 쓸 수 없는 단계가 됩니다. 뇌 역시 휴식 및 회복을 위해 활동량을 급격히 줄여서 오로지 이완에만 집중을 하는 상태가 됩니다. 이 단계의 중요성이 굉장히 큰데 가장 중요한 점은 성장 및 회복과 관련된 호르몬이 나오는 시기라는 점입니다. 아이들의 경우 성장 호르몬이 다량으로 분비

되며, 성인의 경우 회복과 관련된 호르몬들이 나와서 깨어있는 동안 있었던 세포 상의 손상들을 회복하게 됩니다. 따라서 이 시기가 짧은 아이들의 경우 성장이 더디게 이루어질 것이고, 성인의 경우는 질병의 회복이 늦어져 감기가 낫지를 않는다, 만성위염이 지속적으로 유지된다, 피부염이 재발한다, 등의 증상을 호소할 수 있습니다. 일반적으로 빠르게 회복이 이루어지는 부위들 예를 들어 위장관, 피부, 모발 등의 회복이 더디게 된다면 일단 3,4 단계 수면이 잘 이루어지지 않고 있음을 역으로 유추할 수 있습니다. 장기간의 수면제, 항우울제, 항불안제 등을 복용하게 되면 이 3,4 단계의 수면 시간을 줄어들게 만들어 전체적인 수면의 질을 떨어트린다고 알려져 있습니다.

5단계는 앞서 이야기한 REM 수면 단계를 이야기합니다. 3,4 단계의 서파수면에서 신체의 이완은 유지된 상태로 뇌의 각성만 일어나게 됩니다. 뇌의 각성이 일어나서 꿈을 꾸게 되는데, 이 때 눈동자가 좌우로 빠른 속도로 움직이게 됩니다. 왜 이런 현상이 일어나고 왜 꿈을 꾸는가에 대해서 많은 논란이 있지만 가장 유력한 가설은 기억들을 처리하기 위한 행위라는 것입니다. 일상생활을 하면 굉장히 대용량의 정보가 뇌로 입력이 됩니다. 매일 그렇게 누적이 되면 뇌에 과부하가 걸려서 힘들어지겠죠. 따라서 꿈을 꾸면서 장기 기억으로 가야할 것과 버려야 할 것은 분류를 하고, 중요한 것들은 해마의 작용에 의해 장기 기억으로 바꾸는 작업을 바로 꿈을 통해서 한다고 보는 것입니다. 프로이트가 꿈의 해석에 관해서 많은 언급들을 하였으나 20세기 전반에 걸쳐서는 그것이 무시되는 경향이 있었지만, 최근에는 비록 프로이트만큼의 비중은 아니더라도 꿈이 시사 하는 바는 분명히 있다는 쪽으로 연구 경향이 바뀌어 가고 있습니다.

REM 수면이 끝나고 나면 남성의 경우 이완된 근육에 혈액이 차오르게 되는데 이 때 수면 중 발기가 일어나게 됩니다. 보통 1단계에서 REM 수면까지의 시간이 1시간에서 1시간 반 정도 소요되는데 이러한 과정을 3번~5번 거치게 되면 각성이 일어나게 됩니다. 즉 자는 동안 남성의 경우 3번~5번 정도 발기를 한다는 것이죠. 기질적으로 문제가 있는 경우를 제외하고는 대부분 발기가 일어납니다. 아침에 일어날 때 조조발기가 되지 않는 것은 성기능의 문제가 아니라 정상적인 리듬으로 수면 각성이 일어나지 않았기 때문에 생기는 일입니다. 즉 REM 수면이 끝나고서 각성이 일어나는 것이 아니라 얕은 수면 단계에서 각성이 일어난다거나 REM 수면이 일어나지 않았다거나 하는 때문입니다. 따라서 조조발기가 되지 않으면, 수면 상태를 개선해야 하는 상태에 있다가 추측할 수 있겠습니다.

가위눌림의 경우는 REM 수면 단계에 비정상적으로 각성이 일어나기 때문에 생기는 현상이라고 알려져 있습니다. 앞서 말씀드린 것과 같이 REM 수면 시에는 모든 근육이 이완된 상태인데, 이 때 각성이 일어나게 되면 몸을 움직이지 못하게 됩니다. 몸을 움직이지 못하는 상태에서 깨어나게 되면 공포감이 극렬해지고 이는 환각이나 환청 등으로 발전을 하게 됩니다. 이것이 가위눌림의 본질입니다. 치료는 스트레스를 완화하고 수면의 질을 개선시키는 쪽으로 이루어지면 가위눌림의 빈도가 줄어들고 점차 없어지게 됩니다.

수면장애의 치료

저는 학생 때 제 수면 장애를 치료하기 위해 한의학 공부를 시작 했습니다. 그 때 정말 수면 문제가 너무 심각해서, 심할 때는 최고 70여 시간씩 잠을 한숨도 못 자곤 했습니다. 병원에 가서 약을 처방 받아서 먹기도 했는데, 복용을 할수록 기상 시 몸의 컨디션이 급격히 안 좋아지는 까닭에 한약으로 어떻게든 해봐야겠다는 생각을 하게 됐습니다. 운이 좋아서 소 뒷걸음질 하다 쥐 잡듯 한약 약발이 들어서 신뢰감을 가지게 됐고, 그 덕에 한의학 공부를 더 많이 하게 됐죠. 물론 한동안은 전공 관련 책들을 읽느라 잠을 더 못 자 고생을 하기도 했지만. 암튼 상당히 좋아졌지만 여전히 수면은 저에겐 큰 숙제 같은 것입니다. **저는 제 경험을 토대로 모든 질환의 가장 근본은 수면이라고 생각하고 있습니다**.

수면 장애에 대한 현대의학적 접근을 대강 살펴보겠습니다. 좀 러프하지만 크게 네 가지로 나눌 수 있습니다.

- 말똥말똥 잠이 오지 않는다(입면장애)
- 자다가 자주 깬다(수면 중 각성)
- 자면서 이상한 행동을 한다(사건수면)
- 깨어있을 수가 없다(기면증)

입면장애는 쉽게 잠이 들지 않는 것입니다. 일반인들이 흔히 불면증이라고 부르는 것들이 이 경우가 많습니다. 이 입면장애가 생기는 이유는 대략 서너가지로 나눌 수 있습니다.

첫째, 생체 리듬이 깨어진 경우입니다. 현대의학에서는 일주기 리듬 장애(Circardian rhythm disorder)라고 합니다. 불규칙한 생활 패턴을 가진 분들에게서 흔히 일어나는 불면증입니다. 건강한 사람의 수면 시간이 대략 밤 10시에서 다음날 아침 8시까지 정도라면, 일주기 리듬 장애를 가진 환자분들은 새벽 3시에서 낮 12시라거나 이러한 식으로 늦춰져 있기도 하고, 반대로 저녁 6시에서 새벽 3시까지로 앞당겨져 있기도 해서 정상적인 리듬을 가질 수가 없게 되는 것이죠. 이러한 경우에는 빛에 대한 민감도를 조절하는 여러가지 방법(광치료)과 생활 환경을 개선하는 행동치료를 겸하여 생체 리듬을 조절함으로서 치료할 수 있습니다.

둘째, 요새 유명한 하지불안증후군restless legs syndrome 때문입니다. 주로 잠들기 전에 하지에 이상감각이 생겨 잠을 들 수 없는 경우입니다. 현대의학적으로는 도파민의 문제, 철분의 문제로 접근을 하고 있습니다. 한의학적으로는 대개 간의 문제입니다. 시호, 작약, 조구등 등 이른바 간풍을 조절하는 약을 쓰면 꽤 좋은 효과를 보입니다. 물론 조금 더 연구가 필요하겠죠. 저는 가미온담탕, 작약감초탕, 보간탕, 억간산, 시호가용모탕 등으로 호전을 시킨 례가 있습니다.

셋째, 뇌의 흥분 상태가 가라앉지 않기 때문입니다. 특정한 사건에 의한 트라우마 때문이기도 하지만 그런 것과 별개로 특별한 가시적인 이유가 없는 경우에도 일어납니다. 대개 전신적인 문제 때문인 경우입니다. 트라우마가 있는 상태는 상황에 따라 한의학적 신경안정제들을 사용하면 됩니다. 대표적인 례가 시호가용골모려탕, 가미온담탕. 전신적인 문제에는 여러가지 상황을 봐서 임의 용지하여야 합니다. 장기간의 스트레스로 부신 기능에 문제가 생긴 경우에는 혈당 조절능이 떨어져서, 야간에 혈당 저하로 잠을 못자는 경우가 있습니다. 이러한 경우에는 대사의 활성화(기허)와 당의 보충 등으로 도움을 줄 수 있습니다. 대표적인 처방은 귀비탕입니다. 그리고 이러한 모든 경우들에 상담 치료, 인지 행동 치료, 작업 치료와 같은 것들이 유의미한 반응을 보입니다. 특정 논문들에 따르면 이러한 치료법들에 의한 장기적 치료는 수면제만큼 강력한 효과를 나타내는 것으로 알려져 있습니다.

넷째, 체온의 조절 장애 때문입니다. 수면이 정상적으로 이루어지기 위해서는 체온이 높았다가 떨어지는 경사각이 있어야 합니다. 그러한 체온의 변화에 따라서 멜라토닌이 분비되어 수면이 일어나기 때문입니다. 이 경우 미국 수면의학회에서는 두 시간전에 따뜻한 물로 30분 정도의 목욕을 하는 것을 추천하고 있습니다. (샤워로는 안된다고 합니다. 골수까지 온도를 올려야 하기 때문이라고.) 체온을 올렸다가 서서히 떨어지면서 수면이 오도록 유도를 하게 하는 것이죠. 그러나 스트레스에 의해서 골수의 온도가 높아져서 떨어지지 않거나 지나치게 체온이 낮아져 있어서 더 떨어지지 않거나 하는 경우에는 정상적인 입면이 일어나지 않게 됩니다. 따라서 전자의 경우는 스트레스 증후군을 치료하는 처방들을 투약하는 것이 좋고, 체온이 너무 낮아서 입면이 일어나지 않는 노인성 입면 장애 환자는 진양부족으로 보고 체온(腎陽)을 올려주는 한약을 장기간 복용해서 개선할 수 있습니다.

입면장애의 경우 〈동의보감〉에는 관련 처방에 거의 대부분 산조인(초)이 들어가 있습니다. (추정컨대) 멜라토닌처럼 수면의 시작을 알리는 역할을 하는 것 같습니다. 약리적으로 아직 명확하게 규명된 것은 없는 것으로 알고 있습니다. 아마도 산조인은 입면에서 상당히 중요한 보조적인 역할을 하는 것 같습니다. 전신적인 조절, 즉 변증이 우선 되어야 합니다.

아래 내용을 언급하기에 앞서 수면 의학 관련 책을 몇 권 소개하겠습니다.

1. 〈수면 건강과 수면 장애〉, 로렌스 엡스타인

수면 관련 책을 한 권만 소개해 달라면 바로 이 책.

2. 〈달콤한 잠의 유혹〉, 폴 마틴

수면과 관계된 여러가지 인문 사회적인 내용을 다룬 책.

3. 〈수면의 약속〉, 윌리엄 디멘트

수면의학의 창시자격인 윌리엄 디멘트 박사의 수면 의학에 관한 소개서.

그리고 수면과 스트레스는 따로 떼어놓을 수 없는 문제이므로 스트레스에 관한 유명한 책 세권.

〈스트레스의 종말〉, 브루스 맥쿠엔

〈STRESS〉, 로버트 새폴스키

〈내 몸의 에너지 도둑〉, 제임스 윌슨

다음은 수면 중 각성에 관한 이야기입니다. 수면 중 각성은 때때로 수면 의학에서 입면 장애보다 훨씬 비중이 적게 다루어지는 경향이 있습니다. 그러나 수면을 중요시 하는 한의학적인 관점에서는 상당히 중요한 증상이며 그 때문에 많은 연구가 되어있습니다.

수면 중 각성이 일어나는 경우는 크게 두 가지 경우입니다.

첫째, 가장 유명한 것이 수면 중 무호흡증sleep apnea. 최근에는 수면 무호흡의 초기 단계가 코골이라는 게 정설이 되어가고 있습니다. 코골이 자체가 상당한 수면 불량의 징후라는 것이죠. 코를 골거나 그 상태가 심해져서 숨을 쉴 수가 없게 되면 수면중 대뇌 산소 포화도가 떨어지게 됩니다. 그리하여 각성 상태가 유발 되는 것입니다. 체중 증가에 의해서 더욱 심해지는 경향이 있습니다. 그리고 대개 비염이나 축농증 혹은 만성 인후두염과 같은 이비인후과 질환을 동반하게 됩니다. 따라서 한의학적 치료에 있어서는 1차적으로 이러한 이비인후과 질환을 치료하는 것을 목표로 삼는 것이 좋습니다. 마행감석탕, 월비탕, 갈근탕, 소청룡탕 등 폐계에 작용하는 모든 약들이 수면 무호흡증에 일정 이상 도움을 줍니다. 현대 의학에서는 이와 같은 수면 무호흡증에 지속적 기도 양압기(continuous positive airway pressure, CPAP)이라고 하는 기계를 코에 끼우고 자면서 장기간 호흡 훈련을 하는 것으로 치료를 하고 있습니다.

둘째, 여러 가지 내과 질환에 의한 것들입니다. 대개 내과 질환을 동반하게 되면 수면 중 체온이 정상 범위를 벗어나게 됩니다. 너무 올라가거나, 너무 내려가는 경우입니다.

〈상한론〉에서 언급된 '전전반측'과 같은 증상이 대표적인 수면 중 체온 증가 증상입니다. 이러한 양상이 더 진행되면 체온이 과도하게 증가하여 수면 중 발한이 일어나게 됩니다. 한의학 용어로는 도한(盜汗)이죠. 수면 중 체온 증가로 갑갑함을 느끼고, 경미한 탈수가 일어나는 양상은 생각보다 꽤나 많은 환자에게서 발견됩니다. 자고 일어났을 때 입 마름이 심하고, 피부가 건조해지고, 일어나는게 힘든 환자군들이 대개 이러한 경우가 많습니다. 치자제, 황련제, 석고제들이 주요 처방이 됩니다. 대개 이러한 증상에 당귀육황탕을 제 1처방으로 삼지만, 약물의 감별을 잘해서 투약을 하는 것이 더 좋습니다.

반대로 체온이 너무 떨어져서 깨는 경우도 있습니다. 장기적인 스트레스로 인한 부신 기능 저하증후군 환자들의 경우 코르티졸의 정상적인 분비가 일어나지 않아서 자는 동안 혈당 및 대사가 지나치게 떨어지는 경우가 있습니다. 새벽 2-4시에 같은 시간에 깨는 경우가 많죠. 환자들은 다음과 같이 호소합니다. '저는 참 희한해요. 언제 자도 새벽 3시만 되면 기가 막히게 눈이 떠져요.' 이러한 경우는 생각보다 몸의 상태가 좋지 않은 것으로 장기적인 치료와 스트레스 관리를 통해 극복을 해야합니다. 식욕의 유무에 따라 보기제(구중무미), 보음혈제(구중유미)를 선방하여 관리를 하여야 하고, 때에 따라 자기 전에 소량의 당분을 섭취하고 자는것이 도움이 되기도 합니다.

불면증의 행동치료

불면증 치료에서 많이 간과하는게 규칙적인 생활습관입니다. 많은 연구들에서 조작적 조건화만으로도 불면증 자체가 상당히 개선될 수 있다고 보고하고 있습니다.

유용한 행동 치료 처방은 다음과 같은 것이 있습니다.

1. 일정한 시각에 일어날 것.
2. 잠자리에서는 잠만 잘 것. TV, 공부하기, 전화하기 하지 말 것.
3. 잠들기 힘들 때는 잠자리에서 나올 것.
4. 잠자리에서 걱정하거나 계획을 세우지 말 것.
5. 낮잠을 피할 것.
6. 졸려도 일정 시각 이전에는 잠자리에 들지 말 것.

습관 개선이 잘 안되는 상황에서는 한의학적 접근만으로 치료가 쉽지 않은 경우가 종종 있습니다. 치료하는 처방의 선방 문제가 아니라 '습관'의 문제인 경우인 셈이죠. 습관의 문제를 개선해야 일주기 리듬이 회복이 되어 수면 상태를 좋게하는데 도움이 됩니다. 심하지 않은 불면은 가미온담탕, 귀비탕, 천왕보심단 등 알려져 있는 처방들로 비교적 쉽게 관해 됩니다. 어려운 불면의 이면에는 생활습관과 인지적인 문제가 있다는 사실을 잊지 말 것.

제 개인적인 임상 경험으로는 위의 행동치료 지침에서 일정한 시각에 일어나는 것보다 일정한 시각에 잠이 드는 것이 훨씬 중요한 것 같았습니다. 대개 치료 경과가 괜찮으면 일정한 시각에 일어나는 쪽으로 수면 상태가 개선되어 갑니다. 일정한 시각에 잠드는 것 자체가 몸의 리듬을 형성하는데 지대한 영향을 준다고 판단을 하고 있습니다.

※참고도서

〈불면증을 위한 인지행동치료〉, Michael L. Perlis

〈불면증 약없이 극복하기〉, 잭 D. 에딩거

신경 정신 질환의 치료 처방

스트레스 반응에 따라 한의학적으로는 氣鬱->火熱->氣血虛 로 진행되어 간다고 말씀을 드렸습니다. 따라서 이러한 스트레스 반응 가운데 환자가 어떤 상태인지를 파악하여 해당 상황에 따른 약물을 투약하면 됩니다.

대략의 처방 흐름은 향소산-가미온담탕(청심온담탕)-천왕보심단-자음강화탕-승함탕-청심보혈탕-귀비탕-보중익기탕 정도가 되겠습니다. 아래에 제가 자주 쓰는 처방들에 대해서 간단한 정리를 해보았습니다.

향소산증 진단 및 호전 사례

향소산
향부자 소엽 2돈 창출 1돈반
진피 1돈 감초 5푼 강삼조이

〈동의보감〉과 〈방약합편〉에는 사시온역, 사시상한을 치료한다고 되어있는데 증상이 외감병에만 치중되지는 않는 것 같습니다. 혹자는 가벼운 소시호탕이라고 표현하기도 했죠. 전 향부자 정말 좋아하는데, 굉장히 좋은 약재 가운데 하나라고 생각합니다. 〈동의보감〉 氣門에 나오는 교감단은 향부자와 복신만으로 기울체 전반을 치료한다고 되어있죠. 저는 이 때의 기울체를 교감신경의 흥분이라고 보고 있습니다. 한스 셀리에 스트레스 반응 스테이지 가운데 초기 알람기에 해당하는 교감신경 흥분 양상에 쓰는 약. 〈청강의감〉을 쓴 김영훈 선생의 별명이 김향부였다고 할 정도로 향부자 용례가 많은데 보시면 도움이 될 거 같습니다. 여성의 질환에는 고민하지 않고 향부자를 가미한다고 할 정도였으니.

일반적인 스트레스 증후군 초기에 심하지 않은 경우에 향소산이 굉장히 잘 듣습니다. 다만 진행이 좀 된 질환의 경우에는 처방을 바꾸거나 가미를 해야합니다.

[진단]

1. 전중압통, 심하압통, 중완압통이 있다(심하〉전중〉중완)
2. 특정한 상황에 증상이 크게 나타나는 경향이 있다(ex. 생리전 증후군, 사회공포증)
3. 주로 반응이 통증을 위주로 한다.
4. 혈압은 그리 낮지 않다.

[가미]

통증이 심하다면 가 오약, 현호색, 천궁, 백지(or 행기향소산, 궁지향소산)

[경과 추적]

복용 기간이 누적됨에 따라 전중, 심하, 중완 압통 등이 좋아진다.

[호전 사례]

30대 여성 직장인. 항상 생리 기간 전 두통이 매우 심하게 나타난다. 양약을 먹어도 진정이 잘 안된다. 전중 압통, 심하압통 유. 맥현삭. 그 때를 제외하고는 두통이 거의 없다. 처방은 궁지향소산.

복용 1개월, 전중 심하 압통 없어짐. 향후 3개월 간 f/u 시 통증 나타나지 않음. 환자 만족함.

가미온담탕증 진단 및 호전 사례

가미온담탕

향부자 2돈4푼 귤홍 1돈2푼 반하 지실 죽여 8푼

인삼 백복령 시호 맥문동 길경 6푼 감초 4푼 강삼조이

청심온담탕
진피 반하 복령 지실 죽여 백출 석창포 황련 향부자 당귀 백작약 1돈
맥문동 8푼 천궁 원지 인삼 6푼 감초 4푼 생강 3편

저는 방약합편 가미온담탕 투약이 많은 편인데요. 오랫동안 써오다보니 이제 제법 익숙해졌습니다. 투약 시의 특징을 몇 가지 이야기해볼까 합니다.

[진단]

1. 전중 압통, 심하(거궐구미) 압통
2. 액와 압통, 서혜부 압통
3. 고혈압, 맥박수 높은 경향

이렇게 기준을 잡고 투약하면 활용도가 상당히 높습니다. 범 스트레스 증후군 대처의 명방이랄까. 전중 압통과 심하 압통은 현재 스트레스를 받고 있는 상태라는 반증이고(기울) 액와 압통과 서혜부 압통은 림프절 주위를 대강 진단을 하는 것인데 몸이 부어있는 걸 체크합니다(담음)

[가미]

가슴 답답함이 심하면 가 황련
맥박수가 지나치게 높으면 가 용골 모려
입면장애가 심하면 가 산조인 백자인

[명현]

복용 중 보통 자연스럽게 소변량이 늘어나는 경우가 많으나
간혹 한동안 물설사를 하거나, 갑자기 땀이 엄청 늘어나는 경우가 있습니다.
일정 기간이 지나고 나면 2kg 정도 감량이 되는 경우가 많고, 컨디션이 훨씬 좋아집니다.

[경과추적]

혈압이나 맥현삭을 위주로 진단을 해서 그것이 얼마만큼 안정이 되어가나 살펴보면 됩니다.
복용 추적 시 혈압이 갑자기 심하게 떨어지면
극심한 피로를 호소하거나, 발기력의 감소 등을 나타내는 경우가 있습니다.
이런 경우에는 전방을 하는 것이 좋습니다.

간혹 복용 중 꿈을 갑자기 심하게 많이 꾸는 경우가 있습니다.

호전 반응인 경우가 있고, 부정적인 반응일 때가 있습니다.

[호전사례]

아래는 4월 동안 가미온담탕으로 호전된 사례를 간단히 적은 것입니다. 참고해 보세요.

가위눌림 치료 2례.

보통 가위눌림을 주소증으로 해서 오지는 않는데 4월 전후에는 특이하게 가위눌림을 주소로한 환자가 두 분 래원하셨다. 가위눌림은 수면장애의 하나로 조기각성의 문제인 경우가 많다. 두 분 다 전중압통 심하압통 중완압통 회맹압통 액와압통 등을 호소하는 상태. 둘 다 처방은 가미온담탕.

한 분은 가위눌림이 생긴지 6개월 정도 됐는데 거의 매일 가위눌림이 일어나는 남자분. 복용 열흘 이후 정도부터 증상이 나타나지 않고 이후 복용 보름 동안 한 번도 가위눌림 발생한 적 없음. 경과 양호하게 진행되고 있으며 추후 경과를 관찰해 봐야 한다.

다른 한 분은 기면증에 가까울 정도로 일상생활 중에 갑자기 잠을 자게 되는 경우가 빈발하는 여자분인데 역시 가위눌림이 일상적으로 매일 나타남. 1년 정도 됐다. 처방 복용 이틀 째부터 숙면을 취하여 현재 수면과 관련된 거의 모든 지표들이 호전되었다. 첫 주 f/u을 위해 래원하여서는 원장실 문을 열고 들어와 대뜸 '혹시 한약에 수면제 타셨냐'고 묻기까지 했다. 이후 보름 복용으로 현재 매우 양호한 경과 진행 중.

통상 가위눌림은 한의학적으로 기울(氣鬱), 울화(鬱火)와 관련되며 해당 병증의 여파로 수면리듬이 실조되어 생기는 경우가 많다. 기울, 울화만 개선되면 비교적 좋아지는 편이다.

두통 치료 1례.

최근 업무 때문에 스트레스를 심하게 받는 30대 여성. 정수리 부분 탈모가 심해지는 것 같고 상열감이 자주 생긴다. 매일 하루 2회 정도에 걸쳐 극심한 두통이 몇시간씩 지속된다. 처방은 가미온담탕. 침치료는 양측 승모근TP, 백회 전중 양측 곡지 족삼리 주 2회(총 10회). 치료 이후 한 달 동안 단 한 번도 두통이 발생하지 않음. 환자 자신이 치료에 대단히 만족해 하였다. 변방 후 조리.

불안장애 치료 1례.

불안장애를 6년 동안 앓아온 50대 자영업 사장님. 아침에 일어날 때와 퇴근하고 집에 갈 무렵이 되면 불안이 심해져서 두근거림, 가슴답답함, 어지러움 등을 호소. 간헐적으로 항불안제를 복용하고 있으며, D대 한방병원에서 유명한 원장님에게 치료를 두달 간 받았으나 별무 효과였다고 한다. 초진 시에 그 원장님 성함을 대며 아시냐기에 예전에 가르침을 받은 적이 있다, 고 하니까 이후 말의 뉘앙스가 '그 원장도 차도가 없었는데 네 까짓게' 인거 같길래 한소리 했다. '그래서요? 그 선생님이 불안장애 전문이세요? ' 암튼 그 소리에 기가 눌리셨는지 이후 치료에 굉장히 순응을 하셨다. 전중압통 액와압통 심하압통. 처방은 가미온담탕.

복용 이후 낮이고 밤이고 땀을 엄청나게 흘리기에 전화가 와서 이거 제대로 된 치료 맞냐고 그래서, 내가 상관없다고 그냥 계속 드시라고 했다. (실제 나는 자한 및 설사가 가미OO탕의 복약 중 격렬한 반응 가운데 하나라고 생각한다) 이후 복용 열흘을 넘어서면서 땀이 점차로 줄어듦. 복용 두달 째 내가 진단하는 여러 가지 지표들이 상당히 좋아졌고, 환자 본인 만족도도 상당한 편. '누가 뭐래도 확실히 좋아졌다. 원장님 명의시네' 라며 아내 분 약 처방 받아가심. 기 싸움 이후 두 달간 좋아지지 않으면 어쩌지... 라는 미세한 불안감을 씻어주는 한 마디.

불면 및 불안장애 치료 1례.

입면장애가 있고 두통이 있는 범불안장애 30대 여성. 매일 밤에 두통과 함께 입면을 못하는 증상과, 낮에는 지속되는 불안이 상시 존재하는 상태. 최근 업무 과다로 스트레스를 많이 받았다. 전중압통 심하압통. 처방은 가미온담탕.

상열하한의 양상이므로 집에서 자기 전에 20분 정도 반신욕을 하고 자는게 도움이 될 것이라고 지도를 하였는데, 초진 진료 이틀 뒤 전화가 왔다. 어제 너무 머리가 아파서 죽을 것 같았다고. 왜냐고 물으니 반신욕이 좋다기에 다음날 사우나를 가서 무려 7시간을 반신욕을 했다고한다. 당연히 줄이라고 말씀드렸다.

여튼 복용 열흘째를 넘어서면서부터 해당 증상이 모두 개선되어 복용 한달을 끝으로 환자분께서 대단히 만족하며 폐약.

불안, 불면, 현기증, 호흡곤란 치료 1례.

평소 생활할 때에도 일상적인 불안이 존재하나, 특히 사람을 만날 때가 되면 긴장이 심해지는 60대 여성. 호흡을 하는 것이 몹시 불편하고 혈압과 맥박수가 굉장히 높아져 있다. 호흡이 좀 더 불편해지는 상황에서 현기증이 자주 발생하여 초진 래원일에는 택시에서 내리다가 어지러워서 쓰러지기도 했다고 한다. 래원 시 진단해보니 전중압통, 심하압통, 맥현삭을 위주로 하기에 가미온담탕을 투약함.

복용 보름까지는 별무 차도였으나 래원시 진단을 해보니 심하의 긴장 및 전중의 압통이 상당히 떨어져있는 상태였으므로 나를 믿어달라고 설득하고 치료를 계속함. 이후 동약 복용 한 달, 환자의 만족도가 상당히 높을 정도로 입면장애 및 호흡곤란, 일상적인 불안의 정도가 개선되었다. 아직 사람을 만날 때 생기는 불안이 완전히 좋아진 상태는 아니어서 이후 추적 복약을 해야할 상황으로 보인다.

천왕보심단증 진단 및 호전 사례

천왕보심단
생건지황 4냥 황련 2냥 석창포 1냥 인삼 당귀 오미자 천문동 맥문동 백자인 산조인(초) 현삼 백복신 단삼 길경 원지 5돈 등심초 죽엽

저는 혈허와 음허의 차이를

혈허는 혈액순환능 불량
음허는 체액 부족

이라고 간단히 생각해서 접근하고 있습니다. (물론 정확하지는 않겠죠) 둘 사이가 진단 상 엄밀히 나누어지지 않기 때문에 혼용되는 것이죠. 천왕보심단은 굳이 표현하자면 음허에 가깝겠죠. 고방의 황련아교탕 정도에 해당한다고 생각이 됩니다. 옛 의가들이 혈허유화(血虛有火)라 그래서 물이 부족한 곳에서 고기가 펄떡인다 류의 문학적 표현을 쓰곤 했는데 해당 증상에 적합한 처방이 아닐까 합니다.

[진단]

1. 혈압은 크게 낮지 않으나, 맥박 수는 높다.
2. 설태가 없는 경우가 많다.
3. 피부가 건조하고, 변비 경향.
4. 심계항진이 신경증의 주된 증상인 경우.
5. 식욕은 좋은 편(口中有味)

[명현]

반응이 나타나는 경우에 갑자기 급격히 졸린 경향이 잘 나타납니다.
혹은 낮에 종일 나른해지기도 합니다.

[경과추적]

추적 시에 가장 반응이 잘 나타나는 건 맥박수 입니다.
맥박 수가 비교적 잘 낮아지며 그럼에 따라 불안 증상이 많이 줄어듭니다.

[호전사례]

아래는 최근에 천왕보심단을 투약했던 환자들 호전 사례 입니다.

불안장애 치료 1례.

불안장애를 호소하는 40대 여성. 평소에도 늘 쫓기는듯한 느낌이 들지만, 특히나 사람 많은 곳에 가면 손이 덜덜 떨리고 불안한 증상이 심하게 나타난다. 밤에 쉽게 잠들지 못하고, 새벽에 쉽게 깨는 경향이 있으며, 새벽에 깨어났을 때 가슴이 두근거리는 증상이 자주 발생한다. 혈압은 보통, 맥박수는 100회 전후, 맥은 현삭함. 전중압통 있다. 처방은 천왕보심단.

일 1회 복용 한 달 후 불안 증상 완화. 맥박수는 80회 정도로 떨어짐. 일상적인 불안이 많이 완화됨. 잠드는 게 그 전보다 편해짐. 아직 꿈을 자주 꾸기 때문에 불편하나, 그 전보다 자다 깨서 가슴 두근거리는 일이 줄어들었다. 계속 경과 관찰 중.

불안장애 치료 1례.

중국에 사시는 40대 여성 한국 분. 중국에서 한국에 가끔씩 오는데 이번에 비행기에서도 너무 불안해서 고통스러웠다. 일상생활을 함에 있어서도 늘 불안함에 쫓기고 가슴 두근거리는 일이 잦다. 설태 무. 설첨 홍. 맥현삭. 맥박 수는 90~100회. 체형은 마른 편, 피부는 건조함. 처방은 천왕보심단.

중국 돌아가실 때 비행기 안에서 불안증 나타나면 복용하시라고 티칭. 중국 귀국 후 전화 왔는데 약 때문에 올 때 좀 괜찮았다고 함. 이후 3개월 복용. 1주일 단위로 혈압과 맥박수 재서 보내달라고 함. 3개월 복용 기간 동안 70회 유지. 불안 증상 거의 나타나지 않음. 본인이 복용을 계속하고 싶다고 이야기해서 지속적인 투약을 유지하고 있는 상태.

사회공포증 치료 1례.

사람들 앞에서 프리젠테이션을 하려고만 하면 두근거림과 얼굴 화끈거림이 나타나는 20대 후반 여성. 평소에도 잘 긴장하는 스타일이나 특히나 발표에 대한 공포가 있다. 깊은 잠을 못 잔다. 전중압통, 혈압은 낮은 편, 설첨 홍, 맥현삭, 맥박수는 평소 90회 내외. 피부는 건조해서 각질이 잘 일어난다. 처방은 천왕보심단.

두 달 복용을 하면서 침 치료를 병행. 백회 전중 양측 심문 곡지 족삼리 삼음교. 호흡 훈련도 병행하여 지도. 이후 몇 번의 발표에서 두근거림 없이 발표를 성공하면서 탈감작이 다소 된 듯. 현재 일상 맥박수가 정상적으로 유지되며 잠도 그 전보다 깊이 잘 수 있게 되었다.

자음강화탕증 진단 및 호전 사례

자음강화탕
백작약 1돈 3푼 당귀 1돈 2푼 숙지황 맥문동 백출 1돈
생지황 8푼 진피 7푼 지모 황백 감초 5푼 강삼조이

폐결핵 말기의 증상들을 치료하기 위해 주단계 선생이 만들었다고 하죠. 사물탕 + 지모 황백의 구조는 주단계 선생의 특허 처방 조성이라고 해도 과언이 아니죠. 오랜 투병으로 체액 소모는 심한 상태, 만성 염증은 가라앉지 않고, 발열은 주기적으로 반복(盜汗, 午熱). 자음강화탕의 핵심은 시시 때때로 치솟는 허열인 거 같습니다. 상열감이 심하고 소변불리가 있는 경우에는 육미를 합방한 청리자감탕을 쓰기도 하죠. 신경정신과 환자들 가운데 비슷한 증상 가진 환자들이 자주 있

습니다. 한스 셀리에의 스트레스 반응 가운데 저항기 후기에서 탈력기로 넘어가는 지점 정도의 처방인 것 같습니다.

[진단]

1. 혈압은 보통, 맥박수는 빠른 경향이 있다
2. 갑작스러운 상열감이나 발열이 자주 나타난다
3. 만성적인 염증이 잘 가라앉지 않는다(ex. 인후염)
4. 식욕은 이상 없거나 항진되어있는 경향(口中有味)
5. 몸은 대체로 마른 경향

[경과추적]

약 반응이 괜찮은 것을 맥박수가 안정되어 가는 것으로 확인할 수 있습니다.
하기下氣 반응이 강한 경우에는 종종 어지러움증을 호소하기도 합니다.
이러한 경우에 후속 처방에서 황기 인삼을 가미하면 보통 괜찮아집니다.

아래는 최근 치료 시에 호전 반응을 보였던 사례입니다.

[호전사례]

불안장애 치료 1례.

극심한 경쟁을 야기하는 업무 환경 때문에 스트레스가 심한 30대 회사원 여성. 불안 초조, 갑자기 얼굴로 열감이 치솟는 경향, 집중력 기억력 장애, 천면 경향. 몹시 피곤하다. 혈압은 정상 맥박수는 100회 전후로 나온다. 복진 상 뚜렷한 압통은 없고 긴장히 심하다. 처방은 자음강화탕.

복용 초기 어지러움증을 호소하여 줄여 먹으라고 했다. 보름째 맥박수 70대로 안정됨. 한 달 정도 복용 후 전반적인 안정. 다만 아직 집중력이 조금 떨어지는 것 같다. 자음강화탕 가 원지 석창포 백복신. 전반적으로 편안해졌다. 현재 지속적인 투약 후 경과 f/u 중임.

사회공포증 1례.

수면 중 도한이 심한 30대 여성. 말을 많이 하는 직업인데 최근에 목이 자주 쉰다. 가슴의 답답함이나 두근거림은 크게 있지 않다. 주변 사람들 시선을 신경쓰면 얼굴이 심하게 붉어진다. 혈압은 약간 낮은 편이나 맥박수는 80대 초반. 처방은 자음강화탕.

두 달 복용하는 동안 도한 거의 없었다. 잠을 좀 더 깊이 자는 것 같다. 얼굴 붉어지는 빈도가 줄어들었다. 환자 상당히 만족해한다. 지속적인 치료 및 경과 f/u 중에 있음.

승함탕증 진단 및 호전 사례

승함탕
황기 6돈 지모 3돈 시호 길경 1돈 반 승마 1돈

승함탕은 청말의 장석순이 만든 처방인데, 그는 대기하함(大氣下陷)을 주증으로 한다고 하고 있습니다. 대기(大氣)라는 건 종기(宗氣)의 연장선 상에 있는 개념 같습니다. 장석순의 특수한 생-병리를 담고 있는 표현이지만, 여튼 '호흡'과 관련이 많겠죠. 승함탕의 구성 역시 호흡을 좀 더 편하게 하는데 필요한 약물들로 구성이 되어 있습니다.

여튼 처방 구성으로만 큰 틀을 잡으면

황기(심장이 약해져 있는 것을 강하게 만들어줌)
지모(번열을 치료하고 만성염증을 개선함)
시호 승마(횡격막 주변 조직을 편하게 만들어서 숨 쉬는데 도와줌)
길경(인후두 부위를 편하게 만들어서 숨쉬는 것을 도와줌)

우울증이나 번아웃신드롬 양상의 환자들에게 자주 나타납니다. 피곤하고 무기력한데 상열감이 심하고 짜증이 잘 나는 양상...^^

[진단]

1. 혈압은 낮은 경향
2. 열감을 자주 느낌
3. 깊은 호흡이 잘 안 되고 불편함

[경과추적]

호흡이 조금 편해지고 황기의 반응이 좋으면 혈압이 올라가는 경향이 있습니다.

아래는 제가 최근에 치료한 환자의 호전 사례입니다.

[호전 사례]

기분장애 1례.

호흡이 불편한 10대 후반 여성. 숨쉬기가 힘들고, 성격이 예민하다. 늘 우울한 기분이 든다. 시시 때때로 열감이 머리 위로 뻗쳐오른다. 짜증이 부쩍 늘었다. 탁한 가래가 자주 나온다. 맥세약. 혈압 낮고, 맥박수도 낮은 편(60초반). 복부 압통 없음. 복부 긴장 多. 처방은 승함탕. 심호흡 훈련을 계속 시켰다. 복용 이후 열감이 줄고, 짜증이 훨씬 덜 난다. 부모가 상당히 만족해 함. 현재 3개월 복용 중.

청심보혈탕증 진단 및 호전 사례

청심보혈탕

인삼 1돈 2푼 당귀 백작약(초) 복신 산조인(초) 맥문동 1돈

천궁 진피 치자(초) 감초 5푼 오미자 15알

〈동의보감〉 神門에 나오는 약인데 저는 굉장히 많이 씁니다. 처방의 기본 구조가 대략 생맥산 + 사물탕 정도 되겠죠. 앞선 글에서 제가 혈허가 혈액 순환 불량 이라고 쉽게 생각한다고 했는데 숙지황을 뺀 사물탕이 기본방으로 들어간 처방 대부분이 혈액 순환을 모색하기 위한 처방이라 생각하고 있습니다. 게다가 그 이름도 멋진 생맥산(生脈散). 저는 심장 기능을 강화해주는 약이라고 생각하고 있습니다. 요지는 청심보혈탕은 심장을 튼튼하게 해주고 순환능을 개선하며 두근거림을 진정시키는 약 이라는 얘기죠.

[진단]

1. 혈압, 특히 최저혈압이 낮고 맥박수가 높다
2. 자각적인 두근거림이 많다
3. 혈액 순환 불량을 시사하는 증상들이 많다(추위를 많이 탐, 손발이 차다 등)

[가미]

인삼이 많이 들어가야 할 정도로 대사저하가 된 경우가 아니라면, 인삼량을 줄이고 황기를 가미하는 경우가 많습니다.

입면장애가 심하다면 가 백자인
맥박수가 지나치게 높다면 가 용골 모려

[경과추적]

맥박수 떨어지는 걸로 약의 반응을 살펴볼 수 있습니다. 맥박수가 지나치게 떨어지면 졸리거나 나른해지는 경우가 있습니다. 그런 경우 보기혈제로 전방하면 됩니다. 그리고 생맥산이 들어간 처방들의 반응이 대다수 비슷한데, 특히나 이 처방의 경우 맥진 상 맥 상태가 상당히 좋아집니다.

[호전사례]

불안장애 1례.

퇴마사인지 무당인지와 우연히 캠프에서 하룻밤을 자면서 귀신 이야기를 종일 듣고 온 뒤 귀신이 보이는 것 같은 느낌을 가지는 20대 여성. 이후 악몽을 자주 꾸고 가위눌림이 심하다. 평소 생활을 할 때도 깜짝깜짝 놀라고 항상 불안 초조해한다. 신경쓰면 상기되는 경향이 있다. 혈압은 80/50 정도 이며 맥박수는 90회 전후. 처방은 청심보혈탕.

처방 복용 한 달 차에 상당히 안정되어 신경쓰이지 않는다며 환자가 상당히 만족해 함. 한 달 복용을 더 한 뒤 폐약.

불안장애 1례.

밤낮을 바꿔 생활하는 30대 술집 아가씨. 일상생활에서 불안함을 늘 느끼며 특히 아침에 일어날 때 심하게 두근거림을 느낀다. 8년 전부터 불안장애 약을 간헐적으로 복용하였으나 별무 차도. 래원시 혈압이 낮고 맥박수가 높다. 처방은 청심보혈탕.

복용 한 달에 경과가 상당히 양호하여 혈압과 맥박이 안정화 되었으며, 이후 복용 두 달 더 한 뒤 폐약. 야간생활은 언제나 다시 불안을 야기할 수 있으므로 불편한 양상 나타나면 언제든 초기에 한의원 래원할 것을 지시함.

귀비탕증 진단 및 호전 사례

귀비탕
당귀 용안육 산조인 원지 인삼 황기 백출 백복신 1돈 목향 5푼 감초 3푼 생강5편 대조 2매

귀비탕은 보중익기탕증을 일단 잡고서 생각해야 합니다.

보중익기탕증의 요지는
식욕부진, 맥세약 및 저혈압 저맥박수를 기준으로 쓸 때 가장 효과적이라는 것이고, 장기 복용시 식욕이 1차적으로 개선되어감에 따라 전체 증상들이 개선될 수 있습니다. 귀비탕은 보중익기탕 + 안신지제(복신 용안육 원지 산조인)의 조합으로 생각하시면 됩니다.

제가 쓴 많은 글들에서 황기량을 늘여서 쓰는게 더 좋다, 라고 기록하고 있는데 이는 역대 의가들이 황기량을 늘여쓰는 경우가 많았다는 역사적 근거 및 강OO 원장님의 클리닉 강의 내용을 참고해서 임상적으로 투약하는 것입니다.

[진단]

1. 식욕부진
2. 맥세약 및 저혈압 (맥박수는 보중익기탕과 달리 높게 나타나는 경우가 많습니다)
3. 자율신경실조 증상 (두근거림, 현기증, 두부발한, 손떨림, 불면, 불안)
4. 복진시 압통이 없는 경우가 대부분이고, 반대로 복부 긴장이 多 한 경우가 많습니다.

[가미]

기허가 심한 경우 황기량을 10~20g, 인삼을 4~8g
입면장애가 심한 경우 산조인량을 높이거나 加 백자인

[명현]

간혹 위장관 내 상태가 좋지 않은 환자들의 경우
부글거림이나 가스가 자주 차는 등의 증상을 호소하는 경우가 있습니다.
약간 불편한 반응이기는 하나 약효 자체에는 크게 변화를 주지 않는 것 같습니다.

[경과추적]

보통 식욕이 제일 먼저 좋아집니다.
이후 맥이 커지고 혈압이 올라가게 됩니다.

[호전사례]

아래는 제가 최근에 진료했던 환자 가운데 호전 반응을 보인 사례를 적은 것입니다.

기분장애 치료 1례.

50대 택시기사 아저씨. 6개월 전부터 아무런 의욕이 없고 일하기가 너무 싫다. 대인기피 경향이 생겨서 일을 하면서도 말을 거의 하지 않음. 집에 오면 종일 누워만 있다. 식욕이 전혀 없다. 혈압은 낮은 편. 맥은 세약맥. BDI 수치 높음. 처방은 비장으로 돌아간다는 OO탕.

복용 보름째부터 식욕이 점진적인 상승. 의욕이 조금씩 생기기 시작함. 한달째 복용으로 운동을 시작할 수 있게 됨. 세달째 복용 중. 현재 일상 생활에 전혀 지장이 없을 정도로 컨디션 및 기분 호전됨. 현재 복약 유지 중.

불안장애 치료 1례.

20대 후반 직장인 여성. 몇 달 전부터 식욕이 없고 무기력한 상태였는데 어느 순간부터 얼굴로 열이 오르는게 잦고 가슴이 두근거림이 굉장히 심하다. 자면서 꿈을 많이 꾸고, 자주 깬다. 의욕없음, 식욕없음, 맥세약, 심하 근육긴장. 혈압 및 맥박수는 낮다. 처방은 비장으로 돌아간다는 OO탕.

복용 보름째, 식욕이 좀 돌아오고 수면 상태가 다소 개선된 것 같다. 치료 2개월, 일상생활에 거의 지장이 없을 정도로 식욕 수면 상태 호전되어 폐약.

易 피로 및 수면장애 치료 1례.

식욕부진과 피로를 호소하는 10대 수험생. 잠을 깊이 못자고 자주 깬다. 복부긴장 多. 혈압 맥박수 낮음. 맥세약. 비염 심함. 간혹 도한 있음. 처방은 비장으로 돌아간다는 OO탕.

복용 2개월 째. 본인이 느끼기에 훨씬 깊이 잠드는 것 같고, 아침에 일어나기가 수월하다. 2개월 동안 코막힘 거의 없었다. 학생 본인 만족도가 상당히 높음. 계속 복용 중.

기분장애 치료 1례.

아무 것도 하기 싫어하고, 밖에 나가는 것에 대한 큰 두려움을 가지고 있는 20대 여대생. 집에서 부모, 특히 엄마에게 계속 짜증과 욕설을 되풀이 한다. 식욕 부진, 수면 장애, 무기력, 맥세약, 가슴 두근거림, 어지러움. 복부 긴장 심한 편. 여환의 부모가 한약에 대한 불신이 강하다. 처방은 비장으로 돌아간다는 OO탕.

복용 2개월. 환자 보호자가 한약이 이렇게 효과가 좋은 줄 몰랐다고 할 정도로 컨디션이 눈에 띄게 개선됨. 아직 완전히 좋아진 상태는 아니나 부모도 그렇고 당사자도 그렇고 2개월 전에 비해 상당히 예민함이 누그러진 상태. 식욕은 많이 개선되어 식사량이 늘었으며 헬스를 최근에 시작함. 계속 복용하면서 f/u을 해야 할 것으로 보임.

식욕에 관한 기본적인 이해

식욕(食慾)은 신진 대사나 소화관의 상태를 적극 반영하기 때문에 이를 이해하는 것은 곧 몸의 기본적인 상태를 진단하는데 도움이 됩니다. 최근에는 대사증후군에 대한 연구가 많이 일어나서 렙틴(Leptin)이나 그렐린(Ghrelin)을 중심으로 연구가 되고 있습니다. 한약 처방에 대한 연구도 '육군자탕이 그렐린을 증가시킨다' 등의 형태로 연구가 진행되고 있습니다. 따라서 식욕을 증가시키거나 억제시키는 기전들에 대해서 명확하게 알고 있는 것이 중요할 것 같습니다.

음식을 그만 먹게 하는 식욕 억제 기전은 여러 가지가 있습니다.

첫 번째는 gastric distension으로 이에 따라 vagus nerve가 자극이 되면 nucleus of the solitary tract로 신호가 들어가서 식욕을 억제하게 됩니다.

두 번째는 Cholecystokinin(CCK)의 분비에 의한 것으로 지방이 많은 음식물이 들어가면 분비가 되어 vagal sensory axon을 자극해서 식욕을 억제하게 됩니다.

세 번째는 insulin에 의한 것으로 혈당이 올라가게 되면 시상하부에 신호를 보내어 식욕을 억제하는데 간접적인 효과를 낳게 됩니다.

마지막으로 네 번째는 유명한 leptin에 의한 것으로, 시상하부에 신호를 보내어 식욕을 억제할 뿐만 아니라 에너지 소비를 증가시키는 원심성 신호를 만들어 내려보내게 됩니다. 초기에 leptin에 대한 연구가 진행되었을 때는 leptin 제제 자체가 비만 치료에 엄청난 효과가 있을 것으로 예상되었으나 연구 결과 비만 환자의 경우는 leptin 농도가 이미 높아져 있으며, leptin 투여에 반응을 전혀 하지 않는 leptin resistance가 일어난다는 결과가 보고되었습니다.

gastric distension 과 관련된 식욕의 문제는 소화관의 운동능이 저하된 환자들에게서 흔히 관찰되며 이는 평위산 등의 소화운동능 개선 효과가 있는 약들의 주치증이 됩니다. 따라서 소화관 연동운동이 저하되어있음을 시사하는 소견들 즉 중완의 압통이 현저하다거나, 자각적인 소화 속도가 지나치게 느리다거나, 가스가 잘 찬다거나 하는 등의 소견에 대해서 식욕부진을 해소하는데 평위산이나 평진탕류의 처방들이 도움을 줄 수 있습니다.

insulin과 관련된 식욕부진의 경우는 대사 저하를 반영하는 경우가 많은데 이는 한의학 역사에서 대부분 사군자탕 류방들이 대처를 해온 영역입니다. 식욕 부진이 사군자탕 류방들 대표적으로 육군자탕 등에 의해 뚜렷한 개선이 있음이 많은 실험 연구 결과 보고되어 있습니다. 사군자탕이나 육군자탕의 경우 leptin과 길항적으로 작용하는 ghrelin을 뚜렷하게 증가시킨다고 알려져 있습니다. 〈방약합편〉이나 후세방을 다루는 많은 서적들에서도 사군자탕 계열방 주치증이 식사량 감소, 식욕부진이라고 지속적으로 언급이 되어 있을 만큼 뚜렷한 식욕 증진 효과가 있습니다.

식욕을 상승시켜주는 기전에 작용하는 호르몬은 앞서 말한 ghrelin이 있습니다. 그렐린은 28개의 아미노산으로 구성되며, 위의 기저부 신경내분비 세포에서 합성되어 분비됩니다. 식욕 유발 뿐만 아니라, 성장호르몬 분비, 위산 분비, 위장 움직임 조절 등의 효과가 있습니다. 그렐린족 가운데 Acyl-ghrelin과 moilin이 위장 연동운동을 향상시키는 효과가 뚜렷하며, 특히 Acyl-Ghrelin이 식욕을 촉진시키는 강력한 효과를 가지게 됩니다. 그렐린족 가운데 오베스타틴(obestatin)은 특이하게도 그렐린과 길항작용을 하여 식욕을 억제한다고 알려져 있으며, 이 오베스타틴과 그렐린의 비율이 비만, 2형 당뇨 등의 대사증후군에 큰 연관이 있다고 추정되고 있습니다.

이 식욕의 증가와 관련해서는 dopamin이나 serotonin도 작용을 하게 되는데, 음식을 먹을 때의 오감 만족은 dopamin을 통해 일어나는데, 지나칠 경우 중독처럼 나타나기도 합니다. serotonin은 음식을 먹고 난 다음의 포만감과 만족감을 주게 되고 serotonin이 저하된 우울증 환자들의 경우 포만감을 느끼지 못해 지속적인 허기를 느끼게 되는 경우도 있습니다.

식욕을 안정적으로 유지하기 위한 생활습관

식욕은 지나치게 많아도 비만, 당뇨 등 대사증후군의 원인이 되며, 지나치게 적으면 신진대사 저하로 여러 가지 질환의 근본적인 문제가 됩니다. 따라서 일정한 식욕을 유지하도록 하는 생활습관이 건강 개선에 큰 역할을 할 수 있습니다.

1. 아침 공복을 피하라.

아침 식사에 관해서 논란이 많지만, 많은 연구들이 아침 식사를 하지 않을 경우 혈중 그렐린의 농도가 올라가서 식욕이 지나치게 상승될 수 있다고 보고를 하고 있습니다. 따라서 소량의 음식이라도 먹는 것이 대사증후군을 예방하는데 도움이 될 수 있습니다.

2. 많이 씹어라.

많이 씹으면, 일차적으로 렙틴 호르몬이 활성화되어 지나치게 식욕이 상승하는 것을 막아줍니다. 천천히 오랫동안 씹으면 위장관의 운동능이 향상되어 운동능 저하로 발생된 식욕부진을 회복시키도록 하는데도 도움을 줄 수 있습니다.

3. 숙면을 취하라.

수면은 절대적으로 중요한데, 숙면을 취하지 못할 경우 초기에 코티졸 및 그렐린이 활성화되어 급격한 공복감과 식욕 항진을 경험할 수 있습니다. 반대로 번아웃 신드롬처럼 체력이 방전된 상태로 진행될수록 식욕부진이 심해질 수 있습니다. 따라서 일정한 식욕 유지를 위해서는 숙면이 절대적으로 중요합니다.

4. 액상과당을 피하라.

액상과당은 렙틴 저항성을 극대화시켜서 대사증후군에 절대적인 악영향을 미친다고 알려져 있습니다. 따라서 액상과당을 자주 섭취할 경우 식욕을 항진 시키며 전체 신진대사에 악영향을 줄 수 있습니다.

5. 섬유질이 많이 든 음식을 먹어라.

섬유질이 많이 든 음식은 위장관의 연동 운동능을 좋게 하여 일정한 식욕을 유지할 수 있도록 도와줍니다. 안정적으로 혈당이 올라갈 수 있도록 도와줘서 렙틴 저항성이나 인슐린 저항성 개선에도 도움을 줄 수 있습니다.

식욕과 관련된 임상 이야기

만성병의 치료 시 문진을 할 때 무엇보다 중요하게 그리고 꼼꼼하게 물어보아야 하는 것이 바로 '식욕'입니다. "식욕 있어요?" "있는 듯 없는 듯 하는데요" 이런 식의 가벼운 문진으로는 정보를 별로 얻지 못합니다. 디테일하게- 하루에 얼마나 음식을 먹는지, 대략 어떤 음식을 위주로 먹는지, 음식 맛은 어떠한지 등 다양한 관점에서 물어보아야 좀 더 정확한 정보를 얻을 수 있습니다.

왜 식욕이 중요할까요. 식욕은 한의학적으로 비위의 반영이고, 곧 대사의 왕성함/저하의 정도를 나타내는 지표이기 때문입니다. 대사가 저하된 상황에서는 많은 에너지원이 필요 없고, 따라서 소화 자체에 부담을 주지 않게 하기 위해 식욕 자체를 줄이는 형태로 적응을 해버리는 거죠. 아시다시피 동물들은 아플 때 대부분 잘 안 먹습니다. 사람도 급성 질환으로 아플 때 잘 안 먹게 되잖아요. 만성적인 질환에도 똑같아요. 식사 및 소화가 생각보다 꽤나 힘든 작업이거든요. 다른데 에너지를 쏟아야 할 때는 식욕이 줄어듭니다. 대사 활동이 줄어들면 혈액 순환은요? 당연히 줄어들겠죠. 어떻게 알 수 있죠? 맥: 미-세-약. 따라서 식욕부진+맥미세약 경향이 대사저하, 곧 한의학적 氣虛라고 이해할 수 있습니다. 식욕부진에 대해서는 사군자탕이 제 1방 입니다.(간혹 위장관의 연동운동 저하로 중완압통을 동반하는 식욕부진을 나타내는 평위산이 쓰이기도 합니다.)〈방약합편〉에 사군자탕이 들어가있는 류방들 모아서 주치를 살펴보면 사군자탕이 식욕부진의 핵심 처방이라는 사실을 알 수 있습니다. 정확히는 식욕 촉진제가 아니고 대사 활성제인 셈이죠.

기허의 대표적인 특징으로 전신적인 헛땀(自汗)이 있잖아요. 이건 대사저하가 심해져서 혹은 심장 기능이 선천적으로 약한데 심장이 혈액순환에 부담을 느낄 때 부담을 덜기 위해 순환량을 줄이는 몸의 생리적 적응으로 보입니다. 따라서 심근 수축력이 강해지고 혈액 순환에 도움을 주는 약들을 주면 되겠죠. 대표적인 처방이 옥병풍산. 여담인데 황기는 심근수축력 증가를 가장 손쉽게 시키는 한의학적 약물입니다. 이동원은 〈비위론〉에서 황기를 補肺氣 한다고 했습니다. 이 때의 肺氣는 대략 심장 기능 혹은 혈액 순환능이라고 보시면 됩니다.

그러면 대망의 보중익기탕이 이해가 되겠죠. 특정한 이유들(한의학에서는 노역과도, 기거부절, 음식실절, 방로과도)로 인해서 대사 저하가 일어났을 때, 그 증거로 식욕부진과 맥미세약과 헛땀이 날때!

[치료 케이스]

우울증 치료 8년차.
약 복용을 계속해도 계속 감정 기복이 심하다.
병원에서 주는 약을 먹어도 잠이 오지 않는다.
세달 째 수면 리듬이 완전히 깨져서 자는 시간이 불규칙하며
피곤하고 졸려서 잘려고 아무리 노력해도 잠이 오지 않는다.
해뜨고 나면 기진맥진하며 한 시간정도 자는 듯 마는 듯하다가 일어남.
종일 몹시 피곤하고 짜증이 심하게 난다.
가슴이 답답하고, 가끔 가슴을 두드려야 살 것 같다.
그리고 조금만 감정의 변화가 생겨도 눈물이 난다.

맥 세약, 설첨홍
혈압 102/ 60 맥박 55

청폐생맥산
인삼 2, 황기 20, 당귀 4, 맥문동 4, 생지황 4
복용 4일째부터 수면 시간이 점점 늘어남.
현재 복용 15일차
혈압 125/ 82 맥박 76
일주일째 5~6시간 안깨고 잔다. 살 것 같다.
약이 너무 잘 듣는 것 같다고 환자가 대단히 만족함.
아직 감정 기복과 가슴 답답함은 있는 상태,
다른 처방으로 변방 후 조리하면 전체적으로 좋아질 것으로 보임.

[치료케이스2]

대인기피증, 무기력으로 1년 넘게 아무 것도 못하던 20대 후반의 수험생. 신경정신과 몇 번 진료 받으러 갔다가 환자 취급한다고 부모에게 화를 내면서 다시는 그런데 안 간다고 했었는데. 부모님의 장기간 설득 끝에 한의원에 내원 하셨습니다.

" 너 병 아니고 오랫동안 공부하느라 피곤해서 그런거야... "

제가 던진 이 한 마디에 진료를 결심... 치료 한 달 차,
제 말을 금과옥조로 여기고 지도한 대로 고대로 따라서 열심히 따라서 하더니...
전체적인 컨디션 상승과 더불어 드디어 며칠 전,
몇 년만에 친구들을 만나고... 다음 주에 여행가기로 했답니다.
어머니가 감격해서 울면서 감사의 전화가 오셨습니다.

처방은 귀비탕 원방.
증상은 식욕부진, 맥세약, 의욕없음, 易 피로.

치료 시작할 때...
너 처음에 식욕이 좋아지거나, 사람 만나는거 부담이 좀 덜해질 거라고 이야기했는데
현재는 둘다 상당히 좋아져있고,
오늘은 와서 그 전보다 기억력이 좀 좋아지고 있는 것 같다고 합니다.

치료해보면 우울증으로 진단받거나 하는 기허환자들 대부분이 치료가 되어가는 중에

1) 식욕이 좋아진다
2) 대인기피증이 덜해진다
3) 기억력이 좋아지거나 의식이 좀 더 또렷해진다

세 가지 순서로 좋아지는 것 같습니다.

환자들이 대부분 비슷하게 이야기합니다.
수면이 급격히 좋아지면 더 도움이 되는데,
잠을 자주 깬다, 깊은 잠을 못자고 꿈을 자주 꾼다
이런 증상들은 좋아지는데 까지 시간이 좀 걸리는 것 같고요.

[치료케이스3]

6 개월 동안 4 명의 환자가 일상생활에서 단 한 마디도 안하는 채로 한의원에 래원했습니다. 우울증 진단을 받고 약을 먹거나, 난폭해져서 병원에 입원했다가 나온 환자들인데 종일 잠을 자고 무기력하게 동공일 풀리고 말하기를 아주 싫어하며 건드리면 짜증내는 양상으로 래원.

4건 모두 맥대무력, 식욕부진, 무기력.

황기량을 늘린 보중익기탕을 투약하였습니다.

두 건은 한 달이 지나지 않아 수면 시간이 압도적으로 줄고, 활력이 많이 회복되고, 말수가 많이 늘었으며, 한 건은 두 달째 접어들어 호전반응을 나타내 현재 치료 경과 f/u 중에 있으며, 한 건은 이번 주 막 투약을 시작했습니다.

확신은 없으나 항우울제나 신경안정제의 부작용인 것 같은데

정말 무서울 정도로 말이 없다가 변증시치에 의해 한약 장기 복용 후 체력 회복에 따라 증상들이 개선되어가고 있는 보중익기탕 치료 경과 몇 건입니다.

소화기 내과 초간단 정리

1. 구강

침은 세 개의 침샘에서 분비된다- 귀밑샘, 턱밑샘, 혀밑샘.

저작운동이 많아지면 분비량이 더 많아진다.

침의 분비에 관여하는 파로틴(parotin)은 강력한 항산화제.

침에는 라이소자임(lysozyme)이 있어서 강력한 항균기능이 있다.

이외에도 라이소자임은 치아의 성숙, 혈액의 응고, 발암물질 독성 제거.

침은 pH 6.5-6.9 정도의 중성. 1 L~1.5 L가 분비된다.

프티알린(ptyalin)은 아밀라아제로, 녹말(다당류)을 말토스(maltose, 이당류)로 가수분해하는 효소이다.

턱밑샘에서는 뮤신이 분비된다.

2. 식도, 위장

인두(pharynx) 식도의 입구, 인두로 음식이 내려갈 때 후두의 입구 연골인 후두개가 닫힌다.

위의 연동운동은 15-20초에 한 번씩 일어난다.

특히 유문부의 맷돌과 같은 운동에 의해 1mm 이하의 작은 입자가 되어 소장으로 내려간다.

유문괄약근은 때가 되면 여닫이 운동을 하여 음식을 조금씩 아래로 내려보낸다.(유문 반사)

-위는 강산성이고 십이지장은 알칼리성이므로, 위에서 내려간 음식이 알칼리성인 췌장액과 담즙과 섞여 알칼리성이 되면 다시 유문이 열리면서 음식을 내려보낸다.

위액은 위장의 G 세포에서 분비되는 가스트린(gastrin)의 자극을 받아 분비된다- 위에 음식물이 들어오면 위벽을 자극하게 되고, 그러면 가스트린이 분비된다.

위샘에는 1) 점액 분비 세포 2) 주세포 3) 부세포가 있다

ㄱ. 점액 분비 세포에서는 뮤신(mucin)이라는 점액 단백질을 분비하는데 이것이 위벽을 덮고 있어 세균, 자극성 물질 뿐만 아니라 위 자체에서 분비되는 단백질 분해효소인 펩신으로부터 위벽을 보호한다. 펩신이 단백질로 되어있는 위벽을 가수 분해시키지 못하는 이유는 항-펩신물질인 뮤신을 분해하지 못하기 때문이다. 동물성 뮤신은 달팽이에서, 식물성 뮤신은 주로 마, 우엉 등에서 발견된다.

ㄴ. 주세포에서는 펩시노겐(pepsinogen), 레닌(renin), 위 리파아제(gastric lipase) 등의 효소가 분비된다. 레닌과 리파아제는 큰 활성은 가지지 못한다. 펩시노겐은 부세포에서 분비되는 염산을 촉매로 펩신(pepsin)으로 활성화되어 단백질을 분해한다. 펩신은 아주 간단한 아미노산으로 분해를 하지는 못하고, 페닐알리신과 티로신, 아미노산의 양쪽과, 구신과 글루탐산 사이의 펩티드 결합을 자르는 역할을 한다.

ㄷ. 부세포에서 분비하는 염산(HCL)은 pH 1-2의 강한 산성이다. 음식물을 통과해서 들어온 세균은 이 염산의 작용으로 대부분 살균된다. 염산 분비가 과다할 때 신트림이 나고 소화가 안되는 위산과다 증상이 생기며, 위산을 중화시키는 중탄산나트륨, 산화마그네슘, 탄산마그네슘 등의 제산제를 먹는다.

위는 알코올, 약을 흡수하는 기관이기도 하다. 독한 술은 입 또는 식도에서부터 흡수되기도 한다.

3. 췌장

하루 1L의 췌장액이 십이지장으로 분비된다. 8.5pH 정도의 약알칼리성이다.

십이지장으로 내려온 염산에 자극을 받은 십이지장에서는 세크레틴(secretin)과 콜레시스토키닌(cholecystokinin, CCK)을 분비하고, 그 물질들은 피를 타고 간이나 췌장에 가서 담즙과 췌장액의 분비를 촉진시킨다.

녹말(다당류)의 소화

입에서는 프티알린이 다당류를 이당류로 바꾼다.

췌장에서는 이자 아밀라아제가 다당류를 이당류로 바꾼다.

소장에서는 락타아제(lactase)는 젖당(lactose)을 포도당과 갈락토오스(galactose)

말타아제(maltase)는 엿당(maltose)을 포도당

수크라아제(sucrase)는 설탕을 포도당과 과당으로 바꾼다.

지방의 소화

입과 위에서는 기계적 소화

췌장에서는 리파아제가 지방을 지방산(fatty acid)과 글리세롤(glygerol)로 분해

담즙은 지방을 유화시킨다

단백질의 소화

위에서는 펩신(pepsin)

췌장에서는 트립신(trypsin), 키모트립신(chymotrypsin)

소장에서는 아미노펩티다아제(aminopeptidase)와 디펩티다아제(dipeptidase)

췌장의 내분비 역할

랑게르한스섬 베타세포-인슐린

알파세포-글루카곤

인슐린은 보일러의 바람 구멍, 미토콘드리아는 보일러와 같다.

간 세포에는 세포 하나당 미토콘드리아가 2000개. ATP를 제공하고 체온을 유지시킨다.

4. 담낭

담낭에는 간에서 만들어진 담즙을 일정기간 저장하는데, 저장하는 동안 수분이 흡수되어 진한 녹색을 띤다(물에 희석되면 누르스름한 색이 된다).

담즙은 하루에 0.5-1L가 십이지장으로 분비된다.

지방을 유화시키고, 지용성비타민 A, D, E, K의 흡수를 촉진시키는 작용도 한다.

담즙에는 빌리루빈(bilirubin)이 들어있다.

골수에서 만들어진 적혈구가 120동안 일을 하면 간과 비장에서 파괴가 되는데,

이 때 적혈구의 헤모글로빈이 파괴된 물질이 빌리루빈.

빌리루빈은 농도가 진할 때는 녹색이다가 묽어지면 노란색을 띤다.

간, 비장에서 만들어진 빌리루빈은 주로 대변을 통해 배출되지만, 혈관을 타고 신장으로 여과되어 소변으로도 배출되는데, 오줌이 노란색을 띠는 것도 빌리루빈 때문이다.

5. 소장

십이지장에서는 세크레틴이 분비되어 췌장액의 분비를 촉진.

공장에서는 주로 음식물의 소화가 일어나고

회장에서는 주로 음식물의 흡수가 일어난다.

영양소는 회장의 벽세포가 ATP를 써서 빨아들이는 능동적 흡수를 한다.

소장벽에는 주름이 많이 있고 주름에는 1mm 정도 길이의 융털(villus)이 있으며 융털에는 더 작은 미세융모(micro-villus)가 있다. 따라서 표면적이 아주 넓어진다.

6. 대장

맹장에는 충수(appendage)가 붙어있다. 인간에게는 퇴화기관이다.

결장은 수분을 주로 흡수한다.

결장에는 500종이 넘는 세균이 살고 있다. (프로바이오틱스의 중요성.)

대장균은 소장에서 내려온 찌꺼기를 분해하여 비타민 B, 비타민 K, 아미노산을 공급한다.

따라서 항생제를 장기간 복용하면 비타민 결핍증, 혈액응고 장애가 생긴다.

세균이 단백질을 분해할 때 인돌, 스카톨, 황화수소, 메탄 등의 가스가 섞여 구린내가 난다

대변은 대장의 세균이 1/3, 대장 상피세포가 1/3, 음식물찌꺼기가 1/3이다.

7. 간

1) 탄수화물 대사

간문맥을 통해 들어온 glucose의 60%는 인슐린 작용으로 글리코겐으로 변해 간에 저장.

나머지 40%는 조직으로 보내져서 활용된다.

포도당이 부족한 경우에는 저장된 글리코겐이 포도당으로 분해되어 혈당으로 보내지고,

글리코겐이 없는 경우에는 아미노산이나 지방산 또는 젖산이 포도당으로 바뀌게 된다.

간경화/간암으로 간 기능이 떨어질 때는 콩팥이 이 역할을 하기도 한다.

뇌는 이렇게 생성된 포도당의 20-25% 가량을 사용한다.

2) 단백질 대사

소장에서 흡수된 아미노산은 간에 와서 단백질로 합성되는데, 특히 알부민(albumin)이 중요하다. 혈장단백질은 혈장의 삼투압을 조절하여 부종을 예방한다. 간기능이 저하되면 부종이나 복수가 생기는데 이는 혈장단백질 농도가 저하되어서 생기는 것이다.

단백질 대사로 생기는 독성물질인 암모니아(NH3)를 오르니틴 회로(ornithine cycle)를 통해 무독한 요소(urea)로 만든 다음 오줌으로 보낸다. 따라서 간이 좋지 못한 사람은 단백질 섭취를 과하게 하면 간에 부담이 될 수 있다.

3) 지방 대사

흡수된 지방산과 글리세롤을 지방으로 재합성하기도 하고, 성 호르몬의 기본 물질이 되는 콜레스테롤을 합성하기도 한다. 당을 지방으로 전환시키는 작용도 간에서 일어난다. 단백질, 탄수화물, 지방은 서로 호환이 되지만 탄수화물과 지방은 단백질로 합성이 안된다. 따라서 음식으로 흡수를 하지 않으면 안된다.

4) 호르몬 대사

자신의 성과 관계없는 것은 간에서 계속 파괴하여 호르몬 농도를 조절한다.

간경화/간암으로 호르몬 대사가 일어나지 못하면 남성의 여성호르몬 농도가 높아져서 고환 위축, 유방이 커지는 여성화가 일어나기도 한다.

5) 해독 대사

알코올, 니코틴, 중금속 및 모든 약은 간에서 분해되어 수용성으로 바뀌어 배설된다.

toxin

인체에서 발생한 독소	외부 환경에 의한 독소
에너지 대사 과정 박테리아	약, 화학물질, 미생물

독소 ····▶ (무극성, 지방에 녹는다)	중간 대사물 ····▶ (극성, 물에 녹는다) 독성 심함		배출 (물에 녹는 무독성)
사이토크롬 P450 (산화과정)	활성산소, 항산화제	글루타치온 (결합과정)	대변(담즙)
비타민B2 비타민B3 비타민B6 비타민B12 엽산 글루타치온 플라보노이드 인지질	비타민A 비타민C 비타민E 셀레늄 아연 망간 코엔자임Q10 바이오플라보노이드 실리마린	황결합 글루쿠론산 결합 아세틸산 결합 아미노산 결합 (글리신, 시스테인, 타우린, 트레오닌) 메틸 결합	신장

간과 관련하여 참고할만한 책

〈우리 몸은 거짓말하지 않는다〉, 이승원

〈해독과 치유〉, 시드니 맥도날드 베이커

1. Jeff Blend 가 밝혀낸 간 해독 2단계

2. 간을 해독해야 하는 증상들

1) 무기력감(malasia): 아침에 일어날 때 피곤하고, 얼굴이나 손이 붓는다. 깊은 잠을 잘 수가 없다.

2) 잘 해결되지 않는 만성적인 통증 – 두통, 경추통, 요통 (특히 오른쪽)

3) 관절통과 근육통

4) 만성적인 가래(chronic mucous production)

5) 운동 후 극심한 피로감 - overloding

6) 장내 불균형(dysbiosis): 변비, 설사가 잦고, 장에 가스가 많이 찬다

7) 알러지(allergy)

8) 야간 수면 중 발한

3. 독소는 몸속의 지방층에 자리잡는다. 다이어트 중에 지방 속에 있던 독소가 혈중으로 나와 독소에 의한 전신 증상이 생길 수 있다. 그러므로 체중 감량 시 물을 많이 마시고, 섬유질, 항산화제를 섭취하는 것이 매우 중요하다.

4. **간에서 정상적으로 해독 과정이 이루어지지 않으면 만성적인 염증의 원인이 된다**.

5. **해독에 중요한 비타민과 미네랄**

1) 비타민B군 : 간에서 해독 과정에 관여하는 효소들의 활동을 도와준다. ★제일 중요.

2) 비타민C : 항산화제로 해독 과정 중 활성 산소가 발생하는 것을 막는다.

3) 비타민E, 셀레늄 : 글루타치온 산화 효소 조효소 및 항산화제

4) 인돌, 티올, 황 : 브로콜리, 콜리플라워, 양상추, 케일, 무 - 1, 2 단계에 모두 작용

5) 아연 : 인체 대사 과정 60%에 관여하는 조효소. 알코올 해독 조효소.

6. **술에 관한 이야기**

1) 포도당(C6H12O6)이 발효가 되면 에탄올(C2H5OH)이 된다. 에탄올은 포도당보다 흡수가 잘 된다.

2) **알코올 → 아세트 알데히드 → 아세테이트 (★산소)**

1. 술이 우리 몸에 들어오면 아세트알데히드로 바뀐다. 이 때 필요한 효소가 알코올 디하이드로게나제(alcohol-dehydrogenase)인데, 이것의 활동을 도와주는 것이 비타민 B3와 아연이다. 이 아세트알데히드는 아세트알데히드 디하이드로게나제에 의해서 아세테이트(acetate)가 되고 이것은 다시 물과 이산화탄소로 분해된다. 이 과정에서도 아연이 필요하다.

2. 아세트 알데히드는 독성이 에탄올보다 30배 정도 강하다. 활성산소가 엄청나게 많이 나온다. 술을 마시고 난 후의 숙취는 주로 아세트 알데히드의 숙취 때문이다.

3. 아세트 알데히드는 해마(hippocampus)와 측두엽의 화학작용을 마비시키기 때문에 기억 작용을 방해한다.

4. 해장국은 위벽을 자극하여 간뇌의 망상체(reticular formation)을 자극하여 통증과 불쾌감을 없애주기 때문에 숙취에 도움이 되는 것처럼 보이는 것.

5. 아세트 알데히드 디하이드로게나제의 활성을 높이고 활성 산소를 감소시키는 항산화제를 투여하면 술에 의한 세포 손상을 줄일 수 있다.

6. 아세트 알데히드는 아미노산 결합(타우린, 시스테인, 글리신)에 의해 2단계 해독된다.

7. 글루타치온(Glutathione)

1) 글루타민, 글루타메이트, 시스테인, 글리신, Reduced-글루타치온, Oxdized-글루타치온

2) 시스테인이 풍부한 음식 - 육류, 계란, 마늘, 양파, 고추, 브로콜리

8. Imbalanced Detoxification

Phase 1 이 증가 / Phase 2 감소

ex. 알코올+아세트아미노펜 → 타격이 아주 크다

9. 자극제 & 억제제

1) 1단계 자극제: 음주, steroid, 레몬, 양배추, 감귤, 흡연, 공기오염, vitamin B1, B3, C

2) 2단계 자극제: 십자화과 식물(브로콜리, 양배추, 겨자, 순무), 부추 속 식물(마늘, 양파, 부추), 로즈마리, 콩

3) 1단계 억제제: cimetidine, benzodiazepine, anti-histamine, ketoconazole, 중금속, high sugar and hydro-genated fat, 자몽, 강황, 고추

10. 간문맥(portal vein) 측부순환 - portal hypertension 시

1) 치정맥총 - 치질

2) 제방정맥총 - 메두사 머리

3) 분문 식도 정맥 - 식도 정맥류

8. 신장

오른쪽이 간 때문에 약간 아래로 내려가 있다.

체액 농도는 생명과 직결되기 때문에 일정한 농도 유지를 위해 많은 에너지를 소모한다.

신장의 주요 기능은

1) 노폐물을 걸러 배설한다

2) 수소이온농도(pH)를 조절한다

3) 혈액의 농도를 조절한다

4) 체액을 삼투압이 같은 등장액으로 유지되게 한다

신장을 지나가는 혈액의 량은 하루 1톤이 넘고, 심장이 뿜어낸 전체 피의 20%가 신장을 지나간다.

한 쪽 신장은 각 약 100만개의 네프론(nephron)으로 구성되어 있다.

각각의 네프론에는 보우만 주머니(Bowman's capsule) 가 있으며 이 주머니 안에는 사구체가 들어있고, 보우만 주머니 아래에 세뇨관이 연결되어 하나의 단위를 이룬다.

200만개에 이르는 사구체에서 걸러지는 피의 량은 하루에 약 180L. 99%는 세뇨관에서 재흡수되고 나머지 1%(1.8L)만 오줌으로 배출된다.

사구체의 구멍이 매우 작기 때문에 단백질이나 적혈구 같은 고분자 물질은 통과하지 못한다.

사구체의 손상이 생기면 혈장 단백질이 나올 수 있는데, 분자가 커서 세뇨관에서 재흡수되지 못하고 소변으로 나오게 되며 이를 단백뇨라고 한다.

세뇨관의 흡수는 능동적 흡수이다. 물, 포도당, 아미노산, 비타민, 나트륨, 칼륨, 인산 등의 무기질은 물론이고, 40%의 요소까지도 재흡수 된다. 에너지가 많이 드는 일이다.

알코올이나 카페인은 뇌하수체 후엽의 바소프레신과 ADH 분비를 억제하여 소변량을 늘인다.

당뇨병은 포도당의 농도가 짙어서 세뇨관에서 미쳐 재흡수가 되지 못하고 나가는 것이다.

사구체, 세뇨관, 신우에 염증이 생기면 적혈구가 빠져나와 붉은 오줌을 누는 경우도 있는데 이것이 혈뇨다.

신장 자체에서는 레닌(renin)이라는 호르몬이 만들어져 혈당량과 혈압을 유지하고, 프로스타글란딘이 신장의 혈관을 확장시켜 피의 흐름을 증가시키는 역할을 하는데, 신장의 기능저하로(ex. 신부전증) 적혈구 조혈인자(erythropoietin)를 만들지 못하면 빈혈이 생기게 된다.

9. 방광

세뇨관을 통과한 오줌은 수집관을 지나 신우에 모인 다음 다시 수뇨관을 지나 방광으로 간다. 수뇨관은 1초에 2-3cm로 연동 운동을 하며 오줌을 방광으로 밀어내고, 이렇게 모인 오줌이 방광에 0.4L 정도만 차면 오줌이 마렵다는 것을 느낀다.

오줌이 방광벽을 자극하면 골반신경이 흥분되고, 이 흥분은 척수의 배뇨중추에 전달되어 대뇌에 보고된다. 방광은 1L 까지 오줌을 담을 수 있는데 괄약근이 있어서 오줌이 역류하는 것을 방지하고 흘러나가는 것도 조절한다.

소화기 환자 관리 시 유의사항

소화기 환자는 전반적인 생활 케어부터 신경쓰면서 치료를 끌고 가는게 좋습니다.

1. 일단은 지나치게 빨리 먹는 습관이 있는 것은 아닌지 확인을 해봐야 합니다.

식사 한 숟갈에 정상적인 소화를 하기 위해서는 20회정도 씹고 넘겨야 하는데, 보통 만성적인 소화불량이 있으신 분들은 10회 이하로 씹곤하죠. 무조건 릴렉스하고 천천히 씹어 삼키게 해야 합니다. 장수 마을의 장수 노인들은 소식하며 한 숟갈을 최고 100회 이상 씹는다고 하지요.

2. 그리고 평소 혀를 놀리며 침의 분비를 원활하게 하는 운동을 일상적으로 하는 것이 좋습니다.

구강에서 분해를 해서 내리면 위에서 받는 부담감이 월등히 줄어들겠지요. 스트레스를 받으면 보통 제일 먼저 구강의 소화제 분비량이 확 줄어버립니다.

3. 소화액의 분비를 촉진시키고, 영양의 흡수를 도와주는 식품에는 매실, 오미자 같은게 있겠죠.

매실, 오미자를 엑기스를 제대로 내려서 식전 20분에 한컵씩 물에 타서 먹는게 큰 도움이 됩니다. 식후에 소화를 도와주는 음식으로는 키위, 파인애플, 애기사과, 식혜, 누룩, 무, 엿질금 등등. 소화가 계속 불량하다면 식후 30분 정도에 이러한 식품들을 섭취하는 것도 유용하구요.

4. 설사 잘 하는 타입들은 '생강(生薑)'증인 경우가 많습니다.

처방을 하루 3번 이렇게 복용하는 것도 중요하지만 생강 달인 물을 가지고 다니면서 늘 상시 복용케 하는 것도 중요합니다.

5. 배를 따뜻하게 해줘야 합니다.

소화기의 활성화를 위해서 하루에 10-20분 정도 따뜻한 찜질기를 대는 것도 유효하고, 그와 더불어 복부 맛사지를 일상적으로 해주시면 좋습니다. 그리고 전반적인 기초대사량의 증가와 에너지 대사 활성화를 위해서 유산소 운동을 주 3회 정도 규칙적으로 병행하는 것도 좋을 것이구요.

6. 또한 상당수의 소화기 환자들이, 스트레스에 대처하는 것이 둔감하지요.

따라서 여유로운 마음을 가질 수 있는 취미생활이나 기타 심리적인 안정감을 유도하는 기도나 명상, 단전호흡, 요가 같은 것들을 병행하는 편이 좋습니다.

7. 제일 중요한 건, 잘 자는 겁니다.

소화기의 여러 가지 손상들은 깊은 수면 시기에 분비되는 호르몬에 의해 회복이 됩니다. 잠을 잘 못 자는데 소화기는 낫고 싶다? 그건 처음부터 말이 안되는 이야기인 것이죠. 소화기를 개선하기 위해서는 잠을 잘 자고, 또한 많이 자는 것이 중요합니다. 수면의 질을 높이기 위해 여러 가지 습관들을 점검해보는 것이 좋습니다.

소화기 환자의 치료는 사실 '치료'적인 차원에서는 별거 아닌 문제이지만, 또한 그 범주를 넓게 생각하면 케어의 차원이기 때문에 다각도로 접근해서 시도해야하는 문젭니다. 처방 하나를 던져놓고 이거면 다 낫는다, 식의 무리한 처방 운용은 치료적 의미에서도 한계가 있을 뿐만 아니라 큰 의미에서 적합한 치료라고 보기도 힘이 든 부분이 있습니다.

급성장염에 관한 이야기

급성 장염이 생기는 경우 몸이 어떤 상황인지 잠깐 생각을 해봅니다. 세균이나 바이러스 감염 시 위장관은 그것들을 탕척하기 위해 대량의 수분을 배출하게 되겠죠. 전체적으로 몸의 물들이 위장관으로 왕창 몰린 상황입니다. 물의 빠른 이동을 위해 심박동이 빨라질테구요. 그 과정에서 염증이 생길테고.

이 상황을 진정시키려면, 1) 빨라진 심박동을 진정시키고 2) 장관내 염증을 제거하고 3) 과도하게 몰린 수분을 다른 곳으로 돌리면 되겠죠. 굳이 탕증을 찾으려고 하지 않아도 대강 이러한 의미로 처방 구성을 하면 됩니다. 참 쉽죠잉.

빨라진 심박동을 한의학에서는 심열(心熱)이라고 합니다.
장관내 염증을 한의학에서는 습열(濕熱)이라고 합니다.
장관으로 과도하게 몰린 여분의 물을 한의학에서는 습담(濕痰)이라고 합니다.

따라서 청심열+청습열+거담발표지제를 조합하면 됩니다.
대표적인 처방이 갈근금련탕.

황련+황금+감초+갈근.

갈근은 장관의 진액 혹은 습담을 체표로 끌어올리는 역할을 해서 지사제가 됩니다. 따라서 복부가 통통한 태음인들에게 주로 이용 되겠죠. 황련은 올라간 심박수를 진정시키는 역할을 합니다.

황금과 감초는 장관 내 염증을 개선하게 되구요. 러시아를 정벌하기 위해 만들었다는 정로환(征露丸)의 경우도 비슷한 방의라고 보면 됩니다.

정로환
향부자, 진피 + 황련 + 감초 + 크레오소트.

갈근이 없기 때문에 갈근금련탕에 비해서는 장관내 물의 몰림이 덜하다는 걸 알 수 있고, 따라서 설사 빈도는 훨씬 적을 것으로 예상할 수 있습니다. 실제로 심각한 장염에는 잘 안 듣습니다. 곽향정기산의 경우는 엄밀히 말해 이러한 경우의 정증은 아닙니다. 평위산+이진탕의 조합을 가진 대부분의 처방군은 위장관 연동운동 저하를 개선하기 위해 만들어진 처방이라 대개 맥삭하리의 급성 장염 계열에는 잘듣지 않습니다. 게다가 신온지제라 위장관에 염증을 더 조장할 수도 있구요. 만성적인 위장관 상태 개선에는 아주 훌륭하지만. 상황에 따라 달리 써야겠죠.

소변량이 줄어든 환자들의 경우 이수(利水)를 통해 장염의 증상을 개선해야하는 경우도 있습니다. 오령산이나 저령탕, 저령차전자탕 등. 갈근으로 지사를 할 것인가, 소변으로 물을 빼버릴 것인가는 진단을 통해 결정을 하면 되겠죠.

염증이 심한 경우에는 농(膿)이 나오기도 하는데 그런 경우에는 황금만으로 대처하지 않고 백두옹 같은 약들을 활용하기도 합니다. 대표적인 례가 백두옹탕.

소화기 질환의 치료 처방

소화기 질환은 스트레스와 뗄 레야 뗄 수 없는 관계를 가지고 있습니다. 그래서 처방의 구조가 스트레스 관련 처방들과 겹치는 부분이 많습니다. 스트레스 반응을 완화하면서, 위장관의 혈액 순환능을 개선하며, 소화기의 여러 가지 문제를 개선하는 대증 요법들이 활용되는 처방 구조를 가집니다. 배원식 원장님은 행체탕 하나로 질환 치료를 소화기 질환 치료가 거의 다 된다고 하셨죠. 아마 변증을 해서 투약하면 더 도움이 되지 않을까 생각이 됩니다. 그리고 평소의 생활 습관 개선이 아주 중요한 부분을 차지한다고 생각합니다. 생활 습관 티칭에 대해서 항상 주의를 기울일 것. 아래는 제가 사용하는 주요 처방을 간단하게 정리해보았습니다.

배원식 행체탕 가감방

향부자 1.5 진피 창출 오약 천궁 소엽 후박 지각 산사육 신곡 계내금 곽향 1 빈랑 목향 감초 0.8 백작약 3 황기 계지 1.5

육울탕증 진단 및 호전 사례

육울탕

향부자 창출 신곡 치자 연교 진피 천궁 적복령 패모 지각 소엽 1돈 감초 5푼 생강 5편

〈청강의감〉 개울화담전

향부자 2돈 반 창출 진피 후박 반하 적복령 연교 나복자 지실 신국 1돈 목향 0.7 황금 황련 0.5 생강 3

〈양진한치 임상탐색〉 육울탕 가미
향부자 소엽 10 산사 신곡 맥아 나복자 7.5 진피 창출 백복령 반하 천궁 연교 후박 사인 빈랑 5 치자 목향 황련 3

기능성 소화불량의 명방 육울탕입니다. 육울탕은 탕 이름 자체에서도 느껴지듯이 스트레스로 인해서 발생한 각종 울화에 대처하는 처방이고, 특히 기능성 위장장애에 잘듣기 때문에 후세의 의가들이 소화불량에 주로 사용해왔습니다. 저는 〈청강의감〉의 개울화담전을 주로 사용합니다. 소화기의 문제를 호소하는 환자 가운데 비율 상 가장 많지 않나, 하는 생각이 듭니다. 심하의 압통(스트레스)이 있고, 중완의 압통을 겸한 기능성 위장 장애.

[진단]

1. 심하 압통, 중완 압통이 같이 있다.(혹 전중압통)
2. 스트레스를 받으면 잘 체하는 경향이 있다.
3. 혈압은 낮지 않고, 맥박수는 높은 편.

[가미]

속쓰림이 심한 경우 가 사삼 유근피 산약 옥죽 등을 합니다

[경과 추적]

심하 압통이 줄어들면서 상황이 개선되는 경우가 많습니다.

[호전 사례]

소화불량 2례.

1.

최근 극도의 스트레스 이후 음식만 먹으면 체하는 20대 초반 여성. 스트레스로 최근에 수면의 질도 많이 떨어졌다. 낮에 기분이 계속 좋지 않다. 설첨홍. 심하압통. 중완압통. 맥현삭. 처방은 개울화담전.

한 달 복용. 보름 지나면서부터 이후 보름 동안 체하는 일 거의 없었다. 수면 상태도 호전. 한 달 연복 이후 폐약.

2.

복부 동계가 심하고, 소화불량이 심한 50대 여성. 두통이 잦다. 중완압통 심. 심하압통 유. 혈압은 약간 높은 편. 맥은 90회 가까이 된다. 처방은 개울화담전 가 용골 모려.

두 달 복용. 수면 상태가 확실히 호전됐다. 체하거나 가스 차는 것이 많이 줄어들었다. 만족해 하며 폐약.

반하사심탕증 진단 및 호전 사례

반하사심탕
반하 2돈 황금 인삼 감초 1돈 5푼 건강 1돈 황련 5푼 강삼조이

처방 용량은 보통 이렇게 쓰이지 않지만 〈동의보감〉 용량대로 적어봤습니다. 모 학회의 원장님이 이 처방을 두고 소함흉탕과 이중탕의 합방이라고 했는데 반하사심탕에 대해 가장 이해하기 쉬운 표현이 아닐까 합니다. 스트레스가 만성화 되어가는 심열 상태와 식욕부진, 복통 등의 비위허랭이 겹쳐져 있는 상태. 일본 EBM에서는 육군자탕 다음으로 반하사심탕을 기능성 위장장애의 처방으로 쳐주는 것 같습니다. 약물 구성은 만성적인 위장장애에 주로 들을 것 같고-특히 꽤나 오래 진행된- 급성 위염이나 급체의 경우에는 이기제로 구성된 처방들이 더 잘 듣지 않을까 생각해볼 수 있습니다.

[진단]

1. 가슴 답답함이 자주 있습니다. (흉부 진단 시 거안 양상)
2. 심하압통 유. 중완압통은 의외로 잘 나타나지 않는 것 같습니다.
3. 혈압은 정상이거나 다소 높은 편. 맥박은 약간 빠름.
4. 복통이 있다.
5. 진수음도 있는 경우가 많습니다.

[가미]

신물이 올라오는 경우 가 모려(초), 오적골
속쓰림이 심한 경우 가 사삼 유근피

[경과 추적]

호전 경과에 따라 심하압통이 잘 줄어듭니다.

[호전 사례]

역류성 식도염 1례.

heart burn을 호소하는 20대 남성 역류성 식도염. 누워있으면 이따금씩 신물이 올라온다. 가슴이 답답하고 흉골에 손을 얹으니 숨이 막힐 것 같다. 심하압통 심함. 평소 속이 자주 쓰리고, 아프다. 맥박수는 빠름. 반하사심탕 가 황련 가 모려(초) 사삼 유근피. 한 달 치료로 호소하는 증상 완화되고 일상생활에 지장이 없을 정도로 좋아졌다. 한 달 더 복용 후 폐약.

곽향정기산증 진단 및 호전 사례

곽향정기산

곽향 1돈반 소엽 1돈 백지 대복피 백복령 후박 백출 진피 반하 길경 감초 5푼 강삼조이

평진탕 류의 처방인데, 평위산, 불환금정기산 특별히 변증하지 않고 저는 곽향정기산만 씁니다. 특별히 내외를 가리지 않고 잡병에 써도 잘 듣는 것 같습니다. 특징은 부종 + 중완 압통. 얼굴 부종, 다리 부종, 상체 부종 등. 특정 부위 혹은 전신 부종 양상을 나타내며 다른 곳보다 중완 부근 압통이 유달리 심한 경우. 평위산은 위장관의 연동운동을 좋게 해주며 이진탕은 붓기를 빼게 해주는 효과가 있습니다.

[진단]

1. 잘 붓는다
2. 중완 압통이 두드러지게 심하다

(타 부위 압통이 있는 경우는 다른 약을 가미하거나 처방을 바꾸는게 좋습니다)

[가미]

전중이나 심하압통이 있는 경우 가 향부자.

[경과추적]

보통 부종이 먼저 좋아지고, 이후 중완 압통이 개선되는 경우가 많은 것 같습니다.

[호전사례]

안면부종 1례.

몇 달 전부터 얼굴이 계속 부어있는 듯한 느낌이 든다. 20대 중반 애 엄마. 중완 압통만 있다. 맥침. 처방은 곽향정기산.

보름 복용 째. 붓기가 덜하다. 한달 복용 후 몸이 확실히 가벼운 느낌이다. 중완 압통 없음. 한달 조리 후 폐약.

빈발하는 구토 1례.

음식 먹으면 자주 구토하는 20대 유학생 여성. 아침에 일어나면 몸이 팅팅 붓는다. 중완압통. 설부대. 처방은 곽향정기산.

한달 복용 넘어가면서 이후 한 달 동안 구토 전혀 하지 않았음. 중완 압통 소실. 두달 복용 후 폐약.

슬부종 1례.

무릎 위가 자주 붓는 50대 여성. 온 몸이 전반적으로 자주 붓는다. 중완압통. 맥활. 처방은 곽향정기산.

몸이 훨씬 가벼워지고 덜 붓는다. 중완 압통 소실 되기까지 한 달 반 정도 걸림. 이후 두 달 동안 무릎 붓지 않음.

육군자탕증 진단 및 호전 사례

육군자탕

반하 백출 1돈 반 진피 백복령 인삼 1돈 감초 5푼 강삼조이

진리의 육군자탕. 최근 일본에서는 육군자탕 관련하여 굉장히 많은 논문들이 소개되고 있죠. 장기 복용 시 만성질환자의 QOL 상승에 좋은 효과가 있는 것 같습니다. 실제로 임상적으로도 상당히 좋은 결과를 가져오는 것 같고요. 여튼 저는 보중익기탕의 소화기 버전으로 생각하고 투약하고 있습니다. 식욕부진, 맥세약+소화기의 진수음(振水音).

[진단]

1. 식욕부진, 맥세약, 혈압 및 맥박수 낮은 경향
2. 복진 시 늑골 하단을 누르고 호흡을 시키면 진수음이 잘 들린다
3. 중완 압통은 있는 경우도 있고 없을 수도 있다

[가미]

만약 해당 증상과 더불어 복진시 심하부의 압통이나 전중통을 함께 가진 경우에는 〈방약합편〉의 향사육군자탕을 투약하는게 더 효과가 좋은 것 같습니다.

향사육군자탕

향부자 백출 백복령 반하 진피 백두구 후박 1돈

사인 인삼 목향 익지인 감초 5푼 강삼조이

[경과 추적]

복용 중 제일 먼저 신경써야 하는 것은 식욕입니다.

식욕이 좋아지면서 전반적인 상태가 개선되는 경우가 많습니다.

[치료 사례]

무기력증 1례.

무기력과 의욕없음을 호소하는 20대 초반 여성. 평소 소화가 잘 안되는 듯한 느낌이 든다. 식욕이 없다. 복부 진단 시 진수음이 현저하다. 혈압은 90/60 맥박수는 60 후반. 복진 상 압통은 없다. 처방은 육군자탕.

한 달 복용 중 식욕이 눈에 띄게 좋아졌다. 혈압도 완만하게 상승세. 두 달 복용 후 주변 사람들로부터 혈색이 좋아졌다는 이야기를 많이 듣는다고 한다. 폐약.

영양(Nutrition) 초간단 정리

1. 탄수화물

(1) 단순탄수화물

단순탄수화물에는 단당류와 이당류가 있습니다.

1) 단당류

1. 포도당glucose

- 포도당은 세포에 ATP 제공합니다.
- 뇌와 적혈구가 포도당을 주요 에너지원으로 사용합니다.
- 포도당은 신체에서 일부 아미노산으로 전환되어 단백질 합성에 사용됩니다.
- 포도당은 지방으로 전환되어 열량을 장기간 저장, 소량은 글리코겐으로 전환되어 저장됩니다.

2. 과당fructose

- 단당류 중 당도가 가장 높습니다.
- 옥수수에서 추출한 고과당 시럽은 탄산음료, 과일 주스에 감미료로 쓰입니다. 마이클 폴란은 〈잡식동물의 딜레마〉에서 **우리 몸은 옥수수로 이루어져 있다!** 라고 표현했을 정도로 고과당 시럽은 우리의 일상 구석구석을 지배합니다.

3. 갈락토오스galactose

- 갈락토오스가 유리 형태로 존재하는 천연 식품은 거의 없으며, 단지 우유에 존재하는 유당을 구성하는 단당류 성분으로 존재합니다.

2) 이당류

1. 유당lactose

– 수유기 동안 유선조직에 존재하는 효소의 작용으로 포도당이 갈락토오스로 전환하여 유당을 합성합니다.

2. 서당과 맥아당 sucrose & maltose

– 식물의 즙에서 추출한 황갈색의 당밀을 정제하여 만든 결정체를 서당(설탕)이라 합니다. 일반적으로 사람들이 서당의 강한 단맛을 선호하기 때문에 가공식품에 많이 이용됩니다.

(2) 복합탄수화물

복합탄수화물에는 올리고당, 다당류, 식이섬유가 있습니다.

1) 올리고당

– 라피노오스와 스타키오스가 대표적이고, 주로 콩류에 존재합니다.

– 인체에는 둘을 소화시키는 효소가 없기 때문에 위장관에서 소화되지 않고, 대장관에서 박테리아에 의해 발효됩니다. 유익한 대장균의 먹이로도 활용이 되기 때문에 대장 플로라의 개선에 상당히 중요한 역할을 하는 것으로 알려져 있습니다.

2) 다당류

1. 전분 starch : 식물성 다당류

– 전분에는 아밀로오스와 아밀로펙틴 두 종류가 있습니다.

– 식물은 두 형태를 모두 지니고 있지만, 아밀로펙틴이 더 풍부합니다.

2. 글리코겐 glygogen : 동물성 다당류

– 대부분의 세포가 포도당을 에너지로 사용하기 때문에 굶거나 강도 높은 운동을 할 때처럼 포도당 유용성이 제한되는 경우에는 글리코겐이 분해됩니다.

– 간과 달리, 근육에는 포도당을 혈액으로 방출하는데 필요한 효소가 부족합니다. 따라서 근육 글리코겐으로 생성된 포도당은 근육 활동의 연료로만 사용됩니다.

3) 식이섬유 dietary fiber

– 인체의 소장에서 흡수되지 않는 화합물로, 식물에 존재하는 다양한 다당류를 일컫습니다. 식이섬유의 베타 결합은 사람의 소화효소로 분해할 수 없기 때문에 필수 영양소는 아니지만 건강을 위해 매우 중요한 식사의 구성요소입니다.

2. 단백질

(1) 아미노산

- 신체 기능 유지에 필요한 단백질을 만들기 위해 20종류의 아미노산이 필요합니다.
- 사람은 약 10종류의 아미노산을 만들 수 있습니다.

필수 아미노산	비필수 아미노산
히스티딘	알라닌
이소류신	아르기닌
류신	아스파라긴
리신	아스파르트산
메티오닌	시스테인
페닐알라닌	글루탐산
트레오닌	글루타민
트립토판	글리신
발린	프롤린
	세린
	티로신

(2) 단백질의 기능

1. 구조 structure
2. 촉매: 효소enzymes
3. 운동: 근육단백질muscle proteins
4. 수송: 막결합단백질과 수송단백질
5. 의사소통: 호르몬과 세포신호전달 단백질
6. 보호: 피부 혈액응고, 항체
7. 체액평형조절
8. pH 조절
9. 포도당과 에너지의 급원

(3) 단백질 대사회전

- 식사를 통해 섭취해야 하는 단백질 필요량이 있지만, 체내 단백질 합성에 사용되는 대부분의 아미노산은 재활용된 단백질에서 얻습니다. 대사 작용이 매우 활발한 간과 소장에서는 아미노산의 약 1/2을 단백질 대사회전에서 얻습니다.
- 단백질 분해는 특별한 단백질 분해효소에 의해 촉매되어 아미노산을 **체내의 유동적 아미노산 풀**로 방출합니다. 식사를 통해 들어온 아미노산도 체내의 유동적 아미노산 풀로 들어갑니다.

(4) 요소를 통한 질소배설

- 단백질 대사 회전을 통해 단백질이 지속적으로 분해되고 재합성 됩니다. 에너지가 필요하면 아미노산은 유동적 아미노산 풀에서 제거되어 포도당으로 전환되거나 에너지원으로 사용됩니다.
- 이 때 아미노산으로부터 아미노기가 제거되면서 암모니아를 방출합니다. 암모니아는 세포 독성이 있으므로 간에서 독성이 약한 요소로 전환되어 혈액으로 방출됩니다. **간의 해독 기능 상태가 어떠하냐에 많은 영향을 받겠죠.** 요소는 혈액에서 방출되고 신장에 의해 여과되며 소변으로 배설됩니다.

3. 지질

- 지방산, 중성지방, 인지질, 스테롤, 지용성 비타민 등으로 구분할 수 있습니다.

(1) 지방산

- 가장 풍부한 지질은 지방산입니다.

탄소수

- 지방산의 사슬 길이는 지방산의 화학적 성질과 생리적 기능에 영향을 줍니다.
- 다른 조건이 같다면, 긴 사슬 지방산은 상온에서 고체이며, 그 반면에 짧은 사슬 지방산은 액체입니다.
- 사슬 길이는 물에 대한 용해도에도 영향을 주어서 짧은 사슬 지방산은 긴 사슬 지방산에 비해 물에 더 잘 용해됩니다.

탄소와 탄소 사이의 모든 결합이 단일 결합인 지방산을 포화지방산(SFA)
하나 이상의 이중결합을 가지고 있는 지방산을 불포화지방산(UFA)
이중 결합이 하나인 지방산은 단일불포화지방산(MUFAs)
두 개 이상의 이중 결합을 가진 지방산을 다가불포화지방산(PUFAs)

※ 필수지방산: 리놀레산과 리놀렌산

- 필수지방산의 대표적인 것은 그 유명한 리놀레산과 리놀렌산(알파-리놀렌산)입니다.
- 리놀레산은 탄소수가 18개이고, 2개의 시스 이중결합을 가지며, 오메가-6 지방산입니다. 리놀렌산은 탄소수가 18개이고, 3개의 시스 이중결합을 가지며, 오메가-3 지방산입니다.
- 다른 필수지방산으로는 아라키돈산과 도코사헥사엔산(DHA)가 있습니다. 성인은 아라키돈산과 DHA를 각기 리놀레산과 리놀렌산으로부터 합성할 수 있으나 영아들은 충분한 양을 만들 수 없습니다. 따라서 영아들에게 해당 필수지방산의 공급이 중요한 문제가 됩니다.

※ 필수지방산의 기능

- 체내의 모든 생리적 시스템에서 적절한 기능을 수행합니다.

- 체내의 필요에 따라 다른 지방산으로 전환되기도 합니다. 리놀레산(오메가-6)은 아라키돈산으로, 리놀렌산(오메가-3)은 에이코사펜타엔산(EPA)과 DHA로 전환될 수 있습니다.
- 필수지방산은 지방산은 아니지만 체내에서 중요한 기능을 하는 물질들로도 전환이 됩니다. 하나의 예로 에이코사노이드는 아라키돈산과 EPA로부터 만들어집니다. 리놀레산은 오메가-6 에이코사노이드로, 리놀렌산은 오메가-3 에이코사노이드로 대사됩니다.
- 에이코사노이드에는 트롬복산(thromboxanes), 프로스타글란딘(prostaglandins), 류코트리엔(leucotrienes) 등이 있습니다. 에이코사노이드는 호르몬과 같은 작용을 하며, 면역 능력과 심혈관계를 조절하고 다양한 기능에서 화학적 메신저로 작용합니다.
- 오메가-6 에이코사노이드는 염증을 일으키고 혈관은 수축시키는 반면, 오메가-3 에이코사노이드는 염증반응을 덜 자극하고 혈관을 확장하는 역할을 하며 혈액응고를 억제합니다.

필수지방산의 부족

- 피부에 염증이 생기고 벗겨지며, 위장에 문제가 생기고, 면역기능이 손상될 수 있습니다.
- 필수지방산의 섭취가 부족한 아동들에게는 성장 지연이 잘 나타납니다.
- 과거에는 지방산을 안정적으로 공급하기가 힘든 환경이었기 때문에, 지방산 공급을 위해 씨앗류들이 가미가 되는 경우가 많았습니다. 최근에는 상대적으로 유익하지 못한 기름을 섭취할 기회가 더 많기 때문에 좋은 기름을 섭취하도록 하는 것이 영양학의 큰 화두로 대두되었습니다.

(2) 모노글리세리드, 디글리세리드, 트라이글리세리드(중성지방)

- 중성지방은 하나의 글리세롤 분자에 세 개의 지방산이 에스터 결합에 의해 화학적으로 결합한 것입니다. 모노글리세리드는 글리세롤에 한 개의 지방산이 결합한 것이고, 디글리세리드는 글리세롤에 두 개의 지방산이 결합한 것입니다.

중성지방의 기능

1. 에너지 원
2. 에너지 저장고
3. 절연체와 보호

(3) 인지질

- 세 개의 지방산을 가지고 있는 중성지방과 달리, 인지질은 두 개의 지방산을 가지고 있습니다. 그리고 세 번째 지방산 대신에 인을 포함한 극성 머리 부분을 가지죠.
- 인지질은 양성물질인 친수성, 소수성 부분을 모두 포함합니다.
- 인지질은 세포막의 주요 구성 성분이며, 지질의 소화, 흡수, 운반에서 중요한 역할을 합니다.

1) 인지질은 세포막의 구성성분이다

- 인지질은 모든 세포막의 주요 구조적 구성성분입니다.
- 세포막은 소수성 부분과 친수성 부분을 모두 가지고 있는 양성물질인 인지질을 포함하므로 세포막이 그 기능을 원활이 수행할 수 있습니다.

2) 인지질은 소수성 물질의 운반체이다

- 인지질은 체내에서 소수성 물질의 운반체로 작용합니다. 예로, 지단백질(lipoprotein)의 외부에 인지질이 함유되어 있는데, 지단백질은 혈액에서 지질을 운반하는데 작용합니다.

(4) 스테롤과 스테롤에스터

콜레스테롤과 콜레스테롤 에스터

- 모든 스테롤 중에서 가장 풍부하며, 잘 알려져 있는 것은 콜레스테롤입니다.
- 콜레스테롤과 지방산의 복합체를 콜레스테롤 에스터라고 합니다.
- 콜레스테롤은 담즙산 합성에 사용되며, 담즙산은 지질의 소화와 흡수에서 결정적인 역할을 수행합니다. 담즙산은 기본적으로 콜레스테롤의 여러 고리 구조에 다양한 친수성 분자들이 결합되어 있는 것으로 인지질처럼 양성 물질입니다.
- 콜레스테롤과 콜레스테롤 에스터는 세포막의 구성성분으로 세포막의 유동성을 유지시키는데 도움을 줍니다.
- 콜레스테롤은 스테로이드 호르몬 합성에 필요합니다. 스테로이드 호르몬에는 에스트로겐, 테스토스테론, 코티졸, 칼시트리올, 알도스테론 등이 있습니다. 따라서 지방 대사, 특히 콜레스테롤 대사가 제대로 되지 않을 경우 해당 호르몬들에 문제가 생길 수 있음을 짐작할 수 있습니다.

4. 수용성 비타민

– 물에 용해되는 비타민이며, 8개의 비타민 B군과 비타민 C을 의미합니다.
– 체내에 저장되지 않기 때문에 과량을 먹어도 독성이 잘 없습니다.

비타민 B군의 이름

비타민	일반명
B1	티아민(Thiamin)
B2	리보플라빈(Riboflavin)
B3	니아신(Niacin)
B5	판토텐산(Pantothenic acid)
B6	피리독신(Pyridoxine)
B7	비오틴(Biotin)
B12	코발아민(Cobalamin)

1) 티아민(B1)
– 티아민은 에너지를 가지고 있는 영양소는 아니지만, 조효소인 TPP는 ATP를 생산하는데 필요합니다.
– TPP는 아세틸 코엔자임(acethyl–CoA)를 피르브산염(pyruvate)으로 바꾸는데 필요하다. 또한 TPP는 구연산회로 중 하나의 반응과 일부 아미노산이 구연산회로로 들어가기 위한 반응에 작용합니다.

2) ※리보플라빈(B2)
– **<u>조효소 형태로 에너지 대사 등 여러 화학반응에 관여합니다</u>**.
– FADH2는 전자 전달 사슬에서 재산화되어 ATP, 물, 이산화탄소를 형성합니다. FADH2는 지방산을 아세틸–CoA로 분해하는 베타–산화 과정을 거쳐서 지방산으로부터 체내에 필요한 ATP를 생산하는 과정에도 필요합니다.
– FAD는 비타민 A와 엽산을 활성화 시키는 과정, 아미노산인 트립토판을 비타민인 니아신으로

전환시키는 과정, 비타민 B6와 비타민 K를 형성하는 과정에도 관여합니다.

- FAD는 도파민과 같은 신경물질 대사와 산화적 손상으로부터 세포막을 보호하는 여러 반응에도 필요합니다. 리보플라빈은 비타민 B6를 활성화시키는데도 필요합니다.

3) 니아신(B3)

- 니아신은 조효소인 NAD+와 NADP+의 형태로 에너지 대사에 관여하는 200개 이상의 효소와 작용합니다.
- NADP+는 지방산, 콜레스테롤, 스테로이드 호르몬과 DNA와 같은 물질 합성에 필요한 NA-DPH+ H+로 환원됩니다. 또한 NADHP+H+는 비타민 C와 엽산을 대사하는데도 필요합니다.

4) 판토텐산(B5)

- 판토텐산의 주요 기능은 당분해작용과 구연산 회로에서 에너지 생산을 위해 포도당, 아미노산, 지방산 대사에 관여하는 것입니다.
- 에너지 대사에서 중요한 단계 중의 하나가 피르브산이 아세틸CoA로 전환되는 과정이며, 이 때 판토텐산이 필요합니다. 아세틸 CoA를 생산하는 능력은 신체가 모든 열량 영양소로부터 ATP를 생산하는데 필수적입니다.
- 판토텐산은 또한 체내에서 헴(heme), 콜레스테롤, 담즙염, 인지질, 지방산, 스테로이드 호르몬 등의 중요한 물질을 합성하는데도 필요합니다.

5) ※비타민 B6

- B6는 간에서 인산이 결합되면 조효소형태인 인산피리독살(pyridoxal phosphate, PLP)이 된다. PLP는 간보다 많은 양이 근육에 효과적으로 저장되어 있습니다.
- PLP는 아미노기 전이반응에 관여하면서 단백질과 아미노산 대사에 관련된 100개 이상의 화학반응에 작용합니다. 이러한 반응은 필수 아미노산으로부터 불 필수 아미노산을 합성하는데 필요합니다. B6가 없으면 20개의 모든 아미노산이 필수 아미노산이 됩니다.
- **또한 세로토닌과 도파민과 같은 신경전달물질과 heme과 같은 비단백 물질들을 합성하는데도 관여합니다.**

6) 비오틴(B7)

- 여러 효소의 조효소로 작용하여 카르복실화 반응을 촉매합니다.
- 비오틴은 일부 아미노산이 구연산회로에서 사용되도록 하는 반응, 지방산 합성 반응, 아미노산인 류신을 분해하는 반응 등에서 사용됩니다.
- 이러한 조효소로서의 기능 이외에 비오틴은 세포 성장과 발달에 관련된 유전자 발현에 관여합니다.

7) 엽산(Folate, folic acid)

- **<u>단일 탄소기를 운반</u>**하는 여러 반응의 조효소로 작용합니다.
- 아미노산 대사와 상호 전환에 관여합니다. 이 과정에서 탄소는 하나의 물질에서 다른 물질로 움직이며 체내에 필요한 물질을 생성합니다. 엽산의 단일 탄소 운반의 한 례는 호모시스테인을 메티오닌이라는 아미노산으로 전환시키는 것입니다. 이 과정에서 5-메틸 THF는 메틸기를 호모시스테인에 주면서 THF와 메티오닌을 만든다.

8) 코발아민(B12)

- 비타민 B12는 조효소로 두 가지 반응에 관여합니다.

1) 하나는 구연산회로의 중간 물질인 숙신닐 CoA(succinyl CoA)을 생산하는 반응입니다. 이 과정을 통해 신체는 일부 아미노산과 지방산으로부터 에너지(ATP)를 사용합니다.

2) 다른 하나는 호모시스테인을 아미노산인 메티오닌으로 전환시키는 반응입니다. 적절한 비타민 B12가 없으면 혈액에 호모 시스테인이 쌓이고, 엽산은 비활성형인 5-메틸 THF로 있게 됨으로써 엽산 결핍증이 나타나게 됩니다. 이러한 방법으로 B12는 이차적인 엽산 결핍증을 일으킬 수 있습니다.

9) ※비타민C

- B군의 비타민들과 달리, 비타민 C는 조효소로 작용하지 않고, 항산화제로 작용합니다.
- 많은 화학반응 동안 구리와 철분은 양전하를 띠는 물질로 산화되며 이것은 다른 반응을 촉매하는 효소를 위해서 반드시 환원되어야 합니다. 이 때 환원을 통한 재충전을 하는 것이 비타민 C입니다.
- **<u>콜라겐이 적절하게 기능을 하기 위해서는 3개의 단백질 줄기가 오른쪽으로 함께 꼬여야 하는</u>**

데, 이 과정에서 구리를 포함한 효소가 산화를 하기 위해서 비타민 C가 필요합니다. 이러한 이유로 피부, 힘줄, 검을 포함하는 모든 결제조직의 건강을 위해서 필요합니다. 한약재로 닭발 등 콜라겐을 직접 활용할 때 비타민 C의 안정적인 공급이 필요함을 시사하는 대목입니다.

- 철분을 함유하고 있는 두 개의 효소를 재충전하여 카르니틴 합성에도 관여합니다.
- 필수 아미노산인 페닐알라닌으로부터 불필수 아미노산인 티로신으로 바꾸는데도 참여합니다.
- 노르에피네프린과 세로토닌도 비타민 C에 의해 재충전됩니다.
- CCK이나 가스트린과 같은 호르몬의 합성에도 비타민 C의 환원작용이 필요합니다.
- **비타민 C의 환원력은 위장에서도 중요합니다**. 철분, 구리, 크롬과 같은 **여러 무기질들은 환원 형태로 더 잘 흡수됩니다**. 이러한 필수 무기질들과 함께 비타민 C를 섭취하면 위장관에서 무기질들이 환원되어 생체이용률이 증가될 수 있습니다.

10) 콜린

- 대부분 건강한 사람에게서 콜린은 필수 아미노산인 메티오닌으로부터 비타민 B12와 엽산의 도움으로 쉽게 만들어집니다.
- 콜린은 레시틴과 같은 다양한 인지질과, 신경전달물질인 아세틸콜린 합성에 필요하며, 세포막과 지단백질의 중요한 구성 성분입니다. 또한 콜린은 근육 조절에도 필요합니다.
- 콜린이 결핍되면 간에서 중성지방을 운반하는 VLDL의 생산능력이 손상당하기 때문에 간에 지방이 축적됩니다.

11) 카르니틴

- 소장에서 흡수되며, 아미노산인 메티오닌과 리신으로부터 생산됩니다.
- 지방산이 미토콘드리아 막을 통과할 때에 필요하므로, 카르니틴은 신체가 ATP를 생산하기 위해 지방산을 사용할 때 필요합니다.

5. 지용성 비타민

- 비타민 A,D,E,K가 있습니다.
- 지용성 비타민은 담즙과 다른 지질의 도움을 받아서 주로 소장에서 흡수됩니다.
- 장에서 킬로미크론에 함유되어 림프 조직으로 가고, 그 후 운반 단백질의 도움을 받거나 VLDL 같은 지단백의 구성성분으로 혈액으로 순환됩니다.
- 비타민 K는 조효소로 작용하지만, 대부분의 다른 지용성 비타민들은 유전정보 조절, 세포 성숙, 유리기의 안정화 같은 과정에 참여합니다.

(1) 비타민 A와 카로티노이드

- 비타민 A라는 용어는 레티노이드라는 일련의 화합물을 말합니다.
- 레티놀이 가장 효력이 강하며 체내에서 레티날로부터 합성될 수 있습니다. 레티날은 레티노익산으로 전환될 수 있지만, 레티노익산은 다른 레티노이드로 전환될 수 없습니다.
- 어떤 식품은 레티노이드와 비슷한 화합물을 함유하는데, 이를 캐로티노이드라고 합니다. 전에는 캐로티노이드의 기능을 비타민 A의 전구체로만 생각을 하였으나, 현재는 단일 효과에 크게 주목하고 있습니다
- 비타민 A로 전환될 수 있는 것과 없는 것, 두 가지로 세분됩니다.

1) **비타민 A로 전환될 수 있는 캐로티노이드**는 비타민 A 전구체 캐로티노이드라고 합니다. 베타 캐로틴은 식품에 가장 흔한 전구체로 체내에서 두 분자의 레티날로 나누어질 수 있습니다.

2) **비타민 A로 전환될 수 없는 캐로티노이드**는 비전구체 캐로티노이드라고 하는데, **라이코펜**, **아스타잔틴**, **제아잔틴**, **루테인** 등이 있습니다. 비전구체 캐로티노이드는 비타민으로 분류되지 않고, 피토케미컬로 명명됩니다.

- 비타민 A는 시력 유지를 위해서 절대적으로 필요합니다.
- 비타민 A는 성장, 생식과 함께, 정상적인 세포 분화에도 필요합니다.
- 비타민 A는 상피세포인 피부, 장 내막, 호흡기 내막과 같은 보호벽을 유지함으로써 신체를 질병으로부터 보호하는 면역계를 돕습니다.
- 비타민 A는 뼈의 생성과 분해의 균형을 맞추는데 필요한데, 특히 뼈의 형성에 더 관여합니다.

(2) 비타민D

- **혈액 내 칼슘 농도의 조절에 중요한 역할을 합니다**.
- 또한 유전자의 발현의 조절과 세포 분화에 크게 관여합니다.
- 칼슘의 항상성

1) 소장: 칼시트리올은 소장에서 칼슘을 흡수하는데 필요. 식이 칼슘이 소장세포로 들어가는데 필요한 단백질을 만드는 여러 가지 유전 인자를 활성화 합니다. 다시 말해서 비타민 D는 세포의 신호 전달에 관여합니다.

2) 신장: 칼시트리올과 부갑상선호르몬은 신장에서 칼슘이 소변으로 배설되는 것을 억제합니다.

3) 골격: 칼시트리올과 부갑상선은 둘 다 파골세포에 의한 골격 분해를 자극해서 칼슘이 혈액으로 방출되도록 합니다. 골격 칼슘은 골격을 유지하는데 이용되지만, 혈액 칼슘은 근육 수축, 혈압 조절, 신경 자극 전달에 필요합니다.

(3) 비타민E

- 비타민 E는 막의 인지질 이중막에 있는 지방산이 유리기에 의해 손상되는 것을 막는 항산화제 역할을 합니다. 특히 폐와 적혈구처럼 산소에 많이 노출되는 세포에서 중요합니다.

(4) 비타민K

- 칼슘을 필요로 하는 다양한 카르복실화 반응의 조효소로 작용합니다. 비타민 K의 의존반응은 혈액응고에 절대적으로 필요합니다.
- 비타민 K는 골격과 치아 형성에 필요한 다른 단백질들의 카르복실화도 촉매합니다.

6. 미량 무기질

- 신체에는 최소한 8가지의 미량 무기질을 필요로 합니다.
- 미량무기질은 보조인자(co-factors)로 많은 화학반응에 참여합니다.

1) ※철

- 헴철과 비헴철의 두가지 형태로 존재합니다.
- 헴철은 철이 헴 그룹에 붙어있는 상태입니다. **헴은 철을 함유하며, 헤모글로빈, 미오글로빈, 시토크롬의 구성성분**입니다. 헴철의 좋은 공급원으로는 갑각류, 소고기, 가금류, 간 등을 들 수 있습니다.
- 비헴철은 녹색 잎 채소, 버섯, 콩 등에서 발견되는데, 섭취하는 철의 약 85%를 차지합니다.
- 철의 생체이용률에서 가장 중요한 것은 철의 형태로, **헴철의 활성이 비헴철보다 2-3배 높습니다**. 많은 요인들이 비헴철의 흡수에 영향을 미치는데, 가장 중요한 인자는 이온 형태입니다. 산화철(Fe^{3+})보다 환원철(Fe^{2+}) 형태가 흡수가 더 쉽습니다.
- 철 흡수의 가장 알려진 촉진제는 **비타민C**로, 소장 내강에서 산화철을 환원철로 전환합니다. **위산도 헴철의 환원을 돕습니다**. 따라서 위산을 중화하기 위해 제산제를 장기적으로 복용하면 비헴철의 흡수가 감소됩니다.
- 비헴철의 흡수를 증가시키는 또 다른 인자는 육류, 가금류, 해산물에 들어있는 육류인자입니다. 비헴철 함류 곡류 또는 채소와 육류인자를 조금만 같이 섭취해도 철 이용률이 증가합니다.
- 비헴철의 생체 이용을 억제하는 인자를 킬레이터라고 부르는데, 비헴철에 붙어서 흡수가 일어나지 않도록 합니다. 비헴철의 킬레이터로는 **피테이트**와 **폴리페놀**이 있습니다. 피테이트와 폴리페놀이 철의 생체 이용률에 미치는 부정적 효과는 강력하여, 식사와 함께 커피나 차를 섭취하면 비헴철의 흡수가 40-70%나 감소합니다.
- 헴철과 비헴철이 장 세포막을 통과하는 기전은 다릅니다. 헴철은 화학적인 변화없이 두 가지 막을 통과하지만, 비헴철은 먼저 환원철(Fe^{2+})의 형태로 환원되어야 합니다. 이 때문에 비타민 C 같은 환원제가 비헴철의 생체 이용률을 높이게 됩니다. **철이 부족한 증상을 호소할 경우 철의 안정적인 공급과 더불어 비타민 C의 안정적인 공급이 필요함을 알 수 있습니다**.
- 철이 풍부한 장세포는 결국 장내강으로 떨어져 나가서 변으로 배설됩니다. 소장 세포는 철 결핍이나 과잉을 막도록 돕는 철 상태의 중요한 조절자로 작용합니다.

- 철이 혈액에 유입되면 트랜스페린이라는 간에서 합성된 운반 단백질에 붙어서 체내 세포로 운반됩니다. 세포막에는 트랜스페린 수용체가 있는데, 각 세포의 필요정도에 따라 수용체의 수가 변합니다.
- 체내의 철은 저장성 철과 기능성 철로 나뉩니다. 기능성 철은 다양한 헴단백질과 비헴단백질에 들어있습니다. 헴단백질에는 헤모글로빈, 미오글로빈, 시토크롬 등이 있고, 비헴철에는 철을 보조인자로 사용하는 효소들이 포함됩니다.

1. 헤모글로빈hemoglobin

- 적혈구에 가장 풍부한 단백질로 네 개의 단백질과 네 개의 철을 함유하는 헴 그룹으로 구성됩니다.

2. 미오글로빈myoglobin

- 미오글로빈은 헴을 함유하는 또 다른 철 함유 단백질로 근육세포에서 발견됩니다. 이것은 하나의 헴 그룹과 하나의 단백질로 구성되어 있습니다. 미오글로빈은 산소 저장고로 작용하는데, 근육이 수축하기 위해 ATP가 필요할 때에 산소를 공급합니다.

3. 시토크롬cytochrome – 세포의 에너지 대사

- 철은 시토크롬의 구성성분인데, 시토크롬은 전자전달계에 작용합니다.
- 철은 약의 대사와 독소 제거를 돕는 다른 많은 효소의 보조인자로 쓰입니다. 이들 효소를 **시토크롬 P450 효소**라고 부릅니다. 다시 말해 철분이 부족하면 간의 디톡스 기능이 상당히 저하될 수 있습니다.

2) 구리

- 구리는 산화(Cu2+)와 환원(Cu+)의 두 가지 형태로 존재합니다.
- 구리는 ATP 산출과 유리기로부터의 보호 과정에 관여하는 여러 효소들의 보조인자로 쓰입니다.
- 구리는 소장에서 흡수된 이후 혈액에서 수송단백질인 셀룰로-플라즈민과 결합하여 간으로 들어갑니다. 여분의 구리는 많이 저장되지 않고 담즙을 통해 변으로 배설됩니다.
- 구리는 ATP산출에 필요한 산화-환원 반응, 철 대사, 신경 기능, 항산화 기능, 결체조직 합성에 관여하는 최소 9개의 금속 효소의 보조인자로 쓰입니다. 예로, 구리는 전자전달계의 시토크롬 C

산화효소의 보조인자로 작용합니다.

- 슈퍼옥사이드 유리기(O2-)를 좀 덜 해로운 과산화수소(H2O2)로 바꾸는 슈퍼옥사이드 디스뮤테이즈 효소(SOD)의 보조인자로 쓰입니다.

3) 요오드iodine

- 갑상선 호르몬의 구성성분으로 쓰입니다.
- 체내 요오드의 대부분은 요오드 이온(iodide, I-)의 형태입니다.
- 갑상선 호르몬인 티록신(T4, 갑상선 호르몬의 약한 활성형태)과 트리요오드티로닌(T3, 갑상선 호르몬의 강한 활성형태)의 필수 구성성분입니다.
- 티록신은 원래 요오드 원자 4개를 가지고 있는데 갑상선에서 생성되어 더 활성화된 형태인 트리요오드티로닌으로 전환됩니다. T3, T4는 에너지 대사 및 성장, 발달을 조절합니다.

4) 셀레늄

- 식품은 여러 형태로 셀레늄을 함유하는데, 일반적으로 메티오닌에 연결되어 있습니다. 메티오닌이 황 대신 셀레늄을 함유하면 셀레노-메티오닌이라 부릅니다.
- 체내에는 14가지의 셀레늄 함유 단백질이 있습니다. 효소 활성을 갖는 글루타티온 과산화효소는 산화 환원 기능을 가져서 산화적 손상으로부터 신체를 보호합니다. 다른 셀레늄 함유 단백질들은 갑상선 기능과 비타민 C 대사에 필요합니다.

5) 크롬

- 인슐린이 정상 기능을 하는데 꼭 필요하며 특히 2형 당뇨환자의 인슐린 기능을 조절하는데 필요합니다.
- 어린이의 정상 성장, 발달에도 필요합니다.
- 동물 실험에서 근육을 증가시키고 지방을 감소시키는 역할을 하였습니다.

6) 망간

- 많은 금속 효소의 보조인자로 쓰입니다. 에너지 대사의 여러반응에서 ADP와 ATP에 결합합니다.

7) 아연

- 300여개가 넘는 효소의 보조인자. 중요성이 크기 때문에 많은 연구가 진행되었습니다.
- 아연 흡수에는 두가지 단백질이 필요한데, **하나는 아연을 장세포로 운반하는 단백질**이고, **다른 하나는 장세포에서 아연을 붙잡는 단백질**입니다. 장세포에서 페리틴이 철을 붙잡는 것처럼, 메탈로티오닌 단백질은 아연을 붙잡아서 기저막을 통해 운반되는 것을 막습니다.
- 아연은 주로 보조인자로 작용합니다. **RNA 합성 효소**에 필요하며, 유전자 발현을 조절하는 많은 단백질을 안정화합니다.
- 아연은 세포 성숙과 성장 및 면역 기능에 필요합니다. 그리고 강력한 항산화제로 세포막을 안정화합니다.

8) 불소

- 뼈와 치아의 건강에 여러모로 영향을 줍니다.

7. 다량 무기질

- 각각의 다량 무기질이 체내에 존재하는 양은 **소장 혹은 신장에 의해 조절**됩니다.
- 신체에서 많은 구조적 역할과 기능적 역할을 합니다. 칼슘과 인은 뼈와 치아의 구조에 매우 중요한 반면, 다른 무기질들은 보조인자로써 화학반응에 관여합니다.

1) 칼슘

- 신체에서 가장 풍부한 무기질, 체중의 약 1kg을 구성합니다.
- 신체 칼슘의 99% 이상이 골격을 구성하지만, 혈액과 다른 기관에도 존재하며 생명 유지에 매우 중요한 일을 합니다.
- 많은 요인들이 칼슘의 생체 이용률에 영향을 미칩니다. 칼슘 흡수는 장에서 옥살산염과 피테이트 등에 의하여 방해받을 수 있습니다.
- 칼슘의 항상성은 칼시트리올(비타민D), 부갑상선 호르몬(parathyroid hormone, PTH), 칼시토닌(thyroid)의 세가지 호르몬을 포함하는 잘 조직화된 시스템이 필요합니다.
- 칼슘 흡수는 여러 가지 비타민 D 의존적인 칼슘 수송 단백질의 도움을 필요로 하는데, 이 중

하나는 장세포로 칼슘을 운반하는 칼빈딘입니다. 부갑상선 호르몬과 비타민 D는 소변에 있는 칼슘의 손실을 줄이기 위해 신장에서 칼슘의 재흡수를 증가시킵니다.

- 갑상선은 칼시토닌이라는 호르몬을 분비하면 칼시토닌은 뼈로부터 혈액으로의 칼슘 재흡수를 감소시키고, 소장에서 칼슘의 흡수를 감소시키는 반면, 소변에서의 칼슘 손실을 증가시킵니다.
- 골격과 치아에 관련되지 않은 1%의 칼슘 역시 신체에서 여러 가지 활동을 조절하는 중요한 역할을 합니다. 칼슘은 상처의 혈액 응고를 자극하기 위해 비타민 K와 작용합니다. 또한 근육은 수축할 때마다 칼슘을 필요로 합니다.

2) 인phosphorus

- 인은 비타민 D의 의존적인 능동수송과 단순 확산에 의해 소장에서 흡수됩니다. 칼슘과 같이 인의 혈중 농도는 주로 칼시트리올(비타민D), 부갑상선 호르몬, 칼시토닌 등에 의해 조절됩니다.
- 혈액의 농도가 낮을 때에는 칼시트리올과 부갑상선 호르몬이 함께 소장에서 인의 흡수를 증가시키고, 뼈로부터 인의 재흡수를 증가시킵니다. 이러한 작용은 혈중 인의 농도를 정상적으로 회복시킵니다.
- 혈액에 인의 농도가 높을 때에 칼시토닌은 조골세포를 활성화하여서 뼈 형성을 자극함으로써 혈중 인 농도를 낮추어서 정상 수준으로 바로 잡습니다.
- **세포막은 두 겹의 인지질로부터 형성됩니다**. 그러므로 신체에서 인의 주된 역할은 세포막의 구성요소로써 작용하는 것입니다. 또한 인지질은 지단백질을 둘러싸고, 신체에서 지질 수송에 중요한 역할을 합니다.

3) 마그네슘

- 에너지 대사와 효소 기능을 포함하여 많은 생리적 작용에 중요합니다.
- 혈액에서 마그네슘의 농도는 소장과 신장에 의해 조절됩니다.
- 신체에서 대부분의 마그네슘은 뼈의 구조를 제공하는 것과 관련되어 있습니다. 신체에서 양이온 형태 Mg2+의 다른 역할은 효소를 안정시키고 음이온을 중화시키는 것입니다.
- 에너지 대사 및 RNA와 DNA 대사에 참여합니다.
- 신경과 근육 기능에도 영향을 주는데, 특히 심장 조직에 큰 영향을 미칩니다.

4) 나트륨과 염소

- 여러가지 수송기전이 있지만 일반적으로 나트륨이 먼저 흡수되고 나서 염소가 흡수됩니다. 나트륨이 장세포로 이동되도록 하는 한 가지 메커니즘은 포도당이 나트륨과 함께 수송되도록 하는 것입니다. **포도당 없이 나트륨은 흡수될 수 없습니다**.
- 나트륨과 염소 모두 모두 체액 균형에 중요한 역할을 합니다.
- 나트륨은 **신경 기능과 근육 수축에 중요합니다**.
- 염소는 위에서 염산을 생산하는데 필요하고, 폐에서 이산화탄소를 제거하는데 필요합니다.

5) 칼륨

- 나트륨은 세포외액, 칼륨은 세포내액에서 가장 풍부한 양이온입니다.
- 혈압을 증가시킬 수 있는 나트륨과 달리, **칼륨은 혈압을 낮춥니다**.
- 혈중 칼륨 농도 조절의 대부분은 신장에서 이루어집니다.
- 알도스테론은 칼륨의 배설을 증가시키도록 합니다.
- 칼륨은 근육기능(특히 심장), 신경기능, 에너지 대사에 중요합니다.

호흡에 관한 기본적인 이해

호흡은 생명체가 생명 현상을 유지하기 위해서 필수적으로 일어나는 행위입니다. 따라서 질병의 치료에서도 상당히 중요한 역할을 합니다. 특히나 스트레스 개선에 있어서는 큰 효과를 가지고 있다고 알려져 있습니다. 아래는 호흡에 대하여 짧게 정리를 해볼까 합니다.

호흡에 사용되는 가장 주된 근육은 횡격막입니다. 통상 한의학 서적에서는 격(膈)으로 표현되며 오래 전부터 의가들에게 인식이 있었던 것으로 보입니다. 게다가 격을 중심으로 논의가 많이 있기 때문에, 한의학에서는 호흡을 상당히 중요하게 생각한 경향이 있습니다. 폐에는 호흡을 위한 직접적인 근육이 없으므로 이 횡격막의 움직임에 따라 호흡이 일어나게 됩니다.

횡격막은 가로무늬근으로 기시가 상위 요추(腰椎)·제12늑골·늑연골 하연(下緣)·흉골 하단·검상돌기이며, 종지는 횡격막 중앙에 있는 힘줄 중심이 됩니다. 횡격막의 근육 섬유는 방사상으로 뻗어있기 때문에 1) 근육이 수축할 경우 힘줄 중심이 하강을 하게 되어 횡격막 전체가 하강하면서 흉강이 넓어지게 되며, 2) 반대로 근육이 이완할 경우에는 힘줄 중심이 상승하여 흉강을 좁히게 됩니다. 편안한 상태에서는 횡격막이 약 1인치 이하로 움직이지만, 활발한 운동을 할 때는 위, 아래로 3~4 인치까지 움직이는 특징이 있습니다.

횡격막에 의한 호흡을 보조하는 호흡보조근으로는 늑막을 움직이는 늑간근과, 가슴 및 어깨를 올려주어 흉강을 넓히는데 도움을 주는 사각근이 있고, 복근이 수축될 때의 압력이 복강내 장기들과 횡격막을 위로 밀어올리기 때문에 복근 역시 호흡에 간접적인 영향을 미칩니다. 이외에도 흉강이 넓어질 때 대흉근과 소흉근 등이 간접적인 영향을 미치므로 호흡을 평가할 때 해당 부위들을 유심히 진단하는 것이 좋습니다.

횡격막과 기타 호흡보조근들이 약해질 경우에는 폐활량이 감소하게 되어 흉강을 충분히 넓히지 못하게 되고, 이에 따라 폐 역시 충분히 팽창이 불가능하게 되어 산소흡입량이 감소하게 됩니다. 이러한 저산소상태가 장기간 유지가 되면 교감신경을 자극하여 빈맥이 나타날 여지를 마련하게 됩니다. 한의학적으로 삭맥(數脈) 양상을 나타내는 대부분의 환자들이 진단 시 횡격막이나 호흡보조근들의 과도한 긴장이 동반되는 것을 볼 수 있습니다.

많은 연구에 따르면 횡격막을 직접적으로 이용하는 복식호흡이 늑간근육을 이용한 흉식호흡에 비해 생리적으로 우수하다고 알려져 있습니다. 흉식호흡은 국소적인 폐환기를 저해하고, 폐의 하엽이 환기가 되지 않는다고 합니다. 따라서 스트레스를 장기적으로 받고 있는 환자들에게 복식호흡을 지도하는 것이 근본적인 치료를 하는데 조금 더 도움이 될 수 있습니다.

호흡의 중요성은 그 치료적 효과에서도 나타납니다. 대부분의 호흡 운동에서 구강 호흡을 멀리하고, 코에 의한 호흡을 강조하는데 이는 연구 결과로도 일부 증명되어있습니다. 즉 코로 들어마신 공기는 가습과 가온 작용으로 말미암아 마음을 편안하게 만들어주는 기능이 있습니다. 비강을 흐르는 공기가 신경 말단을 자극하여 신경계를 안정시켜주는 효과가 있다는 것입니다. 아울러 복식호흡에 의한 규칙적인 횡격막 운동의 경우 복부 내용물이 움직이면서 미주신경을 가볍게 자극하여 부교감 신경의 활성화가 나타나 교감신경의 과흥분을 억제한다고 알려져 있습니다. 허버트 벤슨(Herbert Benson, MD)의 연구에 따르면, 호흡에 의한 이완 효과가 나타난 환자들의 경우 혈중 젖산의 현저한 감소와 혈중 pH가 감소가 뚜렷하게 나타난다고 하는데, 이는 투쟁-도피(fight&-flight)반응과 정반대가 되는 저대사 반응일 것으로 추정되고 있습니다.

호흡과 명상에 대하여

사람이 불안해지는 이유는 무엇일까요.

여러 가지 이유가 있습니다만, 저는 심플하게 두 가지로 생각하고 있습니다.

하나는 눈앞에 닥친 일에 대한 무력감.

다른 하나는 아직 일어나지 않은 일들에 대한 지나친 집중.

눈 앞에 닥친 일에 대한 무력감은, 현실적인 문제들을 내 힘으로 통제할 수 없다고 생각하는데서 오는 것입니다. 체중강박(혹은 그로 인한 폭식이나 거식), 쇼핑 중독 등이 연구결과에 따르면 공허함에서 오는 것이 아니라 무력감에서 온다고 하죠. 현실적인 문제들에서 느끼는 무력감을 체중을 스스로 통제하거나 돈으로 구매를 하면서 보상을 하려는 거겠죠.

무력감으로부터 자유로워지려면 스스로 통제할 수 있는 상황들을 자꾸 만들어서 뇌가 all or none 상태에서 벗어날 수 있도록 훈련을 시켜주면 됩니다. 여러 가지 행동수정 방식들이 있겠지만 대표적으로 호흡 훈련 같은 걸 들 수 있습니다.

책 추천 – 〈신경에 사로잡힌 뇌〉, 매튜 메케이, 데이비드 하프

이 책은 수용전념치료(ACT)를 하는 심리학자가 쓴 책인데, 호흡 리듬을 계속 바꿔가면서 집중하는 훈련을 오랫동안 하게 되면 감정을 스스로를 통제할 수 있는 일종의 '마음근육'이 생긴다고 이야기하고 있습니다. 일반적으로 호흡과 관련된 훈련에서 일정한 리듬을 가지고 호흡하라고 하는 것과는 조금 다릅니다. 어쨌건 심호흡을 하는 훈련은 무력감을 극복하는 손쉬운 방법 가운데 하나가 됩니다. 일어나지 않은 일에 대한 지나친 집중에서 생기는 불안감은 의식의 focus를 다른 쪽으로 돌려서 도움을 받을 수 있겠죠.

잠시 명상에 대한 이야기를 하고 갑니다.

현재 미국의 명상에 대한 연구의 흐름은 크게 두 줄기입니다.

첫 번째는 초월명상(TM)이라고 원래 마하사쉬 라는 요기가 하던 명상훈련법을 미국 하버드 대학의 허버트 벤슨이 가져와서 연구를 해서 이완반응(relaxation response)이라는 이름으로 현대적 연구 적용법을 만들어냅니다.

두 번째는 마음챙김 명상(mindfulness meditation)이라고 하여 존 카밧진 교수가 위빠사나 명상에서 영감을 받아 온전히 알아차림(sati)을 훈련하도록 MBSR이라는 명상의 방법을 만들어내게 됩니다.

이 두 가지는 그 연원이 각각 사마타 명상과 위빠사나 명상에 있는데, 사마타는 특정한 것에 온전히 의식을 집중하는 것이고, 위빠사나는 내가 무엇인가를 의식하고 감각하고 있음을 알아차리는데 집중을 하는 명상입니다.

굳이 표현을 하면 사마타는 focus on 이라고 할 수 있고, 위빠사나는 focus off 라고 할 수 있겠습니다. 이러한 집중을 통해 변연계에서 올라오는 불안과 관련된 신호를 통제하고 대뇌의 알파파 형성을 하도록 하겠죠.

일어나지 않은 일들에 대한 지나친 집중으로 불안을 스스로 '만들어'내고 있다면 그러한 집중과 관심을 다른 곳에 돌리도록 훈련을 하거나 아예 그 집중 자체를 없어지도록 제 3자가 되어 관찰하는 훈련을 하면 됩니다.

다른 곳에 집중을 하도록 만드는 것이 만트라 같은 것을 외우면서 하는 집중 명상 같은 것이 되고, 집중을 하는 것 자체를 사라지게 만드는 연습을 지속적으로 하는 것은 통찰 명상 같은 방법이 되겠죠.

책 추천 – 〈오픈 포커스 브레인〉, 레스 페미

본 서적에서 이야기하는 훈련법은 focus를 off 시켜서 갖가지 감정, 특히 불안으로부터 자유로워질 수 있도록 하는 훈련법 가운데 하나입니다.

불안을 없애기 위해 집중을 할 것인가, 집중을 없앨 것인가. 각기 장단점이 있다고 생각합니다. 어쨌건 석가모니는 사마타에 비해 위빠사나를 조금 더 쳐주었으니– 초월 명상에 비해 마음챙김 명상이 조금 더 낫다고 할 수 있을까요?

호흡과 관련된 임상 이야기

오랫동안 신경정신과 진료를 하면서 이마에 보톡스 맞고서 공황장애 온 환자가 세 명이나 있었습니다. 세 명의 공통점은 보톡스를 맞은 뒤로 마음 편하게 숨이 잘 안 쉬어진다는 것이었죠. 실제로 코로 숨을 쉬어보라고 하면 괜찮음에도 불구하고 말입니다. 비근(鼻根)의 감각 저하가 코에 의한 호흡을 불편하게 만든 것처럼 생각되었습니다. 원래 긴장과 불안의 소인이 있는 환자들에게 호흡을 내 뜻대로 못할 수도 있다는게 무의식적인 공포감을 준 듯 하였습니다.

이러한 환자들에게 오스테오파시로 횡격막 긴장을 풀고 호흡보조근들– 복횡근 소흉근 사각근 등 긴장 있는거 풀어주면서 호흡 훈련 시켜서 상당히 좋아졌습니다. 불안 환자들 대부분이 호흡에 문제가 있습니다.

그리고 진료하면서 많이 느낀 바는 사람의 제일 큰 공포는 호흡을 못하는 공포라는 생각이 듭니다. 어떤 심리적 공포에도 우선한다는 생각이 듭니다. 당장의 생존과 관련이 있으므로. 그걸 반대로 이용하면 호흡을 편하게 만들어주기만 해도 일단 반은 먹고 들어간다고 생각합니다. 인지행동치료나 ACT 같이 행동 치료를 하는 심리 치료법들에서 호흡을 중요시하는 이유가 있습니다. **호흡만 편해져도 심리적 문제의 절반은 먹고 들어간다!**

임상에서 진료를 하다보면 외국 유학생들이 유학을 가서 마약과 같은 약물 복용을 하고 난 다음 호흡기 계통이 박살나서 오는 경우가 제법 있습니다. 약물들이 호흡 중추를 어떻게 하는 것 같아요, 각각의 기전은 잘 모르겠지만. 이러한 경우도 호흡과 관련된 것들 좀 풀어주면 좋아지더라고요. 이 경우도 한 너댓 케이스 정도 되네요.

자낙스 넉 달 간 먹던 심한 불안장애 환자의 경우 호흡 관련 근육들 교정할 때 체크를 해보니 소흉근에 손만 대도 너무 아파하기에, 에라 모르겠다 하고 압박해서 롤핑을 해버렸는데 소흉근 부위 혈관이 죄다 터져서 멍이 시퍼렇게 들었습니다. 근데 그러고는 숨쉬기가 편하다며 1회 만에 불안장애가 많이 개선되어 버려서 황당했던 기억도 있습니다.

일반적인 환자들 가운데서도 심호흡 훈련시키려고 잘 관찰해 보면 호흡 패턴 엉망인 분들 꽤 많죠. 자꾸 연습하라고 잔소리 하면 여러 가지 질환들 극복하는데 도움이 좀 더 되지 않을까 싶습니다.

PART

04

내경잡설

내경잡설

1편 - Intro

1.

몇 달째 〈황제내경〉 정리를 하고 있는데, 일일이 정리를 해가면서 보니 보면 볼수록 내용이 소박합니다.

'정기는 곡기로부터 나오기 때문에 음식을 잘 챙겨 먹어야 한다.
위장관의 기능이 인체 생병리의 핵심이다.
스트레스도 중요한 병인이기 때문에 마음을 항상 잘 다스려야 한다.'

'단순히 외부 감염(허사적풍)만으로 질환이 생기지 않는다.
정기가 허한 것과 사기가 실한 것이 상응해야 병이 생긴다.
때문에 평소 생활습관을 잘 관리해서 정기를 잘 갈무리해야 한다.'

'치료는 정기가 허한 것 즉 혈행이 불량한 것은 혈행을 개선해줘야 하고,
사기가 실한 것 즉 흥분이 심하거나 울혈이 심한 것은 진정시키고 제거를 해주어야 한다.
그러기 위해서는 인체의 순환 문제를 동맥 박동처와 안색을 관찰해서 잘 판단해야 하고
정상적으로 개선을 해주는 것이 핵심이다. 그것이 음양의 균형이다.'

2.

사실 상 핵심은 이게 전부라고 생각합니다. 다만 각기 다른 시기에 다른 철학 이론들을 끌고 들어오면서 본질이 흐려졌을 뿐입니다.

〈소문〉〈영추〉에서 가장 핵심적인 편은 사실 상 **영추〈구침십이원〉, 영추〈경근〉과 영추〈경맥〉편** 이라고 생각을 합니다. 〈마왕퇴의서〉에서부터 시작된 소박한 관찰들이 여러 이론에 덜 오염된 채로 남아있기 때문입니다. 한의학은 〈마왕퇴의서〉 '시동병'과 '소생병'의 끝없는 변주에 가깝다고 개인적으로 생각합니다.

3.

〈난경〉으로 넘어가면 난해한 이론들 때문에 소박함이 사라지고 본격적으로 난해한 상태로 넘어갑니다. 〈난경〉은 〈난경〉 81편 가운데 아마 앞의 20편 정도의 진단을 위해 쓰여진 책이었을 것 같습니다. 인영촌구맥과 삼부구후맥을 사실 상 기구맥 하나로 통합하기 위해서요.

그러한 통합을 위해서는 여환무단하는 경락 모델이 필요했고, 삼초와 명문, 기경팔맥이 중요한 테마로 급부상을 하게 됩니다. 이게 사실 소박한 관찰에 머무르던 한의학을 더욱 복잡하고 이해하기 어렵게 만든 부분이 있습니다.

2편 - 〈황제내경〉은 침구학 서적이다

1.

〈황제내경〉은 침법을 위해 쓰여진 의료용 서적입니다.

〈내경〉이전의 문헌들에서 뜸과 폄석이 치료 기술로 활용되고 있음을 볼 수 있는데, 〈황제내경〉 시기로 오면 사실 상 가장 트렌디 한 치료기술이 침법이 되고, 그것을 위해 기존의 문헌들을 가공해서 정리를 한 것이 〈황제내경〉입니다. 때문에 뜸 치료는 〈내경〉에 거의 안 나오죠. 폄석은 배농을 위한 외치술로, 여러 가지 표현으로 일부만 언급이 됩니다.

이 시기는 탕약은 아직 트렌드가 아니고, 특히나 여러 가지 처방을 조합한 탕약은 유행이 아닌 정도를 넘어서서 존재 자체도 없었을 가능성이 있습니다. 때문에 〈황제내경〉에 탕약 언급도 희박하죠. 〈내경〉의 일부 편을 토대로, 전해 내려오던 여러 요법들을 탕약 관점에서 재정리를 한 것이 장중경의 〈상한잡병론〉이라고 생각을 할 수 있습니다. 이후에 침법을 넘어서서 탕약이 2천년간 치료의 핵심 기술이 된 것입니다.

2.

〈황제내경〉의 핵심적인 부분 가운데 하나는 胃가 어떻게 기능을 하는지에 대해서 밝힌 것입니다. 〈황제내경〉에서 대체로 황제와 백고의 문답에서 언급이 되죠. 야마다 게이지는 이를 이른바 '백고파 문헌'이라고 하기도 했습니다. 암튼 해부도 하고 이것저것 살펴보면서 위의 기능 정리에 공을 많이 들입니다.

왜?

인체가 어떻게 살아가는지를 궁구하려고 한 것이죠. 胃에 들어온 곡기는 위기(衛氣)와 영기(營氣)로 나뉘어서 흐르고, 精氣가 되어 인체를 영양한다고 생각했기 때문입니다. 이 과정을 위해 **삼초 개념이 도입**이 됩니다. 위를 통해 흡수된 곡기가 위기와 영기로 나뉘어 상초와 중초를 들어가서 수태음으로 가서 산포된다, 이것이 초기 모델입니다.

이 시기는 오장(五臟)에 대한 개념이 명확하게 서지 않았을 때입니다. 뒤에 설명하겠지만, 오장에 대한 명확한 개념은 처음부터 존재했던 것이 아니라 사시오행(四時五行)에 대해서 명확해지고 난 다음 생긴 것이라 판단되거든요. 오장에 대해 어느 정도 정리가 되고 나니까 비(脾)를 무시할 수 없게 되죠. 그래서 기존의 산포하는 통로로서 기능을 했던 삼초 특히 상초와 중초가 비에게 자리를 내어줍니다. 〈황제내경〉에는 그 과정이 상당히 상세하게 논의가 되고 있습니다.

'위에서 소화가 된 것을 비가 운화를 해서 폐로 가서 산포한다.'

이처럼 소박한 삼초 개념에서 비위의 개념으로 상당히 세분화가 되는 것입니다.

사지가 힘이 없는 건 왜 그런가? 비가 약해서 그렇다. 비가 사시에 배속되지 않는 이유는 무엇인가? 중앙토라서 그렇다. 그런 논의들이 반복이 됩니다. 〈황제내경〉에서 상당히 후대의 논의라고 생각을 합니다.

이렇게 脾가 주목을 받다보니 기존의 삼초 개념이 이 때 갈 길을 잃습니다. 덩달아 위기와 영기도 갈 길을 잃죠. 脾 중심으로 해석되면서 위기와 영기가 사실 상 氣와 血로 정리가 됩니다. 그래서 〈황제내경〉의 특정 편에서는 위기, 영기와 기혈이 다른 점이 뭐냐고 묻기도 합니다. 그렇게 애매모호해진 삼초는 〈난경〉에 가서 명문과의 대대를 위해 더 애매모호해진 개념으로 정리가 됩니다. 기능은 있지만 형체는 없다는 식으로요.

3편 - 왜 이 글을 쓰는가?

1.

아무도 잘 안 읽는 〈황제내경〉을 읽고, 아무도 안 읽을 것 같은 이런 글 쓰는 이유는 크게 두 가지입니다.

하나는 한의학에 오행 개념이 어떤 과정으로 들어오게 되었는지 정리하기 위해서.
다른 하나는 애매모호하게 해석 되는, 氣 흐르는 경락 개념을 해체하기 위해서.

현대한의학은 음양오행 위에 서 있는 것이 아닙니다. 그리고 경락은 기공수련을 해야만 알 수 있는 신비의 루트가 아니고요.

2.

〈마왕퇴의서〉에서 〈영추〉에 이르기까지 수록된 초기의 경맥 논문들을 보면, 경락은 단순합니다. 특정 부위 자극을 했더니 이런 곳들의 이런 증상이 개선되었다, 그게 전부죠. 〈마왕퇴의서〉도 그렇거니와, 영추 〈본수〉〈경근〉〈경맥〉편이 다 그런 식이죠. 현상에 대한 관찰을 그냥 보고한 겁니다. 추상적인 게 별로 없죠.

경락을 외계인이나 엄청난 기공수련자가 내관해서 루트를 찾아냈느냐?

아닙니다.

그냥 자극과 반응에 대한 기록이라는 것이죠. 그걸 해석하기 위해서 위기나 영기를 끌어다가 해석을 한 거고요. 우리는 지금의 언어들로 해석할 것들은 해석하고, 버릴 건 버리고 그럴 의무가 있습니다.

아무튼 초기에는 단순히 자극-반응으로서의 경맥이 존재하지만 오장과의 연계를 위해 그 경락 모델이 점차 복잡해집니다. 연결되어있는 무슨 신비한 氣의 루트를 발견한 게 아닙니다. 그냥 특정 부위 자극을 했더니, 특정 증상이 개선되기에 둘 사이가 연결되어있을 것으로 추정하고서 계속 노선을 추가를 한 거죠. 그게 경별이나 낙맥이니 손락이니 하면서 점점 더 복잡해져 가는 거고요. 관찰과 경험이 누적되어 가는 거죠.

3.

〈마왕퇴의서〉에는 11개의 맥 밖에 안 나옵니다. 그 이전에는 경맥 수가 더 적었을 수도 있습니다. (아마 더 적었을 것입니다.) 이 11개의 경맥 현상이 먼저 발견이 되고, 오장육부와 연결을 짓습니다. 오장육부니까 그럴싸하게 11개 안에서 해결이 되었는데, 삼음삼양 까지 완전히 정리를 하려니까 오장에 하나가 더 필요해지죠. 그래서 기존의 심 경맥이 심포 경맥으로 바뀝니다.

때문에 〈황제내경〉의 특정 편에서 질문을 합니다. 왜 소음은 경락만 있고 혈위가 없냐고요. 그랬더니 心은 군주라 사기를 직접 받지 않는다, 그렇게 이야기합니다. 실제로는 그 때 당시는 11개의 경맥이 주류였기 때문에 일어나는 일입니다.

4편 – 〈황제내경〉과 양생 그리고 〈주역〉

1.

〈황제내경〉은 오로지 양생서인가? 아닙니다. 양생(養生)을 다루고 있긴 하지만, 일부분에 국한됩니다. **〈황제내경〉은 의료 특히 침구서입니다**. 그나마도 소주천, 대주천을 이야기하는 내단(內丹) 사상하고는 큰 상관이 없습니다. 〈황제내경〉이 쓰여진 시기는 내단 사상 자체가 발달을 한 시기가 아닙니다.

양생에 대해서 잠시만 이야기하고 넘어가면...

〈황제내경〉보다 이른 시기의 마왕퇴 문헌 가운데 〈각곡식기〉와 〈도인도〉가 있습니다. 아주 예전부터 도인 양생술을 했음을 보여주는 중요한 문헌들입니다.

문헌 제목에 언급된 '식기(食氣)'는 말 그대로 공기를 먹는다는 뜻입니다. 숨을 들이쉬고 한참 참았다가 내뱉어서 새 공기는 들여오고, 나쁜 공기는 내보낸다는 뭐 그런. 이를 '호흡토납'이라고 합니다.

〈황제내경〉이 쓰여진 시기에는 그 정도의 수련이 양생을 위한 메인 훈련법입니다. 위진남북조 정도에 가야 〈황정경〉〈포박자〉정도의 책에서 食氣가 태식법(태아처럼 호흡하는 법)으로 바뀌게 되고 그게 소주천 대주천과 관련된 내단 사상으로 넘어갑니다.(〈황정경〉이 그렇게 넘어가는 역사적 중간 과정을 비교적 잘 보여줍니다.) 〈황제내경〉보다는 한참 뒤의 일이죠. 도인도는 그 시기에 도인과 관련된 것들이 얼마나 발전했나 보여줍니다.

〈황제내경〉에도 도인 안마 언급이 많이 나오고, 중요하게 이야기하는 경우가 많죠. 이 때의 도인(導引)은 쉽게 이야기하면 지금의 스트레칭입니다. 스트레칭을 해서 몸을 느슨하고 편안하게 만드는 게 목표인 것입니다. 그 과정에서 몸의 움직임과 관련된 관찰들이 많이 누적이 되었겠죠. 영추 〈경근〉편은 그러한 경향의 영향 하에서, 몸이 어떻게 움직이는가를 관찰한 기록에 가깝습니다.

2.

〈황제내경〉이 〈주역〉의 영향을 받았나? 일부는 맞습니다. 일부 문헌들 혹은 문장들은 효나 괘와 관련이 있고 특정 편에서는 실제로 인용을 하기도 했죠. 다만 〈주역〉의 직접적인 인용 하에 쓰여진 책은 아닙니다. 〈주역〉이야 쓰여진 이래 오랫동안 중국 문화에 엄청난 영향을 줬기 때문에 그 영향을 아니 받았다고 할 수는 없습니다. 대표적인 것이 장상(臟象)이죠.

한대 이전에는 해부를 한 기록들이 제법 됩니다. 〈황제내경〉의 여러 편들도 사실은 해부를 안 했으면 기술하기 힘든 내용이죠. 성대의 움직임에 대해 해부학적인 설명한 영추 〈우에무언〉편이나 위장관 해부기록한 황제-백고의 문답 등이 그렇습니다.

그렇지만 음양-사시-오행 등 주역의 영향을 받은 관점들이 본격적으로 좀 더 득세를 하면서 사실 상 해부 자체를 등한시하고, 해부가 아니라 외부에 드러난 상을 훨씬 중요하게 생각하게 됩니다. 외부의 관찰을 통해 내부가 어떤 상태인가를 추상하면서 진단과 치료를 진행해 온 것이죠. 그게 관찰을 통한 기술에 큰 영향을 줘서 한의학의 관점을 풍부하게 만든 부분도 있고, 또 반대로 실체에 대해서 등한시하게 해서 현대의 관점과 상충되게 만든 부분도 있습니다.

〈주역〉에서는 아시다시피 선천팔괘(복희팔괘)와 후천팔괘(문왕팔괘)를 같이 이야기하죠. 선천팔괘는 음양의 多少에 좀 더 집중합니다. 반면 후천팔괘는 육합 팔방 등 방위의 관점이 한의학에 더 큰 영향을 주고요. 두 가지는 사실 상 세상을 바라보는 관점이 서로 조금 다르죠.

개인적으로 〈황제내경〉의 삼음삼양은 선천팔괘의 관점을 더 반영한 것으로 생각이 됩니다. (단, 저만의 뇌내망상일 수도 있습니다.) 그래서 음양의 다소를 고려를 하다가, 치료적인 관찰이 누적이 되면서 기혈다소로 넘어가게 되죠. 양명은 다기다혈(多氣多血)하다 뭐 그런 식으로요. 그런데 인체에서 관찰된 기혈다소의 관점이 주역 식 음양다소와 상충이 되는 부분이 있기 때문에 점차 주역의 관점으로부터 멀어지는 쪽으로 흘러갑니다.

방위에 관한 후천팔괘의 영향은 구궁팔풍이나 인체의 방향에 따른 음양 설정에 영향을 줍니다. 폐는 인체의 상부에 있고(陽) 안쪽에 있으므로(陰) 양중지음이다 뭐 그런 식으로요.

이러한 방위나 위치에 대한 분류는 관점에 따라 바뀔 수 있으므로 〈내경〉 전편에 여러 가지 이론이 뒤섞여 있습니다. 두 가지를 가려야 어떤 관점으로 쓰였는지 좀 더 상세하게 알 수 있죠. 어쨌건 사실 상의 임상 한의학은 〈주역〉과는 아주 큰 상관은 없습니다. 그런데 왜 영향이 있는 것처럼 느껴지느냐 하면 두 가지 이유 때문이라고 생각합니다.

임상 관찰만 한 의가들은 〈주역〉의 인용을 거의 안 합니다. 반면 학자이기도 하면서 임상가이기도 했던 사람들은 궁극적인 이론을 만들기 위해 역학을 가지고 들어오죠. 대표적인 학자가 장경악입니다. 그게 첫 번째 이유고요.

둘째는 시대상과 관련이 있습니다. 19세기에 서양의학이 본격적으로 유입되면서 한의학의 정체성에 대해서 다시 고민을 하기 시작합니다.

우리는 몇 천 년 간 무엇을 봐왔던 것일까?
우리가 해부학 생리학 기초로 한 저들과 다른게 무엇일까?

그렇게 정체성을 정리하는 과정에 다시 역학이 주목을 받은 거죠. 우리는 〈주역〉의 관점을 토대로 진료에 임해온 것이다! 중서회통학파들 일부가 대체로 그런 관점으로 역학을 부흥시킵니다.

그 영향 하에 한의학의 기본을 정립하다보니 〈주역〉과 한의학이 친숙하게 느껴지는 것입니다.

5편 - 〈소문〉과 〈영추〉

〈소문〉과 〈영추〉는 글을 쓴 사람도 완전히 다르고, 쓰인 시기도 다릅니다.

1.

〈소문〉은 문헌 상 약 20여개의 이전 문헌들을 인용을 하고 있습니다. 대개 '진단'과 관련된 서적들입니다. **〈오색〉〈규탁〉〈기항〉〈십변〉〈종용〉** 등.

대체로 초기 진단법들이 얼굴색을 관찰하는 색진과 팔꿈치를 관찰하는 척진, 그리고 일부 맥진인데, 〈소문〉에 이르면 이 서적들을 인용하면서 점차 인영촌구맥법을 기준으로 정리를 합니다. 그래서 인영촌구맥법에 대한 언급이 〈황제내경〉 특히 〈소문〉에 제일 많습니다. 이후에 인영촌구맥법 뿐만 아니라 전신의 동맥박동처를 관찰하는 삼부구후맥법을 개발하지만 비슷한 시기에 아예 촌구맥에 장부를 배속해서 관찰하는 맥법에 자리를 내주면서 사라집니다.

망진은 오장육부와 연계가 되면서 조금 더 섬세하게 부위별로 진단을 하는 방식이 개발됩니다. 거기에 신(神)에 대한 언급이 몇 편 되는데, 망진이 단순한 색의 관찰이 아니라 사람의 신기(神氣) 여부를 관찰해야 하는 것이라는 걸 강조하고 있습니다. 어쨌건 〈소문〉은 진단을 중심으로, 경맥과 오장의 관계를 연결하려는 노력이 위주인 책입니다.

2.

반면 〈영추〉는 직접 서적명이 언급되고 있는 문헌이 하나 밖에 없습니다. 바로 〈자법(刺法)〉입니다. 책의 이름부터 침을 어떻게 놓아야하는지에 대한 내용임을 추측할 수 있죠.

그걸 인용하는 〈영추〉 자체도 내용 상

경맥에 대한 기본적인 정의와,

침자를 어떻게 시행하고

효과적인 수기법과 침자금기가 무엇인지 가 거의 대부분입니다.

거기에 **해부나 골도 등 위기, 영기를 어떻게 볼 것인가** 하는 황제와 백고의 논의가

추가된 것이 그 요체입니다.

〈영추〉를 통해 이 시기 침법파들의 연구 흐름을 대체로 정리를 해보면,

1. 〈마왕퇴의서〉 시기, 뜸 치료를 통해 특정 혈의 자극이 어떤 증상들을 치료하는지 정리가 되었다(경맥)
2. 비슷한 시기 도인술을 통해 우리가 어떻게 움직이고, 문제가 생길 때 어디에 문제가 생기는지 정리가 되었다(경근)
3. 몇 가지 병리에 대해 정리가 되면서 각 상황에 어떤 기구들이 쓰여야 하는지 정리가 되었다(이게 九鍼입니다)
4. 해부를 통해 곡기가 정기로 바뀌면서 위기와 영기로 나누어져 몸에서 기능하는 것에 대해 정리가 되었다
5. 위기와 영기의 흐름이 정리가 되면서 경락의 흐름이 명확해졌고, 여환무단하는 모델이 정리가 되면서 오장육부와의 연계가 가능해졌다
6. 이를 통해 침자법을 어떻게 해야 되고, 보사를 어떻게 해야하는지 명확하게 정리가 되었다
7. 四時에 따라 기혈과 오장육부를 고려하여 어떻게 양생해야 하는지 정리가 되었다

6편 – 〈황제내경〉과 음양오행

1.

오행(五行)에 대해서는 미리 썼던 글이 있습니다.

오행과 삼음삼양

1.
오행의 형성은 대략 다음과 같은 과정을 거칩니다.

1) 오행이 단순히 분류 기준으로만 쓰이는 시기: 〈서경〉〈홍범〉〈좌전〉
2) 오행에 순환 관계가 받아들여졌지만 순환 관계가 명시적으로 지정되지 못하고 암묵적으로 전제되는 데 그치고 있었을 때: 〈좌전〉의 相勝 언급, 〈묵자〉의 相勝說 언급
3) 상극이라는 변화 체계를 함축하지만 오행이 세계 만물의 도식이 되지 못하고 역사관을 포함하는 일부 도식으로 받아들여질 때 : 추연의 〈오덕종시설〉
4) 오행론이 역사관을 넘어서 신체와 지리, 문화, 정치제도를 포괄하는 모든 분야에 적용되기 시작한 시기: 〈여씨춘추〉
5) 상생설과 상극설이 결합되는 단계 : 동중서

– 참고 : 정우진 저, 〈감응의 철학〉

오행이 본격적으로 주목을 받게 되는 시기는 3) 의 단계로, 추연이 〈오덕종시설〉에서 왕조가 순환하는 것을 오행으로 풀이하면서입니다. 이 때 나름의 권위를 가진 이론이 됩니다.

2.
〈마왕퇴의서〉나 〈마왕퇴의서〉보다 약간 뒤로 추정되는 순우의 선생의 의안에도 오행의 상극과 관련된 치료가 아주 일부 언급됩니다. 보편적인 치료로 기술된다기 보다는, 단순히 병의 전변을 설명하기 위한 방편으로 이야기 되죠. 〈금궤요략〉에도 초반에 목극토에 대한 설명이 나오죠. 특이한 점은 모두 마왕퇴 의서나 순우의 의안, 〈금궤요략〉도 모두 목극토만 이야기 하고 다른 병의 전변에 대해서는 언급이 없다는 것입니다. 이는 비위와 관련된 병의 전변에 대한 해석만 먼저 이루어지고 이후에 본격적으로 도입이 되었을 가능성이 상당히 높다는 것을 의미합니다.

오행은 상극설이 먼저 형성이 되고, 이게 병의 전변을 위해 〈황제내경〉 시기에 일부 들어옵니다. 이후에 동중서가 상극과 상생을 결합하면서 대유행을 하게 되는데 〈내경〉의 경우 편저자가 논문을 취합했을 것으로 생각되는 시기가 동중서가 활동하던 시기와 상당히 겹칩니다. 당연히 최신 이론인 오행 관점을 도입한 이야기들이 많겠죠.

〈황제내경〉의 경우도 제가 분류 및 정리를 해보니

1) 단순히 오행귀류로 세상을 분류한 양상의 초기 논문
2) 병의 진행 과정을 위해 상극설을 도입한 형태의 논문
3) 상생 상극 모두를 고려해서 논의하는 논문

등으로 위계가 나누어져 있는 것을 볼 수 있습니다.

〈난경〉의 경우 상생 상극을 적극 언급하고, 또 치료에 도입을 하기 때문에 상당히 후대의 글로 판단을 할 수 있습니다.

개인적으로는 오수혈의 오행 속성에 대해서는 신뢰하지 않습니다. 그냥 그 시절의 유행이었던 오행 이론을 어떻게든 경락에 구겨넣기 위해 들어간 것이죠. 사암침이나 기타 오수혈 오행 관련 침법들이 의미가 있는 건 오행을 돌려서 처방을 만든데 있는 것이 아닙니다. 경락의 시동병과 소생병을 명확하게 하고 그것을 개선하기 때문에 의미가 있는 것입니다.

3.
〈황제내경〉에는 〈주역〉과 관련된 내용은 직접 나타나지 않습니다. 아마 〈내경〉이 쓰여진 시기에는 〈주역〉이 세상의 이치를 파악하는 도구로서는 아직 기능을 못하고 있었을 가능성이 큽니다.

다만 경맥의 삼음삼양 분류나 일부 방위에 대한 해석은 〈주역〉의 괘들을 참고했을 가능성을 일부 시사합니다. 삼음삼양의 경우 초기에는 태양-소양-소음-태음의 음양 다소를 나누는 형태로 차용이 되다가 이후에 전면 양명, 후면 태양, 측면 소양 이런 식으로 방위 개념으로 적용이 되면서 삼음삼양이 구체적으로 정리가 되어 경락과 연계가 되죠. 이처럼 삼음삼양도 적용되는 것이 역사적 층차가 있습니다.

장부학파는 오행을 초기에 도입하기 시작한 것으로 생각이 되고, 경락학파는 음양 모델을 초기부터 적용했고, 점차 삼음삼양 모델로 점차 진행한 것으로 생각이 됩니다.

위의 내용을 요약하자면,

1) 처음에는 단순히 다섯 가지 분류하는 방식으로만 활용이 되다가, 2) 이후에 상극설이 먼저 도입되어 센세이션을 일으키고, 3) 상생설이 덧붙여져서 상생상극이 완성을 이루게 됩니다. 〈황제내경〉에도 그러한 경과를 보여주는 층차가 서로 다른 논문들이 많이 깔려있죠.

오행귀류 분류는 제가 생각할 때 한의학에서 제일 불필요한 것 가운데 하나입니다. 비슷한 시기의 非의학문헌을 보면 귀류나 배속이 문헌들마다 중구난방인 것을 볼 수 있습니다. 〈황제내경〉내부에서도 시기에 따라 서로 달라지죠. 이걸 무턱대고 학교에서 외우라고 하기도 했으니. 이제 시대가 바뀌어야 하지 않을까 생각을 합니다.

아무튼 오행에서 주목할 부분은 사시(四時)와 관련된 부분인데 초기 비의학문헌들에는 土에 해당하는 계절이 배당이 안 됩니다. 단순히 춘하추동으로만 언급이 되다가, 이후에 오행귀류 관점이 들어오면서 계하(季夏)라는 표현으로 장마철이 한 시기로 배속이 됩니다. 〈내경〉에는 장하(長

夏)로 이야기가 되고요. 이 수준만 해도 오행이 분류에서 크게 벗어나지 못했죠. 중앙 토가 어느 계절에도 배속되지 않고 四時 전반을 주관하는 중추가 된다... 우리가 익히 알고 있는 이러한 개념은 한참 뒤에 나온 이론입니다. 당연히 상생상극을 기준으로 하고요.

이러한 논리로 이야기를 펼치면서 오장 가운데 脾가 주목을 받습니다. 이 이전에는 오행 배속에 토 자리를 脾가 아니라 胃가 차지하고 있었습니다. 그러다가 비의학문헌 상의 오행 배속도 좀 더 세분화 되거니와 의학 내부에서도 관찰에 의해 비와 위가 분리가 되면서 자연스럽게 비에 오장의 중심 역할을 내어주게 된 것이죠.

2.

心의 경우 노장 영향을 받은 학파들에서 크게 다룹니다. 염담허무 하라는 것이죠. 그들이 바라본 인체에서는 의식의 중심에 心이 있습니다. 거의 뇌에 준해서 생각을 하고 있고, 대부분의 수련법들이 니환궁 등을 이야기하면서 실제로 뇌를 고려를 하고 있죠.

반면 오행배속 이론이 본격적으로 유행을 하면서는 한의학에서는 오장에 의식 활동을 배속을 했죠. 心이 어떤 의미에서는 격하가 된 것인데, 이게 〈황제내경〉 전반에 心이 의식의 주체인 관점과 心이 다섯 가지 의식 가운데 하나를 주관하는 관점이 뒤섞여 나옵니다.

7편 - 병리 개념의 발달 과정

1.

〈내경〉 시기나 그 이전의 관찰자들은 질환에 대한 이해도가 높지 않기 때문에 병에 대해서 섬세하지 못합니다. 지금 관점으로 보자면, 다소 러프하게 질환을 관찰했습니다.

〈마왕퇴의서〉나 이후의 의학/비의학 문헌에서 가장 크게 다루고 있는 병리는 상기(上氣)입니다. 초기 문헌들은 上氣만 다루고 있습니다. 지금으로 치면 상열하한이죠. 때문에 발이 차가워지는 것을 크게 생각했고, 그걸 개선하기 위한 방법으로 족부에 뜸 치료를 일차로 선택합니다. 그렇게 뜸을 뜨면서 신체 원위의 증상이 개선되는 걸 관찰하고, 그 경험이 누적이 되면서 경맥이 형성이 됩니다.

2.

이후에 농양(膿瘍)에 대한 관찰을 합니다. 농양은 뜸법으로 해결이 잘 안 됩니다. 그래서 熱 이라는 병증을 정의를 하고 농양이 생긴 부위 '절개'를 합니다. 관찰이 누적되면서 농양이 생기기 전에 사기를 배출해야 한다는 관점이 생깁니다. 그게 사혈이죠. 국소나 혹은 경맥의 사혈은 사기를 배출하고 농양으로 진행되는 걸 막는 겁니다. 이게 〈황제내경〉 즈음으로 오면 옹종(癰腫)으로 정리가 됩니다. 〈내경〉의 많은 편이 그와 같은 초기 병리를 다루고 있습니다.

3.

上氣와 옹종에 대한 정리를 하면서 風寒과 熱의 개념이 생깁니다. (그 전에는 외부의 환경을 風雨라고 표현을 했고, 〈내경〉에도 풍우라는 표현이 나옵니다. 이 風雨에서 風이 병리적인 핵심으로 올라섭니다.) 그에 대한 대표적인 증상이 외감 발열의 양상입니다. 발열에 대한 치료가 아주 중요한 테마로 부상을 합니다. 아시다시피 〈황제내경〉의 많은 편들이 어떻게 해열할 것인가를 다룹니다. 그게 〈상한론〉으로 이어지게 되는 거고요.

4.

만성적인 질환에서는 여전히 上氣가 주요 테마가 됩니다. 上氣의 대표적인 증상들이 궐(厥), 전광(癲狂) 등입니다. 이것에 대한 병리 모델을 만들고, 대처를 하도록 한 것 역시 〈내경〉의 주요 테마가 됩니다. 궐은 매우 섬세하게 정리가 되고, 〈상한론〉에도 상당히 큰 영향을 주죠.

5.

그런데, 양기가 상부로 치받는 上氣만 나타나는 게 아니죠. 한기(寒氣)가 올라가는 양상도 관찰됩니다. 그래서 새로운 병리 모델들을 만듭니다. 내경에는 도처에 인체 내부 양기와 음기의 경쟁에 대한 논의들이 만들어집니다. 음기(陰氣)가 올라가서 문제가 될 때는 다리에 침을 놓고 熱氣를 위로 끌어올려줘라 뭐 그런 이야기들이 나타납니다.

6.

시간이 지나, 위기와 영기 개념이 구체적으로 정리가 되면서 수액대사와 관련된 논의들이 풍부해집니다. 이 때 진액과 관련된 논의들이 구체화가 되죠. 삼초(三焦)가 수액대사와 관련된 중요한 테마가 됩니다. 그러면서 습(濕)이 병리적인 모델로 좀 더 디테일해집니다. 이어 풍한습(風寒

濕)이 병리 모델로 완성이 되면서 비증과 위증, 부종에 대한 논의가 구체화가 됩니다. 이러한 논의들이 〈상한론〉 〈금궤요략〉에서도 주요한 테마로 이어집니다.

7.

간략하게 정리를 하면,

1. 초기에는 上氣와 옹종이 중심이었다.

2. 上氣와 관련된 증상에는 궐, 전광 등이 있다.

3. 寒熱 구별이 생기면서 외감병(열병)이 중요하게 다루어졌다.

4. 위기와 영기를 비롯한 수액대사 개념이 생기면서 濕이 병리 모델로 들어와, 풍한습에 의한 비증 위증 부종 개념이 구체화 되었다.

5. 따라서 한열, 궐, 전광, 비증, 위증, 부종이 〈황제내경〉의 주요한 병리 테마다.

이러한 병리적인 모델들이 〈황제내경〉 전편의 주류를 이룹니다.

8편 – 風의 병인론

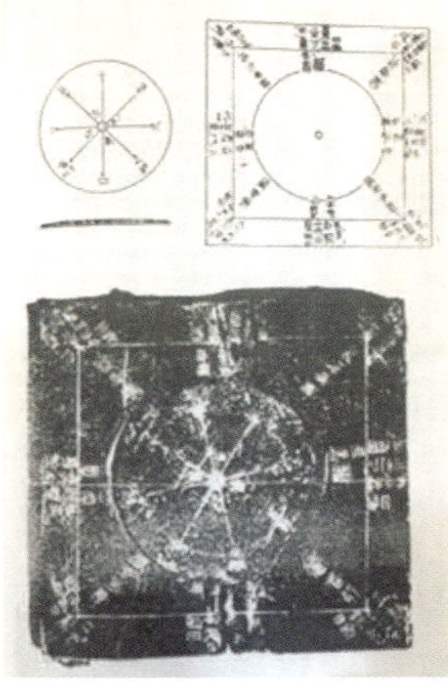

그림3

1977년, 어느 묘에서 태일구궁점반을 발견합니다. 이게 영추의 〈구궁팔풍〉편과 〈세로론〉편을 해석하는데 큰 도움을 주죠. 두 편은 〈황제내경〉의 상당한 초기 논문입니다. 그 전에는 해당 편들이 정확하게 뭘 이야기하는지 이해하기 힘들었는데, 이걸 발견함으로써 좀 더 명확하게 이해가 된 것입니다.

태일구궁점반은 바람(風) 방향을 점치는 도구입니다. 당시는 바람 방향에 따라 농작물의 성쇠가 결정된다고 생각을 했거든요. 일종의 초기 기상학 관련 술기인 셈이죠. 영추 〈구궁팔풍〉편은 태일구궁점반으로 어떻게 점치는지에 대해서 상세하게 나옵니다. 이러한 방법으로 바람의 방향을 예측하는 게 당시에 아주 중요한 문화였던 것입니다.

이것이 왜 〈황제내경〉에 들어와 있느냐?

옛 사람들은 바람이 인체에도 영향을 준다고 생각을 했습니다. 그래서 태일과 합일되는 방향에서 바람이 불어올 때를 실풍(實風), 반대되거나 잘못된 곳에서 불어오는 바람을 허풍(虛風)이라고 했습니다. 이게 조금 지나면서 정풍(正風)과 사풍(邪風)이라는 용어로 바뀌고, **뒤에 가서 허사적풍(虛邪賊風)이라는 용어로 정리가 됩니다**. 그러한 風이 모든 병의 근원에 있다고 생각을 하게 된 거죠. 풍이 병의 시작이라거나 백병지장이라고 하는 표현이 이로 인해 생기게 된 것이고요. 이후에 위기와 영기 개념이 정리되면서는 寒이 관여하는 오한 발열을 제외한 체표의 신경계통 증상 전반을 풍사(風邪)로 보게 됩니다.

한의학의 병인론은 뜯어놓고 보면, 외부에서 무슨 사기가 들어와서 우리 몸에 영향을 주고 있는 게 사실은 아니죠. 몸의 반응을 옛날 사람들이 유사한 양상의 현상들과 유비를 통해 붙인 이름인 것입니다.

9편 - 〈황제내경〉과 〈주역〉의 영향

1.

〈주역〉이 〈황제내경〉에 반영이 된 것은 사실이지만, 사실 거창하게 이야기 할 만큼은 아니라고 생각을 합니다. 앞서 이야기했지만 그 시절에 〈주역〉의 영향이 크다보니 기본적인 언어가 〈주역〉에서 유래한 것들이 많은 것뿐이죠. 그걸 전부 다 영향을 받았다고 치면, 지나친 견강부회가 아닐는지. 암튼 양리 선생의 〈주역과 중의학〉이라는 장문의 책이 주역 철학이 어떤 면에서 한의학에 영향을 주었는지 정리가 되어있습니다.

〈주역〉은 크게 두 가지 관점으로 나뉩니다. 이걸 〈기 흐르는 신체〉를 쓴 이시다 히데미는 딱딱한 이원론과 부드러운 이원론으로 이야기하기도 합니다.

하나는 선천팔괘적인 관점입니다.

음과 양을 대립된 양상 자체로 보는 것입니다. 이게 한의학에서는 초기의 삼음삼양이 그러한 양상으로 나타납니다. 양이 많고 음이 적은 것, 음이 많고 양이 많은 것처럼 나눠어보는 거죠.정기와 사기의 대립 관계도 전형적인 대립관계의 음양 관계죠.

다른 하나는 후천팔괘적인 관점입니다.

이 때는 대립 관계 이전에 방위 즉 공간의 개념이 먼저 설정됩니다. 육합 팔방 뭐 이런 논의들이죠. 인체에서는 상부를 양, 하부를 음, 외부를 양, 내부를 음 이런 식으로 보는 거죠. 그렇게 분류해서 장부의 위치에 따른 음양 관계를 설정을 합니다.

이후에 순환의 관점이 들어옵니다.

제 생각에는 먼저 四時의 순환 개념이 정리가 되고, 그를 토대로 五行이 순환의 관점에서 정리가 되어 최종 정리가 되었다고 봅니다. 초기의 〈황제내경〉 논문들이나 그 이전대의 비의학논문에는 四時에 季夏, 長夏 개념이 없습니다. 오행 개념이 만들어지면서 장하(長夏) 개념이 설정이 되어 四時의 오행배속이 만들어지고, 이후에 중앙토 개념이 만들어지면서 나머지 사행을 중앙토가 주관한다는 개념이 만들어집니다. 이렇게 개념이 설정되고 나서야, 중앙토에 해당하는 비위를 중심으로 오행을 해석을 하게 됩니다.

〈황제내경〉은 꽤 오랜 시간 쓰여진 책이기 때문에 편들마다 음양, 사시, 오행에 대한 개념이 서로 조금씩 다릅니다. 그걸 하나로 해석하려니 난항을 겪게 되는 것이죠.

2.

〈주역〉의 핵심은 사실 상 공자의 〈계사전〉(사실 공자가 쓴 것인지도 불분명하죠)인데, 이건 간단한 내용입니다.

핵심은 '길흉회린'입니다.

〈주역〉은 점서이지만, 인생의 전반적인 내용을 다루는데, 인생 전반에 길흉회린이라는 게 있다는 것입니다. 이 때 긍정적인 것이 길이고, 흉, 회, 린이 전부 부정적인 상태죠. 인생은 기본적으로 부정적인 상황들이 더 많이 벌어질 수 있기 때문에 조심해야 한다는 것입니다. (실제로는 길을 다루는 글들이 더 많긴 합니다.)

다만 〈주역〉에 따르면 음과 양이 순환을 하므로 부정적인 상황들이 고정된 양상으로 계속 유지되는 것이 아니라 다시 좋아지는 쪽으로 바뀔 수 있으므로, 쉽게 포기하지 말고 마음을 수양하고 기다리라는 것이 〈계사전〉의 핵심 내용이라고 개인적으로 생각을 합니다.

초기의 유가, 노장, 불가는 사실 상 현대의 심리학이나 윤리학에 가깝습니다. 어떻게 마음을 다루고, 타인과의 관계를 설정할 것인가에 대한 이야기죠. 다만 중국 고대인들이 기본적으로 심신이원론으로 인체를 바라보지 않기 때문에 현대적인 의미의 '심리학'은 없었습니다.

마음을 수양해서 중용을 지켜라,

염담허무 하라,

空을 추구하라

그런 핵심 테제만 있는 양상이죠.

이러한 심신일원론 관점 때문에 왜 중국 의학 혹은 중국 철학에 심리학이 발달하지 못했는가 하는 것은 가노우 요시미츠의 〈몸으로 본 중국사상〉 책을 참고하시면 좋을 것 같습니다.

3.

노장 사상 중 일부는 그러한 心의 상태를 편안하게 하는 것이 곧 건강이라고 본 것이고, 그게 〈황제내경〉 특히 〈소문〉에 상당히 반영이 됩니다. 노장 철학에서는 心을 정신 사유의 중추로 해석하는 경향이 있습니다. 노장의 영향을 받은 〈황제내경〉은 **그래서 '문진'이 중요한 부분을 차지합니다.** 〈소문〉 후반부의 초기 논문들 7편은 노장의 영향을 크게 받은 것으로 추정되는데, 황제가 뇌공에게 가르치면서 문진하면서 '탈영실정'의 여부를 꼭 물어봐야 한다고 하죠.

이렇 듯 心을 혼신의백지(魂神意魄志)의 중추로 해석을 하는 도가적 경향은, 오행 관점이 들어오면서 각 장부가 그러한 것들을 세분화해서 맡는 쪽으로 바뀌게 됩니다. 이렇게 오장 관점으로 의식 문제를 분화해서 해석하면서 뇌가 관심 밖으로 벗어나게 되죠. 반면 노장 철학 가운데 수련을 위주로 한 관점들은 도교의 내단 사상으로 발전하면서 여전히 뇌에 대해서 고려를 많이 하게 됩니다. 상단전, 니환궁 뭐 그런 개념들이 대표적이지요.

4.

〈황제내경〉에는 아직은 그러한 상단전-중단전-하단전 같은 내단 특히 소주천-대주천의 개념이 전혀 나타나지 않습니다. 단, 다소 비슷한 개념인 **사해(四海)와 기가(氣街)**라는 게 있죠. 초기 양생 수련이 어떠한 양상인지를 보여줍니다. 아울러 신(腎)과 뇌의 관점도 아주 일부는 있습니다. 뇌를 수해(髓海)로 보고 精이 부족하면 수해가 줄어들어 뇌의 증상들이 나타난다는 것이죠.

다만 이러한 관점이 〈황제내경〉 전체의 주류는 아닙니다. 〈황제내경〉은 胃/脾/肺에 대한 개념 설정에 굉장히 많은 부분을 할애하고 있는 서적입니다. 상중하단전과 精, 元氣 등 이런 양생수련의 관점은 그 뒤로 한참 뒤에야 다시 주목을 받고(정확히는 명대 가까이 가서죠) 精을 보익하는 것을 내단이 아니라 약물에 의해서 개선한다는 관점이 생기고 나서야 온보학파 등을 통해서 한의학계에 본격적으로 들어옵니다.

10편 - 〈황제내경〉의 핵심은 〈영추〉

1.
반복해서 이야기하고 있지만, 〈황제내경〉의 핵심은 〈소문〉이 아니라 〈영추〉입니다.

문헌 고증 상 〈영추〉는 일반적으로 〈소문〉보다 선행하는 문헌이고, 좀 더 의학적인 내용 특히 침에 대해서 일관된 이야기를 하고 있는 서적입니다. 〈황제내경〉 강의를 하거나 공부를 하려면 〈영추〉부터 봐야합니다. 그래야 〈소문〉의 이야기가 무엇을 전제로 하고 있는지 알 수 있습니다.

〈황제내경〉의 대중서를 쓰는 분들이 대개 〈소문〉을 가지고 〈내경〉의 이야기를 합니다. 〈영추〉에는 대중서 저자들이 이야기 할 꺼리가 별로 없거든요, 치료서이다 보니. 10년 주기로 노화 되는 걸 다룬 영추 54 〈천년〉편이나 인용할 꺼리가 있을까요. 그러다보니 〈황제내경〉이 〈소문〉 위주로 언급되고 그 때문에 양생서로만 자꾸 비춰지죠. 하지만 〈내경〉은 단순하게 양생서만이 아닙니다.

뜸과 폄석을 썼던 사람들이 침으로 전환하는 시기에,
경락 모델이 형성되는 시기에,

환자 치료하면서 처절한 관찰 기록을 남긴 의학 서적입니다. 그 부분을 잊지 않았으면 합니다.

2.
〈영추〉는 문헌학자들의 고증을 통해서 보면, 대체로 〈구권〉 혹은 〈구침〉 아홉편 → **〈구허〉 혹은 〈침경〉60편 → 〈영추〉 81편** 이렇게 변화가 되어왔습니다. 〈소문〉과 〈영추〉로 정리될 시기에는 도가학파의 영향을 받은 것 같고요. 비슷한 시기에 도가 양생학파들 서적이 〈素〉 뭐시기, 〈靈〉 뭐시기라는 이름이 붙은 책들이 꽤 되죠. 단순히 〈침경〉이었던 책을 양생 관점을 일부 섞어서 〈영추〉로 귀결을 했던 것입니다.

초기의 영추 텍스트는 아마도

경맥에 대해 정의와 이것에 대한 주요 병증들 논의와,
침자와 보사를 어떻게 하며,
침자할 때 주의할 점이 무엇인가를 다루었던 것으로 보입니다.

〈자법〉이라는 이름의 책을 〈영추〉에서도 계속 인용하고 있고, 여러 편이 〈구침〉이라는 강의 내용을 듣고 난 뒤에 질문하는 내용으로 되어있죠. 이게 사실상 임상 한의사에게는 핵심이 되는 내용입니다.

이후에 경맥 현상을 해석하기 위해서 위기와 영기 내용에 대해서 논의가 되고(백고와의 문답) 이것이 오장이랑 연결이 되면서 오장 병증에 대한 해석이 진행되죠. 연결이 되고 있거나, 이미 된 이후의 오장 병증 논의가 〈소문〉의 주 내용이고요. 이러한 내용의 정점이 〈영추〉에서는 **〈구침십이원〉 〈경맥〉 〈자절진사〉편** 입니다.

경맥은 이렇게 흐르고,
원혈에 박동의 이상이 생겼을 때는 이렇게 보사를 하며,
상황에 따라 이러한 침구 도구를 가지고 달리 치료를 해야 하고,
치료할 때 이런 걸 조심해야 한다

사실 현재의 한의사라면 기존 교육 과정을 통해서 어느 정도(사실은 대부분) 다 알고 있는 내용입니다. 그러니 〈황제내경〉을 너무 심각하게 접근할 필요가 없는 것이죠.

11편 오행귀류, 사해, 기가

1.
우리가 흔히 보는, 목화토금수를 배속한 오행귀류표가 〈황제내경〉에만 나타나는 것이 아니라 당시 다른 비의학 문헌들에도 흔하게 나타납니다. 오행이 유행하던 그 시절에는 세상을 다섯으로 강박적으로 분류를 하려고 했으니 그렇겠지요. 근데 이것이 배속이 문헌들마다 다릅니다. 비슷

하게 흘러가는 문헌들도 있지만 결정적으로 오행의 장부배속은 금문파와 고문파가 현저하게 다르게 배속을 했습니다.

진시황이 분서갱유로 많은 문헌들을 훼손시킨 이후에 새로운 언어로 정리를 하는 사람들을 금문파, 기존의 지식을 기억을 토대로 다시 복구, 재구성하는 사람들을 고문파라고 했습니다. 이 갈등은 시간이 지나 후일 고문파의 문헌과 의견을 좀 더 존중하는 풍토로 정리가 됩니다.

고문파 문헌에서는 오행 배속에서 보통 木을 비로 보고, 土를 심으로 보았습니다. 금문파에서는 우리가 익히 알고 있는 것처럼 목화토금수를 간심비폐신으로 보았고요.

대부분의 경우 고문파의 문헌이 더 인정되는 경향인데, 이 오행귀류 부분은 금문파 이론을 더 따릅니다. 이후에 상생 상극 이론이 도입되면서 오행 분류 자체가 퇴색이 되어, 이후에는 귀류에 대해서는 많은 문헌들이 언급을 잘 안합니다. 제가 이야기 드리고 싶은 것은, 우리가 보고 있는 오행 귀류라는 게 특히 장부배속과 관련해서는 심오한 원리를 인간이 찾아낸 게 아니라는 것입니다. 여러 설들에 따라 분류를 이렇게도 해봤다가 저렇게도 해봤다가 하면서 가장 합리적으로 보이는 것을 '선택'한 것이라는 거죠. (이 내용은 정우진 저, 〈감응의 철학〉을 참고하시기 바랍니다.)

2.

〈황제내경〉 이후에 오행과 오장설이 정립이 되고 인지 활동을 心 중심 혹은 오장 중심(怒喜思悲恐)으로 해석하면서 중국 고대인들에게는 뇌(腦)가 약간 관심 밖의 장기가 됩니다. 그렇지만 〈황제내경〉 초기 편들이나 이후 도교 수련가들에게는 여전히 뇌가 관심사죠. 〈황제내경〉에도 〈영추〉의 초기 논문들에서는 뇌를 비교적 중요하게 생각을 합니다. 대표적인 편이 영추 33 〈사해〉편 같은 것입니다.

인체의 경맥 이외에 수해(髓海), 혈해(血海), 기해(氣海), 수곡지해(水穀之海)의 네 가지 장기 설정을 해두었죠. 수곡지해는 위장관이고, 기해는 흉중, 혈해는 복부의 충맥이고 결정적으로 수해는 뇌입니다. 이렇게 오장이 아니라 종적인 축을 가지는 개념을 설정하는 이론들은 〈황제내경〉 초기 편들에만 있습니다.

또 다른 대표적인 것으로 기가(氣街)가 있습니다.

영추 52 〈위기〉에 나옵니다. 頭(腦), 胸, 腹, 脛 네 부분으로 나눠서 봅니다.
영추 33 〈사해〉와 영추 52 〈위기〉의 四海와 氣街는
영추 34 〈오란〉으로 가면 오장 관점이 약간 더해져서 일부 합쳐져서 논의가 됩니다.
이 편은 두, 심, 폐, 장위, 수족의 氣亂을 치료하는 방법에 관한 이야기 입니다.

이러한 종적인 인체의 관찰은 양생 수련가들의 영향을 받은 것들이라고 생각이 되고, 이후에 임독맥으로 편입되는 경향을 보입니다. 그래서 후세 의가들은 그 설을 크게 취하지는 않습니다.

12편 - 〈황제내경〉의 문헌 층차

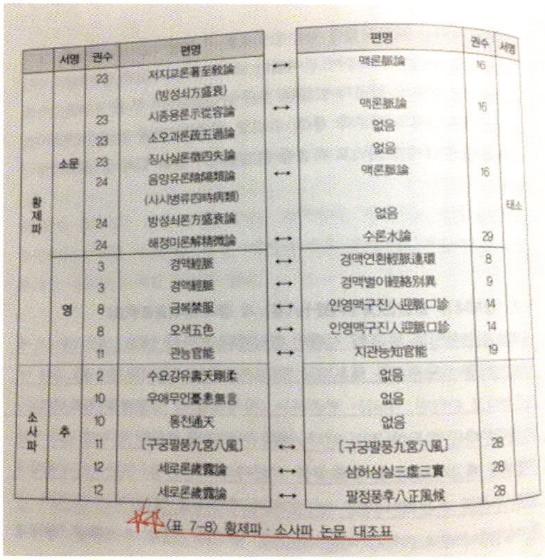

	서명	권수	편명		편명	권수	서명
황제파	소문	23	저지교론著至教論	↔	맥론脈論	16	태소
			(방성쇠方盛衰)				
			시종용론示從容論	↔	맥론脈論	16	
		23	소오과론疏五過論		없음		
		23	징사실론徵四失論		없음		
		23	음양유론陰陽類論	↔	맥론脈論	16	
		24	(사시병류四時病類)				
		24	방성쇠론方盛衰論		없음		
		24	해정미론解精微論	↔	수론水論	29	
	영	3	경맥經脈	↔	경맥연환經脈連環	8	
		3	경맥經脈	↔	경맥별이經絡別異	9	
		8	금복禁服	↔	인영맥구진人迎脈口診	14	
		8	오색五色	↔	인영맥구진人迎脈口診	14	
		11	관능官能	↔	지관능知官能	19	
소사파	추	2	수요강유壽夭剛柔		없음		
		10	우에무언憂恚無言		없음		
		10	통천通天		없음		
		11	[구궁팔풍九宮八風]	↔	[구궁팔풍九宮八風]	28	
		12	세로론歲露論	↔	삼허삼실三虛三實	28	
		12	세로론歲露論	↔	팔정풍후八正風候	28	

〈표 7-8〉 황제파 · 소사파 논문 대조표

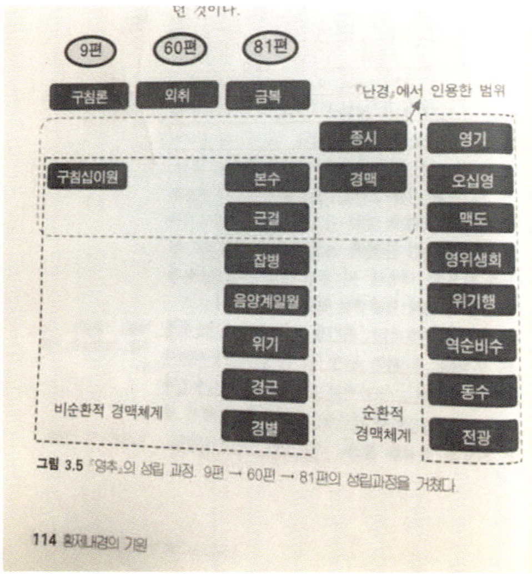

[참고] 야마다 게이지의 〈중국의학의 기원〉과 위쯔한의 〈황제내경의 기원〉

두 문헌연구가는 문헌의 층차를 약간 달리 보고 있는데, 개인적으로 대략 〈영추〉의 편들이 전반적으로는 앞선 문헌이라고 생각을 합니다. 위의 편들 제외하고도 〈황제내경〉 글들에 제가 기백에게 **'제가 구침 이야기를 들었는데'** 이런 식으로 시작하거나 언급되고 있는 것들이 꽤 됩니다. 같은 맥락의 관점에 문답을 더하고 있는 글들입니다. 그것이 초기의 경맥 및 자법에 대한 논의를 다루는 글들일 확률이 상당히 높습니다.

이러한 내용에는 음양오행의 언급이 거의 없고, 〈마왕퇴의서〉, 〈장가산의서〉, 창공-편작 이야기에서 언급되는 것들의 연장선이죠. 초기 추정 문헌들의 핵심 테마는 시동병/소생병 그리고 침구의 보사입니다.

사기가 충실하여 원혈의 동맥 박동이 큰 경우에는 사법을 쓰고
정기가 허하여 원혈이 이르지 않았을 때는 유침을 하는 보법을 쓴다

그런 내용이 전반적으로 다뤄지고 있습니다.

후대로 가면서 서질 보사-호흡 보사를 논하다가, 여환무단 하는 경맥 모델 이후에 영수보사와 일부 편에서 원방보사를 언급합니다.

야마다 게이지가 백고파 라고 분류한 황제-백고의 문답에서는, 주로 해부와 관련하여 장위나 골도, 맥도 등의 해부학적인 크기를 추정하고 이에 따라 위장을 중심으로 하는 위기와 영기의 개념이 설정되면서 경맥이 위기와 영기를 흐르는 길이라는 관념이 생기게 됩니다. 이후에 경맥은 점차 오장과의 연계가 되는데, 이를 토대로 오장병에 대해서 정리를 해나갑니다. 이 부분은 〈황제내경〉을 읽을 때, 비교적 층차가 뚜렷하게 구별이 되는 부분입니다.

13편 - 황제 7편, 문진의 중요성

지금부터는 〈황제내경〉 각 편을 쪼개서 간단하게 요약을 해볼까 합니다.

먼저 야마다 게이지가 '황제 7편'이라고 명명한 〈소문〉 75~81편의 내용입니다.

소문 75 저지교론
소문 76 시종용론
소문 77 소오과론
소문 78 징사실론
소문 79 음양유론

소문 80 방성쇠론
소문 81 해정미론

야마다 게이지는 본 편을 〈황제내경〉 상 가장 앞선 편으로 분류를 하고 있습니다. 그 이유는 〈음양〉〈탕약〉〈비류〉〈맥경상하〉〈음양전〉〈규탁〉〈종용〉〈기항〉〈오중〉등 〈황제내경〉 이전의 진단법과 관련된 문헌들이 대거 인용이 되고 있기 때문입니다. 반면 오행과 관련된 언급은 상당히 적게 논의되고 있고요.(거의 없습니다)

이 편의 공통점이 뇌공이 황제에게 묻고 황제가 대답하기 때문에 초기 진단을 다루는 '황제파'의 논문이다 그렇게 야마다 게이지는 보고 있습니다. 다만 저는 생각이 조금 달라서, 이러한 논의들이 시기 상 〈영추〉의 경맥 관련 이야기들이 어느 정도 정리가 되고 난 다음이라고 생각을 합니다. 〈소문〉과 〈영추〉가 관점이 서로 조금 다르고, 때문에 서로 발달한 학파의 계열이 다르다고 봅니다.

〈영추〉는 대부분 침자법에 대한 정리인 반면
〈소문〉 가운데서도 특히 위의 일곱 편은 진단에 관한 요결에 해당하기 때문입니다.

그게 크게 중요한 건 아니므로 넘어가자면, 이 편들에서는 뇌공이 묻고 황제가 답하는 식인데, 황제가 뇌공을 엄청 갈굽니다.

질문이 왜 이리 유치하냐고 갈구고
물어보라고 하고 이 따위 걸 묻냐고 갈구고
실컷 이야기하고는 내가 널 잘못 가르쳤구나 하고 갈구고

황제 인성 논란.... 아뿔싸.
암튼 거의 대부분 진단의 기본에 대해서 이야기를 합니다.

〈저지교론〉편은 이전 문헌인 〈음양전〉을 읽어봤냐고 이야기하면서 내용을 시작합니다. 진단에 있어 음양의 구별을 통해 그게 어떻게 사시오행에 부합하는지 알아야 한다는 것이 요점입니다.

〈시종용론〉편은 신맥, 비맥, 폐맥의 구별에 대한 걸 통해 어떤 식으로 구별/진단해야 하는지 간단히 이야기합니다. 황제는 여기서부터 갈굽니다. **뇌공은 〈맥경 상하〉만 본 것 같고, 황제는 〈비류〉의 관점으로 이야기를 하고 있습니다.** 아마 〈비류〉가 진단 특히 맥진과 관련된 최신 이야기들을 다루고 있었나 봅니다. 〈맥경 상하〉는 〈황제내경〉에 〈상경〉 〈하경〉으로 반복적으로 언급되는 편인데, 아마 구 논문에 해당을 하고, 〈비류〉는 최신 논문 격에 해당을 하는 것으로 보입니다.

〈소오과론〉편은 진단 시 흔히 하는 다섯 가지 실수를 이야기 합니다.

1) 지위고하를 먼저 물어보아야 한다
2) 환자의 음식과 거처를 꼭 물어보아야 한다
3) 〈비류〉〈기항〉〈종용〉의 뜻을 알아야 제대로 진맥을 할 수 있다
4) 신분의 귀천, 승진의 실패, 승진에 대한 욕망 등을 반드시 물어보아야 한다
5) 질병 초기 양상과 현재 양상에 대해 물어보아야 하고, 남녀에 대해 달리 봐야 한다

거의 다 문진에 관한 이야기죠. 그 유명한 탈영 실정 이야기도 이 편에서 나오는 내용입니다. 증상의 히스토리와 현재 상황에 대한 전반적인 문진이 중요한 것을 강조하고 있습니다. 아울러 그냥 맥진만 해서 알 수 있는 게 아니라(주로 〈맥경상하〉가 그 내용이었나 봅니다) 〈규탁〉〈음양〉〈기항〉〈오중〉〈명당〉등 여러 진단법의 관점을 정리해서 진단해야 한다는 것입니다.

〈징사실론〉편은 마찬가지로 진단할 때 범하는 네 가지 실수를 이야기 합니다.

1) 음양역종의 이치를 제대로 모르고 진단하는 것
2) 스승에게 제대로 안 배우고 잡스럽게 치료하며, 그릇된 말을 중하게 여기는 것, 제멋대로 폄석 써서 과실을 남기는 것
3) 빈부귀천, 생활 환경의 호오, 신체의 한열 상태, 음식의 기호, 환자의 성격 등을 묻지 않고, 〈비류〉를 참고하지 않아 진단의 디테일에 어두운 것
4) 병의 시작 상황, 근심걱정이나 음식, 과로 여부 등을 묻지 않고 병명에 멋대로 붙이면서 호언장담 하면서 치료하는 것

마찬가지로 문진을 중요하게 여기고, 여러 가지 상황을 종합적으로 판단할 것을 강조하고 있습니다.

〈음양유론〉편은 삼음삼양에 대한 정의와 그에 대한 맥진을 다룹니다. 이 편에서도 중간에 뇌공이 물으니까 황제가 책에 있다고 답합니다. 인성 참!

〈방성쇠론〉편은 궐(厥)에 대해 간단하게 정의하고 마찬가지로 진단의 요체에 대해 언급합니다. 음과 양, 좌우상하, 나쁜 것과 좋은 것, 병과 병이 아닌 것, 지위 고하, 앉고 일어서고, 걷고 멈추는 것 이런 것들에 밝아야 제대로 한다는 것이죠. 그리고 의사도 자고 일어나는 것에 항상 신경쓰고, 행동을 조심하며, 정신을 맑게 하고 나서 환자를 대할 때 상하, 정사, 척부의 활삽, 한온, 대소변, 병의 형상을 종합해서 판단을 해야 한다는 것입니다. 진료하는 입장에서 금과옥조 같은 말이지요. 어쨌건 앞의 편들과 마찬가지로 전반적인 것들을 묻고 관찰해서 진단을 해야 한다는 걸 다시 강조하는 내용입니다.

〈해정미론〉편은 병리적인 상황들에 대한 간단한 정리입니다.

여기서 또 뇌공이 물으니까 경전에 있다고 왜 묻냐고 합니다. 아이고! 여튼 눈물 콧물이 생기는 이유에 대해서 간략한 정리를 하고 있습니다. 비슷한 내용이 다른 편에도 일부 언급됩니다.

이 7편을 제외하고 〈황제내경〉 다른 편에는 이렇게 직업귀천, 탈영실정까지 다루는 문진에 관해서는 이야기가 많지 않습니다. 어쨌건 초기의 7편은 문진이 위주가 되는 것들입니다.

14편 – 경맥

〈황제내경〉 특히 〈영추〉는 결국 경맥과 침자법에 대한 이야기입니다. 경맥에 대한 논의는 역사가 오래됐죠. 〈마왕퇴의서〉에 이미 시동병과 소생병이 어느 정도 정리가 되어있습니다. 주된 내용은 사지 말단의 동맥 박동처에 대한 이야기입니다. 이 동맥 박동처는 뒤로 가면서 原穴로 배속이 되고요. (아시다시피, 황룡상의 〈중국침구학술사대강〉의 대부분 내용이 이 고증입니다.)

그렇게 배속 되어가는 중간 과정은 **영추1 〈구침십이원〉**에 나옵니다.

〈마왕퇴의서〉에서 논의되는 경맥은 열 한 가지죠. 열두 경맥 가운데 심경(心經)이 없습니다.

처음에는 심포경 라인을 심맥이라고 했다가 후일 심포에 대한 정의가 내려지고 난 다음 심경과 심포경이 나뉘어져서 정리가 됩니다. (영추 1 〈구침십이원〉은 11개 경맥만 주로 논의가 되고 있습니다. 초기 논문일 확률이 높은 것이지요.)

〈마왕퇴의서〉는 〈족비십일맥구경〉이라는 책(이하 〈족비〉)과 〈음양십일맥구경〉(이하 〈음양〉)이라는 짧은 글 두 가지가 핵심입니다. 둘 다 비슷한 내용을 다루기도 하고, 조금씩 차이가 있기도 하죠.

마왕퇴 〈족비〉의 내용은 영추 〈본수〉, 영추 〈근결〉, 영추 〈경근〉, 영추 〈금복〉 등에 반영이 되어있습니다. 마왕퇴 〈음양〉의 내용은 영추 〈경맥〉에 상당히 그대로 반영이 됩니다. 단, 문헌가들은 〈경맥〉을 기본 문헌에 후일 정리해서 업그레이드 한 버전으로 보는 경우가 많습니다. 영추 〈금복〉(cf. 영추 〈외췌〉편이 〈금복〉 바로 이전의 글로 추정됩니다.)에서 논의되고 있는 것들이 〈경맥〉에 뒤에 첨부가 되기도 하고, 영추 〈본수〉 〈근결〉 〈경근〉 〈금복〉의 논의들이 영추 〈경별〉 〈경수〉 등의 논의들과 합쳐지면서 영추 〈경맥〉으로 나아가는 방향이 나타납니다. 이 과정에 황제-백고가 계속 논의하는 위기-영기에 대한 논의가 구체화가 되면서 여환무단하는 경맥의 모델이 만들어지고 그게 최종적으로 영추 〈경맥〉에서 정리가 되는 것입니다.

그러므로 대체로

영추 2 〈본수〉
영추 5 〈근결〉
영추 13 〈경근〉
영추 45 〈외췌〉
영추 48 〈금복〉
영추 11 〈경별〉
영추 12 〈경수〉
영추 13 〈경근〉

이렇게 순서대로 종합적으로 정리해서 보는 것이 좋습니다. 일정한 흐름으로 발전된 경향을 보이기 때문에 그렇습니다. 이에 대한 의사학적 논의는 아래 두 가지 논문을 참고하시기 바랍니다.

1) 영추 경맥과 영추 본수의 경맥체계 연구, 김기욱, 박현국, 이병욱

2) 영추 경맥의 구성에 관한 연구, 김기욱, 박현국

15편 – 맥해

경맥에 관한 논의가 영추 10 〈경맥〉편으로 정리된 이후에 이 경맥의 '시동병' '소생병'과 관련하여 여러 가지 해설이 나오게 되는데, 대표적인 것이 **소문 49 〈맥해〉**입니다.

소문 〈맥해〉를 분석하면 〈경맥〉편을 온전히 인용하고 있는 것은 아니거니와 소문 62 〈조경론〉과 소문 34 〈역조론〉의 문장들 일부를 섞어서 인용하고 있는 것을 볼 수 있습니다. 중간에 〈경맥〉편이 수정이 되었을 가능성이 높음을 보여주는 대목입니다. 게다가 〈맥해〉편 자체가 굉장히 후대의 논문이라는 이야기이기도 하고요.

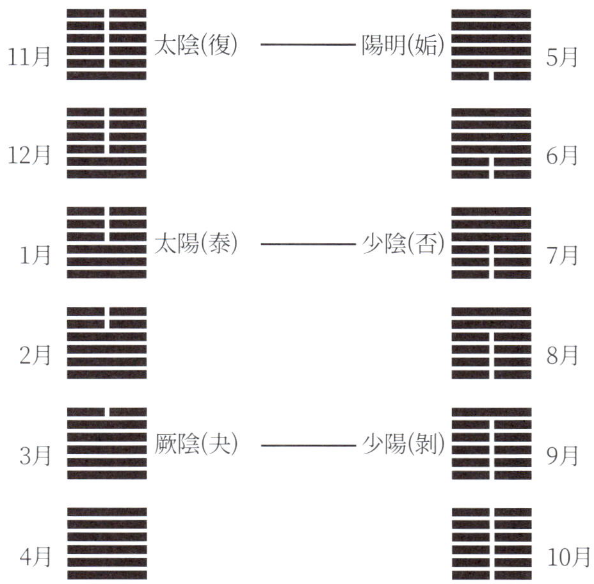

그림4. **十二辟卦**

소문 〈맥해〉편은 영추 〈경맥〉편 내용을 12월 및 12 괘상과 연결 지어서 해석하려고 하는 경향을 보입니다. 이후에 괘상과 육기(六氣)를 연결하면서 경맥에 대한 해설이 궐음풍목, 소음군화 이런 식의 논의로 발전을 해갑니다. 그 중간 과정에 이론상의 정리라고 생각하고 읽어보시면 됩니다.

관심이 있으신 분은 아래의 논문을 참고해서 읽어보시기 바랍니다.

1) 소문(素問) 맥해편(脈解篇)에 대한 연구(1) (2), 이우진, 박경, 금경수, 정헌영
2) 〈소문 맥해〉의 삼음삼양 월 배속과 경락 표리의 상관성 연구, 방정균

16편 – 風, 병인 개념의 발전

초기 문헌들의 병인(病因)에 대해서 간단하게 정리를 해봅니다.

병인에 대한 관점은 크게 양생수련 계열 학파와 침법파로 나눌 수 있습니다. 도가 양생수련 하는 쪽은 주로 오장의 정허(精虛)를 다룹니다. 생활 습관의 불량 및 심리적이 스트레스로 말미암아 허증이 심해지므로 생활 관리 잘하고 마음을 잘 다스려 정을 온전히 보전해야 한다는 것이죠. 반면 침법을 행해온 의료가들에게는 외부의 감염 양상이 더 주가 됩니다. 그래서 외부의 사기(邪氣) 문제가 처음에는 더 중요한 문제로 인식이 되었던 것입니다. 이 두 가지가 나중에 가서 합쳐지면서 허실 개념이 생기게 됩니다. (이에 대한 논의는 야마다 게이지의 〈중국 의학의 기원〉을 참고하시기 바랍니다.)

아무튼 침법가들이 인식해온 초기 병인의 발전을 잘 보여주는 편들은 아래와 같습니다.

영추 77 구궁팔풍
영추 79 세로론
영추 58 적풍
영추 66 백병시생

〈구궁팔풍〉과 〈세로론〉은 앞서 이미 언급을 했습니다. 바람의 방향을 논하는 점술의 일종이고, 그것으로부터 허풍(虛風)을 인식했다고요.

위의 네 편을 제외한 〈황제내경〉 다수의 편에서 허풍과 정풍(正風) 이야기가 나옵니다. 허풍은 병이 들게 하는 바람이고, 정풍은 잠시 들어오지만 영향이 크지 않아서 환자가 인식을 못하는 경우

도 있다 그런 식으로요. 이게 중간에 허사(虛邪)와 정사(正邪)라는 용어로 바뀌다가 虛邪 혹은 허사적풍(虛邪賊風)으로 귀결이 됩니다. 그 과정까지가 〈구궁팔풍〉~〈적풍〉편 까지의 이야기입니다.

영추 〈백병시생〉편은 앞선 편들을 토대로 어느 정도 외부사기에 대한 정리가 되어 통합되어 가는 과정을 보여줍니다. 주요 병인을 풍우한서(風雨寒暑), 청습희노(淸濕喜怒)라고 언급을 하고 있습니다. 풍우는 인체 상부를 침입하고, 한습은 인체 하부를 침입하며, 희노는 내장을 손상시키는 것으로 분류를 합니다. 그리고 풍우한서청습의 외부 사기가 인체 내부에서 어떻게 전변되어 가는지를 다룹니다. 이것은 관점 상 상당한 진일보 한 것입니다. 그리고 그러한 사기가 **피부 → 낙맥 → 경맥 → 복충맥 → 장위 → 막원**으로 흘러간다고 이야기를 하고 있습니다.

이렇게 영추 〈백병시생〉편처럼 시간에 따른 사기의 전변 과정을 다루는 편들이 꽤 많은데, 그것도 나름 발전 과정이 있습니다.

영추 75 자절진사론

소문 56 피부론

소문 63 무자론

소문 5 음양응상대론

등 입니다. 순서대로 보시면 이해하기가 쉬운데, 이 가운데서 영추 〈백병시생〉이 가장 앞선 논의라고 개인적으로 생각을 합니다.

이렇게 풍에서 시작하여 외부의 사기와 내부의 정기 손상을 병인으로 보는 관점은 이어서 오행과 덧붙으면서 오장의 전변 과정을 다루는 쪽으로 병인 모델이 넘어갑니다. 병의 전변은 대부분 상극 모델이 먼저 차용이 됩니다. 그게 〈금궤요략〉 첫 편에도 반영이 되지요.

대표적인 편들이

소문 37 기궐론

영추 25 병본

영추 42 병전

소문 65 표본병전론

등 입니다. 이에 대해서는 뒤에 추가적으로 이야기를 할까 합니다.

17편 - 백고파의 해부학, 위기와 영기.

앞선 글들에서 이야기를 했지만, 경맥은 동맥 박동처의 뜸 치료의 반응 관찰을 통해 형성이 되었습니다. 자극에 따른 반응 양상이 먼저 정리가 된 것이죠. 이 때는 경맥 모델이 여환무단하는 순환성 모델이 아닙니다. 향심성 경락이라고 해서, 손, 발목 → 심장을 향해 가거나 사지 말단 → 체간을 향해 가는 식이죠. 원혈이 대개 손발목에 있고, 오수혈 정형수경합의 흐름이 손 끝에서 시작해서 체간 방향으로 가는 게 그 이유죠.

이러한 경맥 모델과 별개로, 고대인들은 위장관의 생병리를 어느 정도 정리를 합니다. 그게 〈황제내경〉에서 주로 황제-백고의 논의에 많이 언급이 되기 때문에 야마다 게이지는 이를 '백고파'라고 했습니다. 아래 참고 논문에는 동국대 박현국 교수님은 아예 백고파를 주제로 글을 쓰셨죠.

여튼 이 시기 즈음의 학술적인 특징은

1. **해부를 통해 위장관 생리를 정리한다**
2. **곡기가 영기와 위기로 분화가 되어 체내를 흐른다는 사실을 정리한다**
3. **곡기가 위를 통해 흡수되었을 때 폐나 혈맥, 방광으로 가는 루트들이 필요했는데, 그걸 삼초라는 용어로 정리한다**

이렇게 위장관과 위기/영기 개념이 정리가 되면서 마침내 경맥은 여환무단하면서 전신을 유양하는 모델로 점차 바뀌어가게 되는 것입니다. 대부분의 편들이 위기와 영기의 기본적인 개념과 유주 등을 다루고 있죠.

이러한 사유 과정으로 나타나는 이론상의 발전은 다음과 같은 것들이 있습니다.

1. **12 경맥이 끝없이 순환한다는 사실을 정의했다**
2. **四海와 氣街 등 양생 수련가의 개념을 흡수하면서 기경팔맥 개념이 들어온다**
3. **'흐르는 액체'의 개념이 정리가 되면서 진액에 대한 논의가 풍부해진다**

4. 형체와 기혈의 유여부족 양상, 용겁에 따른 체질 모델이 설정이 된다

5. 오장 개념이 들어오면서 백고파의 胃는 脾 중심의 해설로 넘어가게 된다

이런 과정을 보여주는 편들은 다음과 같습니다.

영추 69 우에무언

영추 31 장위

영추 32 평인절곡

영추 14 골도

〈우에무언〉은 성대의 해부학이고,

〈장위〉는 위장관 해부학이며,

〈평인절곡〉은 왜 음식을 먹지 않으면 일주일 만에 죽는지에 대한 논의입니다.

〈골도〉는 말 그대로 골도고요. 이는 맥도(경맥의 길이)를 위해 측정한 것이라고 언급이 됩니다.

이 과정을 통해 곡기는 위장에서 흡수되어 상초로 위기가, 중초로 영기가 나뉘어져 폐에서 산포한다는 개념이 생깁니다. 이때, 다른 많은 임상 한의사 원장님들도 그렇게 보시고, 실제로 야마다 게이지도 그렇게 생각하지만 그 순행 노선을 보면 대체로 위기는 림프, 영기는 혈관에 준해서 생각을 할 수 있습니다.

영추 15 오십영

영추 16 영기

영추 17 맥도

영추 18 영위생회

영추 76 위기행

이 다섯 가지 편들은 시간적인 층차가 있지만 어쨌건 위기와 영기의 흐름을 구체화하는 양상을 보여줍니다. 시간 개념이 들어와서 언제 흐르고 어디를 어떻게 흐르고 하는 정리가 되죠. 경맥이 실체적인 박동에서 다소 추상적인 氣의 흐름으로 넘어가는 과정이 됩니다.

사해와 기가를 중심으로 진액을 이야기하는 편들은 다음과 같습니다.

영추 33 해론

영추 34 오난

영추 52 위기

영추 30 결기

영추 36 오륭진액별

영추 40 음양청탁

이 편들에 이르면 점차 위기와 영기가 점차 氣血 용어로 전환이 되고 있는 걸 볼 수 있죠. 본격적으로 濕 에 관한 병리가 구체화되기도 하고요. 흐르지 않아서 정체되어 수창(水脹)이 생긴다 뭐 그런 식으로요.

같은 맥락에서 정리된 개념의 편들이

영추 62 동수

영추 55 역순

등 입니다. 영추 〈동수〉편이 이런 흐름의 최종 정리에 가깝다고 생각이 됩니다.

이어서는 체질 이야기인데, 체질과 관련된 논문들은 영추에 상당히 많이 나옵니다. 그 부분은 다음 편에서 이야기하기로 하고. 위의 내용과 관련된 참고할만한 논문들은 아래와 같습니다.

1) 백고의 의학체계에 관한 연구, 박현국, 김기욱

2) 영추靈樞 영위생회營衛生會를 중심으로 영위營衛삼초三焦에 관한 소고, 김기욱, 김정호, 박현국

18편 - 사해(四海)와 기경팔맥

앞선 글들에서 사해 언급을 했는데, 이 이론의 특징은 뇌(腦)를 고려를 한다는 것입니다.

오장 이후의 한의학에서는 心 중심으로 이야기하기 때문에 뇌가 크게 주목을 받지 못한다고 말씀드렸습니다. 때문에 도가 수련을 하던 양생가들의 영향을 받은 개념일 확률이 높다고 생각이 되는 것이죠. 이러한 경향은 아시다시피, 후대에 〈동의보감〉에도 반영이 됩니다. 〈동의보감〉은 한참 후대의 양생서인 〈용호비결〉의 영향을 받았죠. 그래서 神 – 氣 – 精 (정기신)의 모델이 만들어지는 거고요. 어쨌건 유사한 맥락에서 〈영추〉에서 사해라는 개념이 논의가 되었다, 그 정도만 이해하면 될 것 같습니다.

사해에 대한 논의는 〈영추〉 안에는 비교적 다양하게 언급이 되지만 후대에는 잘 언급이 안 되는데, 그 기능이 상당 수 임독맥과 충맥에 흡수가 되기 때문입니다. 한의학에서 기경팔맥으로 가는 중간 과정이라고 보면 될 것 같습니다.

다만, 저는 기경팔맥의 실체에 대해서는 다소 회의적인데 이유는 아래에 설명을 하겠습니다. 〈황제내경〉에 기경팔맥이 언급되는 문헌들은 아래와 같습니다.

임맥, 독맥 – 영추 16 〈영기〉 소문 60 〈골공론〉
충맥 – 영추 65 〈오음오미〉 영추 38 〈역순비수〉 영추 62 〈동수〉
대맥 – 영추 11 〈경별〉 소문 44 〈위론〉
교맥 – 영추 17 〈맥도〉 영추 21 〈한열병〉

이렇게 언급이 되고 있고, 특히 임맥과 독맥은 비교적 상세하게 논의가 됩니다. 반면 유맥은 언급이 전혀 없습니다. 〈황제내경〉의 시기에는 기경팔맥이라는 형태가 아직 자리가 완전히 잡기 전입니다. 이후에 〈난경〉에서 기경팔맥의 여덟 개가 열두 경맥의 경기가 넘치는 걸 받아주는 곳이라는 식으로 언급이 되면서 기경팔맥이 정의가 됩니다.

이 〈난경〉은 대체로 완벽한 체계를 정리하려는 강박이 있는 책처럼 보입니다. 그래서 인체를 정확한 숫자 안에서 모두 해결을 하려고 합니다. 8로 맞춰야 이론상으로 완벽을 기할 수 있었기 때문에 어찌 보면 견강부회로 8맥으로 끌어다 쓴 것입니다.(물론 견강부회라는 표현은 지나친 수사일 수는 있습니다.)

〈본초강목〉을 쓴 이시진의 말처럼 기경팔맥을 누군가 내관(內觀)하여 '발견'을 했다면, 혹은 열두 경맥처럼 자극에 대한 반응 같은 뭔가 현상들이 명확했더라면 훨씬 더 논의가 풍부했을 것입니다. 하지만 〈난경〉 이후 기경팔맥에 대한 논의는 대개 지지부진 합니다.

명, 청대에 가서야 기경팔맥이 다시 주목을 받고, 그나마 팔맥의 기능은 팔맥혈을 설정하고 나서야 해당 혈위들의 주치증을 끌어다 쓰는 형태로 다시 정리를 하게 됩니다. 제 이야기는 기경팔맥이 상당히 불분명한 현상이라는 것입니다. 특히 유맥은 더욱 그렇고요.

그렇다면 이게 의미가 없느냐?

꼭 그렇지는 않죠. 무엇인가를 관찰해서 설정을 한 것이기는 할 테니까요. 기경팔맥이 어떤 관찰을 통해 설정이 된 것인지는 황룡상의 〈침구학술사대강〉에 어느 정도 고증이 되어 있습니다.

임맥은 임신선에 대한 관찰
독맥은 척추에 대한 관찰
교맥은 수면과 각성에 대한 관찰
충맥은 복부 박동에 대한 관찰

대략 이러한 것들을 통해 설정이 된 '그닥 심각하지 않은 개념이다' 저는 이렇게 정리를 하고 싶습니다. 기경팔맥이 어떠한 역사적 과정을 거쳐서 정리가 되었는지는 아래의 논문들을 참고하시기 바랍니다.

1) 기경 팔맥 중 독맥 임맥 충맥 대맥에 극혈이 없는 이유에 대한 연구, 이봉효 외
2) 기경팔맥(奇經八脈)과 팔맥교회혈(八脈交會穴)에 대한 문헌적 고찰, 홍영식 외
3) 기경팔맥奇經八脈의 특징과 임상적 의의 연구, 손인철

4) 기경팔맥의 임상 활용에 대한 소논문, 권효정 외

5) 기경팔법에 관한 고찰(1), (2), 소재진

6) 침방육집 방통집 (針方六集 旁通集) 을 통한 침약동원에 관한 연구, 이준범 외

19편 – 체질

〈소문〉은 망진, 척진, 맥진 등의 진단을 활용한 논의가 많은 반면, 〈영추〉에는 체질 논의를 다룬 편이 상당히 많습니다.

이 때 초기의 체질 논의는 **형기(形氣)와 용겁(勇怯)**으로 요약해서 이야기를 할 수 있습니다. 즉 체형과 혈기에 따른 체질 양상과, 용감함과 겁의 문제를 다루는 거죠. 그렇게 논의를 하면서 점차 **비수(肥瘦)**의 문제가 고려되고, 이후 25인으로 정리가 됩니다.

영추 6 수요강유

본 편은 강유에 따른 수명에 대한 논의를 하고 있습니다. 체질 논의의 시초 격에 해당하고요.

영추 50 논용

영추 53 논통

영추 67 행침

〈영추〉의 많은 편들에서 용감한 사람과 겁 많은 사람에 대해 이야기를 합니다. 황제가 자꾸 묻습니다. 용겁에 따라 어떻게 상태가 달라지느냐! 그걸 직접적으로 다루고 있는 편이 이 세 가지 편입니다. 침 맞을 때 잘 참는 건 용감함과 겁 많은 것 등의 차이가 있느냐 그런 내용입니다. 그냥 참고로 읽어보면 되고요.

영추 59 위기실상

영추 38 역순비수

이 두 편은 마르고 살찐 체형에 따른 논의를 합니다.

〈위기실상〉편에서는 지형, 고형, 육형으로 외관상의 차이를 나누고 있습니다. 그에 따라 치료 양상을 달리 해야 한다는 것이죠. 〈역순비수〉는 그걸 비수로 풀어서 이야기를 하고 있고요. 위의 논문들까지는 비교적 초기 논의에 해당합니다.

영추 72 통천

〈통천〉편은 사상인과 음양화평지인에 대한 논의를 다룹니다. 음기와 양기의 양상, 심리적인 양상에 따라 크게 4가지로 분류를 합니다. 이제마의 사상체질과 비슷한 느낌이 있죠.

영추 8 본신
영추 47 본장
영추 29 사전

세 가지 편은 오장의 개념이 본격적으로 들어오고 오장에 심리적인 배속이 되기 시작하는 단계에서의 체질을 이야기하고 있습니다. 위의 〈통천〉 편이 음기와 양기 정도만을 언급하는 반면, 이 편들 정도로 진행이 되면 혈기(血氣), 정신(精神), 지의(志意) 등으로 세분화가 되어 논의가 됩니다. 장부가 크고 작은 걸 외관 상 어떻게 판단을 할 수 있느냐? 라는 거죠. 그것에 대한 장황한 논의가 〈본장〉 편의 핵심 주제입니다. 〈본신〉은 장부 크기와는 상관없지만 논의가 〈본장〉으로 이어집니다. 〈사전〉은 〈본장〉에서 다 언급되지 않는 육부의 망진에 대해 부가적으로 정리를 하고요.

영추 64 음양이십오인
영추 65 오음오미

앞의 세 편과 앞선 〈통천〉의 논의를 오행 안으로 끌어들여 정리하는 단계의 논문들입니다.

그래서 기존의 5인 체질(사상인+음양화평지인)이 아니라 목형, 화형, 토형, 금형, 수형의 다섯 가지 체질로 구별을 하고 안색의 청적황백흑에 따라 25인의 체질로 나누고 있습니다. 체형(形氣)과 성격(神志), 주로 나타나는 병증 등이 상당히 체계화되죠. 그리고 앞서 이야기 되어온 혈기의 다소에 따른 외후의 차이도 정리가 어느 정도 됩니다. 오행귀류의 영향이 상당히 반영된 후기 논문들입니다.

20편 – 침자법

〈영추〉로 정리되기 전에, 침자법과 관련된 내용은 〈구침〉과 〈침경〉 등으로 정리가 되면서 살을 덧붙이는 쪽으로 진행이 됩니다. 〈황제내경〉 상에도 선생께 **구침 강의를 들었다, 침경에서 봤다** 이런 식의 이야기가 자주 나오죠. 〈영추〉는 대체로 그러한 내용을 조본으로 해서 문답을 하면서 침자법에 대해 내용을 풍부하게 보강을 하고 있는 구조입니다.

영추 1 구침십이원

영추 3 소침해

영추 60 옥판

영추 78 구침론

〈구침십이원〉편은 아마도 〈영추〉 내용 상에서 가장 초반부에 해당하는 내용을 다루고 있는 편으로 보입니다.

일단 12경맥이 아니라 11경맥 위주로 기술이 되고 있습니다. 처음에는 현재의 심포경 유주 라인을 심경으로 해석을 했었죠. 그러다가 이후 심포(心包)라는 개념이 정리가 되면서 심경과 심포경이 나뉘어지고, 고전 심경 자리를 심포경이 차지하게 되고요. 심경은 처음에는 혈위가 전혀 없다가 신문혈이 일부 논의가 되고 이후에 혈위가 조금씩 늘어납니다. 어쨌건 〈구침십이원〉 편은 오장의 원혈 위주 오장병을 다루고, 각 병증에 구침으로 나누어 써야 한다는 내용을 다루는 논문입니다.

영추 3 〈소침해〉 편은 〈구침십이원〉 조문에 대한 해설인데, 아마 후대에 보입된 것으로 추측이 되고요. 영추 60 〈옥판〉 편은 소침에 대한 가벼운 논의입니다. 영추 78 〈구침론〉 편은 후대에 다시 쓰여진 것으로 보이는데, 어쨌건 구침에 대한 해설입니다.
위의 네 편은 구침에 대한 정의 격에 해당하는 편들이고요.

영추 6 관침

영추 75 자절진사

영추 61 오금

소문 54 침해

이 네 편은 구침을 활용한 침법들에 대한 이야기입니다.

영추 〈관침〉 편은 구침 사용법을 직접 언급을 하고, 〈자절진사〉 〈오금〉 은 침자법과 관련하여 다섯 가지로 분류해서 이런 저런 것들을 해석하고 있습니다.

소문 50 자요론
소문 51 자제론
소문 52 자금론
소문 53 자지론

침을 놓는 요령을 다루는 짧은 편들입니다. 침놓을 때 어떻게 해야 하고, 어떤 걸 금해야하고, 어떻게 허실을 가려야 하는지를 다룹니다. 참고로 읽어보시면 되고요.

영추 9 종시
영추 73 관능

두 가지 편이 침자법과 관련된 최종 정리에 해당을 합니다. 앞의 편들을 정리한 핵심이라고 볼 수 있습니다. 요점이라고 해봐야 허한 것은 보하고, 실한 것은 사해야 한다, 라는 것이고, 실하게 한다는 건 맥이 힘 있게 뛰게 한다는 거고 허하게 한다는 건 맥이 약하게 뛰게 한다는 거고 대략 그렇습니다.

〈영추〉는 침자법들은 대개

경맥에 대한 정의
경맥의 허실 정의
경맥의 보사

이런 것들을 크게 벗어나지 않습니다. 〈마왕퇴의서〉와 〈경맥〉 편의 연장선이라고 볼 수 있죠. 학교에서 배워 다 알고서 보는 입장에서는 크게 심각한 내용은 없습니다. 다만 〈소문〉의 편들은 오장 개념이 더 정립이 되고 난 이후에, 특히 삼부구후맥법의 정리 이후에 살이 더 붙어서 약간은 결이 다릅니다. 그 부분은 뒤의 편에 이야기를 하겠습니다.

21편 - 인영촌구맥과 삼부구후맥. 무자법과 거자법

(표 2) 脈動處 정리

주가별 정리			搏動處
上部	天	馬蒔 : 瞳子髎 張介賓 : 頷厭 吳崑 : 太陽	太陽, 頷厭
	人	馬蒔 : 絲竹空 和髎 張介賓 : 和髎 吳崑 : 耳門	和髎
	地	馬蒔 : 巨髎 張琦 : 地倉 大迎	巨髎
中部	天	王冰 : 經渠 馬蒔 : 經渠 張琦 : 太淵	太淵
	人	馬蒔 張介賓 吳崑 : 神門	神門
	地	王冰 馬蒔 : 合谷	陽谿
下部	天	王冰 馬蒔 : 男-五里 女- 太衝	원래는 五里이나 隱微之處 이므로 여자는 太衝
	人	馬蒔, 王冰 : 箕門	箕門
	地	馬蒔, 王冰 : 太谿	太谿

그림5

소문 20 삼부구후론

소문 24 혈기형지

소문 25 보명전형론

소문 26 팔정신명론

소문 27 이합진사론

소문 54 침해론

소문 62 조경론

침자법만 보면, 〈영추〉가 〈소문〉에 비해서 훨씬 앞의 기록으로 추정이 됩니다. 〈영추〉는 이전 문헌인 〈구침九鍼〉을 베이스로 하고 있고요. 이러한 〈영추〉 전반의 〈구침〉 이론에서 〈소문〉의 침자법으로 넘어갈 때 하나가 확실하게 바뀝니다. 바로 진단법입니다.

〈영추〉의 구침론에서는 십이경맥진법과 인영촌구맥진법이 주를 이룹니다. 해당 경락의 원혈의 박동으로 진단을 하거나 인영과 촌구의 비교로 진단을 하거나. 〈소문〉으로 넘어오는 시기에는 삼부구후맥진법이 더 힘을 가지게 됩니다. 아홉 곳의 동맥 박동(위의 도표)을 비교해서 전체적인 컨디션 상태를 체크하는 것이죠.

이러한 변화를 야마다 게이지나 동국대 박현국 교수님은 내인 중심의 병리관에서 외인 중심의 병리관으로의 변화로 보고 있습니다. 아래 첨부된 논문을 참고하시면 되고요.

〈영추〉와 〈소문〉의 침자법은 서로 진단이 다릅니다. 〈소문〉의 진단법은 외인을 중요하게 생각하면서 삼부구후맥진법을 본격적으로 하기 시작하고, 외부 사기의 전변 과정을 중요하게 생각해서 단계를 나누게 됩니다.

이러한 진단 과정 상 나타나게 된 치료 술기 가운데 하나가 '거자법'과 '무자법'입니다. 외부 의 사기가 어느 정도 상태에 들어왔나를 진단하고, 낙맥의 문제라면 환부의 울혈이나 대측의 정혈 사혈(무자법)을 하고, 경맥의 문제 즉 삼부구후맥진법을 통해 동맥 박동의 변화 양상이 뚜렷하게 관찰되면 대측의 치료를 통해 개선하는 방법(거자법)을 쓰는 것입니다. 삼부구후론을 기반으로 한 침자법을 거치면서 외부 사기와 내부 정기에 대해서 정리가 되고 그게 오장육부에 관한 이론들과 연합이 되면서 지금 알고 있는 경맥 모델로 정리가 되는 것입니다.

아래 논문들을 참고하세요.

1) 『황제내경(黃帝內經)』 삼부구후론(三部九候論)에 대한 연구, 김기욱 외
2) 삼부구후진단(三部九候診斷)에 대한 고찰(考察) -『내경』과 『난경』을 중심으로-, 엄동명 외
3) 인영촌구맥법의 초기 변천 과정, 김기왕 외
4) 〈황제내경〉에 나타난 무자에 대한 연구, 강정수
5) 무자법과 거자법의 실제 운용에 관한 고찰, 반선우
6) 고대 경맥진단법 중 삼부구후진에 관한 연구, 허금범 외
7) 기경팔맥(奇經八脈)의 맥진법인 기구구도맥(氣口九道脈)에 관한 연구

22편 - 四時刺法

편명 \ 계절	春	夏	長夏	秋	冬
靈樞 順氣一日分爲四時	滎	兪	經	合	井
難經 七十四難	井	滎	兪	經	合
素問 水熱穴論				經兪(合)	井滎
靈樞 本輸篇	諸滎	諸腧		諸合	諸井諸腧
靈樞 四時氣篇				經腧, 合	井滎

【 표 13. 계절별 오수혈 선혈 비교 】

편명 \ 계절	春	夏	長夏	秋	冬
素問 金匱眞言論	頸項	胸脇	脊	肩背	腰股
素問 診要經終論	散兪	絡兪		皮膚	兪竅
素問 通評虛實論	經絡	經兪		六府	用藥少鍼石
素問 水熱穴論	絡脈分肉	盛經分腠			
素問 四時刺逆從論	經脈	孫絡	肌肉	皮膚	骨髓
靈樞 本輸篇	絡脈, 大經分肉之間	孫絡肌肉皮膚之上			
靈樞 終始篇	毛	皮膚		分肉	筋骨
靈樞 四時氣篇	經血脈分肉之間	盛經孫絡			
靈樞 寒熱病篇	絡脈	分腠		氣口	經輸

【 표 10. 계절별 부위 선혈 비교】

그림6

〈영추〉에서 〈소문〉으로 넘어오는 시기에 또 하나 추가되는 침자법이 이른바 사시자법(四時刺法)입니다. 아시다시피 사시의 상황에 따라서 침을 달리 놓아야 한다는 것이고, 여러 편에서 여러 이론으로 언급이 됩니다. 난해하기 때문에 의가들의 견해도 이견이 많았고, 또 임상에서 많이 활용이 되지도 않죠.

주요 관점은 크게 세 가지인데,

1) 사시에 따라 외부에서 내부로 사기가 들어오는 시기에 맞춰서 심천을 달리해야 한다는 관점
2) 사시에 따라 오장의 오행을 따라서 심천을 달리해야 한다는 관점
3) 사시에 따라 정형수경합의 오수혈 경기에 맞춰서 자침을 해야 한다는 관점으로 나눌 수 있습니다.

첫 번째 관점의 편들이

영추 21 한열병

영추 9 종시

소문 4 금궤진언론

소문 28 통평허실론

정도가 됩니다.

두 번째 관점의 편들이

소문 16 진요경종론

소문 64 사시자역종론

세 번째 관점의 편들이

영추 44 순기일일분위사시

영추 2 본수

영추 19 사시기

소문 61 수열혈론

분석을 하자면 대체로 이렇게 됩니다.

제 생각에는,

1. **오수혈 경기(經氣)의 흐름 관점(세 번째)이 먼저 생겼고,**
2. **외부 사기에 대한 이론이 정리되면서 사시(四時)와 사기(邪氣) 관점의 첫 번째 관점이 보완이 되었으며,**
3. **오행에 대한 이론이 어느 정도 정리가 되면서 두 번째 관점으로 정리가 된 것이 아닌가 생각을 합니다.**

사시자법에 대한 자세한 분석은 아래의 논문들을 참고하세요. 엄동명 교수님의 〈사시자법에 대한 연구〉는 상당히 잘 정리된 논문입니다.

1) 맥경(脈經)의 사시자법, 엄동명
2) 사시자법에 대한 연구, 엄동명
3) 오수혈을 이용한 사시자법, 홍원식 외

23편 - 보사법(補瀉法)

침자법에 따라 가는 게 보사법(補瀉法)이죠.

보사는 邪氣는 보내고, 精氣는 충실하게 하기 위해서 하는 것이죠. 초기의 침구법에는 邪氣가 충실하여 특정 동맥 박동이 크게 일어날 때 사법으로 그것을 진정시키고, 정상적으로 맥이 뛰어야 하는 곳에 뛰지 않을 때 혈행 개선 및 동맥 박동을 강화하기 위해 보법을 쓰는 것입니다.

〈황제내경〉에 주로 언급되는 보사법은 **서질 보사, 호흡 보사, 개합 보사**입니다. 서질 보사나 호흡 보사는 자율신경을 조절해서 혈행을 개선하기 위해서 하는 것이고요. 개합 보사는 출혈이 일어나는 상황에 따라 지혈을 빨리 할지, 그냥 둘지를 가늠해서 보사를 하는 방식이죠. 어쨌건 주로 언급되는 보사법들이 대개 동맥 박동과 관련이 있습니다.

보통 이 세 가지 보사법과 더불어서 〈황제내경〉의 주요 보사법으로 함께 언급되는 영수보사, 작탁보사, 원방보사입니다. 단, 이 세 가지 보사법은 〈황제내경〉 상에 명확하게 그 방법이 언급이 되어있지 않습니다. 후대에 〈내경〉에 단어가 쓰인 걸 토대로 확장해서 해석을 한 것이죠.
경맥의 흐름을 따라 영수로 보사를 하거나
염전이나 염전 횟수(구륙보사)를 통해 보사를 하는 것
아니면 새가 모이를 쪼으듯이 해당 혈위 자극을 반복적으로 하는 것 등인데

어쨌건 이건 〈황제내경〉 초기의 경맥 모델이 아니라 여환무단하는 경맥을 기저에 두고 설정된 자극법입니다. 그래서 오수혈의 유주 방향(향심성)과 순환하는 경맥 방향 양상의 논의 충돌도 좀

있기도 하고요. (저는 개인적으로 큰 근거가 없다고 생각을 하고 있습니다. 단순 자극량의 차이라고 봅니다.)

영수보사의 문헌 고찰은 아래의 논문들을 참고하시기 바랍니다.(cf. 임진석 교수의 논문을 특히 참고하시면 좋겠습니다) 여튼 이러한 보사법의 논의는 명대쯤에 가서야 정리가 되고 유명해집니다.

보사에 대해 아주 간단하게 요약하여 정리를 하면

1) 초기에는 혈행의 조절을 더 잘하기 위하는 개념의 수기법이었다
2) 순환 경맥 모델이 만들어진 이후 氣의 운행과 관련하여 수기법들이 추가되었다

아래 논문 가운데 1) ~ 6)으로 표시된 논문부터 참고하시기 바랍니다.

1) 영수보사 (迎隨補瀉)에 관한 문헌적 고찰, 이혜정 외
2) 영수보사 (迎隨補瀉) 연구, 임진석
3) 영수보사법(迎隨補瀉法)에 관한 문헌적 고찰, 강성길 외
4) 자침(刺鍼)의 기본수기법(基本手技法)에 대한 문헌적 고찰, 엄태식 외
5) 기본보사수기법의 (基本補瀉手技法) 문헌적 고찰, 김선희 외
6) 자침의 제반수기법과 보사법에 관한 고찰, 조민수 외
7) 『소문(素問), 이합진사론(離合眞邪論)』에 나타난 자침(刺鍼)의 보조수기법(補助手技法) –『내경(內經)』 주석(註釋), 침구서적(鍼灸書籍), 『의학입문(醫學入門)』의 비교–, 조학준
8) 『영소침구경』 보사법 분석, 오두한 외
9) 사암침법(舍巖鍼法)의 보사수기법(補瀉手技法)에 관한 연구(研究), 안정란 외
10) 영수보사와 원방보사 수기법의 정량적 연구, 나창수 외
11) 종합보사수기법중 (綜合補瀉手技法中) 행기사법 (行氣四法)의 문헌적 고찰, 박희수 외
12) 침무보법(鍼無補法)의 의미에 대한 고찰(考察)–『황제내경(黃帝內經)』의 보사법(補瀉法)을 중심으로–, 윤기령 외
13) 〈황제내경〉 6가지 기본 보사수법의 정량적 분석연구, 김유종 외

24편 – 삼초와 비위 그리고 심포

이제까지 〈영추〉를 중심으로 정리를 해왔습니다.

〈영추〉에는 오장 개념이 그렇게 많지가 않고, 주로 경맥 관점으로 인체를 정리를 합니다. 그러다가 위장관에 대한 관찰이 풍부해지면서 곡기가 위기와 영기로 분화된다는 개념이 정리가 되고 그것이 경맥을 일정 시간 동안 유주하면서 움직인다, 그렇게 정리가 되고요. 삼초는 그 과정에서 초기에는 그냥 방광 주변에서 소변과 관련된 일을 하는 조직으로 이야기가 되다가, 소화를 하는 과정에 위기와 영기를 체내로 들어오게 하는 통로 격으로 상 중초가 논의가 된 것이죠.

〈소문〉은 반대로 오장(五臟) 중심의 해설이 많은 편입니다. 경맥의 병증과 장부의 병증을 통합하는 과정에서 위기와 영기는 점차 기혈(氣血)이라는 용어로 바뀝니다. 영(營)과 혈(血) 사이에서도 〈영추〉에서 營은 상세하게 논의가 되는 반면 血은 언급이 거의 없다가 점차 오장의 기혈 중심으로 해석이 된 이후, 血 위주로 논의가 되는 것입니다.

장부와 관련해서 도가 계열에서는 진기(眞氣)라는 용어를 쓰고, 의료 계열에서는 정기(精氣) 라는 용어를 쓰는데 〈난경〉 이후에는 원기(元氣)라는 용어로 통합이 됩니다. 여튼 〈영추〉의 위기 영기 모델은 오장과 연계를 하는 과정 중에 조금 결을 달리하게 됩니다.

소문 29 태음양명론
소문 45 궐론

두 가지 편에서는 〈영추〉에서 삼초 특히 상초와 중초가 하는 역할이 비(脾)로 전환되고 있는 것을 볼 수 있습니다. 기존에는 위가 곡기를 흡수해서 상중초를 통해 위기와 영기로 분화되어 경맥을 흐른다고 했는데 이 지점부터 위가 흡수한 곡기를 비가 폐로 산포해서 전신을 유양한다는 개념으로 바뀌게 됩니다. 비(脾)에 대한 관찰이 누적되고 오장 쪽으로 논의의 중심이 조금 옮겨오게 된 것이죠. 그렇게 비위가 중요하게 생각이 되면서, 기존의 삼초 기능이 약간 퇴색되고 삼초가 본질이 다소 흐려지게 되는 것입니다.

심포의 경우는 〈황제내경〉에 논의가 그렇게 많지 않습니다. 일반적으로 심주(心主)를 심포로 해석을 많이 하는데, 실제 문헌을 보면 궐음(厥陰)을 대체하는 용어로 쓰는 용례가 훨씬 많습니다. 〈황제내경〉에서는 아직 심포와 관련된 그렇게 많은 담론을 만들지 못합니다. (아래 첨부한 논문을 참고하세요.)

영추 71 사객

〈영추〉 관점으로 쓰인 본 편은 11경맥에서 12경맥으로 전환되는 과정에 아직 수소음심경에 대해 정리가 안 되었을 시기의 글입니다. 그래서 '수소음에는 왜 혈위가 없는가?' 논의가 되죠. 심장은 군주라 사기를 직접 받지 않는다! 그런 내용이 주가 됩니다. 이 조문을 토대로 심을 대체하여 사기를 받는 심포 라는 장기가 이후에 설정이 된 것으로 보입니다. 어쨌건 〈황제내경〉에서는 심포가 크게 중요한 장부로 해석이 되지는 않는다는 뜻입니다. 아래의 논문들에서 언급된 논의들을 참고하기 바랍니다.

1) 宗氣와 神氣의 關係 考察, 송지청 외
2) 心主에 대한 考察, 송지청 외
3) 營과 血에 대한 고찰, 엄동명 외
4) 심독무수에 대한 고찰, 엄동명 외
5) 영기의 생성에 대한 고찰, 송지청 외
6) 영위에 대한 고찰, 엄동명 외

25편 – 병의 전변 과정

병의 전변을 위해서는 다시 병인(病因)을 간단하게 봐야합니다. 앞선 글에서 경맥가들은 풍(風)을 중심으로 외부 사기를 먼저 관찰했다고 했고, 양생가들은 정허(精虛)를 중심으로 내부 요인(음식, 기거, 칠정 등)을 먼저 고려를 했다고 했습니다. 경맥가들의 초기 이론은 풍(風) 혹은 풍한(風寒)의 외부 사기가 인체로 들어오는 과정에 대해 정리를 하고, 양생가들의 이론(주로〈소문〉)은 오장 중심으로 나아가며, 병의 전변에 있어서 오장의 상생 상극을 동원해서 해석을 합니다.

소문 31 열론

삼음삼양의 전변에만 초점을 둔 편이 그 유명한 〈열론〉입니다. 이렇게 삼음삼양만으로 해석하는 건 이 편이 유일한데, 초기의 작업이라고 개인적으로 생각을 합니다. 태양-양명-소양-태음-소음-궐음으로 이어지는 병의 전변을 다루고 있습니다. 이러한 관점이 〈상한론〉에도 상당히 반영이 되었죠.

영추 66 백병시생

소문 56 피부론

소문 63 무자론

소문 62 조경론

위의 네 가지 편은 외감 사기가 어떻게 체내로 들어와 영향을 주는지를 다루고 있습니다.

조금씩 용어는 다르지만 대체로,

피모, 피부 → 손맥 → 락맥 → 경맥 → 장위 → 모원(막원)

이렇게 진행되는 경과를 보여줍니다. 아마 〈백병시생〉편이 가장 초기 모델이고, 조금씩 가감을 해서 정리가 되고 〈조경론〉이 가장 뒤로 생각이 됩니다. 모원(막원)은 후대에 온병 의가들에게 상당히 큰 아이디어를 주었습니다.

영추 74 논질진척

소문 3 생기통천론

소문 5 음양응상대론

소문 2 사기조신대론

이 네 편은 정허(精虛가) 있을 때 사시기(四時氣)의 영향을 받아서 어떤 병들이 일어나는지 보여줍니다. 봄에 갈무리가 잘 안되면 여름에 어떤 병이 생기고 뭐 그런 식이죠. 논질진척~음양응상대론은 거의 비슷하게 논의를 하고 있고, 사기조신대론은 약간 다릅니다. 어쨌건 정허를 중심으로 사시에 따른 오장병의 전변을 가볍게 다루고 있는 편들입니다.

영추 42 병전
소문 65 표본병전론
소문 7 음양별론
소문 37 기궐론

앞의 두 편은 오장병이 상극 관계로 전변되는 것을 다루는 편입니다. 비슷한 구조라 아마 영추 〈병전〉-〉 소문 〈표본병전론〉으로 정리가 된 것으로 보입니다. 상당히 도식적인 정리에 가깝습니다. 뒤의 〈소문〉 두 편은 상생과 상극 개념이 아닌 오장의 전변 과정을 다루고 있습니다. 아마 도식적인 정리가 아니라 질환의 관찰에 따른 정리라고 생각이 됩니다.

소문 19 옥기진장론

본 편은 외감과 정허를 동시에 고려하고 상극을 활용해 전변을 정리를 하고 있습니다. 단순히 오장병의 전변과 더불어 외사가 들어왔을 때의 상극전변을 동시에 논합니다. 가장 후대의 논문이라고 생각이 듭니다.

어쨌건 크게는 외감과 정허에 대한 관찰이 누적이 되면서 상극을 중심으로 오장의 전변에 대해 정리를 하는 것이 병의 전변과 관련된 주된 흐름입니다. 자세한 내용은 아래의 논문을 참고하기 바랍니다. 아주 좋은 논문입니다.

1)『황제내경(黃帝內經)』에 나타난 병(病)의 전변유형(傳變類型)에 관한 고찰(考察), 김종현 외

26편 - 육부하합혈

영추 2 〈본수〉
영추 4 〈사기장부병형〉

12 경맥을 완성해나가는 과정에서 수삼양경에 경맥 유주와 멀리 떨어져있는 장부들을 배속을 합니다. 그래서 수소양삼초경-수태양소장경-수양명대장경으로 이름을 확정 짓습니다. 그렇지

만 실제로 이 수삼양경이 하부의 증상에 대응하는 경우는 많지 않습니다. (초기 침구 문헌에는 아예 없다시피 합니다.) 그렇기 때문에 영추 〈본수〉나 영추 〈사기장부병형〉 쯤의 시기에, 육부의 직접적인 치료를 위해 육부하합혈을 별도로 설정을 합니다.

다른 편에서 대장과 소장이 양명에 속한다는 논지의 글도 있거니와 삼초 특히 하초는 초기부터 방광과 같이 붙어 다니는 장부로 설정이 되었었죠. 그래서 실제적인 부(腑)의 치료를 위해 육부하합혈이 도입이 되고 위장관의 문제는 족양명위경의 혈위들을 이용해서, 그리고 소변과 관련된 수액대사는 족태양방광경의 혈위를 통해 처리를 하도록 한 것입니다. 많은 실험 결과들이 실제로 이러한 육부하합혈이 육부의 운동에 상당히 영향을 주는 것으로 보고를 하고 있죠.

어쨌건 손에 있는 대장경, 소장경, 삼초경은 육부로서의 대장, 소장, 삼초와 전혀 관련이 없을 수도 있다는 이야기입니다. 그것을 보완하기 위해 육부하합혈이 도입된 것이고요.

자세한 이야기는 아래의 두 논문을 참고하기 바랍니다.

1) 삼초경(三焦經)의 하부 경맥 연관성에 대한 고찰, 김도훈 외
2) 육부하합혈(六腑下合穴)의 도입(導入) 배경(背景)에 관(關)한 연구(硏究), 이봉효 외

27편 - 척부 진단

척진(尺診)은 대략 기구맥~척택혈까지의 영역을 망진과 촉진을 통해서 진단하는 것을 이야기 합니다.

〈황제내경〉 서물 이전에 〈사기편작창공열전〉에도 일부 언급이 되죠. 아마 고대에는 활용이 자주 되었던 진단법으로 보입니다. 〈황제내경〉에는 영추 〈논질진척〉편이나 소문 〈맥요정미론〉 편에서 전문적으로 다루고 있습니다만, 전문적인 논의가 아니더라도 촌척(寸尺), 척맥(尺脈) 등의 형태로 여러 편에서 척진이 실제로 논의가 되고 있기 때문입니다. 寸尺, 尺脈을 촌관척 삼부맥진의 촌과 척으로 볼 것이냐 하는 것이 고래로 많은 논쟁이 있었지만, 현재로는 촌(寸) 즉 기구(氣口)를 통해 맥진을 하는 것과 척부의 촉진과 망진을 같이 해서 장부를 관찰하는 것으로 대략 의견이 모입니다.

영추 74 논질진척

영추 10 경맥

영추 4 사기장부병형

소문 57 경락론

소문 47 기병론

소문 28 통평허실론

소문 18 평인기상론

척진의 경우 초기 문헌들은 해당 부위의 낙맥 관찰을 통해 한열이나 조습을 판단하는 양상을 보입니다. 위에 언급된 편들이 대체로 그러한 경향을 보여줍니다.

이후에 오행에 따른 오장의 장부 배속 개념이 생기게 되고 이게 소문 〈맥요정미론〉 으로 귀납이 되는데, 이 편이 상당히 오랫동안 그리고 지금까지도 논쟁거리가 됩니다.

〈맥요정미론〉 편에서는 척부의 부위를 상중하로 나누어 장부 및 부위를 배속을 하는데 이것을 특정 의가들은 척진으로 해석했고, 다른 의가들은 촌관척 삼부맥진 초기 방식으로 해석을 했기 때문입니다. 각각의 장단점이 있겠으나 〈황제내경〉 다른 편들을 종합적으로 봤을 때는 척부의 진단이 맞다고 생각이 됩니다.

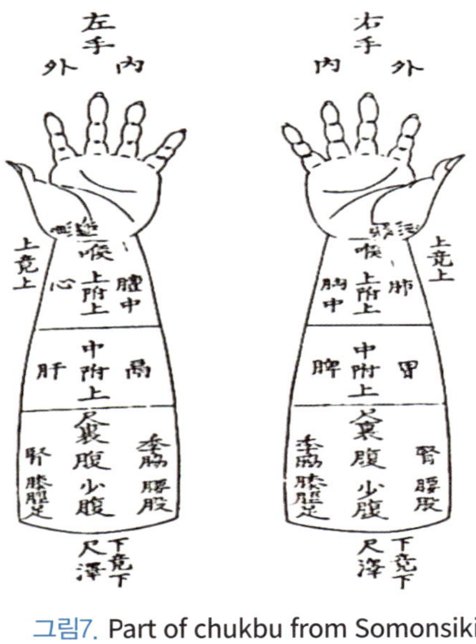

그림7. Part of chukbu from Somonsiki

위는 일본의 유명한 의가인 단파원간의 〈소문식〉에 나오는 그림입니다. 이렇게 척부의 촉진과 망진을 통해서 장부의 성쇠를 판단을 했던 것이죠. 재미있는 것이 이러한 척진을 맥구의 상중하로 나눠서 해석했던 학자들 특히 왕숙화가 〈맥경〉을 통해 척부 진단의 장부배속을 촌관척 맥진의 장부배속에 그대로 가져다 썼습니다. 좌 심간신, 우 폐비신 이렇게 말이죠. 왕숙화는 아마 척진과 삼부구후맥을 기구맥 하나로 통일을 하고자 했던 것 같습니다. 여튼 기원은 이렇다는 것입니다. 척진은 그 이후에 거의 쓰이지 않다가 청대에 일부 학자들에 의해 망진과 더불어서 일부 정리가 됩니다.

尺膚 상태	증후
尺膚緩	熱(溫熱病), 氣虛(久病虛損)
尺膚急	寒(外感風寒, 寒痺), 痛, 實
尺膚滑	정상, 風病
尺膚枯	陰血不足, 氣血瘀阻 (血痺, 虛勞病)
尺膚浮	實, 表 (外感風濕, 濕溫病 초기)
尺膚沈	氣血虧虛, 津液耗損 (久病, 虛勞, 大吐大瀉)
尺膚冷	寒, 陽虛(주로 外感, 虛勞)
尺膚熱	熱, 陽盛陰虛 (外感熱病, 中暑, 肺熱咳嗽)

표. The eight basic principles of Chukbujindan

현대 중의진단학에서는 위의 도표 정도로 척진을 보고 있습니다. 자세한 내용은 아래 논문들을 참고하기 바랍니다.

1) 『황제내경(黃帝內經)』 척부진단법(尺膚診斷法)의 의미와 임상 활용에 대한 고찰 -『내경(內經)』 및 후대 의서를 중심으로-, 윤기령 외
2) 『소문(素問), 맥요정미론(脈要精微論)』의 척부진(尺膚診) 및 촌관척삼부진(寸關尺三部診) 관련내용(關聯內容)의 역대(歷代) 주석(注釋)에 대한 研究, 이정태
3) 『소문(素問), 맥요정미론(脈要精微論)』의 촌관척(寸關尺) 장부배속(臟腑配屬)에 대한 고찰, 양광열 외

28편 – 망진

망진은 〈황제내경〉 전반에 굉장히 많이 언급이 됩니다. 〈난경〉에도 보고서 아는 의사를 최고로 치고 있죠. 아마 그 시절에는 그렇게 진단하는 것에 대한 로망이 있었나 봅니다.

망진을 왜 하느냐?

물론 망진 뿐만이 아니지만 〈황제내경〉의 모든 진단은 침을 잘 놓기 위해 하는 것입니다. 이 시기는 본초나 탕약에 대한 개발이 거의 안 되어있던 시기이기도 하거니와 또 〈황제내경〉 자체가 침법의 정리를 위해 쓰여진 책이기도 하고요. 망진은 여러 편에 걸쳐 너무 산만하게 언급이 되기 때문에 간단하게만 이야기를 합니다.

대체로 망진은

1) 形를 보는 것,

2) 움직임을 보는 것,

3) 色을 보는 것,

4) 神을 보는 것

이렇게 나뉩니다.

초기 논문들에서는 대체로 위기와 영기 혹은 혈기의 성쇠를 통해 주로 체형과 움직임을 봅니다. 오행 관점이 좀 더 들어오면서 오색(五色)에 관해 여러 가지 논의가 덧붙습니다. 단순한 관찰 하에서는 〈거통론〉, 〈피부론〉 등에 언급이 되고 환부가 황적색을 띄면 열(熱), 푸르스름한 색을 띄면 통(痛), 흰색을 띄면 한(寒), 검은색을 띄면 비(痺) 등으로 정리가 되는데 오행이 본격적으로 논의되는 시점부터 안면의 망진에도 청적황백흑과 간심비폐신이 합쳐져서 논의가 됩니다.

	刺熱論 (赤色出部)	風論 (各臟色出)	五閱五使篇 (各臟色出)
肝	左頰	目下	眥
心	顔	口 (舌-『素問直解』)	(舌) 顴
脾	鼻	鼻上	脣
肺	右頰	眉	(鼻)
腎	頤	肌上(『甲乙經』,『太素』- 頤上, 『三因方』-耳)	(耳) 顴與顔

그림8

이와 더불어 안면에 대한 망진은 부위에 대한 단순한 관찰을 하다가 오행 배속이 본격화되면서 오장 배속을 하게 됩니다. 위의 도표를 보시면 아시겠지만 여러 편들도 정리를 하는 과정에서 다소 오락가락하는 경향이 생기고 있죠.

그리고 비교적 후기에 눈에 대한 관찰을 위주로 신(神)에 대한 관찰이 정리가 되고요. 최종적으로는 形과 神 에 대한 관찰로 결국 귀속이 됩니다.

정리를 하자면

초기에는 단순한 形과 色 그리고 神 에 대한 관찰에서 오장 배속이 들어오면서
조금 복잡하게 정리가 되었다

그렇게 이야기를 할 수가 있겠습니다.

아래와 같은 망진 관련 여러 논문들을 참고하시기 바랍니다.

1) 망진(望診)에서 비(鼻) 형태(形態)의 중요성 연구, 장준용 외
2) 망진(望診) 찰색(察色)에 있어서 비(鼻), 안(眼), 인당(印堂)의 중요성, 장준용 외
3) 《황제내경(黃帝內經) 소문(素問)》 상에 나타난 망진(望診)에 대한 연구, 장석이 외
4) 『내경』중 오색에 관한 고찰, 편수범 외
5) 한의학(韓醫學) 오색(五色)의 색채론적(色彩論的) 연구, 김경신 외

6) 망신(望神)에 대한 연구, 김용찬 외
7)『황제내경 (黃帝內經)』의 형신관계론 (形神關係論), 정창현 외

29편 – 오행 오장

오행 개념은 〈황제내경〉 속에 한 번에 들어오지 않습니다. 각 시기별로 서로 다른 관점의 오행이 들어옵니다. 내경에는 오행(五行)이라는 단어 자체도 기본적으로 언급이 많이 안 됩니다. 대개 사시오행(四時五行)이라고 해서 사시(四時) 중심으로 이야기가 되고 있죠. 그래서 일부 〈황제내경〉 연구가들이 〈내경〉을 오행 중심이 아니라 사시 중심의 서적으로 해석을 하기도 합니다. (아래 1~3번 논문을 참고하시기 바랍니다.)

실제로 오행에 대한 논의보다 사시맥(四時脈)이나 사시자법(四時刺法)이 전편에 두루 그리고 훨씬 더 빈번하게 언급이 되죠. 오행은 초기에 오행이 유행하는 시대적 흐름에 따라 사시를 해석하기 위한 방편으로 활용되었을 가능성이 커 보입니다.

오행이 한의학으로 들어오는 과정을 잠시 살펴봅니다.

먼저, 점성술 같은 곳에서 별의 방위와 별의 색을 중요시했는데, 이게 오방(五方)과 오색(五色)으로 정립되어 상당히 영향을 줍니다. 이렇게 연결된 오색(五色)이 망진에서 활용이 되고요.

그리고 오행귀류는 〈영추〉와 〈소문〉이 조금 다릅니다.

〈영추〉는 주로 오색(五色), 오미(五味), 오음(五音), 오시(五時), 오위(五位) 등 외후를 관찰하는 용도의 다섯 가지 분류만 주로 나옵니다. 이것마저도 오장과의 연계가 뚜렷하지는 않죠.
반면 〈소문〉으로 오면 삼라만상들에 대해 오행귀류가 정리가 되고 〈금궤진언론〉이나 〈음양응상대론〉 정도 차원에서 포괄적으로 정리가 됩니다. 두 편도 사실은 오행 분류 자체가 서로 질이 조금 다릅니다. 〈금궤진언론〉이 조금 빠른 정리이고, 〈음양응상대론〉은 운기칠편에 가까운 후대의 정리입니다.

오행귀류와 관련된 논의들도 운기칠편(運氣七篇)을 제외하면 대부분 〈소문〉 1~20편 정도의 문헌들에서 이야기가 됩니다. 이 20편 정도는 성립 연대가 상당히 후대인 논문들로 추정됩니다. 여튼 〈황제내경〉 상 오행(五行)과 관련된 논의가 가장 많은 것은 상생상극이 아니라, 기본적으로 '분류' 즉 오행귀류입니다.

반면 상극은 앞선 글들에서 썼지만 병의 전변을 다루는 일부 편에서만 대부분 언급이 됩니다. 상생은 게다가 직접적인 언급이 많이 안 됩니다. 그냥 오장간의 관계를 이야기할 때만 일부 소급되는 정도입니다.

요약하자면,

〈황제내경〉 자체가 오행 상생상극을 중심으로 쓰여진 책이 아니다.
삼음삼양과 사시 중심으로 쓰여진 편이 훨씬 더 많다.
거기에 오행귀류 위주의 분류 체계로 오행이 언급이 된 것이고요.

여기에 덧붙여 운기칠편에서는 오행의 상생상극과 오윤육기가 같은 해석 체계인가 아닌가 하는 문제가 개입이 됩니다. 음양-사시-오행-오운육기는 어떤 부분에서는 하나의 일관된 관점으로 정리하기 상당히 힘든 이론체계이기 때문입니다.

아래의 논문에서 김혜랑 교수는 기운의 상생상극 오행 체계 중심으로 해석하는 건 후대의 관점에서 고문헌을 해석하기 때문이라고 이야기를 하고 있습니다. 〈황제내경〉을 관통하는 주 이론은 사시와 오행 분류라는 것이지요.

오행의 개념이 형성된 역사
오행이 한의학에 들어온 역사
사시와 오행의 관점에 대한 논의는
아래 논문들을 참고하시기 바랍니다.

1) 『황제내경』 오행론의 형성 -초기 오행 사유에서 운기설까지-, 김혜랑
2) 황제내경 오행론에 나타난 시(時)관념과 의학적 정체성, 김혜랑
3) 『황제내경』 오행론의 시대적 계승과 의미의 진화, 김혜랑

4) 황제내경 (黃帝內經)에 유입된 오행학설에 관한 연구, 김부환 외

5) 황제내경(黃帝內經)에서 오행학설(五行學說)과 장부학설(臟腑學說)의 형성에 관한 문헌적 고찰, 신인순 외

30편 - 득기(得氣)

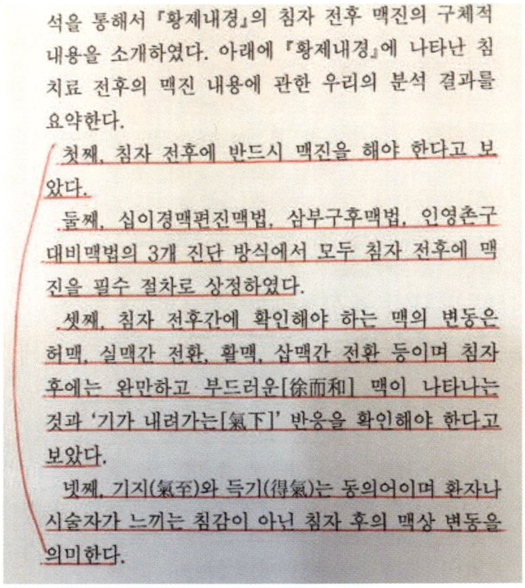
석을 통해서 『황제내경』의 침자 전후 맥진의 구체적 내용을 소개하였다. 아래에 『황제내경』에 나타난 침 치료 전후의 맥진 내용에 관한 우리의 분석 결과를 요약한다.

첫째, 침자 전후에 반드시 맥진을 해야 한다고 보았다.

둘째, 십이경맥편진맥법, 삼부구후맥법, 인영촌구 대비맥법의 3개 진단 방식에서 모두 침자 전후에 맥진을 필수 절차로 상정하였다.

셋째, 침자 전후간에 확인해야 하는 맥의 변동은 허맥, 실맥간 전환, 활맥, 삽맥간 전환 등이며 침자 후에는 완만하고 부드러운[徐而和] 맥이 나타나는 것과 '기가 내려가는[氣下]' 반응을 확인해야 한다고 보았다.

넷째, 기지(氣至)와 득기(得氣)는 동의어이며 환자나 시술자가 느끼는 침감이 아닌 침자 후의 맥상 변동을 의미한다.

그림9

고래로 득기(得氣)를 자침 시 환자가 느끼는 산마중창감으로 해석을 해왔습니다. 다만, 황룡상 이후의 학자들 중 일부는 〈황제내경〉의 득기(得氣)나 기지(氣至) 라는 표현을 자침 이후의 맥상의 변화로 해석하는 경향이 있습니다. 경맥의 자극이 혈관 계통의 변화를 기본적으로 전제한 치료법이라고 보기 때문입니다. 아래 첨부한 논문의 결론 내용을 참고하시기 바랍니다.

1) 『황제내경』에 나타난 침자 전후의 맥진, 배성철 외

31편 – 영추<종시>편과 기지(氣至)에 대한 부연 해설

〈황제내경〉을 둘러싼 커다란 주제 가운데 다음과 같은 것들이 있습니다.

1) 〈소문〉과 〈영추〉는 선후가 어떻게 될까?

2) 경맥은 혈위가 먼저일까, 선이 먼저일까?

이 문제에 대해 1960년대 이전의 학자들(ex. 육수연, 용백견 등)은 〈소문〉이 〈영추〉보다 먼저고, 경맥은 혈위를 이은 선이라고 생각하는 경향이 있었습니다. 〈소문〉이 〈영추〉보다 앞서는 서적이라는 것 가운데 주요 논의는 영추에 〈음양계일월〉편이나 〈구궁팔풍〉 〈세로론〉등은 〈영추〉의 논지와 다르게 상대적으로 갑툭튀 하는 내용인데 여기에 쓰이는 몇 가지 단어가 한대 후반이나 그 이상으로 소급이 되기도 하거니와 〈경맥〉편 등은 경맥과 침자 이론이 거의 완성된 모습을 보여주기 때문이었습니다.

그런데 1970년대 〈마왕퇴의서〉가 발굴되고 난 다음 상황이 조금 달라집니다.

〈마왕퇴의서〉에는 혈위가 없는 경맥 노선이 먼저이고, 심지어 11개 맥 밖에 언급이 되지 않으며, 침보다 뜸 위주의 치료가 먼저라는 사실이 고증이 된 것이죠. 이 〈마왕퇴의서〉에 기록된 시동병과 소생병 구절이 거의 비슷한 형태로 〈영추〉의 특정 편들에 기록이 되어 있습니다. 이는 〈영추〉가 〈마왕퇴의서〉에 가까운 상당히 초기의 문헌일 확률이 높아지게 된 것입니다. 아울러 경맥이 11개→12개로 넘어가는 과정에 뜸→침으로 치료 트렌드가 넘어간다는 사실을 알게 되었습니다.

이를 통해 유추해볼 때

초기의 치료는 특정 동맥박동처를 중심으로 뜸을 뜨는 것이 위주였고, 그러한 뜸 자극을 통해 박동처의 변화를 토대로 질병을 치료하고 예후를 예측하는 것이 주류였다는 사실에 대해서도 어느 정도 고증이 되었던 것입니다. 이 주제를 거시적 차원에서 정리하고 고증하는 작업을 한 분이 〈중국침구학술사대강〉을 쓴 황룡상 선생이고요.

영추의 〈종시〉편에 언급된 기지(氣至)는 그러한 이야기의 연장선입니다. 영추 〈종시〉는 위에서 언급된 고증 하에서는 상당히 초기의 문헌에 해당하거든요. 혈위가 아직 명확하게 존재하지 않고 특정 동맥 박동처의 변화만으로 치료를 하던 상황이고, 주로 원혈(原穴) 위주의 박동처 변화를 위주로 치료하던 시절의 기록이라는 것이지요. 맥이 뛰어야 하는 곳에 정상적으로 맥이 뛰지 않는 경우 자극을 통해 그 부위를 實하게 만드는 것이 補입니다. 반대로 맥이 비정상적으로 크게 뛰는 곳에 자극을 통해 그 부위를 虛하게 만드는 것이 瀉 가 됩니다.

아래 침자 변화에 대한 논문은 이러한 의사학적인 상황을 근거로 〈황제내경〉 일부의 조문들을 다시 재해석 한 것을 전제로 합니다. 〈황제내경〉 상의 초기 문헌들은 맥상의 변화를 중심으로 치료했던 기록이라는 것이지요.

〈황제내경〉의 맥진법은 일반적으로

십이경맥편진법 → 인영촌구맥 → 삼부구후맥을 거쳐 기구맥으로

통합이 되어온 것으로 봅니다.

사실 임상적으로는 굳이 앞선 맥법들이 필요하지 않을 수 있습니다. 통합되어서 오랫동안 촌관척 맥진을 해왔기 때문에 굳이 그것이 필요하지 않을 수 있죠. 그 이야기 자체가 〈황제내경〉이 그냥 역사적인 흐름 속에 있는 평범한 서적이라는 이야기가 됩니다. 제가 이 길고 지루한 글을 쓰고 있는 목적이 그것이기도 하고요. 뜸, 폄석을 거쳐서 어떻게 침으로 넘어갔었는지를 다루는 아래 정우진 교수님의 논문을 참고하시면 좋습니다.

1) 침술(鍼術)의 성립에 관한 연구, 정우진

〈황제내경〉에 언급된 맥진법에 관해서는 아래와 같은 논문들을 참고하시기 바랍니다.

1) 황제내경(黃帝內經)의 맥(脈)이론과 진맥법의 변화에 관한 연구, 나경찬 외
2) 『소문(素問)·육절장상론(六節藏象論)』의 인영(人迎)·촌구(寸口) 맥진(脈診)의 셈법과 활용에 대한 연구, 조학준
3) 『영추』 〈경맥〉 의 촌구인영맥진에 관한 연구, 신광순 외

32편 - 초기 문헌들

內經	인용서의 분류		引用書名	종류
전기	의학의 기초이론		上經, 陰陽, 陰陽十二官相使	3종
	병리학		下經, 本病	2종
	진단학	一般	揆度, 形法	2종
		切脈	脈度, 脈經	2종
		望診	五色	1종
		鑑別	從容	1종
		予後	金匱	1종
	질병 각론		奇恒, 熱論	2종
	刺針療法		針經, 九針, 刺法	3종
후기	의학개론		大要	1종
	切脈의 진단학		脈要, 脈法	2종
	五運六氣의 이론		太始天元冊文	1종

그림10

위 도표의 출처는 용백견 〈황제내경개론〉 입니다. 무려 1962년에 나온 책입니다.

학자들마다 인용된 책 수를 조금 달리 보긴 하는데 대략 저렇게 볼 수 있습니다. 어쨌건 〈황제내경〉도 앞선 서적들의 인용 하에 쓰여진 책이지요. 앞선 문헌들에 대한 해설이기도 하고, 진단, 특히 맥진과 망진의 경우는 한의학 성립 초창기부터 발달을 해왔음을 보여줍니다.

33편 - 〈황제내경〉을 쓴 사람들은 어떤 사람들이었을까?

〈황제내경〉을 전후한 시기는 무당에서 의학이 분화가 되던 시기입니다. 귀신에 의한 병인에서 점차 사기와 정기의 허실에 따라 병인으로 옮겨가던, 무(巫)와 의(醫)가 차츰 갈라져 나오는 시기에 〈황제내경〉은 일종의 선언 같은 서적인 것이죠.

의료는 다르다!

〈내경〉에는 침법을 행하는 사람들을 지칭하는 단어로 공(工)이라는 용어를 주로 쓰고 있습니다.

우리는 의료 전문가다!

그 시절 새로운 기술인 침법에 대한 자부심이 있었나 봅니다. 그러한 공(工)들이 어떤 철학 관점으로 〈황제내경〉을 쓰게 되었는지에 대해서는 아래의 정우진 교수님 논문들을 참고하기 바랍니다.

1) 『黃帝內經』 성립자의 정체성과 그 함축, 정우진
2) 〈황제내경〉의 형성배경, 정우진
3) 초기 한의학의 신체관 구성과정을 중심으로, 정우진

34편 - 고황

영추1 〈구침십이원〉편에 고지원(膏之原) 황지원(肓之原) 이야기가 나옵니다.

보통 주가들이 고지원은 구미, 황지원은 기해로 해석을 합니다. 그런데 고황이 정확하게 가리키는 것이 뭘까? 고황이 가장 먼저 언급된 〈춘추좌씨전〉에는 병의 가장 깊은 곳에 대한 이야기로, 황지상(肓之上) 고지하(膏之下)로 나옵니다. 좌전의 주에는 황을 횡격막(격)으로, 고를 심장 아래 부위로 언급을 하고 있습니다. 대체로 심장과 횡격막 사이의 공간을 고황이라고 보았다는 것이고, 〈영추〉가 쓰여진 초반 시기에는 오장만큼 중요한 부위로 생각을 했다는 것입니다. (비슷하게 중요하게 생각되는, 모원 혹은 막원이라는 부위도 내경에 나옵니다.)

여튼 이후에 〈침구갑을경〉까지는 고황이나 고황수에 대한 이야기가 없는데, 당대를 넘어가면서 침구 문헌에 고황수에 대해 언급이 시작됩니다. 무심코 이 고황수 부위를 고황이라고 생각하는 경향이 있습니다만, 문헌 검토로는 아닐 확률이 높다는 것이죠. 고황은 심장과 횡격막 사이의 명치 부위로 생각을 해볼 수 있습니다. 자세한 내용은 아래 논문을 참고하시기 바랍니다.

1) 고황과 고황수에 관한 문헌적 고찰, 소재진 외

35편 – 막원(膜原)

소문 〈거통론〉 〈학론〉편이나 영추 〈백병시생〉편에는 막원의 이야기가 나옵니다. 외부 사기가 전변될 때 가장 깊은 곳에 들어가게 되는데, 이것이 막원이라고 말이죠. 위장의 바깥에 해당하고, 병리적으로 적을 이루기 쉬운 부위로 이야기를 합니다. 대체로 여러 학자들이 고황과 연관 지어서 그 부위를 해석을 해왔습니다. 위치가 어디인지는 모호하죠. 그래서 오랫동안 크게 주목받지 못합니다. 이 논의는 역대 내경 주석가들 가운데서도 왕빙이나 장경악 정도만 다루던 것인데, 청대 온병 의가들에게 주목을 받으면서 유명한 개념이 됩니다. 대표적인 학자가 오우가, 설생백 같은 학자들입니다.

오우가가 시초인데, 오우가는 막원을 반표반리로 보고 위장과 관련이 큰 부위로 인식을 했습니다. 그래서 막원에 사기가 들어가기 전에 소리(疏利), 파결(破結)시켜야 한다고 보았고, 방향화습약들을 썼죠. 대표적인 약이 달원음입니다. 후박 초과 곽향 등이 주약이 됩니다.

이 연장선에서 설생백은 습열(濕熱)과 관련하여 막원을 상당히 크게 부각시키게 됩니다. 오우가 이후의 학자들은 막원의 위치에 대해서 논의가 다양한데 어쨌건 경맥과 위장관의 사이다, 반표반리 소양이다, 양명태음의 반표반리다 등 논의가 됩니다. 대개는 어쨌건 위장관 밖 복막 안의 특정 공간으로 인식을 하고 있고, 비나 삼초와 연관 지어서 해석을 합니다.

이 이야기를 가볍게 정리한 이유는 앞선 글의 고황 연장선인 부분이 있고, 〈내경〉에 자주 언급되는 표현이나 후대에 주목받지 못하다가 온병학파들에 의해 주목받았다, 가 특수한 경우라 그렇습니다. 자세한 내용은 아래의 논문들을 참고하시기 바랍니다.

1) 『온역론(溫疫論)』 막원(膜原) 개념의 연원에 대한 소고(小考), 백유상 외
2) 습열증(濕熱證)에서 막원(膜原)의 중요성(重要性)에 대한 고찰(考察) –『습열조변(濕熱條辨)』을 중심으로–, 김상현 외
3) 온병학(溫病學)의 막원(膜原) 개념과 그 실제적 활용에 대한 고찰, 김상현

36편 – 양신(養神)과 양형(養形)

황로학(黃老學)은 한대 치국(治國)과 치신(治身)을 중심으로 해서 발전한 학문이고, 이 때 양생(養生)이 주목을 받습니다. 양생은 양신(養神)과 양형(養形)으로 크게 대분을 할 수 있습니다. 마음을 안정시키는 것이 우선이냐, 몸을 기르는 것이 우선이냐는 것이죠. 〈관자〉〈장자〉 혹은 〈황제내경〉과 비슷한 시기의 〈회남자〉등은 양신(養神)을 위주로 합니다.

반면 동시기에 〈황제내경〉만 이례적으로 양신과 양형이 절충된 형태로 기술이 되죠. 신(神)의 중심은 심(心)이기 때문에 내경을 제외한 도가 계열 서적들은 대개 心 위주로 정서에 대한 논의를 합니다. 〈황제내경〉은 상당수의 편은 그러한 관점에서 心이 정신(精神)의 주체인 것으로 묘사가 되고 있는 반면, 또 다른 편들에서는 오장신의 관점으로 기술이 되고 있습니다. 오장이 각자 나눠서 감정과 정서를 처리하는 것이라는 거죠. 이를 〈몸으로 본 중국사상〉을 쓴 가노우 요시미츠는 편의를 위한 분류였다고 하고 있습니다.

아래의 논문 저자들은 양신에서 양형으로 관점이 옮겨가면서 생리적으로 곡기를 통해 발생하는 정(精) (혹은 精氣)의 문제가 발생을 하였고, 그 정기를 중심으로 오장을 해석하기 위한 과정의 산물이라고 추측을 하고 있습니다.

정우진 교수님의 경우 마찬가지로 오행의 배속에서도 중앙 토가 비위에 배속된 것이 〈내경〉이 양형의 관점에서 쓰여 졌기 때문이라고 보고 있습니다. 다른 학자들(ex. 용백견, 가노우 요시미츠, 이시다 히데미, 박석준 등)이 오행배속 문제를 금문파와 고문파의 갈등으로 해석하는 경향이 컸던 것에 반해 참신한 설명입니다.

여튼 〈황제내경〉은 신(神)과 관련된 논의에서 양신(養神)을 중심으로 하는 황로학의 관점과 실제 임상 경험을 통해 누적된 비위 중심의 관점이 절충되어 양 쪽의 견해를 다 반영하고 있다, 정도로 이해할 수 있겠습니다.

자세한 논의는 아래의 논문들을 참고하기 바랍니다.

1) 『황제내경(黃帝內經)』 -양신(養神)과 양형(養形)의 교차로(交叉路) 위에 건축된 의논(醫論), 정우진
2) 七略 분류로 본 馬王堆 출토 帛書 연구 -「漢書 · 藝文志」와의 비교를 중심으로-, 이강범
3) 『淮南子』와 『黃帝內經』의 治身養生論, 김태은

37편 - 종기(宗氣)

종기(宗氣)는 영추 〈사객〉 〈자절진사〉 〈사기장부병형〉 소문 〈평인기상론〉 편 등에서 언급이 됩니다.

그 중 영추 〈사객〉편이 가장 중요한데, 곡기가 조박, 진액, 종기로 나누어져서 들어오며, 그 중 종기는 흉중에 쌓이는 과정을 거쳐 후롱으로 나왔다가 심맥을 관통하여 호흡을 행한다고 합니다. 여기서 주목할 것은, 영기와 위기처럼 곡기로부터 나오는 기운이라는 것이죠.

영추 〈자절진사〉편도 비슷한 내용으로, 종기는 氣海에 머무르며, 위로는 식도를 통해 나아가고, 아래로는 기가에 이른다고 하고 있습니다. 이렇게 四海 및 氣街 와 연관 짓는 것은 이것이 양생가들로부터 발생한 개념임을 유추할 수 있게 합니다. 종기가 기가로 내려가지 못할 경우 혈이 응결하여 문제를 일으킨다고 하고 있습니다. 호흡을 행하는 것뿐만 아니라 맥을 흐르게 하는데도 관여를 하는 것으로 추측할 수 있습니다.

소문 〈평인기상론〉편에서는 종기에 의해 왼쪽 가슴 아래에서 動氣가 일어나는 것에 대해 기술을 하고 있습니다. 이 부위는 胃의 대락인 허리(虛里)인데, 이 곳에서 종기의 성쇠 여부를 판단할 수 있다는 것이죠. 이것은 종기가 위의 논설과 마찬가지로 곡기와 관련이 있음을 알려줍니다. 정리를 하면, 종기는 불분명한 명칭이기는 하나 곡기를 통해 생성이 되며, 호흡과 맥동의 일정한 규율에 관여하는 기전이다, 대체로 그렇게 이야기 할 수 있습니다.

이러한 종기(宗氣)는 앞서 언급한 사해, 기가, 고황, 막원, 기경팔맥 등과 마찬가지로 후대 한의학에서 그렇게 주목받지 못합니다.

후대에는 유가언이 〈금궤요략〉에서 나오는 대기(大氣)라는 표현을 종기와 연결시켜서 해석했고, 이를 청말의 장석순이 대기하함(大氣下陷)이라는 유명한 병리모델로 정리를 하면서 다시 좀 주목을 받

기는 했지만요, 대체적으로는 천 년 넘는 시간 동안 임상적으로 크게 활용되지 못한 개념입니다. 心肺나 上焦 의 개념 안에 고전적인 의미의 종기 개념이 녹아서 구별하기가 쉽지 않았기 때문입니다.

종기와 관련된 자세한 내용은 아래의 논문을 참고하시기 바랍니다.

1) 종기(宗氣)의 의미에 대한 고찰(考察) -기존 논의에 대한 재검토를 중심으로-, 신상원

38편 - 삼음삼양과 개합추

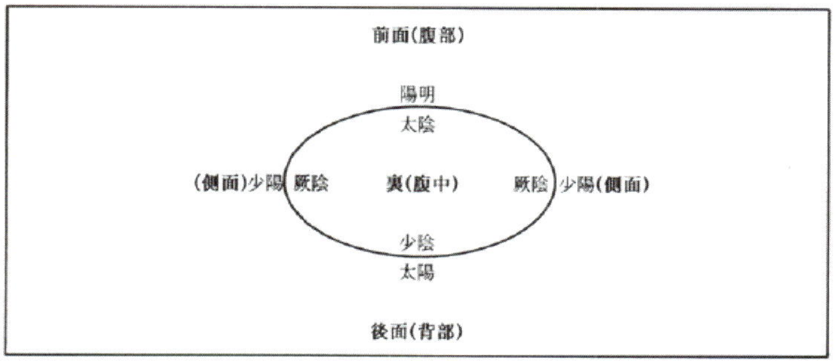

【그림1】 몸통 部位의 三陰三陽位置

그림11

삼음삼양과 관련하여 중요한 논의는

소문 6 음양이합론

소문 31 열론

두 편에서 삼음삼양을 적극적으로 언급을 하고 있는데, 소문 〈음양이합론〉은 그간에 해석 상 논란이 많은 편이었으나 최근에는 부위를 나타내는 표현으로 많이 해석을 하는 것 같습니다. 태양이 있는 쪽으로 남향했을 때 바깥쪽과 안쪽에 관한 명칭이라는 것이죠. 이 논지에 따르면 소음이 후부의 내측을 주관하기 때문에 족소음신경도 그 부위를 순행한다고 봐야죠. 실제로 족소음신경 척추 순행 부위에 대해 황룡상 선생이 고증을 많이 했습니다. 〈중국침구학술사대강〉을 참고하시면 되고요.

청대 〈상한론〉 주석가인 가금의 경우 비슷한 논지에서 '육경지면설(六經地面說)'을 도입하기도 했죠. 태양이 태양병을 지칭한 증후군이나 족태양방광 경맥이 아니라 부위라는 해석입니다. 삼음삼양의 명칭은 흔히 해석하는 풍한서습조화 육기(六氣)와는 관련이 없을 가능성이 크죠. 오행과 육기 이론이 각각 별개의 이론이라는 논의가 많거니와 물론 경락도 리위에서 장부를 연결하기 때문에 아주 딱 선을 긋고 이야기하기 어려운 면이 있지만 어쨌건 초기에는 경맥의 명칭은 단순히 경맥 순행 부위에 대한 묘사였을 가능성이 크다는 것이죠.

그리고 오랫동안 개합추라고 불렸지만, 최근 연구자들의 고증에 따르면 개합추는 관합추의 오사로 인한 오해라죠.

개합추(관합추)는 역대로 이설(異說)을 많이 야기했는데, 아래 1번 논문에서 임진석 교수님은 그것이 〈음양이합론〉편에 대한 잘못된 해석에서 비롯하며, 관합추가 단순한 비유에 지나지 않기 때문에 크게 중요하지 않다고 이야기를 하고 있습니다.

개합추의 경우 양경(陽經)은 태양 개, 소양 추, 양명 합으로 해석 상의 큰 어려움은 없는데, 음경(陰經)의 경우 태음 개, 소음 추, 궐음 합이 역시 논쟁거리였죠. 궐음을 추, 소음을 합으로 봐야 한다는 의가가 역대로 제법 있었습니다.

그에 대한 논란은 아래 2번 논문을 참고하시면 됩니다.

어쨌건 결론은,

1. 삼음삼양은 초기에는 단순 부위의 심천을 지칭한 명칭이었을 가능성이 있다
2. 개합추는 관합추인데 이 역시 단순한 비유였을 가능성이 크다
3. 궐음 추, 소음 합에 대한 논의는 아직 합의가 되지 않았다

1) 음양이합론(陰陽離合論)의 삼음삼양(三陰三陽)과 개합추(開闔樞), 임진석 외
2) 삼음삼양(三陰三陽)의 개합추(開闔樞)에 대한 신지견(新知見) – 궐음위추(厥陰爲樞), 소음위합(少陰爲合)을 중심으로–, 정창현
3) 삼음삼양(三陰三陽)에 관한 연구, 윤창렬
4) 삼음삼양(三陰三陽)의 개합추(開闔樞)에 관한 고찰, 윤창렬
5) 삼음삼양경맥의 발생과 기능, 박찬국 외
6) 경락명칭의 유래와 운기편 삼음삼양의 원리에 대한 비교 고찰, 김태국 외
7) 개합추(開闔樞)와 관합추(關闔樞), 김인락
8) 오미(五味)와 삼음삼양(三陰三陽)의 관계에 대한 고찰(考察), 백유상

39편 – 삼음삼양과 기혈다소

	「血氣形志」	「五音五味」	「九針論」	《甲乙經》
太陽	多血少氣	多血少氣	多血少氣	多血多氣
陽明	多血多氣	多血多氣	多血多氣	多血多氣
少陽	少血多氣	少血多氣	少血多氣	少血多氣
太陰	少血多氣	多血少氣	多血少氣	多血少氣
少陰	少血多氣	多血少氣	少血多氣	少血多氣
厥陰	多血少氣	少血多氣	多血少氣	多血少氣

그림12

주지하다시피 경맥의 기혈다소도 인용이 많이 되는 부분이죠. 다만, 황제내경의 편들에서 언급한 기혈다소가 서로 조금씩 다릅니다.

대체로 소문 24 〈혈기형지〉편이 인용이 많이 되는 편이죠. 다른 편들과 비교했을 때 〈혈기형지〉에서 제일 문제가 되는 것은 태음경입니다.

제 개인적으로는 태음경 경맥 특성 상 소혈다기(少血多氣)가 맞다고 생각을 하는데, 아래 논문의 이용범 교수님은 〈태소〉의 양상선 주를 근거로 태음이 양명과 표리가 되어 다기다혈(多氣多血)이 아닐까 추정을 하고 있습니다. 어쨌건 여러 편에서 논의를 달리해서 혼선이 있었다, 정도로

이해하시면 좋을 것 같네요.

1) 양상선의 (楊上善) 삼음삼양 (三陰三陽) 학설에 대한 연구 – 음양속성 (陰陽屬性), 관합추 (關闔樞), 기혈 다소를 (氣血多少) 중심으로 –, 이용범

40편 – 표본(標本)과 근결(根結)

표 1. 十二經의 標本[5]

	本		標	
	部位	穴位	部位	穴位
足太陽	在跟以上五寸中	附陽	兩絡命門, 命門者, 目也	睛明
足少陽	在竅陰之間	竅陰	在窗籠之前, 窗籠者, 耳也	聽宮
足陽明	在厲兌	厲兌	在人迎, 頰俠頏顙也	人迎
足太陰	在中封前上四寸之中	疑是三陰交	在背腧與舌本也	脾兪, 廉泉
足少陰	在內踝下上三寸中	交信	在背腧與舌下兩脈也	腎兪, 廉泉
足厥陰	在行間上五寸所	疑是中封	在背腧也	肝兪
手太陽	在外踝之後	疑養老	在命門之上一寸也	懸顱(惑攢竹)
手少陽	在小指次指之間上二村	液門	在耳後上角下外眥也	絲竹空
手陽明	在肘骨中上至別陽	曲池	在顔下合鉗上也	疑是頭維
手太陰	在寸口之中	太淵	在腋內動脈也	中府
手少陰	在銳骨之端	神門	在背腧也	心兪
手厥陰	掌後兩筋之間二村中	內關	在腋下下三寸也	天池

표 2. 十二經의 根結[5]

	靈樞·根結		素問·陰陽離合論		根部穴位	結部穴位
	根	結	根	結		
足太陽	根于至陰	結于命門, 命門者目也	根起于至陰	結于命門	至陰	睛明
足少陽	根于竅陰	結于窗籠, 窗籠者, 耳中也	根起于竅陰		竅陰	聽宮
足陽明	根于厲兌	結于顙大, 顙大者, 鉗耳也	根起于厲兌		厲兌	頭維
足太陰	根于隱白	結于太倉	根起于隱白		隱白	中脘
足少陰	根于湧泉	結于廉泉	根起于湧泉		涌泉	廉泉
足厥陰	根于大敦	結于玉英, 絡于膻中	根起于大敦		大敦	玉堂
手太陽	根于少澤				少澤	
手少陽	根于關衝				關衝	
手陽明	根于商陽				商陽	

그림13

표본과 근결 이론은 사지말단의 오수혈이 어떻게 해서 두면, 체간 부위의 원위부위 치료를 가능하게 하는지 이론적 근거를 제시합니다. **다만, 이 이론은 〈마왕퇴의서〉나 기타 〈황제내경〉편들의 층차 고증을 통해서 보자면 대체로 〈마왕퇴의서〉 → 영추 〈경맥〉 편으로 넘어가는 과정의 중간 과정 이론으로 볼 수 있습니다.** 그래서 기본적으로 향심성 경맥 양상을 띄죠. 이 향심성 경맥 양상이 점차 순환성 경맥으로 바뀌어가는 것이 〈황제내경〉의 가장 핵심적인 테마 가운데 하나입니다.

표본을 다루는 편은 영추 〈위기〉 편이고,
근결을 다루는 편은 소문 〈음양이합론〉과 영추 〈근결〉 편입니다.

근결을 다루는 두 편들은 앞서 이야기 한 바와 같이 개합추도 같이 논의를 하고 있죠.

11 경맥에서 12 경맥으로 넘어가는 과정에서 삼음삼양에 대한 정의를 내리고, 경맥의 유주방향에 대해 정확한 근거를 마련하기 위한 과정이었던 것입니다. 이 과정의 논의를 통해 12 경맥이 좀 더 명확해지고, 삼음삼양과 배속을 통해 여환무단 하는 형태로 바뀐 것입니다.

보통 근결과 함께 이야기 되는 것이 기가(氣街)인데, 이는 앞서 여러 차례 언급한 바와 같이 제 판단으로는 이것이 양생가의 용어라고 생각을 합니다. **사해–기가–종기–고황–막원 등은 대체로 양생가의 용어에 해당하고, 표본, 근결, 개합추 등은 침구 의료인들이 경맥을 정의할 때 썼던 초기 용어들이라고 생각이 됩니다.**

중간 과정에서 양생가들의 용어를 차용해서 쓰다가 위기, 영기에 대해서 명확하게 정의가 되고, 이후 오장과 경맥의 배속이 이루어지면서 점차 쓰임이 줄어들고 역사의 뒤안길로 사라지게 된 것이죠. 어쨌건 표본과 근결은 초기에 경맥을 정의할 때 쓰인 용어이다, 그렇게 볼 수 있습니다.

자세한 내용은 아래의 논문들을 참고하시기 바랍니다.

1) 표본 근결 이론과 임상응용에 관한 고찰, 장준혁 외
2) 표본 근결 기가의 정의와 침구 치료적 적용에 관한 연구, 조영욱 외
3) 經脈과 絡脈의 循行 樣式과 營·衛氣의 運行 特徵의 相關性에 대한 考察, 강동윤 외
4) 근결과 위기의 관계, 이태경 외
5) 표본 근결 기가를 바탕으로 한 위기의 순환체계, 박선영

41편 – 수양과 치료

계속 언급해왔던 병인론을 다시 한 번 정리하고 넘어갑니다.

〈황제내경〉은 수양론 중심의 양생가들과 치료 중심의 침법가들 이론이 융합되어 가는 과정의 책입니다. 양생가들이 바라보는 병인은 주로 허(虛)에 있습니다. 진기(眞氣)가 허해지거나, 정(精)이 허해지거나... 그렇죠. 이러한 것들을 미연에 방지하기 위한 수양론 방법으로 양심(養心)과 양

형(養形)이 제시가 됩니다. 마음을 편안하게 만들거나, 몸을 튼튼하게 하거나 라는 것이죠. 노자, 장자나 기타 비슷한 시기의 도가 계열 서적들은 대부분 양심(養心)을 위주로 수양을 권유합니다. 心이 그 중심에 있게 되는 것이고요. 마음의 문제가 곧 몸의 문제를 더 크게 야기한다고 보는 것이죠. 그 시절에 〈황제내경〉은 다소 특이하게 형을 기르는 일에 비중을 상대적으로 크게 둡니다.

반면에 의료를 담당했던 침법가들의 관점에서는 外邪가 더 중요한 병인 역할을 차지합니다. 초기의 병인 風 에 대한 관찰에서 시작하였고, 이후 寒과 濕으로 넘어갑니다. 〈황제내경〉의 치료와 관련된 병인은 풍한습을 벗어나지 않습니다. 때문에 궐, 전광 등 신경 계통의 증상(風), 발열, 통증(寒), 부종 창만, 마비 등(濕)이 주요 테마가 되죠. 어쨌건 풍한습이 외부에서 들어오면서 병이 일어난다고 보았던 것입니다.

외부 병인에 대한 정리가 어느 정도 된 이후 외부 사기가 들어오는 과정도 여러 가지 단계로 정리가 되는데, 최종적으로는 대략 **絡脈 → 經脈 → 臟腑** 크게 이러한 세 단계를 거쳐서 들어오는 것으로 정리가 됩니다.

낙맥의 병변과 관련된 논의는 소문 63 〈무자론〉편이 중심이고
경맥의 병변과 관련된 논의는 영추 10 〈경맥〉편의 시동병, 소생병이 중심이며
육부의 병변과 관련된 논의는 영추 4 〈사기장부병형〉이 중심이고
장부의 병변과 관련된 논의는 영추 20 〈오사〉 와 소문 22 〈장기법시론〉 소문 62 〈조경론〉이 중심입니다.

이렇게 낙맥, 경맥, 장부의 문제를 정리를 해놓고, 병리와 치법과 관련해서는 세부의 증상들이 좀 더 구체화되죠. 소문 〈해론〉 〈궐론〉 등이 대표적인 예입니다.

42편 – 정리 및 종결

〈황제내경〉과 관련된 긴 췌언을 이제 종결하고자 합니다. 〈황제내경〉을 둘러싼 모든 논의들은 의사학 논문들에 거의 대부분 분석이 되어있습니다. 중국 문헌고증학자들이 분석을 해왔고, 그것을 한국 의사학 교실들에서 연구 및 정리를 해두었기 때문입니다.

〈황제내경〉은 시간을 내어 한 번 읽어봄직 합니다. 비록 〈내경〉 자체는 침구학 서적 색채가 농후하지만, 수,당 시대를 거쳐 금,원 시대에 오면 탕약 치료의 학술적인 근거를 〈내경〉을 통해 찾으려고 했기 때문입니다. 그래서 〈황제내경〉을 바이블처럼 금과옥조로 삼고, 거기에서 인용을 해서 근거를 찾으려고 많이들 했죠. 후대 의가들의 학술적인 근거를 이해하기 위해서는 〈내〉경을 어느 정도 숙지하고 있는 것이 도움이 됩니다.

긴 이야기의 정리를 간단하게 하자면,

1. 〈황제내경〉은 결론적으로 침구학 서적입니다.

이 글들이 쓰여진 시기는 귀신을 쫓는 축귀, 축유의 시대에서 치료로 전환이 되는 시기입니다. 그래서 〈황제내경〉의 저자들은 자신을 공(工)이라고 칭하며 치료 기술자로서 정체성을 자리매김하려고 합니다. 〈내경〉은 침법 위주로 구술이 되어있습니다. 치료 술기로는 뜸과 폄석을 거쳐서 구침(九鍼)으로 정리된 시기의 서적에 해당합니다.

2. 〈황제내경〉은 음양사시에서 오행으로 넘어가는 시기의 철학 사조 영향을 가장 크게 받습니다.

그래서 오행보다 사시 언급이 더 두드러집니다. 사시맥, 사시자법 등. 이러한 사시(四時)에 따른 치료를 오장에 배속시켜서 치료하려는 중간 과정의 서적에 해당합니다. 오행은 오행귀류가 상생상극보다 먼저 유행을 하고, 상극이 상생보다 먼저 유행을 합니다. 〈황제내경〉은 오행귀류는 어느 정도 정리를 해 나가고 있고, 상극은 병의 전변 위주로 일부 언급이 됩니다. 〈난경〉이 오행을 적극적으로 활용해서 이야기를 하고 있는 것과는 결이 조금 다른 부분이죠.

3. 〈황제내경〉은 침법을 위주로 한 침법학파의 치료적 관점과, 양생을 위주로 한 양생가들의 수양론적 관점이 합쳐지는 과정의 서적입니다.

경맥이 어떻게 변해 가는지에 대한 과정이 각 편마다 층차를 이루며 언급이 되고 있고, 양생가들의 心에 대한 논의들과 虛에 대한 병리적 관점을 수용하면서 생리 병리 모델을 만들고 있습니다. 양생가들은 心을 중시했기 때문에, 마음을 비우고 편안하게 만드는 것 위주로 접근을 했던 반면, 〈황제내경〉은 心을 오장의 하나로 해석하기 시작하면서 양형(養形)하는 것에도 관심을 보입니다.

4. 양생가들의 영향을 받은 개념들이 상당수의 논의에 녹아있습니다.

기경팔맥, 종기, 사해, 기가, 고황, 막원 등은 양생가들의 생리적 모델을 차용한 것에 가깝습니다. 침법가들은 초기에 이러한 논의를 수용하다가 경맥, 위기, 영기, 오장의 관점을 정리하면서 차츰 덜 인용을 합니다.

5. 경맥 모델도 〈황제내경〉에서 계속 바뀌어 갑니다.

〈마왕퇴의서〉의 11경맥에서 12경맥으로 가는 과정들이 논의가 됩니다. 그렇게 하는 과정 중에 삼음삼양을 방위 정의를 하고, 표본과 근결 및 개합추(관합추)로 경맥을 정의를 합니다. 12경맥을 완성하면서 육부 일부를 手經에 배속하는데 이것이 완전하지 않기 때문에 육부의 직접적인 치료를 하는 육부하합혈을 설정하게 되고요. 〈마왕퇴의서〉에는 현재의 심포경 노선이 심경으로 언급이 됩니다. 반면 〈황제내경〉에서는 12경맥을 완성하면서 〈마왕퇴의서〉의 심경을 심포경으로 정의하고, 심경에 혈위가 없다고 이야기하죠.

6. 경맥은 뜸 치료를 했던 고대인들이 동맥 박동처를 중심으로 해석을 한 것이 확장된 것입니다.

그래서 치료나 예후에 대한 판단을 대개 동맥 박동처를 중심으로 합니다. 이것을 12경맥편진이라고 하는데, 이것이 인영촌구맥법과 삼부구후맥법으로 확장이 되었다가 진단 상의 편의를 위해 점차 촌관척맥법으로 정리가 되어갑니다.

7. 경맥이 어느 정도 정리가 되어가는 과정에 위기와 영기에 대한 논의가 이루어집니다.

경맥에서 치료 반응이 왜 나타날까를 고민하는 과정에서 소화기 해부를 통한 음식 관련 생리가 정리가 되고 이것을 토대로 위기와 영기를 구체화 합니다. 〈내경〉의 일부 편들에서, 경맥은 곧 위기와 영기가 흐르는 길입니다. 위기와 영기는 곡기가 분화되어 들어와서 흐르는 정기에 해당을 하고요. 위가 흡수한 곡기는 삼초를 타고 흐른다고 생각했기 때문에, 삼초가 구체화되기 시작합니다. 따라서 이 시기에는 胃가 상당히 중요하게 생각이 될 수밖에 없습니다.

8. 오장 개념이 본격적으로 들어오면서 위의 중요성은 비위로 정리가 됩니다.

오장과 육부에서 고대인들은 오장 중심으로 해석을 하려고 합니다. 그래서 脾가 주목을 받게 되고, 원래 위→삼초→폐 라고 생각했던 노선이 위→비→폐 로 바뀝니다. 즉 〈내경〉에서 가장 중요하게 생각한 것은 비위와 폐인 셈입니다. 먹는 것과 숨 쉬는 것!

9. 침법가들은 병인에 대해서도 좀 더 구체화합니다.

초기의 병인은 풍(風)이었습니다. 바람에 대한 관찰을 통해, 그것이 안으로 들어와서 병을 일으킨다고 생각을 한 것입니다. 이후에 한(寒)과 열(熱) 그리고 습(濕)이 관찰에 의해 정리가 되면서 좀 더 병인이 구체화 되어 갑니다.

10. 그러한 병인을 통해 사기의 전변에 관해서도 점차 구체화됩니다.

대체로 여러 가지 논의들을 거쳐 점차 낙맥→경맥→장부 로 이어지는 병리 모델로 점차 정리가 되어갑니다.

11. 초기 병리 모델은 上氣가 위주가 됩니다.

초기에는 氣가 역상하여 생기는 병을 치료하는 기술이 뜸이었습니다. 뜸 치료로 하기(下氣) 시켜서 병을 치료하는 것이 초기 모델이기 때문에 초기의 주요한 병증은 궐, 전광 등 상기를 위주로 한 신경-정신 증상들이 됩니다. 풍한사(風寒邪)에 관찰을 통해 발열, 학질, 해수 등에 대한 정리가 이루어지고 병리가 좀 더 구체화되면서 위증, 비증, 부종, 창만 등 습(濕)에 대한 정리가 됩니다.

12. 치료 술기도 점차 다양해져 갑니다.

사기가 낙맥에 있을 때는 무자법, 경맥에 있을 때는 거자법 등으로 정리가 되고 경맥에 대한 보사들도 호흡보사, 서질보사, 개합보사로 점차 다양해지면서 술기의 중요성을 강조하게 됩니다.

13. 망진은 내경 초기부터 전대의 서적 영향을 받아 상당히 중요한 진단으로 인식이 되고, 구체화됩니다.

초기에는 망색(望色) 위주였다가, 망형(望形)과 망신(望神)을 추가하면서 망진을 진단의 제일로 인식을 합니다. 주관절과 슬관절 사이의 상태를 보는 척진(尺診)도 초기부터 유행을 하는데 이것은 이후 촌관척 맥진으로 흡수 통합이 됩니다.

이상입니다. 이와 같이, 큰 그림에서 〈황제내경〉을 정리해보았습니다. 〈내경〉은 1인의 저작이 아니고 최대 몇 백 년의 층차를 가진 글들의 종합이라 어떤 의미에서는 상당히 산만한 책입니다. 그래서 여러 가지 사료들을 찾아봐야 한다는 맹점이 있기도 하고요. 반면 후세 의서들은 대개 1인의 서적이고 일관된 관점으로 기술되기 때문에 이해하기가 쉽죠. 다만 앞서 말한 것처럼 대부분의 후세 의가들이 〈황제내경〉을 본인들 이론의 근거로 삼았기 때문에 기본적인 지식에 대해서는 알고 있으면 이해하기 쉽습니다. 〈내경〉을 안 보면 사실 주석가들이나 이론가들 이야기를 또 견강부회로 해석해야하는 경우들이 많기 때문입니다.

이 정도로 자질구레한 긴 이야기를 마칩니다.

부록 〈황제내경〉 편의 주제별·시대별 분류

<table>
<tr><td></td><td colspan="2">〈황제내경〉 편</td></tr>
<tr><td>경맥</td><td colspan="2">영추 2 〈본수〉
영추 5 〈근결〉
영추 45 〈외췌〉
영추 48 〈금복〉
영추 11 〈경별〉
영추 12 〈경수〉
영추 13 〈경근〉

영추 39 〈혈락론〉
영추 51 〈배수〉

소문 6 〈음양이합론〉
영추 10 〈경맥〉
소문 49 〈맥해〉</td></tr>
<tr><td rowspan="2">침자법</td><td>초기 자법</td><td>영추 1 〈구침십이원〉
영추 3 〈소침해〉
영추 60 〈옥판〉
영추 78 〈구침론〉

영추 7 〈관침〉
영추 75 〈자절진사〉
영추 61 〈오금〉
소문 54 〈침해〉

소문 50 〈자요론〉
소문 51 〈자제론〉
소문 52 〈자금론〉
소문 53 〈자지론〉
영추 9 〈종시〉
영추 73 〈관능〉</td></tr>
<tr><td>후기 자법</td><td>영추 21 〈한열병〉
영추 9 〈종시〉
소문 4 〈금궤진언론〉
소문 28 〈통평허실론〉
소문 16 〈진요경종론〉
소문 64 〈사시자역종론〉
영추 44 〈순기일일분위사시〉</td></tr>
</table>

		영추 2 〈본수〉 영추 19 〈사시기〉 소문 61 〈수열혈론〉
병인	영추 77 〈구궁팔풍〉 영추 79 〈세로론〉 영추 58 〈적풍〉 영추 66 〈백병시생〉 영추 75 〈자절진사론〉 소문 56 〈피부론〉 소문 63 〈무자론〉 영추 74 〈논질진척〉 소문 3 〈생기통천론〉 소문 5 〈음양응상대론〉 소문 2 〈사기조신대론〉 소문 37 〈기궐론〉 소문 7 〈음양별론〉 영추 25 〈병본〉 영추 42 〈병전〉 소문 65 〈표본전병론〉 소문 19 〈옥기진장론〉	
해부	영추 69 〈우에무언〉 영추 31 〈장위〉 영추 32 〈평인절곡〉 영추 14 〈골도〉 영추 15 〈오십영〉 영추 16 〈영기〉 영추 17 〈맥도〉 영추 18 〈영위생회〉 영추 76 〈위기행〉	

진액	영추 33 〈해론〉 영추 34 〈오난〉 영추 52 〈위기〉 영추 30 〈결기〉 영추 36 〈오륭진액별〉 영추 40 〈음양청탁〉 영추 71 〈사객〉 영추 55 〈역순〉 영추 62 〈동수〉
장부생리	소문 29 〈태음양명론〉 소문 45 〈궐론〉 소문 8 〈영란비전론〉 소문 72 〈자법론〉 소문 11 〈오장별론〉 소문 21 〈경맥별론〉 소문 22 〈장기법시론〉 영추 56 〈오미〉 영추 63 〈오미론〉 영추 20 〈오사〉 소문 23 〈선명오기론〉
체질	영추 6 〈수요강유〉 영추 50 〈논용〉 영추 53 〈논통〉 영추 67 〈행침〉 영추 59 〈위기실상〉 영추 38 〈역순비수〉 영추 72 〈통천〉 영추 8 〈본신〉 영추 47 〈본장〉 영추 29 〈사전〉 영추 64 〈음양이십오인〉 영추 65 〈오음오미〉

진단	초기 문진	소문 75 〈저지교론〉 소문 76 〈시종용론〉 소문 77 〈소오과론〉 소문 78 〈징사실론〉 소문 79 〈방성쇠론〉 소문 81 〈해정미론〉
	진단 기초	영추 4 〈사기장부병형〉 영추 20 〈오사〉 영추 29 〈사전〉 영추 37 〈오열오사〉 영추 49 〈오색〉
	인영촌구맥법 삼부구후맥법	소문 7 〈음양별론〉 소문 10 〈오장생성론〉 소문 15 〈옥판론요〉 소문 19 〈옥기진장론〉 소문 18 〈평인기상론〉 소문 16 〈진요경종론〉 영추 41 〈음양계일월〉 영추 9 〈종사〉 소문 17 〈맥요정미론〉 소문 20 〈삼부구후론〉 소문 24 〈혈기형지〉 소문 25 〈보명전형론〉 소문 26 〈팔정신명론〉 소문 27 〈이합진사론〉 소문 54 〈침해론〉 소문 62 〈조경론〉
병증	영추	영추 21 〈한열병〉 영추 22 〈전광〉 영추 23 〈열병〉 영추 24 〈궐병〉 영추 26 〈잡병〉 영추 27 〈주비〉 영추 28 〈구문〉 영추 34 〈오난〉 영추 35 〈창론〉 영추 46 〈오변〉 영추 57 〈수창〉 영추 68 〈상격〉 영추 70 〈한열〉 영추 80 〈대혹론〉 영추 81 〈옹저〉

<table>
<tr><td></td><td>소문</td><td>소문 28 〈통평허실론〉
소문 29 〈태음양명론〉
소문 30 〈양명맥해〉
소문 31 〈열론〉
소문 32 〈자열론〉
소문 33 〈평열병론〉
소문 34 〈역조론〉
소문 35 〈학론〉
소문 36 〈자학론〉
소문 38 〈해론〉
소문 39 〈거통론〉
소문 40 〈복중론〉
소문 41 〈자요통〉
소문 42 〈풍론〉
소문 43 〈비론〉
소문 44 〈위론〉
소문 45 〈궐론〉
소문 46 〈병능론〉
소문 47 〈기병론〉
소문 48 〈대기론〉</td></tr>
<tr><td>양생</td><td colspan="2">영추 54 〈천년〉
소문 1 〈상고천진론〉
소문 2 〈사기조신대론〉
소문 3 〈생기통천론〉
소문 4 〈금궤진언론〉
소문 5 〈음양응상대론〉
소문 13 〈이정변기론〉
소문 14 〈탕액요례론〉
소문 9 〈육절장상론〉
소문 12 〈이법방의론〉</td></tr>
</table>